谨以此书献给

"生物力学之父"冯元桢先生

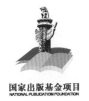

生物力学研究前沿系列
总主编 姜宗来 樊瑜波

眼耳鼻咽喉生物力学

陈维毅 孙秀珍 主编

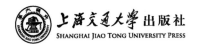

上海交通大学出版社
SHANGHAI JIAO TONG UNIVERSITY PRESS

内容提要

本书是"生物力学研究前沿系列"之一。眼耳鼻咽喉生物力学是生物力学的一个专门研究方向,本书系统地介绍了眼耳鼻咽喉生物力学的主要研究内容、基本方法和最新成果。全书共 15 章:第 1 章叙述了眼耳鼻咽喉生物力学研究的基本概况;第 2 章到第 7 章介绍眼力学,包括角巩膜的力学特性及近视眼治疗研究,青光眼、眼外伤的建模分析与实验研究,眼球运动建模及应用,角巩膜交联术的机制研究;第 8 章、第 9 章为鼻腔生物力学及应用,包括正常与病态鼻腔的结构与功能之间的关系,以及临床辅助治疗等方面的研究;第 10 章、第 11 章为咽喉生物力学,包括气道结构功能及 OSAHS 的生物力学研究;第 12 章到第 15 章介绍耳生物力学,包括耳听力系统与前庭平衡系统的生物力学建模分析及相关疾病诊疗的生物力学机制研究。

本书可作为相关专业研究生的生物力学课程教材或教学参考用书,也可供眼耳鼻咽喉科的临床医生及研究人员学习与参考使用。

图书在版编目(CIP)数据

眼耳鼻咽喉生物力学/ 陈维毅,孙秀珍主编. —上海:上海交通大学出版社,2017
(生物力学研究前沿系列)
ISBN 978 - 7 - 313 - 18496 - 2

Ⅰ.①眼… Ⅱ.①陈… ②孙… Ⅲ.①眼-生物力学
②耳鼻咽喉科学-生物力学 Ⅳ.①R322.9②R76

中国版本图书馆 CIP 数据核字(2017)第 302558 号

眼耳鼻咽喉生物力学

主 编:	陈维毅 孙秀珍			
出版发行:	上海交通大学出版社		地 址:	上海市番禺路 951 号
邮政编码:	200030		电 话:	021 - 64071208
出 版 人:	谈 毅			
印 制:	上海锦佳印刷有限公司		经 销:	全国新华书店
开 本:	787 mm×1092 mm 1/16		印 张:	25
字 数:	567 千字			
版 次:	2017 年 12 月第 1 版		印 次:	2017 年 12 月第 1 次印刷
书 号:	ISBN 978 - 7 - 313 - 18496 - 2/ R			
定 价:	298.00 元			

發展生物力学
造福人類健康

冯元楨

2016 七月十一四

生物力学研究前沿系列
丛书编委会

香港理工大学,教授　张　明

军事医学科学院卫生装备研究所,研究员　张西正

太原理工大学,教授　陈维毅

浙江大学,教授　季葆华

上海交通大学医学院,教授　房　兵

四川大学华西口腔医学院,教授　赵志河

总主编简介

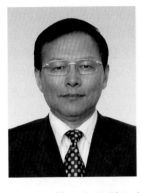

姜宗来　博士，教授，博士生导师；美国医学与生物工程院会士（AIMBE Fellow）；享受国务院政府特殊津贴，全国优秀科技工作者，总后勤部优秀教师；上海交通大学生命科学技术学院教授；曾任上海交通大学医学院筹备组副组长和力学生物学研究所所长；先后担任世界生物力学理事会（WCB）理事，中国生物医学工程学会副理事长、名誉副理事长，中国力学学会中国生物医学工程学会生物力学专业委员会（分会）副主任委员、主任委员，中国生物物理学会生物力学与生物流变学专业委员会副主任委员，国际心脏研究会（ISHR）中国分会执委，《中国生物医学工程学报》副主编和《医用生物力学》副主编、常务副主编等；长期从事心血管生物力学、力学生物学和形态学研究，培养博士后、博士生和硕士生45人，在国内外发表学术论文100余篇，主编和参编专著与教材26部，获国家科技进步奖三等奖（第一完成人，1999）、军队科技进步二等奖（第一完成人）和国家卫生部科技进步三等奖各1项，获国家发明专利2项、新型实用专利1项。

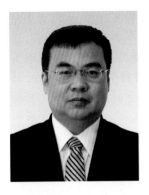

樊瑜波　博士，教授，博士生导师；美国医学与生物工程院会士（AIMBE Fellow）；国家杰出青年科学基金获得者，教育部"长江学者"特聘教授，教育部跨世纪人才，全国优秀科技工作者，国家自然科学基金创新群体项目负责人，科技部重点领域创新团队带头人；现任民政部国家康复辅具研究中心主任、附属医院院长，北京航空航天大学生物与医学工程学院院长、生物力学与力学生物学教育部重点实验室主任、北京市生物医学工程高精尖创新中心主任；先后担任世界生物力学理事会（WCB）理事，世界华人生物医学工程协会（WACBE）主席，国际生物医学工程联合会（IFMBE）执委，中国生物医学工程学会理事长，医工整合联盟理事长，中国力学学会中国生物医学工程学会生物力学专业委员会（分会）副主任委员、主任委员，《医用生物力学》和《生物医学工程学杂志》副主编等；长期从事生物力学、康复工程、植介入医疗器械等领域研究，发表SCI论文260余篇，获国家发明专利近百项，获教育部自然科学一等奖和黄家驷生物医学工程一等奖等科技奖励。

本书主编简介

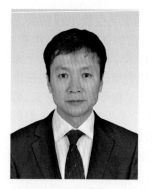

陈维毅　博士,教授,博士生导师;曾任太原理工大学应用力学与生物医学工程研究所所长、力学系主任、校重点办主任和学术委员会秘书长;现任太原理工大学材料强度与结构冲击山西省重点实验室主任、中国力学学会常务理事、中国生物医学工程学会理事、中国力学学会中国生物医学工程学会生物力学专业委员会(分会)主任委员、山西省力学学会理事长、山西省生物医学工程学会副理事长;主要研究方向为眼生物力学和骨力学,在国内外学术期刊及学术会议上发表论文100余篇,主编或参编专著4部、教材2部,研究成果获省级科学技术奖一等奖1项、二等奖6项。

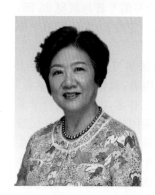

孙秀珍　教授,主任医师,博士生导师;大连市优秀专家及政府特殊津贴获得者、大连市劳动模范;现任大连医科大学第二临床学院耳鼻咽喉科主任医师、教授,中国力学学会中国生物医学工程学会生物力学专业委员会(分会)委员,辽宁省力学学会常务理事、生物力学专业委员会主任委员,中国医师学会耳鼻咽喉科专委会第一届委员,辽宁省及大连市耳鼻咽喉科专业委员会副主任委员,《中国耳鼻咽喉头颈外科杂志》编委;担任大连市一级重点学科耳鼻咽喉学科带头人15年,长期从事耳鼻咽喉临床专业及器官生物力学研究,培养硕士和博士研究生50余名,在国内外学术期刊发表论文50余篇,获辽宁省科技进步二等奖3项、大连市科技进步一等奖1项。

序　一

　　欣闻姜宗来教授和樊瑜波教授任总主编的一套"生物力学研究前沿系列"丛书，即将由上海交通大学出版社陆续出版，深感欣慰。谨此恭表祝贺！

　　生物力学(biomechanics)是研究生命体变形和运动的学科。现代生物力学通过对生命过程中的力学因素及其作用进行定量的研究，结合生物学与力学之原理及方法，得以认识生命过程的规律，解决生命与健康的科学问题。生物力学是生物医学工程学的一个重要交叉学科，对探讨生命科学与健康领域的重大科学问题作出了很大的贡献，促进了临床医学技术与生物医学材料的进步，带动了医疗器械相关产业的发展。

　　1979 年以来，在"生物力学之父"冯元桢(Y. C. Fung)先生的亲自推动和扶植下，中国的生物力学研究已历经了近 40 年的工作积累。尤其是近十多年来，在中国新一代学者的努力下，中国的生物力学研究有了长足的进步，部分研究成果已经达到国际先进水平，从理论体系到技术平台均有很好的成果，这套"生物力学研究前沿系列"丛书的出版真是适逢其时。

　　这套丛书的总主编姜宗来教授和樊瑜波教授以及每一分册的主编都是中国生物力学相关领域的学术带头人，丛书的作者们也均为科研和临床的一线专家。他们大多在国内外接受过交叉学科的系统教育，具有理工生医多学科的知识背景和优越的综合交叉研究能力。该丛书的内容涵盖了血管力学生物学、生物力学建模与仿真、细胞分子生物力学、组织修复生物力学、骨与关节生物力学、口腔力学生物学、眼耳鼻咽喉生物力学、康复工程生物力学、生物材料力学和人体运动生物力学等生物力学研究的主要领域。这套丛书立足于科技发展前沿，旨在总结和展示 21 世纪以来中国在生物力学领域所取得的杰出研究成果,为力学、生物医学工程以及医学等相关学科领域的研究生和青年科技工作者们提供研究参考,为生物医学工程相关产业的从业人员提供理论导引。这套丛书的出版适时满足了生物力学学科出版领域的需求,具有很高的出版价值和积极的社会意义。可以预见这套丛书将能为广大科技工作者提供学术交流的平台,因而促进中国生物力学学科的进一步发展和年轻人才的培养。

这套丛书是用中文写的,对全球各地生物力学领域用中文的学者有极大意义。目前,生物力学这一重要领域尚无类似的、成为一个系列的英文书籍。希望不久的将来能看到这套丛书的英文版,得以裨益世界上所有的生物力学及生物医学工程学家,由此促进全人类的健康福祉。

钱煦

美国加州大学医学与生物工程总校教授

美国加州大学圣迭戈分校工程与医学研究院院长

美国国家科学院院士

美国国家工程院院士

美国国家医学院院士

美国艺术与科学院院士

美国国家发明家学院院士

中国科学院外籍院士

序 二

人体处于力学环境之中。人体各系统,如循环系统、运动系统、消化系统、呼吸系统和泌尿系统等的生理活动均受力学因素的影响。力是使物体变形和运动(或改变运动状态)的一种机械作用。力作用于机体组织细胞后不仅产生变形效应和运动效应,而且可导致其复杂的生理功能变化。生物力学(biomechanics)是研究生命体变形和运动的学科。生物力学通过生物学与力学原理方法的有机结合,认识生命过程的规律,解决生命与健康领域的科学问题。

20世纪70年代末,在现代生物力学开创者和生物医学工程奠基人、被誉为"生物力学之父"的著名美籍华裔学者冯元桢(Y. C. Fung)先生的大力推动和热情关怀下,生物力学作为一门新兴的交叉学科在我国起步。随后,我国许多院校建立了生物力学的学科基地或研究团队,设立了生物力学学科硕士学位授权点和博士学位授权点。自1982年我国自己培养的第一位生物力学硕士毕业以来,陆续培养出一批接受过良好交叉训练的青年生物力学工作者,他们已逐渐成为我国生物力学学科建设和发展的骨干力量。20世纪80年代以来,我国生物力学在生物流变学、心血管生物力学与血流动力学、骨关节生物力学、呼吸力学、软组织力学和药代动力学等领域开展了研究工作,相继取得了一大批有意义的成果,出版了一些生物力学领域的专著,相关研究成果也曾获国家和省部级的多项奖励。这些工作的开展、积累和成果为我国生物力学事业的发展作出了重要贡献。

21世纪以来,国际和国内生物力学研究领域最新的进展和发展趋势主要有:一是力学生物学;二是生物力学建模分析及其临床应用。前者主要是生物力学细胞分子层次的机制(发现)研究,而后者主要是生物力学解决临床问题的应用(发明)研究,以生物力学理论和方法发展有疗效的或有诊断意义的新概念与新技术。两者的最终目的都是促进生物医学基础与临床以及相关领域研究的进步,促进人类健康。

  21 世纪以来,国内生物医学工程、力学、医学和生物学专业的科技人员踊跃开展生物力学的交叉研究,队伍不断扩大。以参加"全国生物力学大会"的人数为例,从最初几届的百人左右发展到 2015 年"第 11 届全国生物力学大会",参会人员有 600 人之多。目前,国家自然科学基金委员会数理学部在"力学"学科下设置了"生物力学"二级学科代码;生命科学部也专为"生物力学与组织工程"设置了学科代码和评审组。在国家自然科学基金的持续支持下,我国的生物力学研究已有近 40 年的工作积累,从理论体系、技术平台到青年人才均有很好的储备,研究工作关注人类健康与疾病中的生物力学与力学生物学机制的关键科学问题,其中部分研究成果已达到国际先进水平。

  为了总结 21 世纪以来我国生物力学领域的研究成果,在力学、生物医学工程以及医学等相关学科领域展示生物力学学科的实力和未来,为新进入生物力学领域的研究生和青年科技工作者等提供一个研究参考,我们组织国内生物力学领域的一线专家编写了这套"生物力学研究前沿系列"丛书,其内容涵盖了血管力学生物学、生物力学建模与仿真、细胞分子生物力学、组织修复生物力学、骨与关节生物力学、口腔力学生物学、眼耳鼻咽喉生物力学、康复工程生物力学、生物材料力学和人体运动生物力学等生物力学研究的主要领域。本丛书的材料主要来自各分册主编及其合著者所领导的国内实验室,其中绝大部分成果系国家自然科学基金资助项目所取得的新研究成果。2016 年,已 97 岁高龄的美国国家科学院、美国国家医学院和美国国家工程院院士,中国科学院外籍院士冯元桢先生在听取了我们有关本丛书编写工作进展汇报后,欣然为丛书题词"发展生物力学,造福人类健康"。这一珍贵题词充分体现了先生的学术理念和对我们后辈的殷切希望。美国国家科学院、美国国家医学院、美国国家工程院和美国国家发明家学院院士,美国艺术与科学院院士,中国科学院外籍院士钱煦(Shu Chien)先生为本丛书作序,高度评价了本丛书的出版。我们对于前辈们的鼓励表示由衷的感谢!

  本丛书的主要读者对象为高校和科研机构的生物医学工程、医学、生物学和力学等相关专业的科学工作者和研究生。本丛书愿为今后的生物力学和力学生物学研究提供参考,希望能对促进我国生物力学学科发展和人才培养有所帮助。

  在本丛书完成过程中,各分册主编及其合著者的团队成员、研究生对相关章节的结果呈现作出了许多出色贡献,在此对他们表示感谢;同时,对本丛书所有被引用和参考的文献作者和出版商、对所有帮助过本丛书出版的朋友们一并表示衷心感谢! 感谢国家自然科学基金项目的资助,可以说,没有国家自然科学基金的持续资助,就没有我国生物力学蓬勃发展的今天!

  由于生物力学是前沿交叉学科,处于不断发展丰富的状态,加之组织出版时间有限,丛书难免有疏漏之处,请读者不吝赐教、指正。

姜宗来 樊瑜波

2017 年 11 月

前　言

生物力学作为一门独立的新兴学科出现在 20 世纪 60 年代。当时以冯元桢先生为代表的一批美国学者致力于用力学原理与方法研究生命体及人体的生理、病理等问题，取得了一系列引人注目的成就。由此产生了多个生物力学国际学术组织和地区性学术团体，出版了多种专门的学术刊物，学术交流活动频繁多样，新的研究成果不断涌现，使得以人体组织与器官、血液与循环等为主要研究对象的生物力学在 20 世纪后半叶得到了迅速发展。20 世纪 70 年代末冯元桢先生多次来华讲学，直接促成了我国生物力学队伍的建立和发展，特别是近二十年来，我国生物力学紧跟国际学术前沿，研究队伍不断壮大，研究内容从组织器官层次扩展到细胞生物大分子层次，研究领域涵盖了基础医学、康复工程、临床治疗、航空航天医学、健康医学等多个方面。

眼耳鼻咽喉生物力学是生物力学的一个专门研究方向。本书着重介绍眼耳鼻咽喉生物力学的主要研究内容、基本方法和最新研究成果，书中尽量避免冗繁的推导，以便初学者和临床医生了解眼耳鼻咽喉生物力学的基本概念、研究方法、主要研究方向和最新成果。

全书共分 15 章，其中第 1 章叙述了眼耳鼻咽喉生物力学研究的基本概况。第 2 章到第 7 章介绍眼生物力学的研究方法和研究成果，包括角巩膜的力学特性及与此相关的近视眼治疗研究、青光眼生物力学研究、眼外伤的生物力学仿真分析与实验研究、眼球运动模型的建立及其在治疗眼外肌疾患中的应用研究、角巩膜交联术的机制研究。第 8 章、第 9 章介绍正常鼻腔及结构异常鼻腔内气流场的生物力学建模分析及相关的治疗机械设计。第 10 章、第 11 章介绍上气道结构功能及阻塞性睡眠呼吸暂停低通气综合症（OSAHS）的生物力学研究。第 12 章到第 15 章介绍耳生物力学的研究方法和研究成果，包括耳听力系统的生物力学建模分析、前庭平衡系统的生物力学建模分析及耳相关疾病诊疗的生物力学机制研究等。

全书由陈维毅、孙秀珍负责规划和统稿工作。限于水平，书中存在的不妥之处，敬请读者指正。

作者感谢太原理工大学应用力学与生物医学工程研究所、大连医科大学、大连理工大学、首都医科大学、上海大学、北京航空航天大学、山东省立医院及北京大学第三医院的同仁在本书编写过程中所给予的帮助，感谢上海交通大学姜宗来教授、大连理工大学刘迎曦教授的热心帮助与支持。感谢国家自然科学基金对本书研究内容的资助。

作者
2017 年 7 月

目　录

9　鼻腔疾病的生物力学 / 于申　苏英锋　刘迎曦

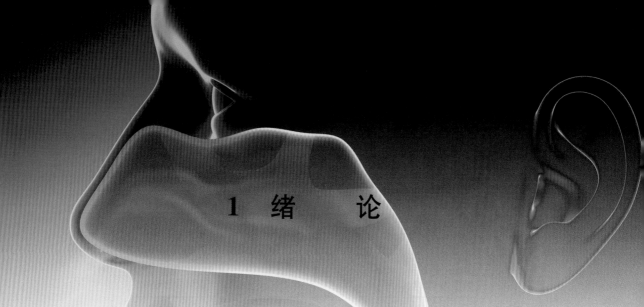

1 绪 论

眼、耳、鼻、咽、喉器官结构细小、解剖位置深在。其中,眼是接收光线并在大脑形成影像的器官,是人体唯一的视觉器官,可根据环境进行形态改变、做出精细的运动,使得人类在复杂的环境中获取正确的信息。同时,眼还是容貌的中心,对容貌美意义重大;鼻、咽、喉作为上呼吸道的构成结构,呼吸过程即气流在气道内的流动特性,是其完成呼吸功能的根本,也是行使其他功能如加温、加湿、过滤等的基础;耳功能主要包括传声、感音、平衡等功能,其结构更为细微、复杂。

眼耳鼻咽喉器官执行其功能的过程均具有鲜明的"生物力学"特性,譬如眼外肌对眼球运动的控制、鼻腔内的气流场、中耳听小骨的声音传导过程等。因此,不断有生物力学研究人员运用生物力学研究方法来探索上述器官结构与功能之间的相关性,探讨某些疾病的发病机理以及对该类疾病的治疗与干预。

2002 年中国香山科学工作会议第 174 次学术讨论会简报指出:"目前,人类对自身的了解和认识还很不够,对疾病病因的研究、对疾病诊断和治疗方法的研究,以及人体与环境复杂交互关系的研究等,由于缺少精确量化的计算模型而受到限制。信息技术的进步,使计算机数值模拟或计算科学成为与理论研究和物理实验并列的获取新知识、新发现的三大手段之一,传统的医药学研究依赖于大量动物和人体实验的做法将在一定程度上由计算机模拟所取代[1]。"这一纲领性文献结合 21 世纪计算机科技的快速发展,使得我国在生命学科领域已经有能力和基础开展此方面的研究工作。

近年来,得益于高性能计算机科学技术的发展和普及,通过建立生物力学数值分析模型(也称生物力学仿真模型)进一步开展基础或临床实践研究逐渐得到了国内外学者的广泛重视。在眼耳鼻咽喉器官临床医学领域,基于学科交叉研究框架,生物力学工作者对常见、疑难疾病的发病机理、量化诊断及个性化医疗进行了探讨和研究,所建立的各类眼耳鼻咽喉器官生物力学计算模型,已经或即将成为眼耳鼻咽喉学科现代"精准医学"精准量化的基础(见图 1-1)。建立生物力学模型与建立物理分析模型一样,都需要依靠科技工作者的积累、感悟,抓住认知过程和解决问题的关键点,进行必要的去粗取精、去伪存真,而不是将研究对象"单纯写真"。在计算机存储海量、商业专业软件高度发达和普及的今天,很容易对电子计算机断层扫描技术(computed tomography, CT)、核磁共振成像(magnetic resonance imaging, MRI)或人体切片获得的原始图像用软件进行三维重构,产生数值化模型,再根据解剖学知识和体外实验得到的生物材料力学参数对不同的区域和不同的灰度等进行赋值,就得到了生物力学数值分析或仿真分析模型。

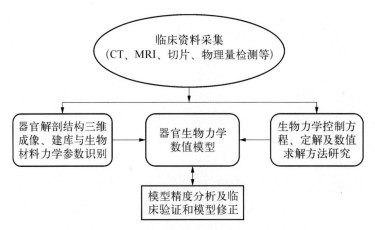

图 1-1 生物力学仿真分析技术路线

Figure 1-1 Technical route of biomechanical simulation analysis

研究对象若是极其复杂的生物体,例如对于耳鼻咽喉这些精巧且多功能的生物器官而言,在建模时尤其要把握"舍取"尺度。这些需要研究者根据生物、医学和力学等多学科知识,根据对这些器官功能、致病机理和预防治疗进行研究的不同需要来做出准确判断。在建模中,计算力学中的"有限元法""有限体积法"等数值方法运用最为广泛,其原理是将整体结构看作由有限个单元相互连接而成的几何实体,根据每个小单元的力学总装效果反映出结构的整体力学特性,能解决由于眼耳鼻咽喉器官结构复杂而使研究受到限制的问题。

1.1 眼球组织的生物力学特性研究及建模分析

眼球近似球形,由眼球壁和眼内容物组成。眼球壁外层为纤维膜,前 1/6 为透明的角膜、后 5/6 为白色不透明的巩膜,中层有脉络膜,眼底为视网膜。从视网膜、脉络膜至巩膜,其切线模量依次一个比一个高一个数量级。

角膜和巩膜在眼内压作用下维持眼球的球形,对屈光有重要作用。例如,角膜的屈光占到总屈光力的 70%,而巩膜形状则影响光线在眼底的聚焦,巩膜变得软弱会使眼球前后轴变长而成椭球状,使光线聚集到了视网膜前方,形成轴性近视。

一般认为角膜和巩膜为各向异性、非线性、黏弹性材料。角膜和巩膜的生物力学特性的离体测试方法相同,主要是单轴拉伸实验和整体膨胀实验[2]。目前针对角膜力学性质的在体测试方法主要有基于眼内压反应仪[3](ocular response analyzer, ORA)和超声剪切成像(supersonic shear imaging, SSI)的测试方法。

角膜和巩膜生物力学特性可沿用常用的生物软组织的本构关系、用模型直接拟合实验数据或用有限元反分析法来确定。描述软组织力学性质不同的本构模型一般分为两类:纯表象模型和基于纤维结构的表象模型。如果将角膜和巩膜认为是各向同性不可压缩材料,则有多种形式的纯表象简化模型,如 neo‑Hookean 模型、Mooney‑Rivlin 模型、Ogden 模型,等等。一般认为基于结构的模型能够对生物软组织生理/病理状态下的力学响应给出较合理的解释,因而目前比较流行用基于纤维结构的表象模型来描述生物软组织的力学特性,这类模型基于材料的各向异性应变能函数。

角膜的弹性模量和抗变形能力会随年龄的增长而增强[4],而成人高度近视患者(眼轴变长性近视)的巩膜弹性模量和极限应力远低于正常人[5]。角膜的光学功能与其形态结构密切相关,角膜屈光手术则是通过准分子激光对角膜进行屈光性切削,以改变瞳孔区的角膜厚度和曲率,达到矫正视力的目的。目前,比较常见的角膜屈光手术有准分子激光屈光性角膜切削术(PRK)、准分子激光原位角膜磨镶术(LASIK)、屈光性透镜成型取出术(ReLEx)等。对于这些手术的安全切削量问题是目前眼生物力学研究者的研究课题。后巩膜加固术是用手术在巩膜后极部加缝一个加固条带来治疗病理性近视的有效方法之一,生物力学研究发现[6],后巩膜加固术可有效增加后巩膜的抗拉刚度。近年来临床医生发现紫外线与核黄素交联术能有效改善角膜和巩膜的力学性能,提高角膜和巩膜的材料强度[7],并已开始在眼科临床上尝试治疗相关的眼疾,比如角膜交联治疗圆锥角膜、巩膜交联治疗近视等。

作为承载组织,角膜和巩膜在眼内压的作用下处于复杂的力学环境中。角膜基质细胞和巩膜成纤维细胞与细胞外基质相互作用,并对力学刺激做出响应。研究表明,细胞因子和机械牵张参与了角膜和巩膜成纤维细胞基质金属蛋白酶及其抑制因子的表达调控[8‑9]。其中,肿瘤坏死因子可通过白细胞介素‑6 调节圆锥角膜成纤维细胞基质金属蛋白酶‑1 的表达。认识角膜基质细胞和巩膜成纤维细胞对力学信号的感应和应答,有助于深入理解角膜和巩膜的一些生理/病理过程,如屈光术后角膜组织的损伤修复及重塑、圆锥角膜及病理性近视的发生发展等。

人眼眶内有 6 条眼外肌控制眼球的运动。有关人眼外肌生物力学性质的实验研究主要集中在 20 世纪 70 年代,Collins 课题组在给局部麻醉的斜视患者行手术期间剪断外直肌测试了人眼外肌的被动力学行为[10]。Quaia 等[11]在总结 Collins 实验数据的基础上深入对比分析了猴与人的眼外肌被动力学行为,并给出了人眼外肌被动力学行为的数学模型,为眼球运动建模研究中如何构建眼外肌的本构关系模型提供了思路。

眼科临床检测常用第 1 眼位作为受试患者眼球的参考坐标位置,第 1 眼位定义为人直立时眼睛直视前方的位置。眼球处于第 1 眼位时,眼外肌的初张力维持着眼球的平衡。考虑 Quaia 和 Collins 对眼外肌力学行为的研究结果并利用第 1 眼位时各眼外肌的几何坐标,各眼外肌在第 1 眼位的张力则可通过建立眼球三维运动模型、列转动平衡方程并补充眼外肌群受力优化目标函数来估算[12]。

临床上不少眼疾(如斜视、眼外肌麻痹等)与眼球运动有关,三维眼球运动建模有助于更精准地诊断和分析该类眼疾,并能为相关的手术治疗方案提供一定的理论依据。对于一些特殊的眼球运动障碍,如垂直斜视的手术治疗等,模型分析是重要的辅助手段。近年来,随着医学影像学的发展,眼外肌 Pulley 的发现改变了人们对眼球运动的认识;Pulley 是眼外肌粘连在眼眶壁上的结缔组织,它的存在改变了眼外肌的施力路径(见图 1‑2),是眼外肌控制眼球运动的功能性起点。考虑 Demer 提出的主动 Pulley 假说[13],可将传统的眼球运动模

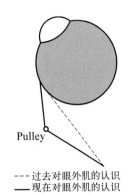

--- 过去对眼外肌的认识
—— 现在对眼外肌的认识

图 1-2 眼外肌及其功能性起点 Pulley 示意图

Figure 1-2 Schematic diagram of a single extraocular muscle and its functional origin

型改造为主动 Pulley 模型,用其模拟斜视手术的操作,获得与临床经验相近的水平斜视矫正量[14]。研究表明,Pulley 的存在可降低眼球运动所需的眼外肌群的收缩力,更有利于眼球的运动。

青光眼是仅次于白内障的第二大致盲性疾病,其特征是眼内压间断或持续升高超过眼球的耐受程度而损伤眼内组织和视功能。降眼压是治疗青光眼的重要手段,瞳孔阻滞力被认为是原发性闭角型青光眼发病的重要病理因素之一。可见生物力学问题是研究青光眼致病机理、预防和治疗的重要内容。眼压的高低取决于房水生成率、房水排出率及上巩膜静脉压三者的动态平衡,任何增加房水生成或者减少房水流出的因素都会造成眼压升高。眼压是目前唯一已知的并可被有效控制的危险因素。眼压越高视网膜神经节细胞死亡越多,昼夜眼压的大幅波动也是视野丧失的危险因素。因此妥善控制眼压和眼压波动是青光眼治疗的首要任务。

机械学说和缺血学说是有关青光眼视神经损害机制的两种主要学说。机械学说强调眼压的作用,认为眼压升高引起筛板变形产生剪切力,影响了细胞的转运机制,导致细胞代谢受损。缺血学说重在强调眼部血流动力学的因素,主要是由于各种原因引起视网膜和脉络膜血管自身调节异常,循环灌注减少、氧运输异常导致视盘及其周围组织营养物质供应减少,使该处组织发育不良或遭受破坏,视神经纤维由于缺血缺氧及失去周围组织的保护而发生损害。一般认为青光眼的发病是多因素的综合过程。除上述两种机制外,还包括其他一些机制,如免疫、遗传、应激等。

目前青光眼研究的难点在于:① 除少数急性情况外,青光眼属慢性病,动物模型制造有难度;② 受限于眼压监测方法,难以不间断连续检测患者的眼压;③ 生理上人的眼压在一定范围内波动,目前尚缺乏人眼完整的实时眼压曲线;④ 青光眼手术后易形成房水的被动引流,不能自主控制流量等。

完整在体实验难以实现的情况下,有限元技术为研究与青光眼相关的复杂眼内容物的力学行为提供了仿真模拟的可能。基于前后房压差的在体实验数据基础上,以眼球组织切片为几何模型素材,刘志成课题组建立了房水循环多场耦合有限元模型,考虑多种因素对眼前节房水流动的影响,对比分析了温度场、速度场、压力场和应力场的变化,从而解释瞳孔阻滞现象,为临床上青光眼房水引流装置的设计、放置最佳位置、入口形状等提供参考[15]。他们还利用小动物超声影像系统获得高眼压下虹膜形态的变化规律,发现用 Ogden 超弹性模型来拟合虹膜的生物力学特性比用 neo-Hookean 模型和线弹性模型拟合效果更好。

眼外伤是由于机械性、物理性、化学性等因素直接作用于眼部,引起眼的结构和功能的损害,根据致伤因素,可分为机械性和非机械性。前者是由力学因素直接导致的组织损伤;后者则包括化学烧伤、热烧伤、激光伤、辐射伤、电击伤等。冲击载荷作用是造成眼外伤的主要原因,交通事故、军事行动、体育器材和日用品使用不当等是造成机械性眼外伤比较普遍的原因。

使用各种不同冲击物(包括 BB 弹、冲击杆、泡沫子弹、跌落物、高压液体等)进行动态量化冲击实验及建立相应的生物力学分析模型进行仿真分析,是研究外伤性眼钝伤的主要手段。用单变量模型(质量、速度、能量等)分析眼球抗冲击的实验数据,发现冲击载荷造成眼角膜的损伤与子弹的动能有关,而与子弹的冲量关系不大。进一步研究发现用子弹尺寸的名义动能定量地表征眼组织受冲击载荷的损伤危害曲线,在预测角膜磨损、晶状体错位、视网膜脱落等不同程度损伤方面有不错的效果[16]。当然,由于没有考虑冲击物的形状,用动能作为判断眼外伤的标准也存在明显的不足。例如一颗子弹和一个棒球,以相同的能量冲击眼球,造成的眼外伤不论从类型还是程度都会存在显著的差别。因此,Duma 提出了单位面积的冲击能量(冲击物动能/冲击接触面积)法,这能更准确地描述造成眼损伤的力学条件。国内学者近年来也开展了不少眼外伤相关的实验研究,例如,樊瑜波课题组建立了较为完整的全眼球模型[17],可模拟高速钝击和冲击下的眼组织动力学响应,并通过应力、应变等受力状态,分析眼组织的损伤情况。

眼力学研究在眼科学中的作用已越来越受到国内外研究者及临床医生的重视。随着技术的不断进步,结合生物力学建模分析,通过个体医学影像分析而建立眼生物力学模型将为临床眼科疾患诊疗(眼外肌疾患手术个性化方案、近视的手术治疗、青光眼与眼外伤的治疗等)提供重要技术分析手段;眼力学生物学研究的开展,将有助于人们从组织、细胞及生物大分子等多个层次认识眼功能疾患的发生、发展及防治机理,这对眼科临床有着重要意义。

1.2　鼻腔生物力学数值模型的建立与"自适应"理论

鼻腔作为呼吸系统的门户器官,具有对流经其中的气流进行加温、加湿、过滤、免疫等作用。对鼻腔气流流场的研究有助于认识鼻腔结构与功能之间的关系、鼻科疾病的发病机理以及其与其他相关系统疾病之间的关系。

21 世纪以来,国内科技发展飞速,得益于高分辨率 CT 和 MRI 的出现,人们通过 CT 或 MRI 获取鼻腔的二维结构信息进一步构建人体生理或疾病状态下的鼻腔生物力学模型,开展了包括气流场、温度场、湿度场等一系列的研究。20 世纪末,Subramanian 等[18]建立了1 例健康人鼻腔生物数值模型,模拟在通气量为 15 L/min 时鼻腔内气流场的分布特点,结果表明,鼻腔内总鼻道中部、总鼻道下部和中鼻道三者占到鼻腔总气流量的 71.8%,提示上述三者为鼻腔气流的主要通道,与鼻腔实体模型研究结论一致[19]。

孙秀珍等[20]在国内开展了鼻腔及上气道有限元数值模型的建立及气流场、温度场、鼻腔结构异常导致功能异常的生物力学研究,从生物力学角度探索某些鼻腔鼻窦疾病的发病机理;孙秀珍等建立了 25 例中国人鼻腔生物数值模型,在通气量为 10 L/min 时,其中 80% 以单侧鼻腔通气为主,在主要通气侧,鼻阈区域的流速最快(6.95±1.82 m/s),总鼻道中部(5.10±1.35 m/s)和下部(4.09±1.40 m/s)次之,而嗅裂、中鼻道、下鼻道内流速最慢且双侧鼻腔无显著差异,提示三者主要功能均非通气。于申等[21]进一步研究分析了鼻腔气道阻力的成因,指出"鼻腔阻塞系数可以由鼻腔气道的截面积、气道长度、气道截面的湿周长等几何尺寸确定,不随时间和气体流量变化",即鼻腔阻塞系数能够客观反映鼻腔的阻塞程度,对临床鼻科疾病患者"鼻塞"程度的判定以及手术方式的选择提供了客观且非常有益的补充。

此外,鼻腔加温功能也引起了研究人员的关注。早期有学者应用微型温度计对鼻腔温度进行测量,发现鼻腔前端起主要加温作用。苏英锋[22]等分别应用生物力学模型对鼻腔温度场进行模拟,也发现鼻内孔至中鼻甲前端这一区域为鼻腔气道加温功能的主要功能区,而通过数值模拟进一步发现,气流经过鼻瓣区后在鼻腔前端迅速"扩散",使得气流能够与黏膜充分接触,而且气流经过鼻瓣区后流速亦降低,延长了气流与黏膜接触的时间。此外,有学者[23]进行数值模拟均发现鼻腔内不同区域具有多个小的"漩涡"形成,漩涡能够进一步促进黏膜与气流之间的热量交换,从而增强鼻腔加温功能。在研究了鼻腔正常生理结构与功能之间关系的基础之上,不断有学者对"病态鼻腔"进行了研究:苏英锋、孙秀珍等[22]通过数值模拟指出——鼻腔局部结构的改变会引起整个鼻腔气流场的变化,而不仅限于结构改变局部气流场,从而影响整体鼻腔的通气功能。张剑宁等[24]通过对鼻中隔偏曲患者窦口鼻道复合体局部的微细观结构进行分析,发现局部黏膜与骨质均发生肥厚增生,而通过对比鼻中隔偏曲患者和正常人的气流场,发现偏曲最明显处气道阻力最大,而且对侧气流量增多且分布异常,其中与慢性鼻窦炎发病密切相关的中鼻道流量增加,从而揭示了鼻中隔偏曲患者易于发生鼻窦炎的机理;鼻中隔穿孔能够增强双侧鼻腔气流分流作用,似乎可以增强通气功能,但临床实践发现患者"鼻塞"明显,其原因何在?常规实验手段作用有限,数值模拟发现穿孔区域气流形式紊乱且形成漩涡,双侧鼻腔毗邻区域气流也受到干扰[25-26],反而增加了气道阻力和能量消耗,从而导致鼻塞,体现了生物力学数值模拟研究的优势。21世纪初,通过对鼻腔从结构与功能的生物力学研究,刘迎曦、孙秀珍等[26]提出鼻腔结构与功能"自适应"的理论学说。该学说认为鼻腔结构异常会导致功能异常,鼻腔结构为了纠正和补偿异常功能,适应生理需要,会出现代偿性异常结构,即鼻甲肥厚,部分鼻腔黏膜肥厚,有骨质增生、泡性等异常结构,而这些变化就是通过人在日常生活中鼻腔气流场、加温加湿、鼻阻力等现象来实现的。他们还进一步验证了鼻腔结构"自适应"功能的存在[22],这一"自适应"理论学说的提出,是鼻腔结构与功能生物力学研究产出的新的理论概念,也是对传统医学理论的一个突破。在此基础上孙秀珍、刘迎曦、于申等研制了"鼻腔多功能微型引流器"(ZL031340415)和鼻腔塞固器(ZL2007100113635)。

1.3 国人上气道生物力学数值模型研究与临床应用

生物力学数值模拟研究方法既能够有效弥补常规动物和人体实验研究的不足,又能够适应现代医学"无创、高效、精准"的研究需要。从医学角度,诊断治疗的精准、微创是医生们探索和追求的目标,比如,近年来人们愈加重视的疾病,阻塞性睡眠呼吸暂停低通气综合征(obstructive sleep apnea and hypopnea syndrome, OSAHS)是严重威胁人类健康的疾病之一,其危害性涉及呼吸、心血管、内分泌和神经系统等,已经得到广泛认识。OSAHS就是一种需要精准诊断、微创治疗、个性评估的典型病例。单纯从医学角度认识阻塞性睡眠呼吸暂停-低通气综合征,目前的研究认为其发病与上气道狭窄、上气道扩张、肌张力下降、神经-肌肉功能障碍等因素有关,然而对上气道内的气流及其与气道结构之间的互动关系则认识不足。因此我们研究上气道生物力学数值模型及气流场分析,用该疾病进行临床检验和反馈,在鼻腔结构与气流场生物力学数值模型建立的基础上,针对 OSAHS 进行上气道生物力学的研究,建立了健康人和 OSAHS 患者(包括儿童)上气道与软腭的流固耦合生物力学模型,分析了异常的气流场与软腭之间的流固耦合现象,尤其对某些传统手术,从生物力学角度分析了鼻腔结构矫正术,改良腭咽成形术对上气道气流场的影响,对精准手术适应人群和术后评估起到了另辟蹊径的作用。

近年亦有国内外学者针对儿童和成人 OSAHS 患者分别建立生物数值模型进行相关研究,儿童 OSAHS 的常见病因是腺样体肥大和(或)扁桃体肥大。Xu 等[27]基于 MRI 提供的腺样体肥大患儿建立了鼻-咽的三维有限元模型,对比计算结果和实体模型实验数据,认为患儿咽腔的形状对上气道压强的分布状况影响较为明显,提示鼻咽部气道阻力增加。唐媛媛等[28]对 9 例腺样体肥大患儿的上气道进行了有限元建模分析,发现术前患儿鼻咽部气流速度快且紊乱,其压强降明显,气道壁面剪切力增高。对比发现健康儿童上气道压强变化梯度主要集中于鼻阈区,呼吸道气流的高流速区主要集中在鼻阈区和中鼻道;而对于腺样体肥大患儿,上呼吸道的高流速区除集中于鼻阈区和中鼻道以外,还包括鼻咽部,而且鼻咽部气流场紊乱,压强变化梯度也主要集中在鼻阈、腺样体与扁桃体的交界区域。局部气流场紊乱和壁面剪切力增高与腺样体病理性肥大渐进性加重相关[29],鼻咽部压强降增大直接反映局部气道阻力增大,提示患儿通气功能减退,需要用力呼吸方能维持正常通气量。在临床上,基于健康儿童与 OSAHS 儿童上气道气流场数值模拟分析结果与声反射鼻腔测量相结合,得出声反射鼻腔测量可直接作为诊断儿童腺样体肥大的客观诊断依据[30],为临床应用填补了一项适用于儿童的简单易行无任何损伤的客观诊断方法。

不同于儿童 OSAHS 患者,成人 OSAHS 患者口咽段气道:软腭—舌根—会厌游离缘在发病机理中所起的作用更为明显。Liu 等[31]建立了 10 例健康国人上气道生物力学模型,数值模拟发现吸气相气流在鼻咽部稳定,在软腭—舌根—会厌游离缘之间气流速度增大且对口咽腔后壁形成一定的冲击;在软腭—舌根区域压力梯度的变化最为集中,腭帆处也出现了较低的气压,说明在口咽腔气道前后壁之间会产生一定的压差。这一压差会导致气流冲击软腭后部,如若压差过大或气道壁松弛,软组织高频率震颤就会产生响声,即打鼾症状。进一步对 OSAHS 患者进行研究[32],发现吸气相气流经过鼻咽部后速度突然增大,其中软腭至会厌游离缘之间气流速度达到最大,而且气流对咽后壁的冲击非常强烈。此外,该区域压力总体分布不均匀,压力梯度变化集中在软腭—舌根—会厌上缘部分。这种气流场、压强场分布异常必然会引起患者的呼吸紊乱,对咽腔的组织也会带来危害。Wang 等[33]建立了鼻咽喉—气管—叶支气管和部分段支气管的生物力学模型,研究发现 OSAHS 患者气道壁的剪切应力分布缺乏规律性,数值上远大于正常人,剪切应力在阻塞部位变化幅度明显,同时气管内的壁面剪切应力也较正常人偏高,提示 OSAHS 患者下呼吸道也同步存在病理改变。OSAHS 患者由于咽腔解剖结构的异常,在软腭和舌根附近会产生很高的压差,吸气时气流强烈冲击咽腔后壁,长期处于这种状态下,必然会引起咽腔的生理结构重建,进而产生更高的压差,危及 OSAHS 患者的生命,所以对 OSAHS 患者的及时诊断和治疗是十分必要的,而个性化评估是其关键。

鼻腔结构矫正术在医学临床包含鼻中隔矫正术、中下鼻甲部分切除术、筛窦开放术、鼻腔扩容术式等，是用于治疗成人 OSAHS 的一组鼻腔术式。其研究的目的在于，通过应用多导睡眠呼吸监测(polysomnogram，PSG)确诊和三维有限元数值模拟成人 OSAHS 患者经鼻腔结构矫正术后的疗效和鼻、咽腔及软腭流固耦合数值模拟的变化特征，以期对临床疗效评估有个解释。在对其中 2 组患者进行术前及术后 5 个月上气道及周围组织的 CT 扫描，根据重建的三维有限元模型，应用流固耦合的方法研究上气道流场与软腭运动的相互作用，分析成人 OSAHS 患者术前、术后上气道流场和软腭固体场的变化特征。用生物力学方法通过鼻腔气道流场数值模型特征分析及软腭后区气流与软腭流固耦合的数值分析，通过不同阻塞程度的成人 OSAHS 患者生物力学数值模拟，阐述单纯鼻腔结构矫正术治疗不同程度的 OSAHS 临床效果不同的解释；即在治疗以鼻腔阻塞平面为主的轻-中度 OSAHS 患者，干预鼻腔结构阻塞的治疗策略是可行的。而对于合并鼻阻塞症状的多平面阻塞因素并存的 OSAHS 患者，单一的鼻腔结构矫正术的效果是不确切的。因此，临床上采用生物力学数值分析的方法研究 OSAHS 气道阻塞情况并进行术前个性化评估对其治疗方案的选择是有必要的，其临床应用将预期不远。

1.4 中耳科生物力学数值模型研究及应用

人耳是一个结构复杂的系统，包括外耳、中耳和内耳三部分，其中外耳主要包括耳廓和外耳道，中耳则包括鼓膜、听小骨、韧带、肌肉等，内耳迷路主要包括耳蜗、前庭、半规管等结构，其中外耳、中耳具有传声功能，内耳具有感音和平衡功能，上述各部分结构尺寸细小、材料各异，活体上难以实时检测，也不利于生理功能和发病机理研究。因此，不断有学者试图通过建立各种模型进行生物力学研究，以促进对耳结构与功能的认识。

姚文娟等[34]指出耳生物力学研究是近年来快速发展的一个新兴研究领域。有限元方法可以全面模拟超微结构特征、复杂几何形态以及生物系统各向异性和非同质性的生物特性，能够满足研究细微的振动模式、压力分布以及任何位置的力学行为，因此在耳生物力学研究中具有更多优势。

关于中耳传声功能有限元数值模拟研究：1978 年 Funnel[35]等首先报道了猫鼓膜的中耳有限元数值模型，此后 Beer[36]等运用激光扫描技术获得了更为精准的中耳内各结构的具体参数，建立的中耳有限元模型更为精确，后期所建的模型则不同程度地完善并包括了鼓膜、听小骨、肌肉以及韧带结构，使得对中耳传声功能的研究结果更为可信[37]。随着高分辨率 CT 的出现，研究人员开始采集活体中耳解剖结构数据，所建立的模型接近人体生理状态，其研究结果与实验检测数据拟合度更高[38,39]。譬如：上述研究发现人外耳道对声音传导具有增益性，主要集中于高频段 3 000～4 000 Hz 范围，由于共振的作用，对鼓膜振动增益幅度约 10～15 dB，临床常见病如鼓膜穿孔的大小尺寸对传声影响较大，而穿孔的位置则对传声影响较小；临床听骨链中断如砧镫关节脱位会导致鼓膜在低频区振动增强，而在高频区振动减弱，为临床鼓膜修补、听骨链植入手术提供了理论支持。姚文娟、刘迎曦、李生等基于活体组织信息采集，将有限元方法和螺旋 CT 相结合，建立了外耳道、鼓膜和中耳鼓室腔的三维有限元数值模型，对耳听力系统生物力学模型的演变过程进行了描述，较详细地介绍了外耳和中耳(鼓膜、鼓室、听小骨)的生物力学模型以及相关的研究成果。

近年来，耳生物力学模型，从实验到解析及数值模型的建立与分析均得到快速发展，与临床应用相关的研究已取得长足的进展，但仍存在许多问题亟待进一步探索和突破。

1.5 内耳感音系统与功能的生物数值模拟

有史以来，内耳的研究表明，耳科学家们通过实验发现的许多现象，其发生的机理目前尚不明确。于是出现了许多有关内耳病理生理的假说，比如，内耳耳蜗感声系统中，宏观支撑结构——基底膜的能量传递机理、微观结构毛细胞主动产生动力的机制、淋巴液动力波与多结构联动作用对产生力的影响、柯蒂器对声刺激的敏感性和频率选择性的机理、基底膜二次振动的机理、有关"Bast"瓣膜生理作用以及梅尼埃病、耳石症、大前庭导水管综合征等疾病的发病机理等问题均亟待探索，而真实地刻画这些超微复杂、组织材料各异的多尺度的多结构耦合联动作用需要建立更贴切、高精度的多尺度及多物理场的计算分析模型。

内耳感音功能生物力学研究始于 20 世纪中叶，1960 年 Békésy[40]认为耳蜗是一个基本的水动力学系统，液体与固体的耦合作用不可忽略，首次提出基底膜运动遵循"行波理论"。早期的耳蜗数值模型假设耳蜗淋巴液为无黏滞性的理想流体，同时将 Navier - Stokes 方程简化为线性方程，所建模型过于简化，与正常生理状态下的耳蜗有较大差别[41]；与此同时不断有学者对内耳淋巴液、基底膜以及盖膜等微细观结构的力学参数进行了相关研究，为耳蜗力学模型的研究提供了基础。万旺根等[42]建立的耳蜗二维非线性力学模型，同时考虑了淋巴液为黏滞流体和非线性运动的特点。研究人员[43-45]进一步建立了耳蜗三维数值模型，其所建模型将简化为直管状，其中的基底膜简化为直板形；Yao 等[46]和邢琪等[47]则进一步建立了三维螺旋管形耳蜗模型，符合正常生理状态下耳蜗呈螺旋状结构的特性。此外，研究人员还对螺旋(Corti)器、盖膜、毛细胞等微细观结构进行了数值模拟研究。近年来基于听力系统生物力学数值模拟研究基础，我们提出内耳的生物力学研究要建立完整的内耳淋巴管系统有限元数值模型，着重内耳淋巴囊-前庭导水管-内淋巴管-前庭-耳蜗流固耦合数值模拟研究，从生物力学角度揭示 LVAS、梅尼埃等疾病致聋机理的研究。

1.6 内耳前庭与半规管平衡功能的生物力学

在本书第 14 章将详细介绍内耳平衡器官功能特异性的生物力学基础。依据生物力学建模的过程，分别介绍内耳膜迷路成像和几何重建的基本思路、半规管生物力学模型、耳石器官生物力学模型和"Bast"瓣膜作用机理的生物力学研究；关于"Bast"瓣膜在生物力学中的研究是传统医学内耳科学的一个新发现,查阅相关历史文献,有关"Bast"瓣膜的生理作用很少提及,其对内耳淋巴液流向及某些疾病的作用机理研究甚少,从理论的角度,Bast 瓣膜的状态将调节外周前庭系统的平衡功能,采用生物力学方法可以为此理论提供量化依据。通过生物力学模型研究可以发现,如果因为疾病导致膜迷路上部积水,Bast 瓣膜被迫张开到较大程度,相比正常情况,会导致膜迷路两个部分有更多量的内淋巴体积进行交换,也会影响外周前庭系统的平衡功能。因此当梅尼埃病患者在发病时,如运动就会加剧眩晕的感觉,本章节所介绍的机理可能是造成这种现象的原因之一。通常,梅尼埃病患者在发病期间,需要静卧以不至于加重眩晕感。相反,如 Bast 瓣膜的功能异常,在日常生活中,因为膜迷路上部和膜迷路下部形成不均等的内淋巴体积交换,可能会造成膜迷路局部积水,随着积水程度不断加重,有可能诱发梅尼埃病的发生。Bast 瓣膜介于膜迷路上部和下部之间,它的功能很可能对内耳的平衡功能和听觉功能都起着重要的作用,显然是不可忽视的。这一发现对内耳结构功能的研究有了新的课题,有必要建立一个更加完整的内耳膜迷路生物力学模型,来进一步进行探究。

Dohlman[48]认为半规管内壶腹嵴顶相当于一扇"转门"绕壶腹嵴摆动;同时 Dohlman[49]也认为壶腹嵴顶的运动犹如圆柱筒中的"活塞",亦有研究认为嵴顶的运动模式是旋转门和滑行元的组合。而更多的研究认为嵴顶的变形为内淋巴液的体位移,具体取决于内淋巴液的位移幅度[50]。与此同时,壶腹嵴顶的变形幅度也受到了关注。Njeugna 等[51]对嵴顶的动力学特征进行了研究,得到了嵴顶的模态和振型,Boselli[52]等进一步获得了正弦机械压痕激励嵴顶的位移变形响应。van Buskirk 等[53]第一次严格意义上分析半规管内淋巴液流体动力学响应:这个模型假设内淋巴液为不可压缩牛顿流体,说明了椭圆囊和壶腹嵴对整体压强梯度的作用。沈双等[54]进一步研究了冷热试验内耳半规管中内淋巴液的流体动力学问题。Kassemi 等[55]构建了内耳水平半规管流固耦合有限元模型。这个模型将内淋巴液描述为可压缩牛顿流体,嵴顶描述为线弹性各向同性材料,且嵴顶的运动为大位移小应变几何非线性问题。运用这个模型分析了冷热试验内淋巴液的速度场和压强场分布、嵴顶的位移场和应力场分布,同时还探讨了失重状态诱发眼震的可能机制。此外,Wu 等[56]通过有限元法分析了头部匀速转动时单个水平半规管中内淋巴液流动与嵴顶运动的相互作用规律。

尽管医学界已经对眼球运动与前庭系统功能互动进行了很多研究,认为眼震信号的特征参数变化与前庭系统病变或者功能有着密切的联系,提取这些特征参数可用于临床诊断或者前庭功能研究中。但由于缺少其他学科,尤其是信息学科的支持,无法实现对眼震信号进行精细化定量化数学描述,至今尚未提出有效的基于眼震信号特征的前庭疾患检测方法。刘迎曦、孙秀珍等[38,39]进一步建立了同时包含前庭和 3 个半规管的人耳前庭系统生物力学模型,研究了旋转激励和机械压痕激励下前庭系统膜迷路的生物力学响应特征。人内耳前庭系统在维持身体平衡中起着先导作用。但是由于内耳埋藏位置深,结构复杂而精细,导致前庭常见疾病的病因和发病机制尚需明确,前庭功能检查定侧和定位上的诊断还缺乏有效手段,前庭疾病的治疗多限于对症。对豚鼠内耳结构三维重建,根据一例正常人内耳前庭半规管结构的数据,对其几何结构进行三维重建,采用有限元法对该半规管内淋巴液-嵴顶耦合系统进行了模态分析,进一步证实生物力学因素在内耳前庭系统行使平衡功能的过程中起着重要作用,其中前庭半规管感受头位有角运动依赖于管中内淋巴液的流动和嵴顶形变之间的相互作用和一个机电传导过程。将力学的基本原理与方法应用于人内耳前庭系统结构与平衡机制的相关性研究,可为探讨眩晕病症与内耳结构的相关性,提高前庭功能检查定侧、定位诊断敏感性,寻找有效治疗方法等提供定量依据。刘文龙等通过采用信号学的方法来理解和研究运动病与前庭的关系,认为前庭系统中前庭神经可以将前庭器官感知到的身体的空间位置、各种直线或者角加速运动等信息以"神经冲动的形式发向前庭中枢",前庭中枢将这些信息经过与本体感觉和视觉信息的整合、加工等处理后,发送神经信号到达相应的神经系统以维持人体的视觉稳定和体态平衡,保证人在运动过程中也能有清晰的视觉,并可以保持身体直立(详见第 14 章)。其中,当人体体位发生变化时,前庭可以检测体位变化信息并将其传递给眼睛,由此产生与头部转动方向相反的眼动,这样就能维持视网膜成像的稳定。当前庭系统功能异常、出现疾患或者受到过度的外界刺激时,前庭会发出错误的体位信息传递至眼睛,从而导致患者出现错误的眼动。当前庭所感知的人体体位与视觉观察出现反复的不一致时,人就会产生眼球震颤、眩晕等症状。所以,眼动系统与前庭系统之间有着密切的联系,临床上通过刺激前庭产生眼球震颤来间接反映前庭功能状态。

1.7　结语

　　眼耳鼻咽喉器官是人体直接接触外界环境的感觉性器官,具有解剖位置深、细小的特点,其功能的实现和疾病发生与外界环境紧密相关。以临床常见或疑难疾患为切入点,从中提取和凝聚理工科与临床医学学科交叉界面的科学问题,采用计算生物力学、力学生物学、现代信息学和计算机技术与医学基础理论、临床医疗检测技术相融合的研究框架,建立生物器官数值模型,探索其在一定外界环境刺激下,功能实现的机理以及相关疾病的预测和防治具有另辟蹊径的意义。

　　进入 21 世纪以来,基于计算机科学的飞速进步,国内外生物数值模拟的研究得到很大的发展,人体生物器官诸如耳鼻咽喉的生物力学数值模拟的研究也取得了可圈可点的成果。生物力学即是应用力学原理和方法对人体、生物体中的医学问题进行定量研究的科学。本文介绍的研究课题的提取、学科交叉框架的设计和技术路线的实施等内容,不仅适用于眼耳鼻咽喉学科,也对深入了解和认识其他生物器官的生物力学行为有借鉴作用。

　　目前,生物力学的研究范围已从生物整体、具体的器官深入到微观结构、细胞乃至生物大分子等多个方面。由于人体组织器官的差异性,都面临着数字化、功能化和临床应用密切结合的问题。开展人体生物器官生物力学数值模拟的研究目的是为现代医学理论基础研究逐步精细化及定量化、大量临床数据积累的模型化及数学化探索一条可行的途径。

　　本书从实验研究和数值模拟研究及临床应用几个方面讨论了眼、耳、鼻、咽、喉器官生物数值模拟研究现状,较精细地描述了建模及临床应用过程和具体数据,并就其研究成果在医疗领域的应用进行讨论,对现今建立人体器官生物数值模型研究价值进行探索与展望。为适应广大科研人员及非医学专业工作者的需求,本书对眼耳鼻咽喉科器官相关应用解剖、生理以及部分疾病进行了简介，以利于广大读者查阅。

在眼耳鼻咽喉生物力学研究方面，作者认为今后应在以下几个方面有所突破：① 多物理场分析；② 多尺度宏、细、微观综合分析；③ 多器官耦合分析。同时加强与医学基础理论及临床实践的结合，将生物力学实验、理论及数值模拟研究的成果应用到临床实践，为解决临床问题提供量化分析的平台，辅助临床进行诊断、个性化干预、疗效评估以及相关医疗器械的研制。

（陈维毅　孙秀珍）

参考文献

［1］香山科学会议办公室.中国数字化虚拟人体的科技问题[J].香山科学会议简报,2002,163.

［2］谢毅,樊瑜波,邓应平,等.兔眼准分子激光原位角膜磨镶术后角膜扩张的研究[J].生物医学工程研究,2008,27(1)：19-22.

［3］倪寿翔,郁继国,包芳军,等.近视 LASIK 术后角膜生物力学参数变化的相关性[J].国际眼科杂志,2010,10(12)：2305-2307.

［4］张海霞,李林,张昆亚,等.兔眼角膜生物力学特性的年龄相关性[J].医用生物力学,2014,29(3)：271-275.

［5］王超英,陈维毅,郝岚,等.高度近视眼巩膜生物力学特性初步研究[J].眼科研究,2003,21(2)：113-115.

［6］Chen W, Wang X, Wang C, et al. An experimental study on collagen content and biomechanical properties of sclera after posterior sclera reinforcement[J]. Clinical Biomechanics, 2008, 1(23)：S17-S20.

［7］Zhang X, Tao X, Zhang J, et al. A review of collagen cross-linking in cornea and sclera[J]. Journal of Ophthalmology, 2015, 2015：1-12.

［8］Liu C, Feng P, Li X, et al. Expression of MMP-2, MT1-MMP, and TIMP-2 by cultured rabbit corneal fibroblasts under mechanical stretch[J]. Experimental Biology and Medicine, 2014, 239(8)：907-912.

［9］Feng P, Li X, Chen W, et al. Combined effects of interleukin-1β and cyclic stretching on metalloproteinase expression in corneal fibroblasts in vitro[J]. BioMedical Engineering OnLine, 2016, 15：63.

［10］Collins C C, O'Meara D, Scott A B. Muscle tension during unrestrained human eye movements[J]. The Journal of physiology, 1975, 245(2)：351.

［11］Quaia C, Ying H S, Nichols A M, et al. The viscoelastic properties of passive eye muscle in primates. I：static forces and step responses[J]. PLoS One, 2009, 4(4)：e4850.

［12］Gao Z, Guo H, Chen W. Initial tension of the human extraocular muscles in the primary eye position[J]. Journal of theoretical biology, 2014, 353：78-83.

［13］Demer J L. Current concepts of mechanical and neural factor in ocular motility[J]. Current opinion in neurology, 2006, 19(1)：4-13.

［14］Guo H, Gao Z, Chen W. Contractile force of human extraocular muscle：a theoretical analysis[J]. Applied Bionics and Biomechanics, 2016, 2016(5)：1-8.

［15］宋红芳.基于在体实测前后房压强差的房水循流仿真研究[D].北京：首都医科大学生物医学工程学院,2012.

［16］Duma S M, Ng T P, Kennedy E A, et al. Determination of significant parameters for eye injury risk from projectiles[J]. Journal of Trauma and Acute Care Surgery, 2005, 59(4)：960-964.

［17］Liu X, Wang L, Wang C, et al. Mechanism of traumatic retinal detachment in blunt impact：a finite element study[J]. Journal of biomechanics, 2013, 46(7)：1321-1327.

［18］Subramanian R P, Richardson R B, Morgan K T, et al. Computational fluid dynamics simulations of inspiratory airflow in the human nose and nasopharynx[J]. Inhal Toxicol, 1998, 10 (2)：91-120.

［19］Kelly J T, Prasad A K, Wexler A S. Detailed flow patterns in the nasal cavity[J]. App Physiol, 2000, 89 (1)：323-337.

［20］孙秀珍,刘迎曦,苏英锋,等.鼻腔气道三维重建和气流流场的数值模拟与分析[J].临床耳鼻咽喉科杂志,2007,21(23)：1057-1059.

［21］于申,刘迎曦,孙秀珍.湍流尺寸下鼻腔的几何尺寸与鼻腔阻塞系数的关系[J].计算力学学报,2008,25(4)：

459 − 463.

[22] 苏英锋,孙秀珍,刘迎曦,等.鼻腔加温功能特征及其与气流场关系的研究[J].力学学报,2012,44(3)：607 − 613.

[23] Lindemann J, Keck T, Wiesmiller, K, et al. A numerical simulation of intranasal air temperature during inspiration [J]. Laryngoscope, 2004, 114(6)：1037 − 1041.

[24] 张剑宁,陶泽璋.不同部位鼻中隔偏曲伴窦口鼻道复合体解剖变异的特点[J].中国耳鼻咽喉颅底外科杂志,2003, 9(1)：21 − 24.

[25] Yu S, Liu Y X, Sun X Z, et al. Influence of nasal structure on the distribution of airflow in nasal cavity[J]. Rhinology, 2008,46(2)：137 − 143.

[26] 孙秀珍,唐媛媛,刘迎曦,等.鼻中隔偏曲者鼻腔自适应改变的特征分析[J].中华耳鼻咽喉头颈外科杂志,2008, 43(5)：351 − 354.

[27] Xu C, Sin S H, McDonough J M, et al. Computational fluid dynamics modeling of the upper airway of children with obstructive sleep apnea syndrome in steady flow[J]. Journal of biomechanics, 2006, 39(11)：2043 − 2054.

[28] 唐媛媛,孙秀珍,刘迎曦,等.腺样体肥大患儿上气道气流流场模型的建立与数值分析[J].中国耳鼻咽喉头颈外科, 2012,19(3)：155 − 158.

[29] 潘黎明,陈明媛,余延令.儿童阻塞性睡眠呼吸暂停综合征的主要原因及治疗[J].中国耳鼻喉颅底外科志,2003, 9(2)：77 − 78.

[30] 唐媛媛,关庆捷,刘迎曦,等.声反射鼻腔测量对儿童腺样体肥大的临床研究[J].大连医科大学学报,2014,36(3)： 237 − 240.

[31] Liu Y X, Yu C, Sun X Z, et al. 3D − FE model reconstruction and numerical simulation of airflow for the upper airway[J]. World Journal of Modelling and Simulation, 2006,2(3)：190 − 195.

[32] Sun X Z, Yu C, Wang Y X, et al. Numerical simulation of soft palate and airflow in upper airway for healthy person and patient with obstructive sleep apnea-hypopnea syndrome by the fluid-structure interaction method[J]. Acta Mechanica Sinica, 2007,23(4)：359 − 367.

[33] Wang Y, Liu Y X, Sun X Z, et al. Numerical analysis of respiratory flow patterns within human upper airway[J]. Acta Mech Sin, 2009,25 (6)：737 − 746.

[34] 姚文娟,陈懿强,叶志明,等.耳听力系统生物力学研究进展[J].力学与实践,2013,35(6)：1 − 10.

[35] Funnell W R J, Laszlo C A. Modeling of the cat eardrum as a thin shell using the finite - element method[J]. The Journal of the Acoustical Society of America, 1978, 63(5)：1461 − 1467.

[36] Beer H J, Bornitz M, Hardtke H J, et al. Modelling of components of the human middle ear and simulation of their dynamic behaviour[J]. Audiology and Neurotology, 1999, 4(3 − 4)：156 − 162.

[37] Gan R Z, Feng B, Sun Q. Three-dimensional finite element modeling of human ear for sound transmission[J]. Annals of Biomedical Engineering, 2004, 32(6)：847 − 859.

[38] 刘迎曦,李生,孙秀珍.人耳传声数值模型[J].力学学报,2008,40(1)：107 − 113.

[39] 孙秀珍,李生,刘迎曦.人耳鼓膜穿孔对中耳传声影响的数值模拟[J].计算力学学报,2010,27(6)：1102 − 1106.

[40] von Békésy G. Experiments in hearing[M]. New York：McGraw - Hill, 1960.

[41] 张天宇,戴培东,杨琳.耳生物学研究现状与展望(中)[J].中国眼耳鼻喉科杂志,2010,(1)：6 − 8.

[42] 万旺根,余小清.一种非线性耳蜗力学模型[J].西安交通大学学报,1995,29(2)：33 − 41.

[43] 杨国标.人耳耳蜗基底膜模型的动力特性有限元数值模拟[J].医用生物力学,2005,20(1)：14 − 17.

[44] 王学林,周健军,凌玲,等.含主动耳蜗的人耳传声有限元模拟[J].振动与冲击,2012,31(21)：41 − 45.

[45] 王振龙,王学林,胡于进,等.基于中耳与耳蜗集成有限元模型的耳声传递模拟[J].中国生物医学工程学报,2011, 30(1)：60 − 66.

[46] Yao W J, Chen Y Q, Ma J W. Amplitude analysis of basement membrane[J]. Journal of Investigative Mmedicine, 2013, 61 (4)：S15.

[47] 邢琪,谢友舟,戴培东,等.基于电镜图像的 Corti 器三维建模[J].中国眼耳鼻喉科杂志,2007,7(3)：144 − 146.

[48] Dohlman G. Some practical and theoretical points in labyrinthology：(section of otology)[J]. Proceedings of the Royal Society of Medicine, 1935, 28(10)：1371 − 1380.

[49] Dohlman G. The attachment of the cupulae, otolith and tectorial membranes to the sensory cell areas[J]. Acta oto-laryngologica, 1971, 71(1 − 6)：89 − 105.

[50] Money K E, Bonen L, Beatty J, et al. Physical properties of fluids and structures of vestibular apparatus of the pigeon[R]. American Journal of Physiology, 1971,220(1)：140 − 147.

[51] Njeugna E, Kopp C, Eichhorn J L. Modal analysis of the diaphragm of the semicircular canal[J]. Journal of

Vestibular Research，2001，11(1)：43－54.

［52］ Boselli F，Obrist D，Kleiser L. Vortical flow in the utricle and the ampulla：a computational study on the fluid dynamics of the vestibular system［J］. Biomechanics and modeling in mechanobiology，2013,12(2)：335－348.

［53］ van Buskirk W C，Watts R G，Liu Y K. The fluid mechanics of the semicircular canals［J］. Journal of Fluid Mechanics，1976，78(01)：87－98.

［54］ 沈双,刘迎曦,孙秀珍.内耳前庭半规管平衡机制生物力学模型研究［D］.大连：大连理工大学工程力学系,2014.

［55］ Kassemi M，Deserranno D，Oas J G. Fluid－structural interactions in the inner ear［J］. Computers & Amp；Structures，2005，83(2－3)：181－189.

［56］ Wu C，Yang L，Hua C，et al. Geometrical and volume changes of the membranous vestibular labyrinth in guinea pigs with endolymphatic hydrops［J］. ORL J Otorhinolaryngol Relat Spec，2013，75(2)：108－116.

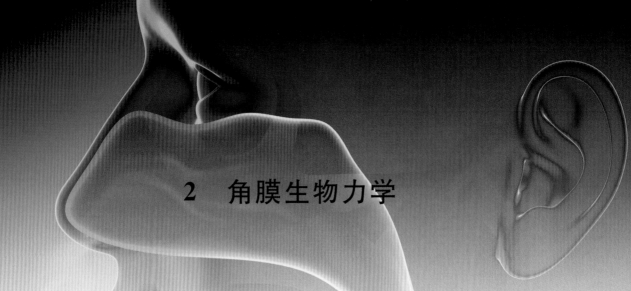

2 角膜生物力学

角膜位于眼球前极中央,是眼球屈光系统的重要组成部分。临床上通过切削角膜基质层达到矫正屈光不正的目的。屈光手术可改变角膜的厚度和曲率,但也破坏了角膜的生物力学完整性,对术后眼压和角膜的生物力学性能均会产生一定的影响,也可能导致继发性角膜扩张等并发症的发生。了解角膜的生物力学特性不仅有助于临床屈光手术的设计及术后的预测、人工角膜的研发,而且对角膜疾病如圆锥角膜、青光眼及眼外伤等的诊断与治疗等均具有重要意义。

角膜在眼内压的作用下处于牵张、压缩和剪切的复杂力学环境中,手术或病变则会使其受力环境发生改变。认识力学微环境下角膜细胞的增殖、迁移、代谢、死亡,以及信号转导、基因表达与调控等生命活动,将有助于深入理解角膜的一些生理或病理过程,如屈光术后角膜组织的损伤修复及重塑、圆锥角膜发生发展等。

2.1 角膜基本结构与屈光手术

2.1.1 角膜基本结构

角膜位于眼球前壁,覆盖虹膜、瞳孔及前房,约占纤维膜的 1/6,是人眼球屈光系统的重要组成部分。角膜属于透明的结缔组织,主要成分是坚韧的胶原纤维,起到维持眼球形态和保护内部组织的作用。角膜整体形状呈纽扣状向前凸起,外观呈横椭圆形,水平直径为 11.5~12.0 mm,垂直直径为 10.5~11.0 mm。角膜中央较薄,厚度为 0.50~0.59 mm;周边较厚,厚度为 0.7~1.0 mm。角膜有十分敏感的神经末梢,无血管,通过泪液和房水获取养分及氧气。

一般认为角膜从组织学上可分为 5 层,由外至内依次为:上皮层、前弹力层(又称 bowman 膜)、基质层、后弹力层(又称 descemet 膜)、内皮层(见图 2-1)。

上皮层厚约 50 μm,易与前弹力层相分离,由 5~7 层细胞组成,这些细胞可分为:基底细胞、翼状细胞、扁平细胞。上皮细胞间以桥粒相接,可阻止大部分微生物及泪液中的液体和电解质进入基质层。角膜上皮受损后可分泌大量细胞因子和生长因子,参与基质损伤修复。

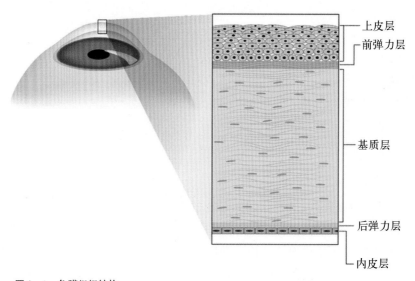

图 2-1　角膜组织结构
Figure 2-1　The structure of the corneal tissue

前弹力层由无定向分散的胶原纤维和氨基葡聚糖构成,厚 8～14 μm。其内部的胶原纤维直径为 20～30 nm,在胚胎期合成,出生后受到损伤不能再生,受损后易形成瘢痕组织而变得混浊。

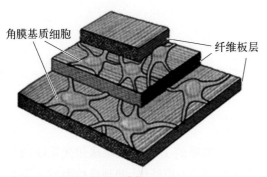

图 2-2　角膜基质层结构[1]
Figure 2-2　The structure of corneal stroma

角膜基质层约占整个角膜厚度的 90%,是角膜的主要承载部分。主要由 200 多层致密的胶原纤维板层、角膜基质细胞和蛋白聚糖构成。其中水约占基质总重的 78%,胶原蛋白占 15%,其余为蛋白多糖、糖蛋白和无机盐等。同一板层胶原纤维呈平行排列,与邻近的胶原纤维以一定角度相互交错(见图 2-2),这种结构可以最低限度地防止散光,保证角膜的透光性。相邻板层之间胶原束的相互交织为角膜抵抗剪切力提供了重要的结构基础,同时实现了载荷在各个板层之间的传递。角膜周边板层间的交织比中心区域明显。前部的角膜基质板层排列比后部更加致密,且具有更多的倾斜分支和交联,较后部承担更多的力学作用。蛋白多糖在胶原纤维的组装及其空间结构调节中发挥了重要作用。

角膜细胞外基质富含胶原,主要是 Ⅰ、Ⅳ、Ⅴ 和 Ⅵ 型胶原,占角膜干重的 71%,糖蛋白、蛋白多糖充填于胶原纤维束之间。人正常角膜组织 Ⅰ 型胶原含量最多,主要分布于基质层,是角膜承载的支撑结构,其减少会导致角膜稳定性降低;Ⅳ 型胶原分布在上皮基底膜、前弹力层及后弹力层。Ⅴ 型胶原主要分布在上皮层、前弹力层,对角膜的透明性起重要作用。Ⅵ 型胶原主要分布于基质层,在保持角膜基质的有序板层结构及维护胶原蛋白纤维的柔韧性方面起重要作用,参与角膜透明的维持。

角膜基质蛋白聚糖属亮氨酸富集蛋白家族,主要包括核心蛋白聚糖(decorin)和基膜聚糖(lumican、mimecan 和 keratocan)。第 1 种属于硫酸软骨素蛋白聚糖(dermatan sulfate proteoglycan),主要参与胶原纤维之间空间距离及胶原板层间黏着的调控;后 3 种属于硫酸角质素蛋白聚糖(keratan sulfate proteoglycans),与胶原纤维直径大小的调节及角膜的透明度维持相关。正常角膜基质中不表达纤连蛋白、层连蛋白和肌腱蛋白-C(tenascin-C),角膜损伤修复时大量分泌,促进成纤维细胞的黏附和迁移[2]。

英国科学家最新发现人类角膜中存在一个新的组织层,称为杜瓦层(Dua's layer)。该层位于角膜基质和后弹力膜之间,厚度约为 1 μm,质地非常坚硬。这项发现对于理解一些角膜疾病具有重要意义,例如,角膜急性积水、后弹力层突出等。目前,科学家认为圆锥角膜患者的角膜积水与杜瓦层破损有关,液体可能通过这个破损口进入角膜组织内,引起角膜积水。

后弹力层是角膜内皮细胞的基底膜,由内皮细胞合成。后弹力层在刚出生时厚度约 3 μm,随着年龄的增加,其厚度不断增加,成人可达 12 μm,这是内皮细胞不断合成新的后弹力层连续沉积的结果。后弹力层质地均匀且富有弹力,可很好地抵抗眼内压的作用。

内皮层由单层近六角形细胞组成,每个细胞厚约 5 μm,直径 15~30 μm,细胞与细胞间为紧密连接。内皮层在维持角膜透明性和主动转运方面起着重要作用。

角膜组织的前弹力层和基质层中均含有丰富的胶原纤维成分,在角膜抗张强度方面起主要作用。角膜上皮层对于角膜的抗张强度贡献很小[3],去除角膜上皮不影响角膜前表面的曲率与张力。后弹力层可延展性好,可在一定程度上缓冲眼内压对角膜的作用。杜瓦层质能够承受 0.5~2.04 kgf/cm²(注:1 kgf/m²=9.8 Pa)的拉力,该层对角膜力学特性的影响有待深入研究。

2.1.2 角膜屈光手术

角膜的光学功能与其形态结构密切相关,角膜形态的异常可导致近视、远视和圆锥角膜等眼科疾病。角膜屈光手术通过准分子激光对角膜进行屈光性切削,以改变瞳孔区的角膜曲率,达到矫正视力的目的。目前,比较常见的角膜屈光手术有准分子激光屈光性角膜切削术(photo refractive keratectomy,PRK)、准分子激光原位角膜磨镶术(laser in situ keratomileusis,LASIK)、屈光性透镜成型取出术(refractive lenticule extraction,ReLEx)等。PRK 通过去除角膜表面上皮后用激光切削角膜组织;LASIK 以机械刀或飞秒激光在角膜表面制作带蒂的板层角膜瓣,翻转角膜瓣后在角膜基质内切削,最后将角膜瓣复位,是目前临床主流的手术方式。ReLEx 以飞秒激光小切口微透镜切除术(small incision lenticule extraction,SMILE)最具代表性。SMILE 不制作角膜瓣,利用飞秒激光在角膜基质层内特定深度切割出一定大小和度数(厚度)的微型凸透镜或凸柱透镜,并经过角膜周边微小切口取出,是目前认为术后角膜力学特性改变最小的屈光手术。

2.2　角膜生物力学特性

　　未矫正的屈光不正是目前全球视力损害的最主要原因,其中近视的发生率最高。中国是近视高发国家,青少年更为近视高发群体,发病率高达 50%～60%,居世界第 1。近年来,随着角膜屈光手术技术的蓬勃发展及人民生活水平的提高,角膜屈光手术成为近视治疗的主流手段。角膜屈光手术以其先进快捷的手术技术和良好的术后视觉质量,受到越来越多近视患者的青睐。角膜屈光手术因对角膜的切削,减少了角膜厚度,削弱了角膜生物力学完整性,对术后眼压、角膜生物力学性能产生影响,也可能导致继发性圆锥角膜、角膜扩张等并发症的发生。因此,角膜的生物力学因素对屈光手术的影响越来越受到研究者的重视。通过生物力学研究数据建立有临床用途及预测性的生物力学模型,提高人们对角膜手术的理解及对术后的预测成为一个重要的研究课题。其研究成果不仅对眼科屈光手术,而且对了解角膜在疾病或外伤情况下的反应都有重要的临床意义。

2.2.1　角膜力学特性实验研究

　　一般认为,角膜为各向异性、非线性、黏弹性材料。角膜生物力学特性测试方法包含离体测试和在体测试,其中离体测试方法有单轴拉伸实验[4-9]、整体膨胀实验[4,10-12];在体测试方法有基于眼内压反应仪(ocular response analyzer, ORA)[13,14]和超声剪切成像(supersonic shear imaging, SSI)[15,16]的测试方法,其中已经应用于临床的在体角膜生物力学特性测试手段是眼内压反应仪。利用 ORA 可以直接获得角膜临床生物力学参数——角膜滞后量(corneal hysteresis, CH)和角膜阻力因子(corneal resistance factor, CRF),它们是角膜生物力学特性的综合反映,但其与角膜材料参数的关联性还有待进一步研究。

　　在离体角膜单轴拉伸实验中,为了防止角膜失水,一般采用水浴装置,如图 2-3 所示。

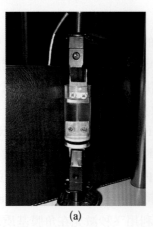 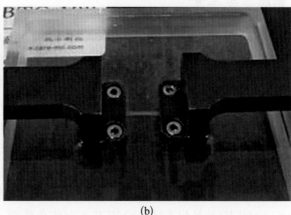

(a)　　　　　　　　　　　　　　　　(b)

图 2-3　水浴装置
(a) 适用于立式拉伸实验机;(b) 适用于原位拉伸实验机
Figure 2-3　Water bath

对于离体角膜的膨胀实验，刘志成团队设计了测量压力作用下角膜形变的实验装置，如图2-4所示。此装置主要由角膜夹具、微量注射泵、位移传感器、显微镜和计算机构成。实验中，将完整离体角膜固定在夹具上，利用微量注射泵给角膜加压，用水柱对此压力进行测定，用位移传感器获得不同压力下角膜的顶点位移，同时利用由显微镜、计算机及相关软件构成的拍摄装置获取不同压力下角膜的正侧面轮廓图像。实验所测的眼内压与角膜顶点和角膜正侧面轮廓图像如图2-5所示。为进行整体眼球的力学测试，陈维毅等设计了测量

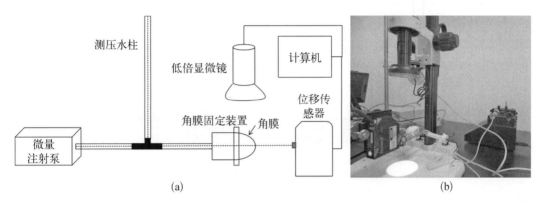

图 2 - 4 膨胀实验装置
（a）示意图；（b）实物图
Figure 2 - 4 Inflation experiment device

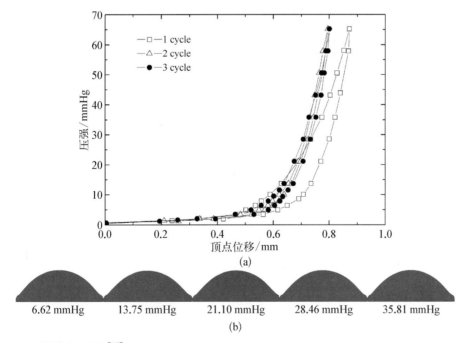

图 2 - 5 角膜膨胀实验数据[17]
（a）角膜试件3次循环加卸载曲线（角膜内压强与角膜顶点位移关系曲线）；（b）角膜试件在不同压强点下角膜正侧面轮廓图像
注：1 mmHg＝1.333×10² Pa
Figure 2 - 5 Corneal inflation experimental data

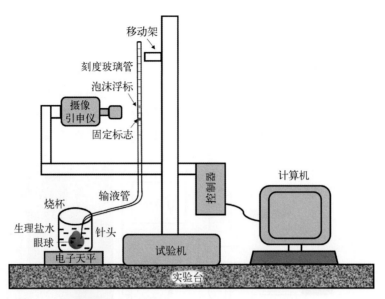

图 2 - 6 整体眼球形变测量装置

Figure 2 - 6 A device of measuring the deformation of eyeball

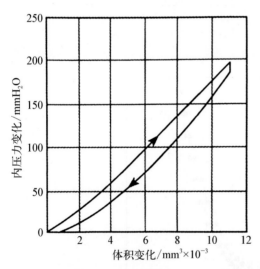

图 2 - 7 整体眼球形变加卸载曲线

注：1 mmH₂O=9.806 65 Pa

Figure 2 - 7 The loading-unloading curve of eyeball deformation

眼内压作用下眼球整体体积形变的装置,如图 2 - 6 所示。该系统主要由一个带针头的输液管、升降玻璃管、Instron 实验机及其摄像引申仪等组成,实验所测的眼内压与形变的关系曲线如图 2 - 7 所示。利用此装置可以测量分析整体角膜和整体巩膜的力学特性。

人眼角膜的生长在 10 岁以内较为明显,10 岁以后变化逐渐减小。了解儿童自然生长状态下角膜的力学特性的变化,对理解儿童入学前后用眼方式的变化、怎样健康用眼、怎样用眼会导致近视具有重要意义。由于儿童角膜标本珍贵不易获得,研究者们利用兔子的眼角膜进行相关研究。

研究者曾对幼年组和中老年组兔眼球开展整体膨胀实验后,将角膜裁条在 Instron5544 材料性能试验机上进行单向拉伸实验,结果表明[10]幼年组兔眼角膜弹性模量明显低于老年组,青年组兔眼角膜蠕变率明显低于幼年组兔眼角膜蠕变率。

研究者还利用 Bose 3100 实验机进行单向拉伸实验,研究角膜生物力学特性的年龄相关性[18]。结果表明:兔眼角膜条呈现非线性黏弹性特征(见图 2 - 8)。在实验误差允许的范围内,不同月龄兔眼角膜条的非线性应力-应变关系差别不明显,7～8 月龄兔眼角膜的切线模量略偏大,但其应力明显衰减得快。不同的拉伸速率对 3 月龄兔眼角膜条非线性应力-应变关系的影响不明显,但快速拉伸后的角膜条应力衰减明显变快。因此,兔眼角膜随月龄增加会轻微变硬,而角膜的松弛特性随月龄变化明显。

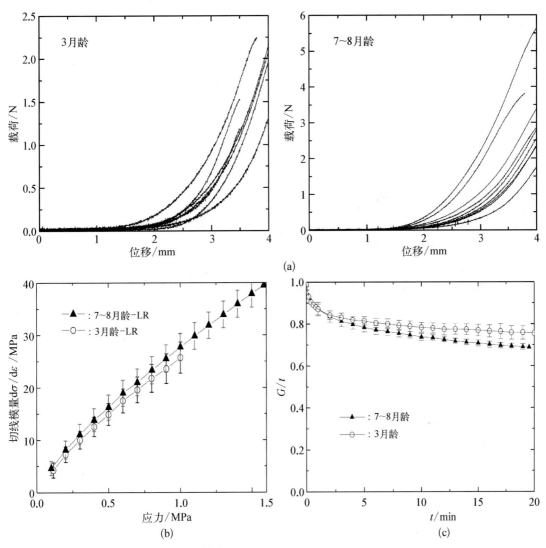

图 2 - 8　年龄对兔眼角膜力学特性的影响[18]
(a) 不同月龄兔眼角膜的位移-载荷曲线;(b) 不同月龄兔眼角膜应力-切线模量关系曲线;(c) 不同月龄兔眼角膜应力松弛曲线

Figure 2 - 8　The influence of age on the corneal mechanical properties

2.2.2　角膜材料本构关系及材料参数的确定

本构关系的确定是软组织生物力学特性的核心,也是基于有限元方法的模拟计算和力学分析的基础。因此,软组织的本构关系对理解生命过程中与力相关的生理与病理现象具有重要意义。软组织本构关系的有限元仿真研究在手术设计与术后评估中发挥较大作用。

本构关系指的是应力与应变的关系,应该理解为物体中应力张量、热流向量、内能、熵等与物体所经受的温度历史和变形历史之间应满足的关系[19]。

软组织像动脉血管和皮肤等的力学特性在性质上是相似的,受到循环加载和卸载时有滞后现象;保持常应变时,有应力松弛现象;保持常应力时,有蠕变现象。软组织属于各向异性材料,其应力-应变-历史关系表现为非线性。角膜通常是各向异性、非线性、黏弹性材料[6-8,20,21]。

确定角膜力学特性的实验方法有单、双轴拉伸实验和整体角膜膨胀实验。拉伸实验数据可以直接用于确定角膜的本构关系。由膨胀实验可以获得角膜顶点位移-压力曲线或者通过角膜上的粒子散斑信息获得角膜应变场信息,利用膨胀实验获得的数据借助有限元反分析方法可以确定角膜本构关系。各向异性本构关系一般都较为复杂,因此获取相应的材料参数对力学测试实验精度要求更高。

2.2.2.1 角膜材料参数的确定

正常兔眼角膜膨胀实验显示[23],在较低的压力水平(如在 7 mmHg 以下),角膜顶点位移曲线较为平缓,说明此时角膜抵抗压力能力较小,即角膜受到外界压力情况下易于变形;当压力大于 14 mmHg 时,角膜顶点位移与压力曲线变陡峭,这说明角膜抵抗眼内压的能力增大。由角膜顶点和压强的关系不能直接获取角膜的本构模型参数。临床上,研究者们常用生理眼压下的角膜的弹性模量来评估角膜的力学性质,因此在研究中假定角膜为线弹性材料[24,25]。如将角膜视为球壳[9],假定角膜为线弹性材料,再通过理论推导,将角膜膨胀实验所得的压力-角膜顶点位移关系转化为角膜的应力-应变关系。再如假定角膜为线弹性材料,利用膨胀实验研究角膜切削厚度对其力学特性的影响[23]。如果假定角膜的材料特性为分段线弹性材料[23],并考虑到实验兔的正常眼压范围约为 7～14 mmHg,取大致 7～14 mmHg、14～21 mmHg 和 21～28 mmHg 3 个压力范围,分别建立有限元模型可以反推角膜在相应压力范围的弹性模量。

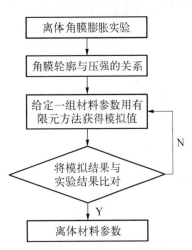

图 2-9 用有限元方法反推角膜弹性模量的流程图

Figure 2-9 The flowchart of an inverse finite element method for determining the elastic module of cornea

以 7～14 mmHg 压力范围为例,用膨胀实验获得的 7 mmHg 附近压力下的角膜正侧面外轮廓图像建立角膜外轮廓的几何模型,考虑兔眼角膜为中间厚两边薄的结构(中央厚度为 0.39 mm,边缘厚度为 0.37 mm)。假定角膜内、外表面的正侧面轮廓均可用抛物线方程描述,由此建立轴对称的角膜几何模型。视角膜为弹性不可压缩材料。利用有限元方法反推角膜弹性模量的流程图如图 2-9 所示[23]。

结果为:兔眼角膜在 7～14 mmHg、14～21 mmHg 和 21～28 mmHg 的弹性模量分别为 0.73±0.16 MPa、2.20±0.43 MPa 和 3.03±0.37 MPa,角膜的弹性模量 E 随角膜内压力的增加而增大。在生理眼压范围内(7～14 mmHg),该结果与文献[9]方法所得非常吻合;在另外两个压力范围,弹性模量则偏大。该文依据膨胀实验获得的角膜正侧面轮廓建立几何模型,而非直接利用理想的球缺结构,同时考虑了角膜的厚度不均匀性,因此所得的角膜弹性模量应较文献[9]更合理。在正常生理眼压范围内,两种几何模型所得结果非常吻合也说明在此眼压范围内将角膜视为球缺结构是合理的。

为研究兔眼角膜行准分子激光切削术后弹性模量的变化[23],研究者首先将实验兔行角膜表面直接激光切削手术,术后即刻处死动物并分离完整的角膜,置于自行搭建的装置上,行膨胀实验,再用三维扫描仪记录角膜中心区 9 个点的位移。之后采用有限元软件 Abaqus 计算角膜前凸位移,并与实验结果比照。选取压力为 10 cmH_2O(注:1 $cmH_2O=$ 0.098 kPa)的条件,先设定一个弹性模量 E,之后不断修正弹性模量使其计算所得位移与实验位移相差小于 1%,即确定为线弹性区的弹性模量。结果显示:正常组、切削 1/3 组和切削 1/2 组角膜前凸的位移分别为 47.5 μm、51.4 μm 和 45.2 μm,弹性模量分别为 1.191 MPa、1.658 MPa 和 2.431 MPa。

2.2.2.2 角膜的各向同性超弹性本构模型的确定

兔眼角膜顶点位移与角膜内压强应该呈非线性关系。利用兔眼角膜的膨胀实验数据采用有限元反方法可以确定描述角膜力学特性的一阶 Ogden 模型[26]。依据膨胀实验获得的角膜压力-位移数据,利用 HEEDS 优化设计软件包及 Abaqus 非线性有限元分析软件来对角膜进行有限元分析,使实验过程中获得的角膜压力-位移数据与在 10 个等距压力水平下计算的角膜前凸位移数据最接近。研究提示[26]一阶 Ogden 模型中参数 μ 和 α 的基线值分别为 0.02 MPa 和 80,可以参照的范围为 0.01 MPa $\leqslant \mu \leqslant$ 0.03 MPa,40 $\leqslant \alpha \leqslant$ 300。

基于兔眼角膜的膨胀实验数据和有限元反方法也可以确定描述角膜力学特性的一阶 Yeoh 模型[27]。以 7 mmHg 初始压力状态的角膜正侧面轮廓图像为依据,建立具有不均匀厚度的轴对称角膜几何模型,利用有限元方法确定角膜材料参数。假设角膜为不可压缩的超弹性模型,应变能函数为 Yeoh 模型。向内表面加压模拟角膜膨胀过程。材料参数 D1、D2、D3 取 0,设定 C10、C20、C30 的一组初始值,计算不同压力下的顶点位移,与实验测得的结果相比,求得最佳接近程度的材料参数,从而确定了角膜的 Yeoh 模型参数。图 2-10 给出了 4 个角膜试样计算的顶点位移-压力结果与实验结果的比较效果,结果提示 Yeoh 模型可以很好地描述角膜膨胀实验。

2.2.2.3 角膜的各向异性超弹性本构模型的确定

一般认为各向异性超弹性模型分成两类,即纯表象模型和基于纤维结构的表象模型。前者以冯模型[19]和幂模型[28]为代表,后者以 HGO 模型[29]及其改进形式[30,31]为代表。两种模型都能较好地与实验数据吻合,但普遍认为基于结构的模型能更好地描述软组织的力学特性,同时该模型对于生理、病理状态下材料的力学响应等问题的解释可能会更为有用。

将角膜制成条状试样进行单轴拉伸实验,将数据转换成应力-应变数据,从而确定角膜的一维本构关系,如幂模型[6-8,17]、冯模型等。这样可获取角膜在不同应力水平下的弹性模量,进而开展相关研究[5,32-34]。但这对于确定角膜二维本构关系是不够的。

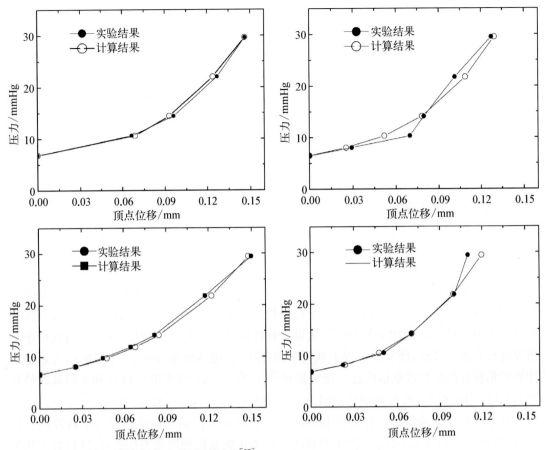

图 2-10 角膜膨胀实验结果与 Yeoh 模型结果比较[27]

Figure 2-10 The corneal inflation experimental results and the theoretical results for Yeoh model

　　虽然用于单轴拉伸测试的角膜条不具有完整几何结构,而且测试环境与角膜正常的生理环境也存在较大差异,但是由于角膜尺寸较小,而且能够反映角膜各向异性性能的膨胀实验技术手段要求高,因此采用简单易行、所获数据比较精确的单轴拉伸实验,确定可以反映角膜全部应力-应变关系的各向异性非线性本构关系显得尤为重要。

　　考虑到任何一种力学测试所获信息是丰富的,因此可以考虑利用一维力学测试确定软组织的各向异性应变能函数模型。研究者采用皮肤和血管壁开展了这方面的探索,以期应用于尺寸和取材方面都具有局限性的角膜。

　　首先,从经典的纯表象模型开始,兔腹部皮肤沿不同方向取条状试样,验证了由 5 个方向单轴实验数据可以确定冯模型 $W = \dfrac{c}{2}\left[\exp(q_{ij}E_{ij}) - 1\right]$ 的 7 个材料参数 c、q_{ij},由 4 个方向的单轴实验数据可以确定幂模型 $W = c\,(q_{ij}E_{ij})^{\delta}$ 的 6 个材料参数[28]。图 2-11 为由 7 个方向的单轴拉伸数据中的任意 4 组可以得到 35 组材料参数,每一组材料参数得到 35 条总体比较一致的应力-应变曲线,对除了用以估计材料参数的 4 个方向单轴拉伸数据外的其他方向的实验数据具有较好的预测。

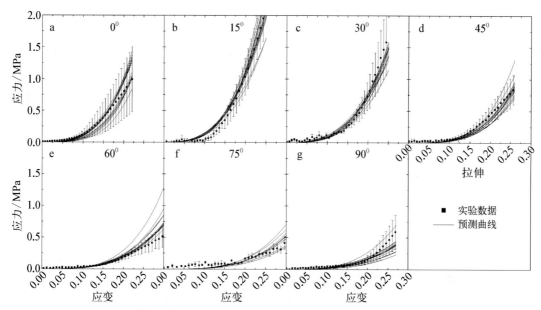

图 2 - 11 7 个方向皮肤条的单轴拉伸数据和理论结果[28]

Figure 2 - 11 The tensile testing data and theoretical results for skin strips along seven directions

其次,假设血管壁的应变能函数为如下表象模型(Holzapfel - Weizsäcker 模型)$W = W_{\mathrm{iso}} + W_{\mathrm{ortho}} = \mu(I_1 - 3)/2 + c[\exp(c_{11}E_{11}^2 + c_{12}E_{11}E_{22} + c_{22}E_{22}^2) - 1]$。基于国人血管壁试样的环向与轴向单轴拉伸实验数据确定了模型参数[33]。如果进一步假设血管壁的应变能函数为如下基于纤维结构的模型(HGO 模型):

$$W = \frac{c}{2}(I_1 - 3) + \sum_k \frac{c_1^k}{4c_2^k}(\exp[c_2^k(\zeta(\lambda^{(k)2} - 1))^2] - 1) \tag{2-1}$$

$$\lambda^{(k)2} = (\lambda_1 \cos \theta^{(k)})^2 + (\lambda_2 \sin \theta^{(k)})^2$$

用上述环向与轴向单轴拉伸实验数据,基于约束优化算法,研究比较了 4 纤维组 8 参数模型和 4 纤维组 6 参数模型,结果显示 4 纤维组 6 参数模型更适合肺动脉血管,而 4 纤维组 8 参数模型更适合胸主动脉血管[34]。进一步利用已经确定的 4 纤维组本构模型,在模拟双轴加载拉伸基础上研究了肺动脉和主动脉力学特性上的差异[35]。用两个方向单轴拉伸实验数据确定的 4 纤维组模型在模拟双轴拉伸时得到的结果与文献中血管的双轴拉伸实验结果基本一致。主动脉环向比轴向更硬一些,而肺动脉则相反。

最后,如果将应变能模型中的各向同性部分 W_{iso} 以 $(I_1 - 3)$ 指数形式替换 Neo - Hookean 形式,则有

$$W = \frac{c}{2}(I_1 - 3)^\gamma + \sum_k \frac{c_1^k}{4c_2^k}\{\exp[c_2^k(\zeta(\lambda^{(k)2} - 1))^2] - 1\} \tag{2-2}$$

$$\lambda^{(k)2} = (\lambda_1 \cos \theta^{(k)})^2 + (\lambda_2 \sin \theta^{(k)})^2$$

研究者利用正常兔角膜的鼻颞向和上下向条状试样的单轴拉伸实验数据确定该模型的

参数,结果如图 2-12 所示。这个初步的结果提示改进后的 HGO 模型可以较好地描述角膜的力学特性,而且这种利用角膜鼻颞向和上下向两个方向条状试样的拉伸实验数据可以确定这个模型的参数。

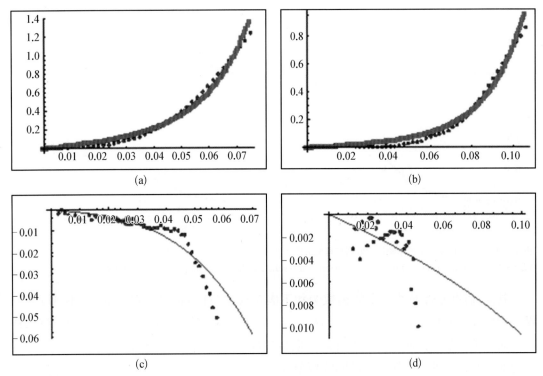

图 2-12 鼻颞向角膜条和垂直向角膜条拉伸实验结果(蓝色)和理论结果(红色)
(a)和(b)为试件条的应力-应变曲线;(c)和(d)为试件条的横向应变与拉伸应变间的关系
Figure 2-12 The experimental (bule one) and theoretical (red one) results of tensile testing for the nasal temporal direction and superior-inferior direction of corneal strips

2.3 角膜基质细胞对力学刺激的响应

作为承载组织,在体角膜在眼内压的作用下处于牵张、压缩和剪切的复杂力学环境中。生长于基质中的细胞通过整合素等生物大分子与细胞外基质相互作用,当角膜组织受到力学载荷作用时,基质细胞能够对力学刺激做出响应,进而影响细胞的增殖、迁移、凋亡等生物学行为。认识角膜基质细胞对力学信号的感应和应答,有助于深入理解角膜的一些生理或病理过程,如屈光术后角膜组织的损伤修复及重塑、圆锥角膜发生发展等。

2.3.1 角膜基质细胞

角膜基质细胞源自颅神经嵴细胞迁移衍生形成的间充质细胞,散布于角膜基质中,占角膜基质总体积的 2%~3%,在细胞外基质重塑中发挥了重要作用。对角膜基质细胞的深入研究不仅可为组织工程人工角膜做出贡献，而且为揭示角膜损伤修复机制、阻断或减少角膜损伤修复中角膜瘢痕的形成、预防角膜术后混浊提供参考；同时也为深入理解角膜扩张性疾病（如圆锥角膜）的病因学提供帮助。

正常情况下，角膜基质细胞处于静息状态，更新缓慢，细胞胞体扁平状，有许多细长分支，相邻细胞通过这些分支相互连接[36]（见图2-13）。角膜基质全层中央部的角膜基质细胞密度约为 $2 \times 10^4 / mm^3$，横断面细胞数约为 $9 \times 10^3 / mm^2$，以基质层的前 10% 的细胞

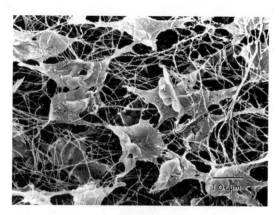

图 2-13　角膜基质细胞电镜图
Figure 2-13　Electron micrograph of the keratocytes

密度最大。角膜基质细胞的密度随着年龄的增长每年约减少 0.45%。角膜基质细胞不仅合成分泌Ⅰ、Ⅴ和Ⅵ型胶原蛋白及硫酸角质素蛋白聚糖如角膜蛋白聚糖（keratocan）、光蛋白聚糖（lumican）等细胞外基质成分，细胞内还含有大量的晶体蛋白，此类蛋白与维持角膜的透明度密切相关。正常角膜基质细胞主要表达 MMP-2 前体，在日常基质的动态平衡中扮演"监视"作用，并参与角膜基质长期重塑过程[37]。角膜损伤后，在细胞因子的作用下，一些 MMPs 表达上调或被激活。

角膜手术、外伤等造成的角膜组织损伤愈合可分以下 4 个阶段：泪液分泌、上皮伤口愈合、基质伤口愈合和基质重塑。其中基质愈合主要经历细胞凋亡、增殖、迁移和表型转变、细胞外基质降解、合成和沉积及炎症浸润等复杂的生物学过程[38]。正常情况下，大量细胞因子、生长因子、酶类等生物大分子对这一系列生物学过程进行精准的调控。如果调控异常，则可能导致病理性愈合的发生。

如图 2-14 所示，角膜损伤时，角膜上皮细胞释放各种细胞因子和生长因子，如白介素-1（interleukin 1，IL-1）和肿瘤坏死因子-α（tumor necrosis factor-α，TNF-α）等。这些细胞因子首先通过破损的基底膜进入角膜基质，诱导伤口边缘受损的基质细胞发生凋亡，随后 IL-1、血小板源生长因子（platelet derived growth factor，PDGF）、转化生长因子（transforming growth factor，TGF）等使邻近未受损的角膜基质细胞发生活化成为成纤维细胞或成肌纤维细胞（myofibroblast），移行至损伤处并开始增殖。活化的角膜基质细胞体积增大，呈梭形，具有多个核仁，合成分泌各种细胞外基质、蛋白酶及各种细胞因子和生长因子，对受损组织进行修复。

其中成肌纤维细胞的体积更大，特异性表达 α-平滑肌肌动蛋白（α-smooth muscle actin，α-SMA），兼具合成分泌胶原蛋白和收缩功能，对伤口愈合有一定积极意义。成肌纤维细胞表现出明显的光散射。但此类细胞过度增殖或持续存在则会引起瘢痕形成或角膜透明度下降，如角膜上皮下雾状混浊（haze）的发生。而且在一定条件下，成肌纤维细胞可以逆向转化为成纤维细胞。损伤的角膜经过修复后，再生的基底膜抑制上皮细胞产生的 TGF-β 释放到基质层中，成肌纤维细胞表型逐渐减少并消失。角膜成纤维细胞继续分泌 IL-1 和

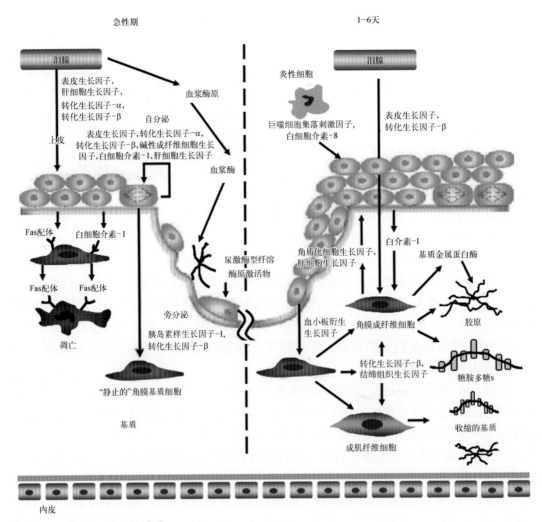

图 2 - 14 角膜损伤修复调控[38]

Figure 2 - 14 Regulation of corneal wound healing after injury

MMP - 2 等,并对基质进行重塑。基质重塑结束后,角膜基质细胞重新恢复到静息状态[39]。

  TGF - β、表皮生长因子(epidermal growth factor,EGF)以及体外添加血清培养等可以诱导角膜基质细胞向成纤维细胞表型转化[40]。此外,角膜基质中还存在具有干细胞潜能的前体细胞,特异性地表达与眼发育相关的转录调控因子 PAX - 6。这些细胞在基质受到损伤时参与角膜基质细胞的激活,并可分化为角膜基质细胞[41]。

  病理状态下,角膜基质细胞的结构发生改变。如圆锥角膜部分基质细胞核缩小,核内异染色质减少,线粒体增多、肿胀,粗面内质网增多、扩张,高尔基体正常结构消失。这些特征表明角膜基质细胞处于受损伤状态[42]。部分圆锥角膜基质细胞膜糖缀合物含量增加,但分泌的总蛋白水平降低,明胶酶活性增加。MMP - 2 与组织金属蛋白酶抑制剂(tissue inhibitoro of matrix metal-loproteinases,TIMPs)的比例增加。圆锥角膜基质细胞上

的 γ-干扰素和 TNF-α 受体与正常细胞无显著差别，但 IL-1 受体表达量约是正常人的 4 倍[43]，前列腺素 E_2（prostaglandin E_2，PEG_2）表达量是正常的 10 倍，添加 IL-1 使 PGE_2 进一步升高，同时胶原酶合成增加，胶原含量降低[44]。圆锥角膜基质细胞的超氧化物歧化酶-3 表达降低。IL-1α 上调可引起角膜损伤和炎症，使圆锥角膜抗氧化能力下降。

2.3.2 力学微环境对角膜基质细胞生物学行为的影响

1）角膜基质细胞的力学微环境

生理情况下，眼内压会发生周期性波动，如眼球运动、眨眼、挤压上眼睑或揉眼，角膜组织则会随之发生形变。直接通过插管的方法记录人眼内压，发现挤压上眼睑可使眼内压上升至 90 mmHg[45]。兔子在眨眼时眼内压波动范围在 15～70 mmHg。闭眼的同时用力揉眼，眼内压可能上升至正常水平的 2 倍以上[46]。瑜伽、睡姿等体位变化也可引起眼压发生变化[47]。

由于角膜基质内氨基葡聚糖具有亲水性，使基质内产生膨胀压。眼内压维持的向心力及角膜板层间的黏合力，可以对抗角膜基质内部的膨胀压。此外，泪膜的蒸发、上皮细胞和内皮细胞屏障、内皮细胞的主动运输，以及周边组织对角膜的牵拉等因素均参与了膨胀压的平衡（见图 2-15）。Roberts C 等认为 LASIK 手术使角膜正常板层结构遭到破坏，周边基质板层的张力降低，角膜拮抗膨胀压的能力也随之降低，引起角膜周边基质体积急性扩张，使受损部位的组织受到更大的牵拉，组织变得扁平[48,49]，这将导致屈光术后过矫正现象，如远视的发生。一些研究也证实了角膜中央区扁平程度和周边厚度有关。如果以上观点正确，那么即使眼内压不增高，仅牵拉即会引起残余基质床的应变增加，而张应变增加，加之眼压周期性波动，则会导致角膜组织发生动态疲劳。体外实验[50]和有限元分析[51,10,11]也均表明 LASIK 术及圆锥角膜发生时角膜组织张应力增大，更容易发生形变。

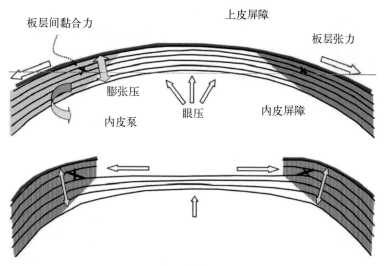

图 2-15 正常角膜及中心切削后受力[49]

Figure 2-15 Major biomechanical loading forces in the normal cornea and the cornea after ablation

临床流行病学和实验表明,长期用力揉眼与某些圆锥角膜的发生和发展有关。用力揉眼引起眼内压瞬间增高,使正常、变薄或膨出的角膜组织承受了更大的力学载荷(张应变和静水压增高),角膜发生大变形;揉眼还会引起角膜温度升高,导致角膜组织黏度下降,蛋白酶活性升高;上皮机械损伤释放炎症因子,促进蛋白酶增加[52]。LASIK 术后或圆锥角膜发生时角膜组织变薄,同等程度的揉眼则可能产生更大的不良反应,增加角膜扩张以及角膜进一步变薄的风险。

2) 力学微环境变化对角膜基质细胞生物学行为的调控

MMPs 与 TIMPs 之间的平衡关系在调节细胞外基质的稳定中发挥了重要作用。TIMPs 是 MMPs 的天然抑制物,是一组能够抑制 MMPs 活性的多功能因子。TIMP-1 和 TIMP-2 能与 MMPs 的催化区以 1:1 的比例可逆性结合,抑制 MMPs 的活性。一般情况下,TIMPs 只与活化 MMPs 结合,但 TIMP-2 可与 MMP-2 前体结合。TIMP-2 和 MT1-MMP 在细胞膜表面形成复合物,从而抑制 MMP-2 和 MT1-MMP 的活性。TIMP-3 通过抑制 MMPs 保护角膜组织避免发生不可逆的破坏,并可抑制血管再生,参与角膜组织的动态平衡的调控。MMPs 与 TIMPs 不仅参与了角膜损伤后的修复,并与角膜病变(如角膜炎、圆锥角膜等)密切相关,两者平衡遭到破坏可导致组织降解。

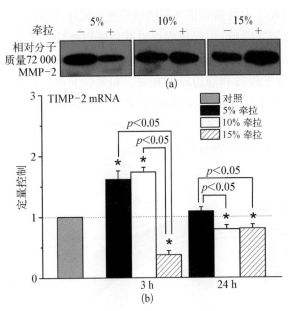

力学刺激可以通过调节 MMPs 和 TIMPs 之间的平衡影响角膜组织重塑方向。周期性张应变对 MMP-2 和 TIMPs 表达调节具有双向性:低幅度牵拉抑制了 MMP-2 基因或蛋白表达,高幅度牵拉则使之表达上调;TIMPs 表达趋势与 MMP-2 相反[53](见图 2-16)。

角膜力学环境变化的同时常伴有炎症反应,如屈光手术损伤会引起炎症反应;炎性因子在干眼症及圆锥角膜患者泪液或角膜组织中长期存在;揉眼等慢性机械损伤可导致炎性因子释放。而炎症在组织修复机制中起着至关重要的作用。

IL-1 可以上调角膜成纤维细胞基质金属蛋白酶等的表达。这些酶在角膜损伤修复过程中发挥了重要作用。IL-1β 单独作用可诱导角膜成纤维细胞表达 MMP-1、MMP-3 和 MMP-9,并上调

图 2-16 周期性牵拉对角膜成纤维细胞 MMP-2(a)和 TIMP-2(b)表达的影响[53]

Figure 2-16 The effects of mechanical stretching on the expression of MMP-2 and TIMP-2 in corneal fibroblasts

TIMP-1 表达,同时使胶原Ⅰα1(collagen Ⅰα1)基因表达下降[54]。IL-1β 与周期性张应变联合作用对 MMP-1、MMP-3 和 MMP-9 mRNA 表达的影响远大于 IL-1β 单独作用所产生的影响,同时 TIMP-1 基因表达则明显下降;但对 MMP-2 和 TIMP-2 影响不大[54,55]。

高幅度张应变(15%)即可使 collagen Ⅰ α1 基因表达明显下调;与 IL-1β 共同作用则使 collagen Ⅰ α1 基因表达水平进一步下降,两者具有协同作用。Ⅰ型胶原是构成角膜的重要成分,使角膜组织具有一定的机械强度。Ⅰ型胶原的降解可使角膜的正常结构遭到破坏,角膜变薄,抗张能力降低[54]。

许多结缔组织在力学载荷作用下会发生代偿性增生,增加组织的机械强度,以抵抗异常的应力作用。但在角膜修复过程中还需要维持组织具有良好的透明度,这使得角膜与一般结缔组织有所不同。有报道生物修复心脏瓣膜失效可能与以下两种因素有关:结构的退变和钙化。退变和穿孔与局部组织应力增高有关。一些研究者认为胶原纤维结构的动态疲劳造成了心瓣膜结构退变。Du 等将心包膜组织条带置于胶原酶或胰蛋白酶溶液中,进行疲劳试验发现:动态疲劳加速了心包膜组织力学失效和蛋白酶水解行为,导致组织降解[56]。说明动态疲劳不仅会造成组织微结构的破坏,而且会加速蛋白酶对组织的降解速率。由此推测:LASIK 术后引起的继发性圆锥角膜可能与角膜组织损伤,机体启动修复模式,在炎性因子的作用下,MMPs 和 TIMPs 表达失衡,角膜组织长期在周期性高应力环境下发生动态疲劳,加速了Ⅰ型胶原的降解行为。

细胞外信号调节激酶(extracellular sigual-regulated kinase,ERK)信号通路是细胞内重要的信号转导途径之一,它能够调节细胞增殖、分化等多种生命活动。ERK 信号通路参与 MMP-2 的表达调节,尤其是机械应力介导的 MMP-2 表达调节。ERK1/2 及 p38 信号通路激活参与了张应变引起的牛主动脉内皮细胞 MMP-2 的表达上调。张应变引起的膀胱平滑肌细胞 ERK 磷酸化也与明胶酶活性增加有关。周期性张应变可引起兔角膜成纤维细胞 ERK 磷酸化水平增加,施加 MEK 抑制剂 PD98059 可以显著抑制 ERK 磷酸化水平和 MMP-2 的表达,但施加 p38 和氨基酸激酶(Jun N-terminal Kinase,JNK)特异性抑制剂则无抑制效应(见图 2-17)。因此,ERK 信号通路可能在调节周期性张应变介导的角膜成纤维细胞 MMP-2 表达中发挥了重要作用[53]。

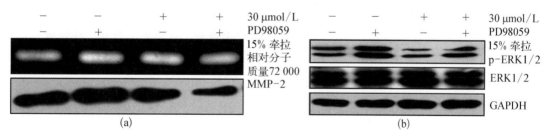

图 2-17 MAPK 通路抑制剂对应力介导的兔角膜成纤维细胞 MMP-2 前体表达及 ERK 磷酸化的影响[53]
(a) ERK 的磷酸化;(b) 兔角膜成纤维细胞
Figure 2-17 The effect of MAPK pathway inhibitors on the expression of proMMP-2 (a) and ERK (b) phosphorylation (b) in corneal fibroblast

圆锥角膜由于组织变薄、力学性能下降,这些因素均会导致其所受张应变增加。此外,在圆锥角膜患者泪液中检测到了炎性因子,其中 TNF-α 及 IL-6 的表达量均显著高于正常人。TNF-α 是一种具有多种生物效应的细胞因子,绝大多数由巨噬细胞分泌。TNF-α 能够诱导包括角膜细胞在内的多种细胞表达 IL-6,主要参与炎症反应期细胞迁移的调控,诱导炎症介质、活性氧自由基的产生和释放。IL-6也是一种具有广泛生物效应的细胞因子,常与IL-1和TNF-α发生交互协同作用,在免疫调节及炎症反应中起重要作用。IL-6的水平上升与多种疾病(类风湿关节炎、哮喘、病毒性心肌炎、肿瘤等)的发生密切相关。TNF-α及IL-6可以诱导多种细胞表达MMPs。炎症与圆锥角膜的关系如图2-18所示。

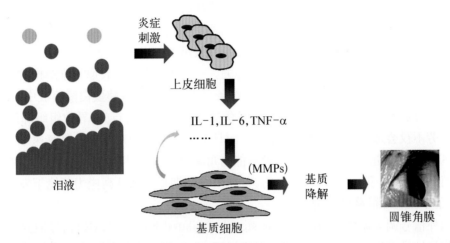

图2-18 圆锥角膜与炎症
Figure 2-18 The keratoconus and inflammation

体外培养的圆锥角膜的角膜成纤维细胞MMP-1、-2、-3和IL-6的表达量显著高于正常人,TIMPs表达则明显下降。炎性因子对圆锥角膜的角膜成纤维细胞MMPs的表达均具有促进作用,TNF-α通过IL-6上调圆锥角膜成纤维细胞MMP-1的表达[57]。MMPs是一类可以广泛可降解细胞外基质的蛋白酶,在圆锥角膜组织中表达上调。有研究表明,采用环孢素可降低圆锥角膜患者泪液中TNF-α、IL-6和MMP-9的表达,延缓圆锥角膜病情的进展。因此,研究圆锥角膜与炎症之间的关系及调控途径可为治疗圆锥角膜提供新的思路。

(李晓娜 张海霞 李林 陈维毅)

参考文献

[1] Maurice D M. The structure and transparency of the cornea[J]. Journal of Physiology, 1957, 136(2): 263-286.
[2] 玄猛.角膜基质蛋白研究进展[J].中华实验眼科杂志,2015,33(11): 1043-1047.
[3] Elsheikh A, Alhasso D, Rama P. Assessment of the epithelium's contribution to corneal biomechanics[J]. Experimental Eye Research, 2008, 86(2): 445-451.
[4] Boschetti F, Triacca V, Spinelli V, et al. Mechanical characterization of porcine corneas[J]. Journal of Biomechanical Engineering, 2012, 134(3): 451-459.
[5] 王爱玉,陈维毅,贺瑞,等.兔眼LASIK术后角膜生物力学特性的实验研究[J].生物医学工程杂志,2009,26(2): 323-326.
[6] Zeng Y, Yang J, Huang K, et al. A comparison of biomechanical properties between human and porcine cornea[J]. J Biomech, 2001, 34(4): 533-537.
[7] Nguyen T, Jones R, Boyce B. A nonlinear anisotropic viscoelastic model for the tensile behavior of the corneal stroma[J]. J Biomech Engin, 2008, 130(4): 397-405.

［ 8 ］ Elsheikh A，Alhasso D. Mechanical anisotropy of porcine cornea and correlation with stromal microstructure［J］. Expenimental Eve Research，2009，88(6)：1084 - 1091.

［ 9 ］ Elsheikh A，Anderson K. Comparative study of corneal strip extensometry and inflation test［J］. J Royal Society Interface，2005，2(3)：177 - 185.

［10］陈维毅,王晓君,刘春生,等.兔眼球生物力学特性的实验研究［J］.医用生物力学,2009,24(1)：8.

［11］谢毅,樊瑜波,邓应平,等.兔眼准分子激光原位角膜磨镶术后角膜扩张的研究［J］.生物医学工程研究,2008,27(1)：19 - 22.

［12］ Elsheikh A，Alhasso D，Rama P. Biomechanical properties of human and porcine corneas［J］. Experimental Eye Research，2008，86(5)：783 - 790.

［13］倪寿翔,郁继国,包芳军,等.近视 LASIK 术后角膜生物力学参数变化的相关性［J］.国际眼科杂志,2010,10(12)：2305 - 2307.

［14］ Kotecha A，Elsheikh A，Roberts C，et al. Corneal thickness- and age-related biomechanical properties of the cornea measured with the ocular response analyzer［J］. Investigative Ophthalmology & Visual Science，2006，47(12)：5337 - 5347.

［15］ Tanter M，Touboul D，Bercoff J，et al. High resolution quantitative imaging of cornea elasticity using supersonic shear imaging［J］. Medical Imaging, IEEE Transactions on，2009，28(12)：1881 - 1893.

［16］ Bercoff J，Tanter M，Fink M. Supersonic shear imaging：a new technique for soft tissue elasticity mapping［J］. IEEE Transactions on Ultrasonics, Ferroelectronics, and Frequency Control，2004，51(4)：396 - 409.

［17］孙太凤,王慧枝,穆晶,等.基于膨胀实验确定兔眼角膜材料参数［J］.北京生物医学工程,2016,35(2)：191.

［18］张海霞,李林,张昆亚,等.兔眼角膜生物力学特性的年龄相关性［J］.医用生物力学,2014,29(3)：271 - 275.

［19］黄建平.连续介质力学基础［M］.北京：高等教育出版社,2003.

［20］冯元桢.生物力学：活组织的力学特性［M］.长沙：湖南科学技术出版社,1986.

［21］曾衍钧,任庆华,徐粪珠,等.猪眼角膜的本构方程和应力松弛［J］.中国生物医学工程学报,1995,14(4)：360 - 364.

［22］朱怀亮,谢严,梁思辉,等.活性猪眼角膜的各向异性生物力学行为研究［J］.中国生物医学工程学报,2009,28(1)：153 - 156.

［23］吴凌,谢毅,樊瑜波,等.一种测量角膜弹性模量的新方法［J］.四川大学学报(工程科学版),2008,40(6)：80 - 85.

［24］ Roberts C. Biomechanical customization：The next generation of laser refractive surgery［J］. Journal of Cataract & Refractive Surgery，2005，31(1)：2 - 5.

［25］ Roberts C. The cornea is not a piece of plastic［J］. Journal of Refractive Surgery，2000，16(4)：407 - 413.

［26］郁继国.兔角膜生物力学性能测量及其相关影响因素的研究［D］.温州：温州医科大学,2013.

［27］孙太凤.兔眼角膜膨胀特性的有限元模拟及其应用研究［D］.北京：首都医科大学,2016.

［28］ Li L，Qian X，Wang H，et al. Power type strain energy function model and prediction of the anisotropic mechanical properties of skin using uniaxial extension data［J］. Medical & Biolo gical Engineering & Computing，2013，51(10)：1147 - 1156.

［29］ Holzapfel G，Gasser T，Ogden R. A new constitutive framework for arterial wall mechanics and a comparative study of material models［J］. Journal of Elasticity，2012，61(1)：1 - 48.

［30］ Su P，Yang Y，Xiao J，et al. Corneal hyper-viscoelastic model：derivations, experiments, and simulations［J］. Acta of Bioengineering and Biomechanics，2015，17(2)：73 - 84.

［31］王秀玲,李爽.正常与病态眼角膜拉伸力学的特性［J］.中国组织工程研究与临床康复,2010,14(46)：8590 - 8593.

［32］祝雅利,陈维毅.LASIK 术后眼球受力变形的有限元模拟研究［J］.太原理工大学学报,2008,39(S2)：257 - 260.

［33］ Li L，Qian X，Yan S，et al. Determination of material parameters of the two-dimensional Holzapfel - Weizsäcker type model based on uniaxial extension data of arterial walls［J］. Computer Methods and Biomechanics and Biomedical Engineering，2013，16(4)：358 - 367.

［34］ Li L，Qian X，Yan S，et al. Determination of the material parameters of four-fibre family model based on uniaxial extension data of arterial walls［J］. Comput Methods Biomech Biomed Eng，2014，17(7)：695 - 703.

［35］ Li L，Hua L，Zhang H，et al. Differences between pulmonary arterial and aortic material properties［J］. Journal of Mechanics in Medicine and Biology，2015，15(3)：1550019.

［36］ Nishida T，Yasumoto K，Otori T，et al. The network structure of corneal fibroblasts in the rat as revealed by scanning electron microscopy［J］. Investigative Ophthalmology & Visual Science，1989，29(12)：1887 - 1890.

［37］ Matsubara M，Girard M T，Kublin C L，et al. Differential roles for two gelatinolytic enzymes of the matrix metalloproteinase family in the remodelling cornea［J］. Developmental Biology，1991，147(2)：425 - 439.

［38］ Lim M，Goldstein M H，Tuli S，et al. Growth factor，cytokine and protease interactions during corneal wound healing［J］. Ocular Surface，2003，1(2)：53 – 65.

［39］ West-Mays J A，Dwivedi D J. The keratocyte：Corneal stromal cell with variable repair phenotypes［J］. International Journal of Biochemistry & Cell Biology，2006，38(10)：1625 – 1631.

［40］ 潘红卫，李学晶，徐锦堂，等.角膜基质细胞的表型转化及其分子机制［J］.中国病理生理杂志，2011，27(4)：803 – 807,812.

［41］ Fini M E，Stramer B M. How the cornea heals：cornea-specific repair mechanisms affecting surgical outcomes［J］. Cornea，2005，24(8)：S2 – S11.

［42］ 张立军，谢立信.圆锥角膜的光镜及透射电镜研究［J］.眼科研究，2002，20(6)：527 – 529.

［43］ Fabre E J，Bureau J，Pouliquen Y，et al. Binding sites for human interleukin 1 alpha，gamma interferon and tumor necrosis factor on cultured fibroblasts of normal cornea and keratoconus［J］. Current Eye Research，1991，10(7)：585 – 592.

［44］ Bureau J，Fabre E J，Hecquet C，et al. Modification of prostaglandin E2 and collagen synthesis in keratoconus fibroblasts，associated with an increase of interleukin 1 alpha receptor number［J］. Comptes rendus de l'Académie des sciences. Série Ⅲ，Sciences de la vie，1993，316(4)：425 – 430.

［45］ Percicot C L，Schnell C R，Debon C，et al. Continuous intraocular pressure measurement by telemetry in alpha-chymotrypsin-induced glaucoma model in the rabbit：Effects of timolol，dorzolamide，and epinephrine［J］. Journal of Pharmacological & Toxicological Methods，1996，36(4)：223 – 228.

［46］ Lee T E，Yoo C，Yong Y K. Effects of different sleeping postures on intraocular pressure and ocular perfusion pressure in healthy young subjects［J］. Ophthalmology，2013，120(8)：1565 – 1570.

［47］ Buys Y M，Alasbali T，Jin Y P，et al. Effect of sleeping in a head-up position on intraocular pressure in patients with glaucoma［J］. Ophthalmology，2010，117(7)：1348 – 1351.

［48］ Do S B，Moptom D C P，Willcox M D. Effects of eye rubbing on the levels of protease，protease activity and cytokines in tears：relevance in keratoconus［J］. Clinical & Experimental Optometry Journal of the Australian Optometrical Association，2013，96(2)：214 – 218.

［49］ Jr W D，Wilson S E. Biomechanics and wound healing in the cornea［J］. Experimental Eye Research，2006，83(4)：709 – 720.

［50］ Pierscionek B K，Asejczyk – Widlicka M，Schachar R A. The effect of changing intraocular pressure on the corneal and scleral curvatures in the fresh porcine eye［J］. British journal of ophthalmology，2007，91(6)：801 – 803.

［51］ Pandolfi A，Fotia G，Manganiello F. Finite element simulations of laser refractive corneal surgery［J］. Engineering with Computers，2009，25(1)：15 – 24.

［52］ Liu C X，Feng P F，Li X N，et al. Expression of MMP – 2，MT1 – MMP，and TIMP – 2 by cultured rabbit corneal fibroblasts under mechanical stretch［J］. Exp Bio Med，2014，239(8)：907 – 912.

［53］ 刘成星，冯鹏飞，李晓娜，等.机械牵张对兔角膜成纤维细胞细胞外基质基因表达的影响［J］.医用生物力学，2014，29(5)：447 – 453.

［54］ Feng P F，Li X N，Chen W Y，et al.Combined effects of interleukin – 1β and cyclic stretching on metalloproteinase expression in corneal fibroblasts in vitro［J］. BioMed Eng OnLine 2016，15(1)：63. doi：10.1186/s12938 – 016 – 0198 – 6.

［55］ Ellsmere J C，Khanna R A，Lee J M. Mechanical loading of bovine pericardium accelerates enzymatic degradation ［J］. Biomaterials，1999，20(12)：1143 – 1150.

［56］ Du G L，Liu C X，Li X N，et al. Induction of matrix metalloproteinases – 1 by tumor necrosis factor – α is mediated by interleukin – 6 in cultured fibroblasts of keratoconus［J］. Experimetal Biology and Medicine，2014，241(18)：2035 – 2041.

［57］ Rohit S，Anuprita G，Lim R R，et al. Elevated expression of matrix metalloproteinase – 9 and inflammatory cytokines in keratoconus patients is inhibited by cyclosporine A［J］. IOVS，2015，56(2)：1 – 13.

3 巩膜生物力学

在上一章我们介绍了角膜在视觉过程中的重要作用,及通过角膜手术治疗近视眼的方法和存在的问题,而作为眼球壁的另一部分最外层组织,巩膜则在维持眼球的整体形状方面起关键作用,高度近视眼、眼外伤包括视网膜脱落等都与巩膜的力学生物学特性密切相关。高度近视眼或病理性近视眼对应于眼球视轴的延长和巩膜组织抗变形能力的降低,补强或提高巩膜组织的力学特性则是目前治疗高度近视眼或病理性近视眼的手段之一。本章着重介绍巩膜的结构与生理作用、巩膜的生物力学特性、后巩膜加固治疗高度近视眼的力学生物学机制研究进展等内容。

3.1 巩膜组织结构

巩膜由致密的胶原和弹力纤维构成(见图 3-1),其结构坚韧,不透明,质地坚硬呈瓷白色。血管很少,前面与角膜相连,后面与视神经硬膜鞘相连。巩膜表面被眼球筋膜和结膜覆盖,内层与脉络膜紧密相连。巩膜厚度变异很大,最厚处位于后极部,可达 1 mm,最薄处位于直肌附着点附近,仅 0.3 mm。巩膜的作用包括:与角膜、结膜等共同构成眼内容物的外屏障;可遮光;作为眼外肌附着点等。

组织学上,巩膜从外向内依次分为表层巩膜、巩膜基质层和棕黑层。巩膜表层胶原纤维束较细,排列不规则,所含基质较丰富;巩膜基质层胶原纤维束排列致密,胶原纤维束均与巩膜表面平行,内面向各个方向发出分支又相互融合,形成纤维之间的交错,巩膜基质层内主要细胞为成纤维细胞;棕黑层则由细小的胶原纤维束组成,并含大量色素细胞,如图 3-1所示。

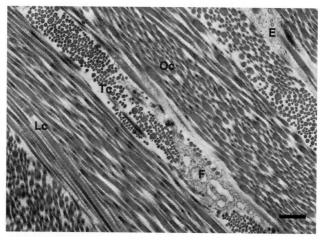

图 3-1 巩膜组织结构[1]

Figure 3-1 Structure of the sclera tissue

3.2 巩膜的生物力学特性

从视网膜、脉络膜至巩膜组成眼球后房壁的 3 层结构的切线模量依次一个比一个高一个数量级,即 $E_R:E_C:E_S=1:10:100$。巩膜占眼球外壁 5/6、其余 1/6 为前面透明的角膜,因此巩膜在维持眼球形状方面起着关键作用。本节主要介绍巩膜生物力学特性的测试方法及相应的力学模型。

3.2.1 巩膜组织力学特性检测方法

对巩膜进行实验研究的方法可以归结为两种:一种是将巩膜按壳模型来研究,另外一种是将巩膜切割成条状巩膜试件来进行研究。

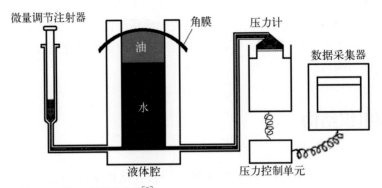

图 3 - 2　Helen 的实验装置[2]
Figure 3 - 2　The experimental device by Helen

1) 将巩膜按照壳模型进行分析
采用的实验装置如图 3 - 2 所示[2],将角膜、巩膜试件按壳模型切割,将其放在油层上或注满水的橡胶膜上,利用注入微量管的流体对实验巩膜施加不同的压力,并用眼压计来测量其压力值。

2) 条带试验
(1) 单向拉伸实验。多数文献中采用将巩膜切割成条状巩膜试件进行单向拉伸的实验方法测巩膜的生物力学性能。试验时,用手术剪刀分别从眼球的赤道(环向)、纵向和斜向截取长方形巩膜试件(见图 3 - 3),再用直尺压住巩膜试件的边缘,用小刀切去不规则的组织,将其修整为规则的长方形,或直接用刀口之间宽度固定的 2 个平刀片从巩膜壳上切下一长方形条带;将制备好的巩膜条带试件放在直尺

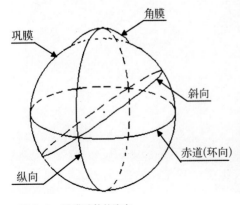

图 3 - 3　巩膜试件的取向
Figure 3 - 3　Orientation of sclera specimens

上测量宽度,用螺旋千分卡尺测量试件的厚度,量的时候要松紧适当,避免夹得太紧而损坏试件,测量完毕后及时做好记录,或用图3-4所示的软组织测厚仪测试巩膜条带厚度。

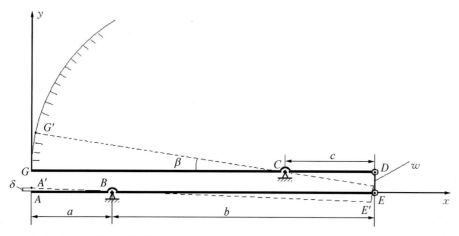

图 3-4 软组织测厚仪原理图
AE 为物杆,其支点为固定铰 B;DG 为指针杆,支点为固定铰 C。两杠杆用一个长度为 w 的连接杆 ED 联系在一起。G 点开始是与 A 点接触在一起的,在 A 处放入一厚度为 δ 的小物体,G 点上升,指标杆转动 β 角,标定 β 与 δ 的关系,即可实现对厚度 δ 的放大测量

Figure 3-4 Schematic diagram of the thickness gauge for soft tissues

(2)球面致压实验。在体情况下,巩膜试件在眼球中被拉伸的实际状态是沿着眼球面的切向被拉伸的,而在上述条带单向拉伸试验中是沿直线单向拉伸,与在体情况不完全相符。当巩膜条带试件比较短或薄时,采用单向拉伸的实验与实际受力情况接近;但当试件比较长或较厚时(比如后巩膜加固术后的情况,厚度可超 1 mm),在试件刚刚处于拉直状态时,可看到其内侧被拉直,而外侧褶皱现象明显,也就是说,内外侧受力大不相同,这与巩膜在体内的受力情况明显不符。球面致压法就是为了改进条带单向拉伸实验方法,尽可能模拟巩膜在体受力情况而设计的。球面致压试件夹具如图3-5所示。钢球的半径与眼球壳内径

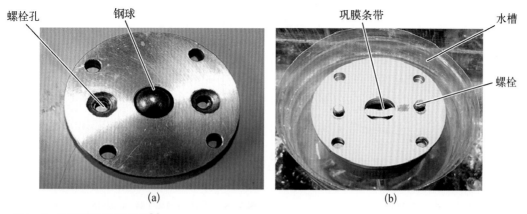

图 3-5 夹持巩膜试件的夹具[3]
(a) 上夹头;(b) 底座

Figure 3-5 Clamps for the sclera specimens

相同,为活动体,可从上夹具孔中移走,用来在实验前定型巩膜条带的形状,使其曲率半径与在体相同;螺栓用来连接上夹头与底座,夹紧巩膜条带,水槽中充满 36～37℃ 的林格氏(Ringer)溶液,用来模拟巩膜的在体环境。

试验时,将裁剪好的巩膜条带置于底座中孔,盖上上夹头,通过上夹头中孔,用活动钢球轻压底座上的巩膜条带至其曲率半径与钢球相同,坚固螺栓,然后将固定好的夹具连同条带试件一起放置到充满 36～37℃ 的 Ringer 液的水槽中,用试验机上固定的球面压头(半径与钢球相同,上涂润滑油来减低与巩膜条带间的摩擦力)对固定好的巩膜条带加压,记录压头的受力与位移。

3.2.2 巩膜组织力学特性

Eduard 为了测试巩膜的力学性质,分别沿前部、赤道、后部 3 个方向切割条状巩膜试件,用显微镜测量巩膜的厚度,在材料万能实验机上测量其拉伸强度和弹性模量。同时将巩膜试件固定在机器的热箱里,模拟在体温度。经过测量和实验,得出如下结论:近视眼的巩膜厚度比正常眼的薄,中等和高度近视眼的巩膜厚度则更薄,成人巩膜厚度是儿童的 2 倍;巩膜赤道区域的拉伸强度和弹性模量较高;5 岁时的弹性模量接近于成人的值;而幼儿巩膜,不同区域的拉伸强度分别表现为[4]:$\sigma_{前} > \sigma_{赤} > \sigma_{后}$。

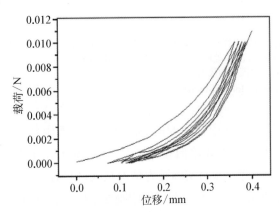

图 3 - 6 单向拉伸预拉伸实验[3]

Figure 3 - 6 Prestretching test for uniaxial tension

如图 3 - 6～图 3 - 8 为宽 3.5 mm,厚 0.36 mm 的兔眼巩膜条带的预拉伸实验曲线、在生理受力范围内的拉伸实验曲线及单向拉伸破坏实验曲线。

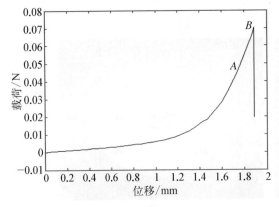

图 3 - 7 单向拉伸载荷-位移曲线[3]

Figure 3 - 7 Load-displacement curve in uniaxial extension

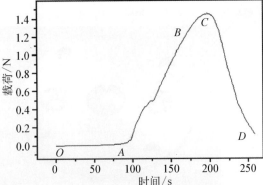

图 3 - 8 单向拉伸破坏实验 (加载速率为 10 mm/min)[3]

Figure 3 - 8 Uniaxial breaking tension

图 3-7 中,A 点到 B 点对应的眼内压为 17～30 mmHg,对直径为 10 mm 的眼球,用薄球壳的内压与应力关系公式:$\sigma = pR/2t$,式中,p 为眼内压,R 为眼球半径,t 为眼球壳厚度(这里为巩膜的厚度),σ 为巩膜所受的张应力,计算得到对应的张应力为 0.032 1～0.056 7 MPa。AB 段近似直线,其斜率对应于生理阶段兔巩膜的弹性模量,约为 2.26 MPa;图 3-8 中,C 点对应的应力强度极限为 1.15 MPa,换算成眼内压为 608 mmHg。显然正常眼有足够的机械强度。

用膨胀试验的方法,所测正常人巩膜的应力-伸长曲线如图 3-9 所示,正常兔眼的巩膜在生理阶段的力学特性如表 3-1 所示。

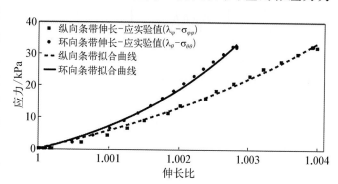

图 3-9　正常人眼(77 岁)中后部巩膜的应力-伸长曲线[5]

Figure 3 - 9　Stretch-stress response the midposterior sclera of a normal human (age 77)

表 3-1　正常兔眼不同方向巩膜试件的力学特征($x \pm s$)[6]

Table 3 - 1　**Mechanical properties of healthy rabbit eye sclera in different orientations**

试件取向	样本数	弹性模量 /MPa	单位厚度的 模量/(N/mm)	极限应力 /MPa	极限应变 /%
环向	7	14.58±11.18	17.09±16.64	4.97±1.49	28.74±9.49
斜向	6	13.24±8.54	12.78±8.19	3.83±2.5	26.25±16.79
纵向	8	8.57±10.43	8.79±11.14	2.65±0.86	18.29±6.75

与其他生物组织一样,巩膜也具有黏弹性。图 3-10 和图 3-11 为兔眼巩膜条带的单向拉伸应力松弛和蠕变曲线。巩膜的力学特性可用三参量模型描述(见图 3-12)。

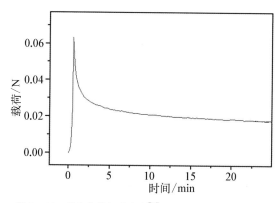

图 3-10　单向拉伸松弛实验[3]

Figure 3 - 10　Uniaxial extending stress relaxation

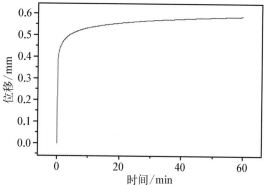

图 3-11　单向拉伸蠕变实验[3]

Figure 3 - 11　Uniaxial extending tensile creep curve

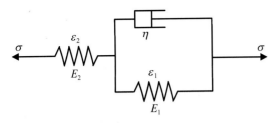

其微分型本构关系为

$$\sigma + p_1\dot{\sigma} = q_0\varepsilon + q_1\dot{\varepsilon} \qquad (3-1a)$$

$$p_1 = \frac{\eta}{E_1 + E_2},$$

其中: $\qquad q_0 = \frac{E_1 E_2}{E_1 + E_2}, \qquad (3-1b)$

$$q_1 = \frac{E_2\eta}{E_1 + E_2}$$

图 3-12　三参量模型

Figure 3-12　The standard linear model

对正常兔眼巩膜[3]，$E_1 = 0.150 \sim 0.276\,\mathrm{MPa}$，$E_2 = 12.8 \sim 20.2\,\mathrm{MPa}$，$\eta = 22.3 \sim 61.4\,\mathrm{MP \cdot s}$。

也有人对蠕变过程的应变用 Bailey-Norton 本构关系 $\varepsilon_c(t) = A\sigma^B t^C$ 描述，代入实验值求出常数 A、B、C。之后采用三维四边形单元建立完整的巩膜有限元模型，该模型能够反映后巩膜的蠕变性质。

3.3　高度近视眼与后巩膜加固术

后巩膜加固术是目前治疗高度近视眼并防止其致盲的方法之一，但对其疗效则众说纷纭。本节将介绍几种加固材料的力学特性及对动物施后巩膜加固术后，加固区巩膜的组织学特征及生物力学特性变化。

3.3.1　高度近视眼概述

高度近视又称病理性近视或变性近视，是常见的致盲性眼病之一，可以出现视网膜脉络膜萎缩、后巩膜葡萄肿、漆纹样裂、Fuch 斑等多种病理改变，甚至发生视网膜脱离，对视功能损害严重。据调查，我国的近视群体的发病率达 50%，高度近视的患病率为 0.72%～2%，有的地区高达 6.98%。眼轴延长和后巩膜葡萄肿是高度近视的基础病变之一，许多其他的病理变化，如：漆纹样裂、视网膜下新生血管及出血等多发生在后巩膜葡萄肿内。至于眼轴延长和后巩膜葡萄肿的发生机制，目前尚无满意的解释，巩膜壁的力学特性和自身的缺陷是重要因素之一，表 3-2 为人体高度近视眼与对照眼巩膜试件的力学特征比较。

表 3-2　高度近视眼与对照眼巩膜试件的力学特征比较 $(x \pm s)$[3]

Table 3-2　Comparison of the sclera mechanical properties between high myopia group and control group

试件取向	样本数	弹性模量/MPa	单位厚度的模量/(N/mm)	极限应力/MPa	极限应变/%
对照组	21	12.08±10.01	12.89±12.53	3.77±1.92	24.22±12.17
高度近视组	6	3.08±1.37	1.56±0.81	0.96±0.47	57.26±49.82

近年来，临床与实验性近视眼研究表明，巩膜的主动塑形在眼球发育中起重要作用。实验性近视眼动物模型中，眼轴延长可达 10%。在近视发展过程中，巩膜的结构、功能及生物

力学特性的异常是引起巩膜塑形和病理的基础。

3.3.2 近视眼动物模型的建立方法

目前,诱导实验动物产生近视的方法主要有两种:镜片诱导型(离焦型)近视(lens induced myopia,LIM)和形觉剥夺型近视(form-deprivation myopia,FDM)。LIM 法缺点是实验动物由于不适容易自己抓挠镜片或互相抓挠,导致诱导失败,但与人类近视更接近。豚鼠由于性情温顺适于此法诱导近视。

3.3.2.1 诱导近视眼动物模型的方法

将豚鼠标记编号,双眼结膜囊滴 1% 托吡卡胺滴眼液 3 次,每次间隔 10 min,带状光检影验光(在工作距离 1 m 处以 0.25 D(屈光度)间隔分别进行水平及垂直子午线上的检影,散光以半量等效球镜计算);股部肌内注射盐酸氯胺酮(50 mg/kg)致全身麻醉,用 A 超测量双眼眼轴长度(取角膜顶点至眼球后极部玻璃体视网膜界面的距离)。测量以手动模式连续测量 10 次,计算平均值,精确到 0.01 mm。待测量结束后随机选取豚鼠制备 LIM 组动物模型,随机选择一眼为实验眼,对侧眼为自身对照眼。在全身麻醉状态下,无菌操作,将镜片固定于豚鼠实验眼前(镜片缝合至内、外眦皮肤)。实验期间注意随时清洁镜片,尽量减少镜片不洁造成的形觉剥夺效应。将豚鼠喂养一段时间后,摘除镜片,按前述方法再次行双眼睫状肌麻痹检影验光和 A 超测量眼轴[7]。

3.3.2.2 形觉剥夺型近视

术前及术后眼轴测量同 LIM 法。采用单眼形觉剥夺法,将一眼上下睑缘分别剪除,用间断缝合的形式造成形觉剥夺(见图 3-13)。另一只眼作为自身对照眼,制作圆形塑料项圈固定于实验动物颈部防止前爪抓脱缝线。所有实验动物均在室内生长于 12 h/12 h 光照-黑暗周期。

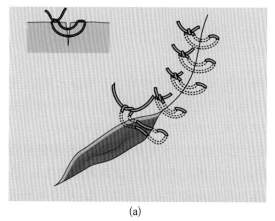
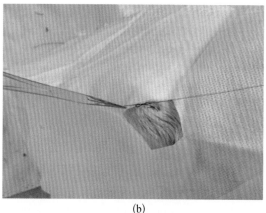

(a)   (b)

图 3-13 形觉剥夺手术
(a) 形觉剥夺手术缝合;(b) 形觉剥夺兔眼缝合
Figure 3-13 Form-deprivation surgery

3.3.3 后巩膜加固术

后巩膜加固术是治疗病理性近视的有效方法之一。其主要机制是通过植入物加固眼球后部薄弱的巩膜,增强后巩膜的强度,阻止眼轴进一步延长,最终达到阻止视功能进一步恶化的目的。后巩膜加固术早在 100 多年前的苏联就已经被提出,后来很多中外学者做过研究和实践。但由于后巩膜加固术操作本身有一定难度,且受加固材料的局限,临床上对手术的操作及加固材料的采用等并没有定论[8,9]。后巩膜加固术后,如图 3-14 所示。

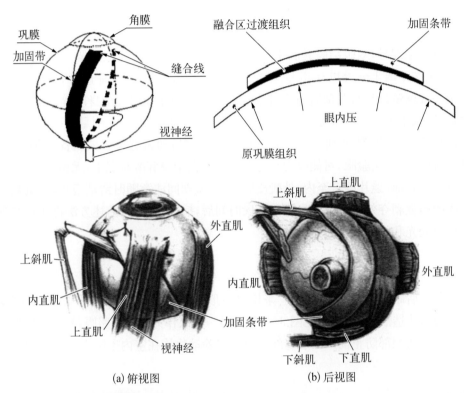

图 3-14 后巩膜加固术后
(a) 俯视图;(b) 后视图
Figure 3-14 Scheme of posterior scleral reinforcement (PSR) surgery

对加固材料植入体内后的生物相容性、生物学结构和功能及力学特性开展深入研究,更深层次的研究包括对植入加固条带、过渡区融合组织和原巩膜组织的研究,从力学生物学角度弄清后巩膜加固术的治疗机制,这将为该手术在临床上的选择、推广提供理论指导。

巩膜蠕变行为与人眼的眼轴延长有密切关系。后巩膜加固术是治疗病理性近视最有效的方法之一。进行后巩膜加固可以达到两个目的:① 生理上的排异反应刺激巩膜生长,强度提高;② 加固材料与受体巩膜结合后,利用加固材料的高强度阻止眼球扩张,从而阻断近视进展。加固材料的选择对手术起着关键性的作用,用什么材料作为加固术的加固材料一直是人们探讨的重要课题。同种异体巩膜是人们最先考虑并应用于临床的加固材料,绝大部分手术都能取得一定效果,但也有视力下降、动眼障碍等不良并发症出现。随着理论及实

践经验的增多，人们开始使用其他生物材料：异体硬脑膜、异体真皮、阔筋膜等，但仍没找到
理想的加固材料。现在人们把视眼投向了众多的无生命有机材料：人工心包补片、人工血
管补片等。生化研究表明：人工心包补片、脱细胞异体真皮与巩膜融合好。临床经验表明：
用脱细胞异体真皮作为加固术的加固材料并发症少[10]。

我们在模拟人体环境的生物环境箱中，对人巩膜、兔巩膜、人工心包补片、脱细胞猪真皮
进行生理应力下的单轴拉伸、蠕变及极限抗拉强度实验，计算各材料弹性模量、蠕变性能（见
图 3-15～图 3-17）及极限破坏强度。实验结果表明与人巩膜相比，人工心包补片蠕变变形
极小，极限强度极大，弹性模量纵向稍大，横向及斜向稍小；兔巩膜蠕变变形是人巩膜 2 倍以
上，弹性模量比人巩膜稍大；脱细胞猪真皮弹性模量与人巩膜接近[10]。4 种加固材料在生理
应力范围内的力学特性，如表 3-3 所示。

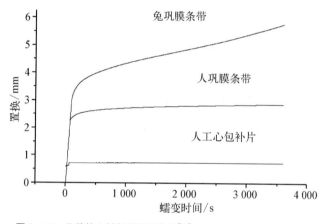

图 3-15　几种植入材料的蠕变曲线[10]

Figure 3-15　Creep curves of implant materials

条带拉伸蠕变实验时，以位移加载速率 2 mm/min、0～0.01 N 的载荷进行 5 次循环的
预实验，然后以 10 mm/min 加载到 0.07 N，蠕变 60 min。

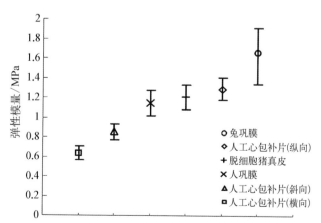

图 3-16　几种植入材料的弹性模量[10]
人巩膜条带弹性模量高于心包补片横向及斜向条带，但低于脱细
胞猪真皮条带、心包补片纵向条带及兔巩膜条带

Figure 3-16　Elastic modulus of implant materials

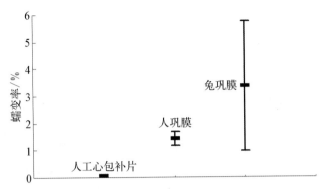

图 3 - 17　几种植入材料的蠕变率[10]
人巩膜 60 min 蠕变远大于人工心包补片,而兔巩膜 60 min 蠕变是人巩膜的 2 倍以上
Figure 3 - 17　Creep ratio of implant materials

表 3 - 3　4 种加固材料在生理应力范围内的力学特性[12]
Table 3 - 3　Mechanical properties of four implant materials

材料 力学特性	人工心包补片			人巩膜	兔巩膜	脱细胞猪真皮
	长度方向	横　向	斜　向			
弹性模量 /MPa	1.29±0.11	0.63±0.07	0.85±0.08	1.15±0.138	1.63±0.29	1.21±0.16
60 min 蠕 变率/%	0.066±0.000 6	0.066±0.000 6	0.066±0.000 6	1.439±0.249 9	3.334±2.390 0	
极限应力 /MPa	65.76±12	65.76±12	65.76±12	0.611±0.068	0.581±0.072	0.453±0.128

从材料弹性模量上看,加固材料的弹性模量过大容易引起加固旁组织的皱褶,过小则起不到加固效果,因此应该选择弹性模量相当或稍高于受体巩膜的材料为加固材料。人工心包补片是正交各向异性材料,纵向弹性模量略大于人巩膜,横向则小于人巩膜,斜向居中但也略小于人巩膜,提示在做加固术时加固条带的取材方向须认真考虑。兔巩膜条带的弹性模量大于人巩膜,脱细胞猪真皮也略大于人巩膜。单从弹性模量方面考虑,用这几种材料做加固术都是可行的,人巩膜最好,脱细胞猪真皮与巩膜最接近,兔巩膜偏大,人工心包补片则偏小。从蠕变性能上看,加固条带的蠕变越小越好,这样才能达到阻止巩膜长期的蠕变性增长的目的。人工心包补片只有极小的蠕变,用其做加固材料长期疗效会更好。

3.3.4　后巩膜加固术后巩膜组织学特性及力学特性

后巩膜加固术后,植入的异体巩膜与在体组织通过炎性反应结成瘢痕,对原组织起到加固作用,进而增强巩膜的抗变形能力。我们对动物进行了后巩膜加固术实验,术后在一定时期观测其组织学及生物力学特性变化。其方法是,将 50 只白兔随机分为 5 组,每只兔子随机选择一眼作为手术眼,用 95%乙醇保存的人眼巩膜作为加固材料,对其行单条兜带式后巩膜加固术;同时另一眼作为对照眼,只进行与手术眼相同操作而不放置加固条带。术后分别在 1 月、2 月、3 月、6 月、9 月随机选择一组进行巩膜生物力学特性和胶原含量测试。所取试件条带均为宽 3.5 mm,长约 20 mm,根据所取部位和方向又将条带试件分为 5 组：ROH、ROZ、RNH、ROC 和 RNC。其中,R 表示兔子;O 表示进行了后巩膜加固术;H 表示在加固条带区沿加固条带方向的试件(对照眼该处的也用 H 表示);Z 表示在加固条带旁平行于加固条带方向的试件;N 表示只进行了与手术眼相同的操作,而没有放置加固条带;C 表示垂直于加固条带方向的试件。用组织切片法观察分析植入后不同时期的组织结构变化;采用单向拉伸和球面致压两种实验方法,测试术后不同时期各区域巩膜的生物力学特性,对其常规力学性质和黏弹性性质进行统计、分析、比较;同时采用盐酸水解法测定巩膜加固条带区及对照眼相应区羟脯氨酸的含量,观察术后不同时期胶原含量的变化,探讨巩膜生物力学特性和胶原含量两者之间的关系。

1) 后巩膜加固术后不同时期组织变化

图 3-18～图 3-20 分别为术后不同时期加固眼球与对照眼球的外观及组织切片图,从图中可以看到,术后初期(1～2 个月),加固条带表面可见明显纤维结缔组织膜增生,包绕条带呈"堤样"隆起,轻度充血,移植物周边部大量炎细胞浸润;到后期(6～9 个月),加固条带与自体巩膜大部分融为一体,植片边缘融合后光滑,很难与受体巩膜分开,稍呈扁平隆起状,表面增生的纤维膜不明显,血管消失,说明这时巩膜重建完成[11]。

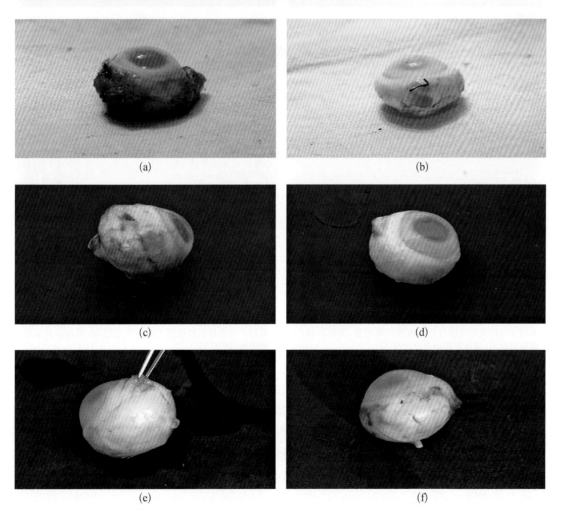

(a) (b)

(c) (d)

(e) (f)

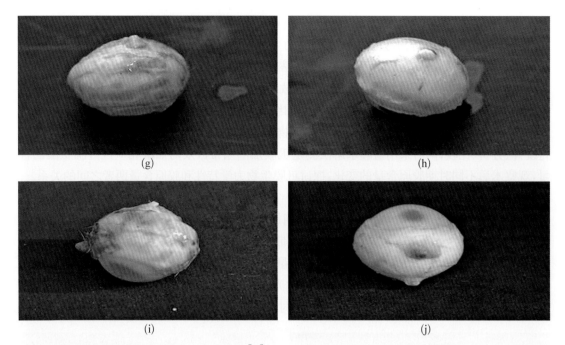

(g)　　　　　　　　　　　　　(h)

(i)　　　　　　　　　　　　　(j)

图 3 - 18　术后不同时期加固眼球与对照眼球外观[11]
(a) 加固眼(术后 1 个月);(b) 对照眼(术后 1 个月);(c) 加固眼(术后 2 个月);(d) 对照眼(术后 2 个月);(e) 加固眼(术后 3 个月);(f) 对照眼(术后 3 个月);(g) 加固眼(术后 6 个月);(h) 对照眼(术后 6 个月);(i) 加固眼(术后 9 个月);(j) 对照眼(术后 9 个月)

Figure 3 - 18　Gross appearances of the operated eye and control eye at different period after PSR

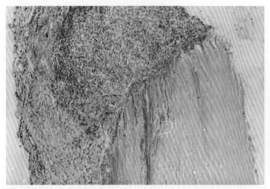

图 3 - 19　术后 1 月组加固巩膜的组织切片(HE×100)
术后 1 月组受体巩膜与异体巩膜分界明显,受体巩膜内炎细胞渗出;异体巩膜内未见细胞[11]

Figure 3 - 19　Histologic section of the reinforced sclera at one month after PSR

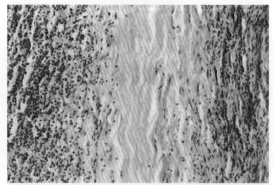

图 3 - 20　术后 2 月组加固巩膜的组织切片(HE×100)
术后 2 月组移植物周围大量炎细胞浸润,周边部胶原纤维松解、破坏[11]

Figure 3 - 20　Histologic section of the reinforced sclera at 2 months after PSR

　　2) 后巩膜加固术后不同区域巩膜弹性性能的比较

　　表 3 - 4 和表 3 - 5 为术后 9 个月组各种巩膜试件用单向拉伸法及球面致压法测得的力学性能统计,其中,单位宽度刚度系数是由弹性模量乘以试件的厚度得到,是反映巩膜结构抵抗变形的一个指标,同样的弹性模量的巩膜,厚度越大,其单位宽度刚度系数就越大,抗变形能力就越强。

由表3-5的数据可以看出：术后9个月加固条带区巩膜弹性模量及单位宽度上受到的力与其他区各组相比显著增大,其他区各组相比无统计学差异,说明后巩膜加固术确实能增强线性阶段加固条带区巩膜抗拉强度。而表3-4单向拉伸得到的结论则不同,这可能是由于在进行单向拉伸实验时,由于加固区试件较厚,本身在未受载时呈弯曲状态,导致加载时条带内外受力不均等问题引发。

表3-4 单向拉伸测术后各种巩膜试件的弹性模量及刚度系数[3]
Table 3-4 Elastic modulus and rigidity coefficient of different sclera measured by the uniaxial tensile test

各种巩膜试件	样本数	弹性模量/MPa	厚度/mm	单位宽度刚度系数/(N/mm)
手术眼加固条带区	7	1.01±0.40	0.84±0.20	0.77±0.16
手术眼加固条带旁	7	2.86±0.98	0.37±0.04	1.04±0.32
对照眼加固条带相应区	7	2.69±0.77	0.32±0.02	0.85±0.26
手术眼环向区	6	1.9±50.20	0.34±0.05	0.67±0.09
对照眼环向相应区	3	2.68±0.55	0.35±0.05	0.90±0.12

表3-5 球面致压测术后各种巩膜试件的弹性模量及刚度系数[3]
Table 3-5 Elastic modulus and rigidity coefficient of different sclera measured by spherical indentation

	样本数	弹性模量/MPa	厚度/mm	单位宽度刚度系数/(N/mm)
手术眼加固条带区	7	1.30±0.40	0.84±0.20	1.08±0.16
手术眼加固条带旁	7	1.12±0.21	0.37±0.04	0.4±0.04
对照眼加固条带相应区	7	1.26±0.13	0.32±0.02	0.40±0.04
手术眼环向区	6	1.22±0.35	0.34±0.05	0.41±0.14
对照眼环向相应区	3	1.165±0.19	0.35±0.06	0.39±0.01

对术后9个月组各种巩膜试件进行恒定载荷(大小等于30 mmHg眼内压所引起的巩膜拉伸应力)的60 min蠕变测试,计算其60 min蠕变率 $r_{60} = (\Delta L_{60} - \Delta L_0)/(L_0 + \Delta L_0)$,式中,$L_0$为试件原长,$\Delta L_0$为加恒定载荷后的瞬间试件的伸长量,$\Delta L_{60}$为加恒定载荷蠕变60 min后试件的伸长量。两种实验方法测得的术后9个月组各种巩膜试件的60 min蠕变率,如图3-21所示。

通过统计比较,发现加固条带区的巩膜试件的蠕变率低于其他各组,说明后巩膜加固术在巩膜蠕变阶段确实能起到抑制巩膜蠕变的作用。而变性近视眼眼轴的延长主要取决于巩膜长期的蠕变行为,因此可以认为后巩膜加固术是控制变性近视进一步发展行之有效的手术方法。

3) 巩膜胶原含量与弹性模量的内在关系

巩膜主要承受力的部分是胶原纤维,而羟脯氨酸(hydroxyproline, Hyp)是胶原组织的

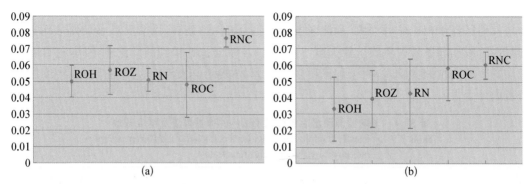

图3-21 两种实验方法测得各种巩膜试件的60 min蠕变率的比较[3]
(a) 球面致压实验计算结果;(b) 单向拉伸实验计算结果

Figure 3 - 21 Comparison between 1 - hour creep rate of different sclera measured by two methods

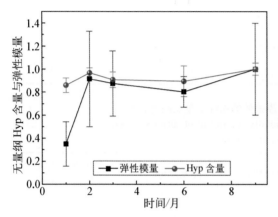

图3-22 术后不同时期加固区胶原含量与弹性模量的变化趋势比较[12]

Figure 3 - 22 Comparison of tendency between the dimensionless Hyp content and elastic modulus

主要成分之一,其含量的测定已成为衡量人体或其他有机体组织胶原含量的特异性指标。图3-22为后巩膜加固术后不同时期加固条带区巩膜的弹性模量与Hyp的含量无量纲化后变化趋势的对照比较。可以看出,术后2个月、3个月、6个月、9个月组巩膜的弹性模量和单位宽度的刚度系数与术后1个月组相比明显增大,但术后2个月、3个月、6个月、9个月组间相比,无明显差异,说明术后2个月、3个月、6个月、9个月比术后1个月抗拉能力增强,但并不具有随时间一直增长的趋势。

研究表明,手术眼加固条带区各组胶原(Hyp)含量及弹性模量的变化趋势非常相近,均是术后1个月组最小,明显低于术后2个月、9个月组。手术眼加固条带区各组巩膜胶原含量的变化与正常眼压范围内线弹性模量的变化相对应,即胶原含量的增加能提高巩膜的线弹性模量。

3.4 巩膜成纤维细胞的力学特性

细胞力学特性与细胞的结构和功能密切相关。微管吸吮技术是间接测试细胞力学特性的主要方法之一。用微管吸吮技术研究巩膜成纤维细胞力学特性需要一定的细胞力学模型,通过力学模型结合实验测得的数据,拟合计算得到细胞的生物力学特性参数。

在用微管吸吮研究巩膜成纤维细胞的力学特性时,可采用 Kelvin 标准线性黏弹性模型描述细胞的黏弹性力学行为。该模型由弹性系数为 k_1 和 k_2 的两个线性弹簧和一个黏性系

数为 μ 的阻尼器组成,如图 3-23 所示,经过相应的数值拟合计算,可得到细胞在吸吮负压 ΔP 的作用下的吸入长度 L 随时间变化的函数 $L(t)$,从而得到细胞的各项黏弹性参数 E_0、 E_∞ 和 μ 为

$$L(t) = \frac{3a\Delta P}{2\pi E_\infty} \Phi(\eta) \left[1 + \left(\frac{k_1}{k_1 + k_2} - 1 \right) \exp\left(\frac{t}{\tau} \right) \right]$$

$$E_0 = \frac{3}{2}(k_1 + k_2), \; E_\infty = \frac{3}{2}k_1, \; \mu = \frac{\tau \cdot k_1 \cdot k_2}{k_1 + k_2}$$

式中,$\Phi(\eta)$ 是管壁参数,取值为 2;E_0 是瞬时模量(instantaneous modulus);E_∞ 是平衡模量(equilibrium modulus);μ 是表观黏性系数。

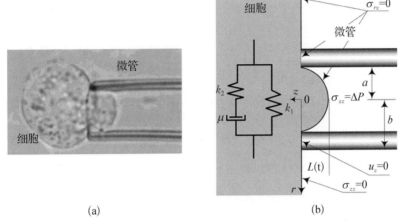

图 3-23　细胞微管吸吮过程的实验图片与标准线性固体黏弹性模型
(a) 实验图片;(b) 标准线性固体黏弹性模型
Figure 3-23　The micropipette aspiration experiment and the linear viscoelastic three-parameter solid model of cells

　　我们研究了豚鼠镜片诱导型近视眼(lens induced myopia,LIM)后极部巩膜成纤维细胞黏弹性特性的变化[13]。其做法是,按 3.3.2 节所介绍的方法制备的 LIM 动物模型,将各组豚鼠后极部巩膜成纤维细胞做体外培养,采用微管吸吮技术表征巩膜成纤维细胞的黏弹性特性。经 45 天凹透镜诱导,实验眼与对照眼比较,诱导出 -8.95 ± 0.60 D 的相对近视,眼轴延长了 (0.60 ± 0.12) mm,说明凹透镜诱导可以引起明显轴性近视。检测得到巩膜成纤维细胞的黏弹性参数平衡模量 E_∞、瞬时模量 E_0 及表观黏性系数 μ:正常对照组($E_\infty = 0.30$ kPa, $E_0 = 0.53$ kPa, $\mu = 1.94$ kPa・s)和自身对照组($E_\infty = 0.35$ kPa, $E_0 = 0.60$ kPa, $\mu = 2.18$ kPa・s)均显著低于 LIM 组($E_\infty = 0.44$ kPa, $E_0 = 0.77$ kPa, $\mu = 4.17$ kPa・s),而正常对照组和自身对照组的各项黏弹性参数无显著差异。说明 LIM 组后极部巩膜成纤维细胞的黏弹性参数明显高于正常对照组和自身对照组。

　　我们还对人工制备的近视眼动物模型施后巩膜加固术,并测试了其巩膜成纤维细胞的力学特性参数[14]。方法是,对 3 周龄新西兰白兔 45 只随机选取一侧眼球用眼睑缝合方法制备近视动物模型,建模 60 天后,眼球随机分为两组,A 组行后巩膜加固术,B 组行相似手术

（不放置加固条带）。分别于术后 3 个月和 6 个月取材培养巩膜加固区及过渡组织的成纤维细胞。A 组细胞分为术后 3 个月巩膜组、术后 3 个月过渡区组、术后 6 个月巩膜组、术后 6 个月过渡区组，B 组分为术后 3 个月巩膜组、术后 6 个月巩膜组。利用微管吸吮方法结合半无限体细胞力学模型测定各组成纤维细胞的力学特性（包括成纤维细胞的平衡模量 E_∞ 和表观黏性系数 μ）。结果显示 A 组和 B 组巩膜成纤维细胞同一时间的黏弹性参数均无显著差异。后巩膜加固术后 3 个月组与 6 个月组加固区及过渡区成纤维细胞的力学特性亦无显著差异。说明后巩膜加固术本身对巩膜成纤维细胞的生物力学特性没有影响。

正如本章 3.3 节所述,巩膜作为维持眼球形态的主要组织,其生物力学特性的弱化是导致进行性近视眼病的主要因素之一。目前,除用后巩膜加固术对巩膜进行加固外,利用交联（化学交联或物理交联等）方法来提高巩膜的刚度已开始受到研究人员越来越多的关注（见第 7 章），进一步深入探究各类加固方法所引起的巩膜力学生物学问题,可能成为未来解决问题的关键。

（陈维毅　李晓娜　王晓君　张全有）

参考文献

[1] Watson P G, Young R D. Scleral structure, organisation and disease. A review[J]. Experimental Eye Research, 2004, 78(3): 609 – 623.

[2] Helen R S, Mcewen W K, Francis I. Rheology of the human sclera[J]. American Journal of Ophthalmology, 1961, 51(2): 328 – 329.

[3] 王晓君.后巩膜加固术后巩膜生物力学性能的研究[D].太原：太原理工大学,2004.

[4] Eduard S, Avetisov E S, Savitskaya N F, et al. A study of biochemical and biomechanical qualities of normal and myopic eye sclera in humans of different age groups[J]. Metabolic Pediatric & Systemic Ophthalmology, 1983, 7(4): 183 – 188.

[5] Baptiste C, Jing T, Stephen A, et al. Biomechanics of the human posterior sclera: Age- and glaucoma-related changes measured using inflation testing[J]. Investigative Ophthalmology & Visual Science, 2012, 53(4): 1714 – 1728.

[6] 王超英,陈维毅,郝岚,等.高度近视眼巩膜生物力学特性初步研究[J].眼科研究,2003,21(2)：113 – 115.

[7] 仝春梅.豚鼠实验性近视眼视网膜色素上皮细胞 HGF 表达变化及钙离子的研究[D].石家庄：河北医科大学,2009.

[8] 薛安全,王树林,朱双倩,等.改良的后巩膜加固术治疗病理性近视的疗效观察[J].眼视光学杂志,2007,9(5)：332 – 334.

[9] Jacob J T, Gebhardt B M, Lewando J. Synthetic scleral reinforcement materials Ⅱ. Collagen types in the fibrous capsule[J]. Journal of Biomedical Materials Research, 1996, 32(2): 181 – 186.

[10] 张学锋,陈维毅,王超英,等.几种后巩膜加固材料力学性能比较[J].太原理工大学学报,2004,35(5)：530 – 532.

[11] 李涛.后巩膜加固术后巩膜胶原变化的实验性研究[D].石家庄：河北医科大学,2004.

[12] Chen W, Wang X, Wang C, et al. An experimental study on collagen content and biomechanical properties of sclera after posterior sclera reinforcement[J]. Clinical Biomechanics, 2008, 1(23 Suppl 1): 17 – 20.

[13] 陈维毅,王超英,张全有,等.实验性近视眼巩膜成纤维细胞黏弹性研究[J].医用生物力学,2007,22(1)：26 – 29.

[14] 田海霞,王超英,陈维毅,等.利用后巩膜加固术治疗家兔近视眼后成纤维细胞生物力学性能变化[J].医用生物力学, 2010,25(3)：190 – 194.

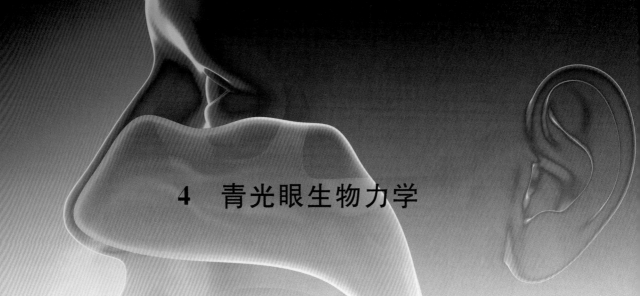

4　青光眼生物力学

青光眼是一种严重的不可逆致盲性眼部慢性病,是仅次于白内障,全球排名第 2 位的致盲眼病。据世界卫生组织与 Quigley 的统计资料显示,21 世纪初全球已有约 7 280 万青光眼患者[1]。在中国,随着老龄人口的增加,青光眼的发病率也在上升,年龄>40 岁人群中原发性青光眼的发病率高达 1%～2%,仅原发性青光眼患者就接近 1 000 万。青光眼的防治已成为公共卫生的重要课题,研究青光眼的发病机制、提高青光眼的治疗水平是降低不可逆性致盲的关键。

青光眼是一组以视神经凹陷性萎缩和视野缺损为共同特征的疾病,当眼内压(intraocular pressure,IOP)间断或持续性升高的水平超过眼球所能耐受的程度而给眼球各部分组织和视功能带来损害,导致视神经萎缩、视野缩小、视力减退。因此,病理性眼压升高是青光眼主要危险因素,同时,降眼压是目前临床上青光眼治疗的主要手段,因此,生物力学问题是青光眼致病机理、预防和治疗研究的重要组成部分。

4.1　青光眼及其发病机制

由于青光眼发病机制复杂,临床表现各异,至今尚没有很完善的分类方法。根据病因机制、前房角形态结构及发病年龄这 3 个主要因素,一般将青光眼分为原发性、继发性和先天性三大类。根据房水排出障碍的部位和机制,原发性青光眼又分为开角型和闭角型。其中,开角型青光眼包括原发性开角型青光眼(慢性单纯性青光眼)、正常眼压性青光眼及高眼压症。闭角型青光眼根据发病方式又分为急性闭角型青光眼和慢性闭角型青光眼[2]。

关于青光眼视神经损害的机制主要有两种学说,即机械学说和缺血学说[3]。机械学说强调眼压的作用,认为眼压升高引起筛板(lamina cribrosa,LC)变形,使视神经细胞轴浆流滞于筛板区,视神经轴突蛋白的生成和转运减少,导致细胞代谢受损。缺血学说是指由于各种原因引起视网膜和脉络膜血管自身调节异常,循环灌注减少、氧运输异常导致视盘及其周围组织营养物质供应减少,使该处组织发育不良或遭受破坏,视神经纤维由于缺血缺氧及失去周围组织的保护而发生损害。

4.1.1　眼压与青光眼

眼球是一个密闭的空腔,眼球内容物作用于眼球壁的压力称为眼内压(简称眼压)。眼压的正常值从统计学上定义为 10～21 mmHg,双眼眼压差异≤5 mmHg,24 h 眼压波动范围≤8 mmHg;若眼压变化超过上述范围,则认为处于病理状态[2]。

眼球的前房和后房充满一种透明液体,即房水。房水由睫状体上皮细胞产生经由后房、瞳孔和前房后,在前房角处吸收进入血液循环,从而完成一个房水循流周期。在正常情况下,房水的产生与排出处于动态平衡状态,以维持眼内压。房水生成和排出的过程中,前房角处的房水吸收显得尤为关键。前房角处的流出通路主要有两条,即小梁网通道和葡萄膜巩膜吸收通道。其中,小梁网通道是房水引流的主要途径,80%房水经该通道引流到眼外。此通道由小梁网、Schlemm 管内壁、Schlemm 管、集合管及房水静脉组成。房水的形成速率与小梁网处的流出阻力及通过葡萄膜巩膜途径的流出量决定了在体眼压。

瞳孔阻滞力是原发性闭角型青光眼发病的重要病理因素之一,也是临床进行虹膜周边切除的重要理论基础。瞳孔阻滞力对房水从后房到前房的循流产生一定的阻滞,导致前后房压强差增大。所以,准确测量前后房压强差的变化规律是建立可靠的房水循流模型,解释瞳孔阻滞现象,进而实现闭角型青光眼致盲机理认识的关键。

当眼压间断或持续性升高的水平超过眼球所能耐受的程度时,会给眼球各部分组织和视功能带来损害,如将导致视盘变形,这些变形会使穿行在筛孔中的视神经受到力的作用而变形,从而影响视神经纤维和视神经节细胞(retinal ganglial cells,RGCs),造成视网膜神经节细胞的进行性损失,最终将导致视野缺损、视力减退乃至失明。从生物力学的角度观察,这种损伤的力学机制可能的 3 种解释是:① 视神经节细胞轴突受到筛孔挤压后产生的横向牵张,致使胞体和轴突之间轴浆运输不畅,产生轴突变性(视网膜至外侧膝状体之间),导致神经受损;② 筛板变形将导致中央筛孔变形,使通过中央筛孔的中央动静脉血流不畅,血液运输受阻。从而导致供应区局部梗死,视神经发生缺血性坏死;③ 视神经穿出巩膜的“通道”狭窄,造成视神经冲动传导受阻,神经元动作电位改变,信号无法正常传递。

另外,眼压是一个变化的体征,高眼压与眼压升高是两个不同的概念。高眼压是指个体眼压测量值高于统计学上的正常值范围,不一定是变化的结果,由于每个人的个体差异及视神经对高眼压的敏感性各不相同,有些人眼压略高于正常值,但其视功能不会受到损害,称为“高眼压症”;眼压升高是指个体现时所测的眼压值高于其先前的眼压值,但不一定高于统计学上的正常值范围,是变化的结果,有些患者有典型的青光眼视功能损害,但眼压却始终处于正常值水平,称为正常眼压性青光眼[2]。

对于正常眼压性青光眼,高眼压模型无法解释其发病机制,而低颅压所致的跨筛板压力差增大对于解释视神经损害具有重要意义。研究发现青光眼视神经损伤可能是由于眼压与颅内脑脊液压力之间的压力差(跨筛板压力差)所决定[4]。颅内压降低和眼内压增高所致的跨筛板压力差增大通过影响视神经轴索轴浆流运输而造成视神经损害。正常眼压性青光眼患者眼压不高,但由于其颅内压偏低也同样可以导致视神经损害。对于高眼压症患者,虽然其眼压高但由于同时存在颅内压偏高,眼压与颅内压之间跨筛板压力差并未增大,所以不会发生青光眼凹陷性视神经损害。

眼压是目前唯一一个可被有效控制的危险因素。眼压越高,视网膜神经节细胞死亡越多,昼夜眼压的大幅波动也是视野丧失的危险因素。因此,妥善地控制眼压和眼压波动是青光眼治疗的首要任务。

4.1.2 眼底血流与青光眼

眼压虽然是青光眼重要的危险因素,但并不是视神经损害的唯一因素,单纯降低眼压并不能阻止青光眼患者视神经损害的进展[5],除眼压外,缺血性改变是青光眼发生发展的另一个重要因素。正常人眼压在一定范围内波动时,可通过肌源性自主调节维持正常的灌注压,保护视神经血流,但青光眼患者血管存在自身调节功能异常,视野缺损处的相应血管发生管腔狭窄、闭塞,管壁变性、坏死等器质性改变致血管阻力增高,调节功能异常。

眼部血流动力学变化在青光眼的发生发展中发挥着重要作用。眼血流动力学的检测技术已成为研究青光眼眼部血流动力学的重要手段,常用的有激光多普勒测速仪、彩色多普勒成像、共焦扫描激光多普勒视网膜血流分析仪等[6]。研究发现慢性闭角型青光眼患者球后血流动力学异常和青光眼性视野缺失程度密切相关[7],而具有不对称视野缺失的原发性开角型青光眼患者表现出眼动脉、视网膜中央动脉的血流速度不对称,睫状后动脉则没有表现出显著差异;视网膜中央动脉的收缩期峰值速度与盘沿面积、盘沿容积显著相关;眼动脉和睫状后动脉的流速与视盘形态没有相关性[8]。在原发性开角型青光眼和眼压升高的人群中,眼动脉和睫状后短动脉的阻力指数可能能够预测视野缺失的进展情况[9]。这均为青光眼发病的血管因素学说提供了可靠依据。

在青光眼的发病机制中,单方面强调机械学说或血管学说的作用都有失偏颇。一般认为青光眼的发病是多因素的综合过程,除上述两种机制外,还包括其他一些机制,如免疫、遗传、应激等。

4.2 高眼压危险因素的生物力学

青光眼患者常表现出眼压升高的症状,眼压增高是青光眼发病机制的主要危险因素,也是临床上对青光眼进行诊治的第一个必查指标[10]。眼压的高低取决于房水生成率、房水排出率及上巩膜静脉压三者间的动态平衡,任何增加房水生成或者减少房水流出的因素都会造成眼压升高。患者眼压超过正常值,眼球内组织,尤其是眼底视神经无法承受,就会引起视功能损害,出现眼底视神经损伤[11,12]。正常眼压可随脉搏搏动而有所变动,研究发现青光眼患者的眼压波动高于正常人,短时间内眼压的急剧变化及较大的昼夜眼压波动是导致青光眼视神经损害进展的独立危险因素,眼压的昼夜节律受多因素调控,房水的循环、体位改变导致的脉络膜血管床血液的重新分布均可以影响眼压的波动范围[13,14]。房水从后房到前房的循环受多种因素的影响,其中虹膜膨隆导致的瞳孔阻滞力将导致前后房压强差增大。

4.2.1 瞳孔阻滞仿真装置及虹膜力学特性

瞳孔阻滞力是原发性闭角型青光眼一个重要发病因素。为了给其一个定量的解释,

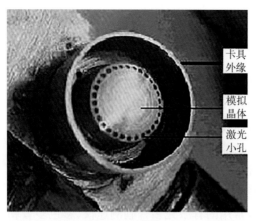

图4-1　瞳孔阻滞仿真装置[15]

Figure 4-1　Device inducing pupillary block

依据解剖学原理,用不锈钢材料制成了瞳孔阻滞仿真装置[15],如图4-1所示。中央为一薄壳中空凸面小柱模拟晶状体,表面曲率等于晶状体前表面曲率,边缘为一圈激光打出的直径0.2 mm小孔,小柱下方连接负压调节器,在小孔处产生负压吸附虹膜形成阻滞。外围是圆筒形巩膜卡具,底部与加压装置的连通管相连,外壳与小柱间形成的凹槽空间搭载虹膜,虹膜的瞳孔缘部分被吸附在小孔上,相连的巩膜卡在外壳上,形成这样一个瞳孔阻滞仿真装置。

图4-2为瞳孔阻滞仿真实验测试系统示意图。依据这套系统,对兔眼虹膜力学特性进行了实验[16]。裂隙灯照明系统可显示虹膜在加载、卸载过程中的膨隆光带,照相机同步拍摄图片,通过图像处理来分析虹膜的应变,加压液体槽用带螺距的操纵杆控制上下移动,根据连通器原理可计算所加的前后房压强差。实验中得到了虹膜的面应变、曲率半径与前后房压强差的关系,从而确定其整体力学特性,图4-3为虹膜面应变与前后房压强差(pressure difference between the posterior and anterior chambers, PDPA)的关系。同时,基于旋转壳和薄膜理论,他们还分析了虹膜膨隆过程中的应力和应变情况,根据虹膜的材料特征和几何形状,将虹膜的力学特性假设为二维正交各向异性,建立了虹膜被动变形情况下的本构关系,为解决任意被动变形情况下虹膜的力学问题提供了数据支持。

这项工作的特色是获取了虹膜的本构关系,有助于对瞳孔阻滞力及其引起的虹膜黏弹性力学现象给予定量研究。

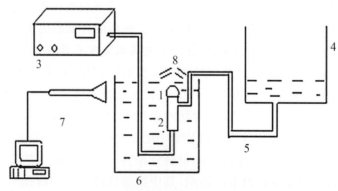

图4-2　瞳孔阻滞仿真实验测试系统[16]

1—离体虹膜试样;2—瞳孔阻滞仿真装置;3—负压调节器;4—房水加压装置;5—连通管;6—光学玻璃恒温水浴;7—高分辨率摄像系统;8—窄光源裂隙灯照明系统

Figure 4-2　Experimental apparatus inducing pupillary block

在这套系统基础上研究人员对它进行了改进[17]，即用两台立体视觉光学摄像机采集图像，每台摄像机通过摄像机触发线与信号发生器相连实现同步触发，构建了测量虹膜小试样微变形的双目立体视觉系统，如图 4-4 所示。

根据立体视觉原理，利用虹膜膨隆过程多视角拍摄的二维图像序列集进行空间三维数据的计算，再将这些三维信息进行拟合和重建，研究虹膜在前后房压强差改变的情况下发生膨隆的形态变化规律。由于虹膜在膨隆过程中血管及辐射状径向特征线都发生变

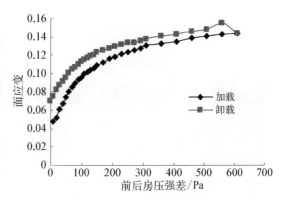

图 4-3 面应变与前后房压强差的关系[16]

Figure 4-3 The relationship between the area strain and PDPA

形，虹膜整体纹理特征十分相近，因此为了便于立体匹配，选择血管特征线和辐射状径向特征线的交点作为特征点，同时由于虹膜图像中血管宽度在逐渐改变，且其横截面灰度轮廓可以用高斯模型曲线近似，因此，将血管假定为分段等宽的直线段，采用二维高斯匹配滤波的方法对血管进行预处理以增强血管图像，如图 4-5 所示；图 4-6 为实验得到的虹膜随压强差变化的膨隆曲线。可以看出，随着前后房压强差的增大，虹膜膨隆变形曲线的弯曲程度增大，当压强差的增加值在 0～200 Pa 范围变化时，虹膜膨隆变形最为明显；当压强差的增加值大于 200 Pa 后，虹膜仅有很小的膨隆变形。

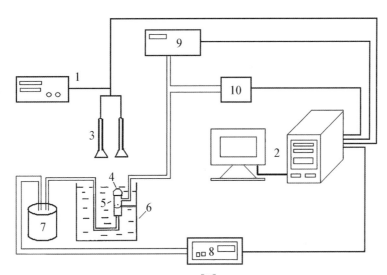

图 4-4 改进的瞳孔阻滞仿真实验系统[17]
1—信号发生器；2—计算机；3—摄像机；4—虹膜样本；5—瞳孔阻滞仿真实验装置；6—带固定支架的恒温浴槽；7—模拟房水的收集装置；8—负压调节装置；9—带注射器的注射泵；10—传感器拍摄系统

Figure 4-4 Improved experimental apparatus inducing pupillary block

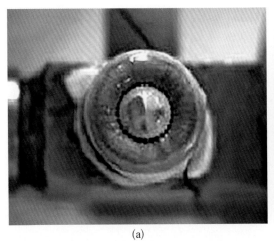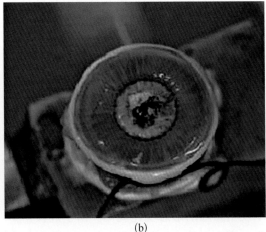

(a) (b)

图 4-5 二维高斯匹配滤波前后的血管图像[17]
(a) 原始实验图片；(b) 自适应滤波后图片
Figure 4-5 Artery images before and after 2D Gaussian filtering

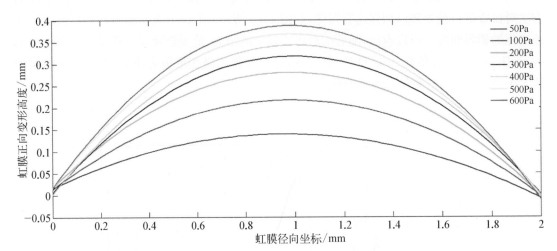

图 4-6 虹膜随前后房压强差变化的膨隆曲线[17]
Figure 4-6 Iris deformation with the variation of PDPA

这项工作特色在于采用一种整体力学实验方法，建立了测量虹膜小试样微变形的双目立体视觉系统，通过立体视觉技术与图像处理相结合，模拟完全瞳孔阻滞闭角型青光眼的发生过程，在不破坏兔眼虹膜环状结构的情况下完成了动物体外模拟实验。

为了了解高眼压作用下虹膜的形态特征，通过前房灌注的方法[18]，建立了急性高眼压动物模型，利用小动物超声影像系统记录在体眼前节的形态变化，同时传感器实时记录眼压的变化，获得高眼压下虹膜形态的变化规律，发现虹膜截面积随眼内压的升高而降低。图 4-7 显示了不同眼内压下虹膜形态超声图片，可以看出随着眼内压的升高，虹膜上表面逐渐变得平直，在眼内压达到 107.1 mmHg 时出现反折现象。

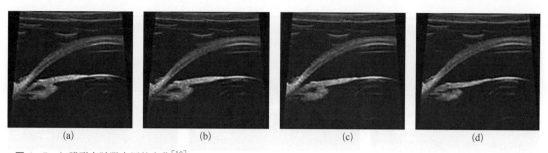

图 4-7　虹膜形态随眼内压的变化[18]

(a) 眼内压 23.5 mmHg；(b) 眼内压 40.1 mmHg；(c) 眼内压 78.1 mmHg；(d) 眼内压 107.1 mmHg

Figure 4-7　Deformation of iris with intraocular pressure (IOP)

考虑到虹膜表面不光滑，存在凹凸不平的点，称为特征点，图 4-8 为眼前节超声图，图中箭头所指部位为特征点，将这些特征点位移变化的计算结果作为实验测量与有限元计算的对照指标。图 4-9 显示了不同前后房压强差下眼前节超声图和对应的有限元计算结果，发现两者吻合较好。

同时，为了了解虹膜的力学行为，他们采用线弹性、neo-Hookean、Ogden 3 种不同材料模型对虹膜进行了模拟研究，研究发现 Ogden 模型与上述实验测量结果最相符，Ogden 的应变能密度可表示为

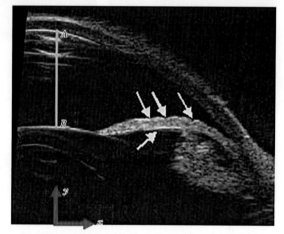

图 4-8　眼前节超声图[18]

箭头为虹膜表面特征点，AB 为前房深度

Figure 4-8　Ultrasonic image of the anterior chamber

$$U = \sum_{i=1}^{N} \frac{2\mu_i}{\alpha_i^2} (\bar{\lambda}_1^{\alpha i} + \bar{\lambda}_2^{\alpha i} + \bar{\lambda}_3^{\alpha i} - 3) +$$
$$\sum_{i=1}^{N} \frac{1}{D_i} (J_{el} - 1)^{2i} \qquad (4-1)$$

式中，U 为应变能密度；μ_i、α_i 和 D_i 为材料参数；J_{el} 是体积比；$\bar{\lambda}_j$ 与主应变 λ_j 相关；$\bar{\lambda}_j = J^{-\frac{1}{3}} \lambda_j$。当考虑虹膜为不可压缩材料时，上式中第 2 项为零。

在此基础上，将多岛遗传算法、有限元方法和在体实验相结合，提出了一种确定在体虹膜力学特性的反分析方法。取式(4-1)中 $N=2$，计算所得在体虹膜材料参数的结果为 $\mu_1 = 0.0750 \pm 0.0245$，$\alpha_1 = 63.2118 \pm 16.4$，$\mu_2 = 0.0710 \pm 0.028$，$\alpha_2 = 48.6306 \pm 14.8$。

这项工作的突出之处在于基于在体实验测试和有限元方法相结合，确定了适合描述在体虹膜力学行为的材料模型，给出了在体虹膜材料参数的识别方法，获得虹膜形态变化随眼内压变化的规律。

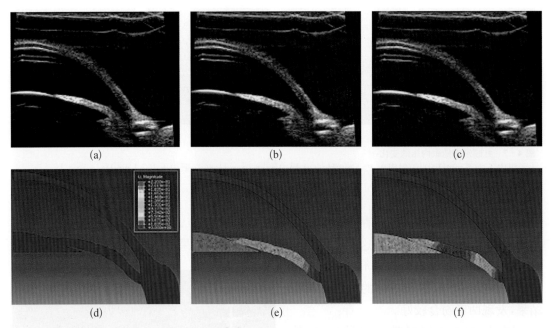

图 4 - 9 在体眼前节图与有限元计算结果比较[18]
(d)~(f)分别对应于(a)~(c)的计算结果
(a)和(d)PDPA=0.521 mmHg,单位 mm;(b)和(e)PDPA=10.292 mmHg;(c)和(f)PDPA=24.729 mmHg
Figure 4 - 9 Comparison between the in vivo images of anterior segment and the results of finite element analyses

4.2.2 眼内压及前后房压强差的在体测量方法

临床上,测量眼内压的方法多采用各式的无创眼压计,但因为个体角膜厚度、曲率半径及眼球壁力学特性的不同,给测量结果造成很大干扰且结果不稳定,因此实际测得的眼内压值不能准确地体现患者的真实情况。更准确的测量应该是眼内测量——直接的前房压强测量,可以消除个体角膜差异所引起的测量误差。

国内最初的创伤性眼内压监测是在 20 世纪 70 年代,使用多道生理记录仪来研究房水排出通道的力学性质。多年来研究者用前房穿刺法、遥测法等测量眼内压,但均是关注在眼前房内压力的测量。由于眼睛后房很小,加上测量条件、手段和方法等方面的限制,国内外对于眼后房压强的在体测量一直鲜见报道。

研究者用 Millar 微型压力传感器穿刺入兔眼前房和后房,对兔眼前房压强和后房压强分别进行了测量[19],得到了 24 h 连续变化的实验数值。在此基础上基于连通器原理,他们设计了一套可以测量前后房压强差的实验装置,图 4 - 10 为测量装置原理图,在眼前房和后房内各穿刺一静脉留置针,通过注有生理盐水的导管与传感器两端相连,凭借传感器两侧压差实现后房与前房压差的在体测量。后房和前房内注入不同体积的生理盐水,产生一定的液面高度差,后房与传感器腔体间、传感器与前房腔体间为半径、长度都相等的双向开口导管,并充满等量生理盐水,且传感器互不连通的密闭导管内充有等体积的空气。

利用这套装置,他们对兔眼前后房压强差进行了在体连续测量,发现一天当中波动很

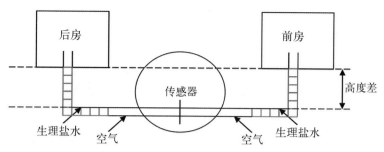

图 4 - 10　测量装置原理图[19]

Figure 4 - 10　Schematic diagram of measurement device

小,可近似看成不随时间变化,均值为 74.55 Pa。

该工作的特色是设计了一套直接测量兔眼前后房压强差的实验方法,也首次给出了正常兔眼在麻醉状态下前后房压强差的实验数据。

凭借该装置,将穿刺路径进行改进,采用后房直接穿刺的方法,直接进入后房的位置减少对前房房水流动的干扰,测量了正常和高眼压在体兔眼 24 h 的连续前后房压强差变化情况[20]。图 4 - 11 为正常兔眼前后房压强差 24 h 连续监测实验数据,可以看出一天当中随时间变化压差在变化,大致规律是白天压差较大、晚上压差较小,且在中午时分出现了较低的压差。最大值出现在上午 8 时和 10 时,分别为 96.84 Pa 和 93.54 Pa,一天当中平均压差为33.6 Pa。

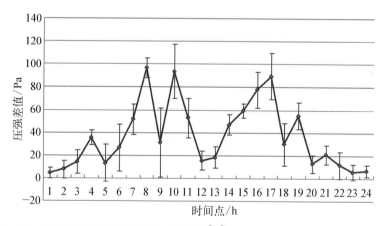

图 4 - 11　正常兔眼前后房压强差 24 h 平均数据[20]

Figure 4 - 11　Average PDPA with 24 hours in normal rabbit eye

图 4 - 12 为高眼压兔眼前后房压强差 24 h 连续监测实验数据,可以看出随着时间变化一天当中压差也在变化,大致规律是白天绝对压差较大、晚上绝对压差较小,并且前后房压差大多出现负值,即前房压强高于后房压强。其中的原因可能是连续多天的高眼压使得组织发生了自适应性调整,出现了反向瞳孔阻滞所致。这与 Pavlin 等[21]最先提出的自适应性调整学说一致,即由于自适应性调整出现了压强反转,虹膜向更凹的方向变形。

由于脉搏、呼吸等对眼压有一定的影响,通过对前房压强和后房压强的单独观察,可估算出呼吸和脉搏对其影响大约为 100 Pa。而在眼压数据中,剔除掉呼吸和脉搏的影响后,短

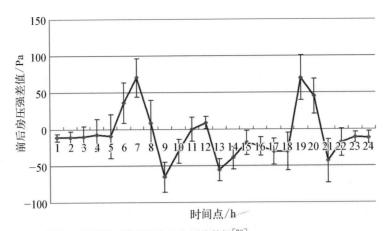

图 4 - 12 高眼压型兔眼前后房压强差 24 h 平均数据[20]

Figure 4 - 12 Average PDPA with 24 hours in high IOP rabbit eye

时间(1 min 内)内压强随时间的变化幅度很小,基本上是一常数。

由于后房体积太小,静脉留置针的可动范围极其有限,穿刺过程中极易损坏虹膜;24 h 麻醉兔子,呼吸、心跳、麻醉减轻等都可能使静脉留置针脱出。同时,实验过程中兔子耐受性等也影响有效实验数据的获取,但该装置和方法还是在一定程度上实现了前后房压差的在体实验测量。

本部分工作的特色在于实现了前后房压强差的在体连续 24 h 监测,使得小空间内高精度压差测量成为可能。

4.2.3 植入式青光眼眼压监测系统

目前,青光眼研究的难点在于以下几个方面:① 青光眼动物模型的制作:青光眼是一个慢性过程,青光眼模型目前研究分为急性青光眼模型和慢性青光眼模型。由于不能主动地控制青光眼模型的眼压范围,因而缺乏不同眼压水平下对于青光眼眼底改变的影响研究,缺乏对早期青光眼功能及结构的研究;② 青光眼眼压实时监测:受到眼压测量方法的限制,患者眼压测量在时间上不能连续,不能完整地反映眼内压的变化曲线。同时还受到体位、角膜厚度等因素的影响,测量结果有偏差;③ 在临床诊断方面:由于生理上人体眼压实时不断变化,并在一定范围内波动。其影响因素包括眼内灌注压、眼内血流量、脉络膜膨胀程度、夜间睡眠的姿势等。对于白天眼压控制很好,但病情继续发展的患者,则迫切需要获得完整的实时眼压曲线。目前的情况是:患者在医院每 4 小时被检测一次,既影响休息,又得不到连续结果,得不到准确的峰值、谷值和波动值。在青光眼药物的每日滴眼的次数、时间及怎样联合使用药物等个体化治疗方面,医生没有确切医学依据作为指导;④ 青光眼手术如小梁切除术、青光眼阀植入术等,都是制作出一个房水外流通道,形成被动引流,完全不能自主控制流出量,且流出通道容易阻塞,而致手术失败。因此,迫切需要寻找和开发一种符合生理调控,接近生理眼压过程的治疗和监测智能系统。

由此,青光眼的治疗和诊断急迫摆脱传统的理论和方法,在全新的理论上开发出一种能进行眼压实时自动检测与智能调控房水引流的新系统,这就是嵌入到人体内的微型智能主动引流系统,将为青光眼的治疗开拓出一个新的途径。

随着社会的信息化和人口的老龄化,未来的智能医疗将会成为医疗体系的一个主体分支。它将从传统的远程监测向智能治疗和嵌入式治疗过渡,相应的诊治仪器将是智能医疗的核心组成部分。这类仪器由医生治疗基础系统和植入患者体内的移动诊治终端系统所组成。医生将治疗方案和处方写入患者的移动诊治终端。移动诊治终端伴随患者完成连续的诊治,包括测量、调节、给药等。同时,医生能通过诊治终端抽查治疗效果,患者也能通过诊治终端向医生报告病情。

首先,这个诊治终端是嵌入到人体内的智能系统,全球尚在探索中,对其的整体理解与要求尚待完善。但有一个趋势可以肯定,就是植入体内的微型诊疗系统将是远程医疗的基础支撑仪器系统。国内王乐今教授及其团队拟设计一款创新性的植入式电子医疗设备和可穿戴设备及其配套的云端,从根本上监测和治疗青光眼,实现青光眼的眼压实时监测和及时治疗。本研究将首先通过实际项目建立医疗与这个设备的交互需求的知识体系,包括医生的微型智能诊断体系(自动检测、数据统计、生命指标实时提取、智能分析诊断等)、医生的理想治疗体系(自动调节、刺激、缓释、处理等)的要求、患者的理想体系(价格可承受、无痛、无不适感、对日常生活无影响等),并将其变换成对微型工程系统的需求(供能、传感、治疗处置、通信等的实施、使用、维护的需求和方法),从而建立微型智能医疗的知识体系和相应仪器的知识体系。

其中关键科学问题包括:植入式自供能芯片是植入式青光眼治疗仪的核心控制部件,该植入式自供能芯片可从体外的可穿戴移动数据终端(眼镜式)获取无线能量,供给植入式医疗设备电能,而且还可以将植入式眼压传感器的信号进行采集并传输到体外的可穿戴移动数据终端;同时也可以从体外的可穿戴移动数据终端接收指令,控制植入式微泵工作;体外的可穿戴移动数据终端(眼镜式)一方面给体内的植入式自供能芯片进行无线能量传输与无线通信,另一方面与手机通过低功耗蓝牙通信方式进行数据传输,从而实现可穿戴移动数据终端与云端进行数据传输的目的,为云端的大数据和云计算提供基础数据来源;研究眼压监测与干预对个性化青光眼治疗的方法(模拟个体的正常眼内压变化,根据视神经损害的变化进行个性化治疗);研究超小尺寸精度压力测试;研究微机电系统在植入式系统中的特性;解决植入式系统的超低功耗和超小尺寸问题;研究对人体无害的可靠无线供电方法;研究超小尺寸低耗体内外通信;研究超小尺寸低功耗体内计算系统;研究超小微电机微电子系统的重量最小化问题;研究集成与人体排斥问题;以及研究临床的人-机界面问题。该研究将最终实现集眼压自动监测及引流为一体的智能微系统,监测动物眼压生理节律,能够根据患者视神经及视野损害的程度设定目标眼压,24 h 实时自动监测眼压并通过微泵调控至正常范围之内。同时,将监测到的眼内装置的工作状态数据传输到医疗控制终端,以便及时掌握眼内装置的性能,并根据患者视神经损害(视野)有无进展调整并设置新的目标眼压。智能化压力敏感器植入式微引流与检测装置也可以植入到眼内,在模拟生理眼压的情况下进行实时眼压监测,更加准确地反映未施药情况下眼压波动情况。在施药后进行实时监测,可以得到降眼压药物的降压时间曲线,给临床工作提供更加准确的参考。有了智能化压力敏感性植入式微引流系统可以控制眼压水平,使得我们能够对青光眼早期损害进行详细的研究,从而可以给青光眼早期诊断提供可靠的依据。

4.2.4 眼前节房水流场测量及数值模拟

房水是充满眼球前房和后房的无色透明液体。正常情况下,房水生成和排出维持一种动态平衡,形成一个正常流场,但如果房水的正常流场受到干扰,可继而引发角膜损伤、眼内压升高、晶体前移、虹膜变性等病理表现。房水流动受阻或者房水循流状态改变被公认为是原发性闭角型青光眼(primary angle-closure glaucoma, PACG)发生的主要原因之一[22]。

研究人员将粒子图像测速技术(particle image velocimetry, PIV)应用于离体眼内流场的测量,得到了前房空间内房水流动的流场分布[23]。图4-13为PIV测量眼内房水流动的实验设计图。

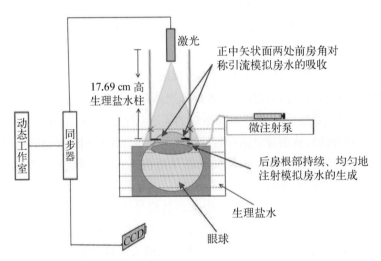

图 4 - 13 PIV 测量眼内房水流动的实验设计[23]

Figure 4 - 13 Experiment design for the measurement of aqueous humor using PIV

实验中,静脉留置针从角巩膜缘外周 1 mm 处进针,穿透巩膜后使针水平滑行于虹膜下,抽出钢针 2 mm,套管针继续向前滑行直至针尖到达虹膜根部,固定套管。在眼球正中矢状面的两处前房角处,分别打开出水点引流眼内液体,出水点处的生理盐水水柱均升高到 17.69 cm,造成上巩膜静脉压对房水流出的阻力。调整激光器使激光片光恰好通过两个出水点所在的眼球正中矢状面。调整 CCD 相机的位置和焦距,使目标观测区域清晰。微量注射泵以不同驱动速率均匀地向后房根部注入荧光粒子溶液时,相应调节激光强度(100～150 mJ)与脉冲频率(8 000～10 000 μs),用 PIV 记录眼内液体的流动情况。图 4 - 14 为驱动速率为 100 μl/min 时眼内房水流动的粒子图像和速度矢量分布。

结果显示房水从瞳孔涌入前房,在前房内首先向中央角膜流动,然后沿着角膜内皮向两侧的前房角流动,此流动过程伴随着流动与壁面的碰撞现象;到达房角的房水大部分流出眼外,小部分沿着虹膜表面继续流动,与瞳孔处涌出的流动形成回流。当作用在后房根部的驱动速率为 100 μl/min 时,房水从瞳孔涌入前房的速率范围是 6～12 mm/s,沿角膜内皮的流动速率范围是 8～24 mm/s,沿着虹膜表面回流的速率范围是 4～10 mm/s。

为了更加直观有效地研究房水在前房的复杂流动,刘志成课题组设计了一种眼前节房

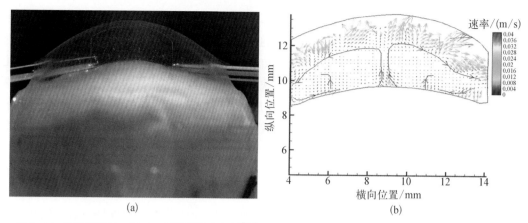

(a)　　　　　　　　　　　　　(b)

图 4 – 14　驱动速率 100 μl/min 时粒子图和矢量图[23]
(a) 粒子图；(b) 矢量图

Figure 4 – 14　Particle image and velocity vector at the driving speed of 100 μl/min. (left) particle image，(right) velocity vector

水循流仿真装置（专利申请号：2014101160065），用来模拟眼前节多种因素影响的房水流动[24]。这一装置的优势在于可以根据所要研究的生理、病理特性，调节装置以制造角膜与虹膜间的温度梯度、小梁网组织孔隙率、晶体前移距离、瞳孔阻滞程度等特征，记录这些形态下的前房流场相关参数及影像，为解决当前相关的动物实验数据缺乏提供一种模拟测试的方法。图 4 – 15(a)为装置整体剖面图，(b) 为装置内房水循流部分剖面图。

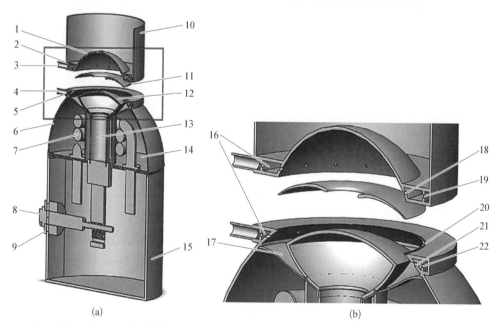

(a)　　　　　　　　　　　　　(b)

图 4 – 15　眼前节房水循流仿真装置[24]
(a) 装置整体剖面图　(b) 装置内房水循流部分剖面图
1—角膜；2—房水外排槽；3—房水外流管路；4—房水内流管路；5—房水内流槽；6—巩膜；7—加热管；8—晶状体机械控制系统；9—控制面板；10—水槽；11—虹膜；12—晶状体；13—晶状体内腔；14—玻璃体腔；15—底座；16—缓冲夹层；17—防漏水胶垫；18，19—外流小孔；20—细槽；21、22—内流小孔

Figure 4 – 15　The simulation device of anterior segment to simulation the aqueous humor flow

晶状体机械控制系统是安装在晶状体底部的 L 型操纵杆,杆的水平末端与控制面板相连,用于控制晶状体前后移动,模拟晶体前移这一病理状态,并控制前移尺寸。在装置中还有 1 个虹膜-晶状体耦合电路系统,用于控制虹膜与晶状体之间间隙的距离,包括虹膜中心瞳孔部位的一周铁圈和晶状体内腔内的电磁铁,模拟瞳孔阻滞这一病理状态,并能够控制阻滞力的大小。虹膜选取硅橡胶材料,并能根据成分配比制造出不同硬度的硅橡胶。在瞳孔处安置一周铁圈,晶状体内腔中竖直安放电磁铁或磁铁,电磁铁线圈的导线两接头从晶状体内腔底部引出,并引向控制面板处。

为了更好地描述房水的流场状况及影响因素,研究人员[20]基于前期前后房压强差的在体实验数据,以眼球组织切片为几何模型素材,建立了房水循流多场耦合力学模型,考虑多种因素对眼前节房水流动的影响,利用有限元分析方法,对比分析了温度场、速度场、压力场和应力场的变化,从而解释瞳孔阻滞现象,为临床上青光眼房水引流装置的设计、放置最佳位置、入口形状等提供参考。

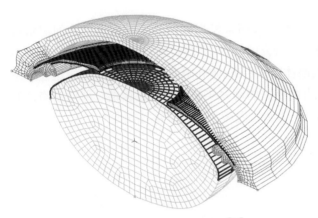

图 4-16 为基于正常兔眼切片的眼部三维有限元模型。模型中考虑虹膜、角膜、晶状体均为线弹性材料,房水为不可压缩黏性牛顿流体,虹膜上下表面、角膜内表面与房水接触,形成流固耦合面且壁面无滑移。角膜内表面温度 33℃,虹膜上表面、瞳孔、后房和晶状体等处均为体温 37℃。在前房内产生浮力,房角处的小梁网结构为多孔介质。

图 4-16 基于正常兔眼切片的 3D 轴对称模型[20]

Figure 4-16 Axial symmetric 3D model based on tissue slice of normal rabbit eye

在多因素分析中,考虑了重力(大小、方向)、渗透系数、入口条件及房角狭窄等的影响。边界条件分两大类:睫状体以 2.5 μl/min 的速率产生房水;实验测得的随时间变化的 24 h 压强差。

图 4-17 为前房内的温度场分布云图。随着时间的变化,温度梯度分布在发生变化。$t=28\,800$ s 是上午 8 时对应于最大压差值时的温度分布,可以看出瞳孔正中位置相比虹膜缘处温度梯度要小;以瞳孔正中位置为对称点出现多峰曲线,越靠近瞳孔位置峰值越大。

为了更好地观察几个关键点的速度随时间变化情况,选取了 $N_1 \sim N_5$ 分别代表晶状体瞳孔间隙、房角处、小梁网上、角膜正中和后房的位置。图 4-18 和图 4-19 分别为速度随时间变化矢量图和 $N_1 \sim N_5$ 节点速度随时间变化曲线图。可以看到:各点流速随着时间变化而变化,其变化规律与压差变化规律相吻合,但每条曲线随压差变化而变化的幅度不同,其中 N_1、N_2 点幅度变化最大,N_4 点流速基本稳恒不变。

通过对各个因素的对比分析发现,单纯几何尺寸、渗透系数的改变对前房内温度的分布影响不大,说明房角狭窄对前房内温度分布影响甚微,前后房压强差和重力的存在改变了前

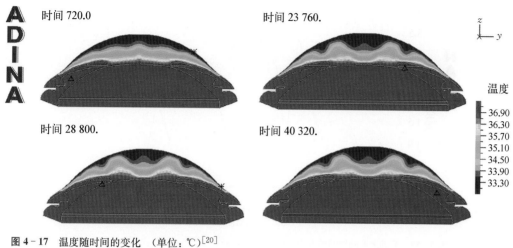

图 4-17 温度随时间的变化 （单位：℃）[20]

Figure 4-17 Temperature distribution with time

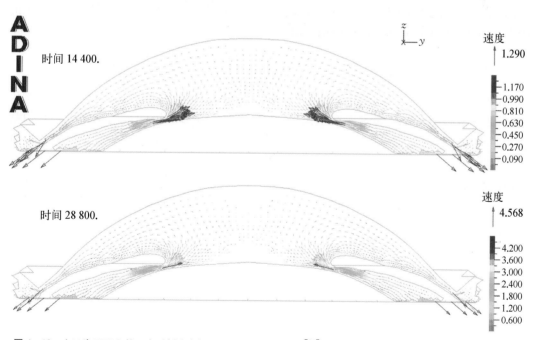

图 4-18 入口为 PDPA 的 2 个时刻速度矢量图 （单位：mm/s）[20]

Figure 4-18 Velocity vector at two times with the entrance condition of PDPA

房内温度分布。而速度场的分布表明，在稳态流动中会出现涡现象，关键点处速度变化规律与压差变化规律相吻合，角膜正中的流速几乎为零，说明存在不动点。当重力方向改变时流场发生了大的变化，降低渗透系数会影响局部位置速度大小。同时，高眼压压差作为入口条件分析显示，晶状体瞳孔间隙在部分时段速度均为负值，说明晶状体瞳孔间隙处存在反向瞳孔阻滞。

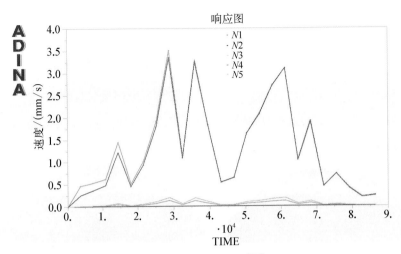

图4-19 节点速度随时间的变化 （单位：mm/s）[20]

Figure 4-19 Node velocity with time

这部分工作的特色在于将 PIV 技术应用于离体眼内小空间低流速的流场测量，为在体眼内房水流动实验测量提供了基础；同时模拟眼的设计可以借助 PIV 实现多因素影响下的眼内流场测量；基于实验测量的数值模拟研究反映随时间变化的眼内房水流动状态。

4.2.5 小梁网形态学及房水流动通道研究

小梁网位于眼内前房角处的虹膜根部，系多层束状或板片状的网状组织，每一小梁束由胶原纤维核心和其外被的内皮细胞组成，是常规房水外流通道的最内层组织。它包括3部分：葡萄膜小梁网、角巩膜小梁网和邻管组织（近小管组织），其中邻管组织是靠近 Schlemm 管内壁的结缔组织，邻管组织中镶嵌空泡，空泡数量随着眼压发生变化。当眼压升高时，空泡数量增加，有助于过多的房水得以外流。但是，当眼压升至病理眼压值及以上时，这一特性减弱。葡萄膜小梁网位于最内层，与前房房水直接接触，其结构呈现出网孔较大的网状或小梁状的特征。角巩膜小梁网网孔较小，邻管组织中几乎看不到明显的网孔。

研究人员[24]选用兔眼 30 只和大鼠眼 20 只作为实验对象，用双光子共聚焦成像设备，研究了小梁网的形态结构。图4-20 为小梁网成像实验装置，眼压通过吊瓶与针头之间的高度差控制眼压，通过压力传感器获取眼压值，针头、吊瓶及压力传感器经一个三通管连接在一起。对不同部位的眼球组织成像时，可进行光路的调整，将成像部位放置于焦平面，激光照射后，组织发出自体荧光和二次谐波信号，经滤波片和接收器集成后得到高分辨率组织成像。

图4-21 为未加附加眼压下不同深度的兔眼小梁网组织成像。图中展示的是从眼内表层小梁网与房水接触面（此面设定为 0 μm）深 25 μm 起至 120 μm 厚度的图像。不同深度的小梁网组织形态具有特有的结构，表层小梁网的纤维交错，形成的孔隙较大，便于房水流过；深层小梁网纤维致密，孔隙很小，并逐渐消失，层度到达邻管组织时，几乎没有孔隙结构。

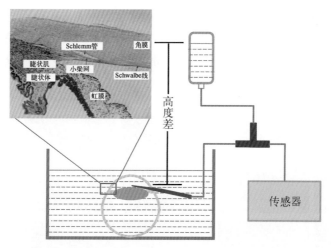

图 4 - 20　小梁网成像实验示意图[24]

Figure 4 - 20　Diagrammatic sketch of imaging trabecular meshwork

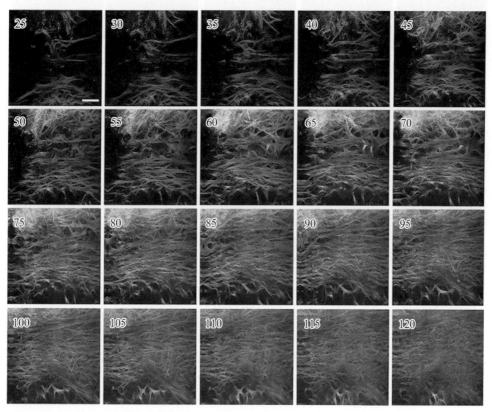

图 4 - 21　未加附加眼压下不同深度的兔眼小梁网组织成像,标尺为 $100\ \mu m$(单位: μm)[24]

Figure 4 - 21　Tissue imaging of trabecular meshwork with different rabbit eye depth without intraocular tension

　　当房水从表层小梁网流向深层小梁网和邻管组织时,流经的空间越来越小。在眼压升高到病理值及以上时,由于过度的压力致使组织形态改变,流动空间会更加小。图 4 - 22 为高眼压时不同深度的兔眼小梁网组织,图中展示的是从眼内表层小梁网与房水接触面(此面设定为 0 μm)深 16 μm 起至 35 μm 厚度的图像,可见小梁网纤维排列致密,几乎看不到网状结构或梁状结构,同时,小梁网的总厚度也较正常情况时变小很多。这一压力所导致的形态改变会反过来阻碍房水的外流,使得眼内压进一步增高。

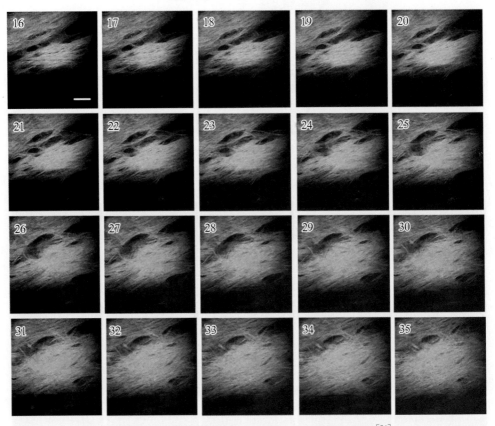

图 4 - 22 高眼压时不同深度的兔眼小梁网形态成像,标尺为 100 μm(单位: μm)[24]

Figure 4 - 22 Tissue imaging of trabecular meshwork with different rabbit eye depth in the high IOP

图 4-23 为大鼠小梁网的不同深度局部成像图,图中展示的是从距离眼表 185 μm(a)处至 215 μm(g)处的图像。根据摆位,图中左侧区域为角膜组织,右侧区域为巩膜组织,白色区域为纤维所发出的自体荧光信号,可以看到这一位置的纤维组织较为丰富,纤维中有黑色孔隙的部分对应小梁网区域,从放大的图中可见小梁网有着丰富的孔隙结构。

从完整眼球的原位成像及眼内成像来看,表层小梁网具有多孔结构,且孔隙较大;随着组织过渡到邻管区域,孔隙逐渐消失,纤维排列致密,对房水的阻力增加。在急性高眼压作用下,浅表层小梁网的孔隙结构逐渐消失,组织变得致密。图 4-24、图 4-25、图 4-26 分别为正常眼压和高眼压下小梁网组织孔隙率、比表面积、水流通透率随组织深度的变化曲线。正常眼压下,随着组织靠近邻管区域,水流通透率下降明显,而这一部分正是提供房水外流阻力的主要位置,所谓的水流通透率 k 根据 Carmen - Kozeny 公式得来,即 $k = \varepsilon^3/(k \cdot a^2)$,

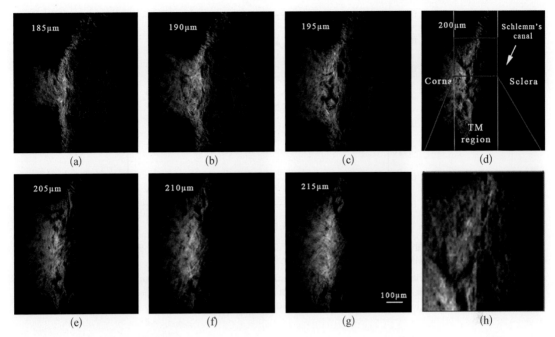

图 4 - 23　大鼠小梁网的跨巩膜成像
(h)图为(d)图局部放大图(4 倍放大)

Figure 4 - 23　Trans-scleral imaging of trabecular meshwork of rat

其中 ε 为孔隙率,a 为比表面积,k 为 kozeny 常数,此处 k 取 5[25]。对于急性高眼压时流阻形成的位置,从图 4 - 26 中可以看到,在并未靠近邻组织的深度区域,水流通透率已经下降到很小的值。

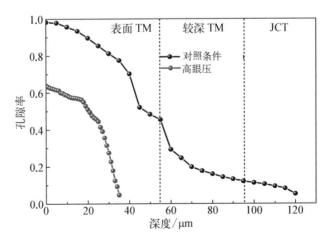

图 4 - 24　正常眼压(黑色实线)和高眼压(红色虚线)下,兔眼小梁网组织的孔隙率随组织深度的变化[24]

Figure 4 - 24　Variation of tissue porosity with tissue depth of trabecular meshwork of rabbit eye in the control condition (blank solid) and high IOP condition (red dashed)

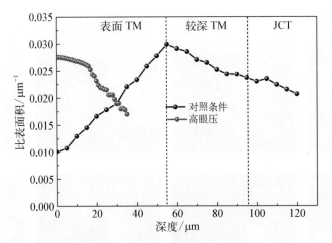

图4-25 正常眼压（黑色实线）和高眼压（红色虚线）下,兔眼小梁网组织的比表面积随组织深度的变化[24]

Figure 4-25 Variation of specific surface area with tissue depth of trabecular meshwork of rabbit eye in the control condition (blank solid)and high IOP condition (red dashed)

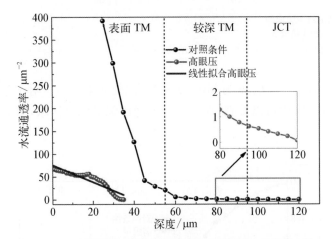

图4-26 正常眼压（黑色实线）和高眼压（红色虚线）下,兔眼小梁网组织的水流通透率随组织深度的变化[24]

Figure 4-26 Variation of permeability with tissue depth of trabecular meshwork of rabbit eye in the control condition (blank solid)and high IOP condition (red dashed)

在此基础上,将成像区域锁定在前房角小梁网对应区域,重建了角巩膜缘的三维图像[26],可以清晰地看到小梁网孔隙形态以及其在前房角处的排列情况。图4-27为3个样本进行全眼球成像,统计得到的小梁网孔隙率随深度变化的情况,可以看出不同个体间的小梁网孔隙率差异较大,但其随深度增加逐渐变大这一趋势并没有变化;小梁网的孔隙率最大与最小的差在0.1这一范围内,说明同一个体小梁网3层结构的孔隙变化范围是一致的。

图4-28为不同压力下兔眼小梁网切片,可以看出加压前小梁网组织切片在双光子共

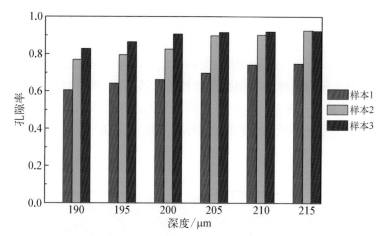

图 4-27 小梁网孔隙率随深度的变化[26]

Figure 4-27 Variation of trabecular meshwork porosity with depth

聚焦显微镜下孔隙排列规则,能清晰地分辨出葡萄膜小梁网、角巩膜小梁网、邻管区小梁网这 3 层结构;孔隙的形状并不是严格意义上的圆形而是呈现出近似椭圆形的形态,这可能是由于组织切片时小梁网组织受挤压所造成的。随着压力的升高,小梁网孔隙变得致密,3 层结构区分逐渐不明显,特别是在加压 85 mmHg 后小梁网 3 层结构几乎与周围组织紧密融合,观察不到孔隙的存在。小梁网周围的均匀组织是角膜,通过其在双光子共聚焦的图像发现角膜组织切片的胶原纤维排列均匀,这与其高度透光的生理功能相适应。

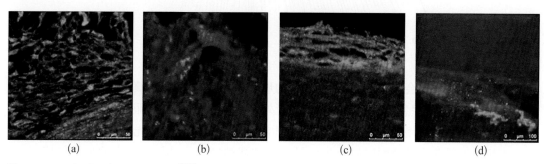

(a)　　　　　　(b)　　　　　　(c)　　　　　　(d)

图 4-28 不同压力下兔眼小梁网切片[26]

(a) 正常眼压下;(b) 加压 40 mmHg;(c) 加压 60 mmHg;(d) 加压 85 mmHg

Figure 4-28 Slices of trabecular meshwork of rabbit eye under different pressures

这部分工作的特色在于将双光子共聚焦成像技术用于小梁网形态学研究,分析了孔隙率、比表面积和水流通透率等随形态变化的趋势,以及受高眼压的影响。

4.3 青光眼眼底损伤的生物力学

眼底(ocular fundus)是一个习惯名称,指在临床上用肉眼无法窥见的眼球后段球内组织,包括玻璃体、视网膜、脉络膜、视神经球内段等。1851 年,Helmholtz 发明检眼镜,医生能在活体上观察到眼底正常结构及其病理改变。随着科学技术的发展,眼底各种检查方法获得不断改进和创新。

视神经乳头(optic nerve head,ONH)简称视乳头,也称视盘,是视神经球内段在检眼镜下的可见部分,由源于视网膜神经节细胞层的神经纤维组成,视神经纤维在此汇集,并于此穿出眼球向视中枢传递。视神经乳头包括从视网膜表面到筛板后面的有髓鞘视神经部分,如图4-29所示[3]。视盘中央有一小凹陷区,称为视杯或生理凹陷。视盘处无视细胞,又称盲点。

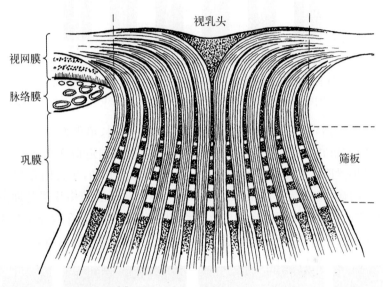

图4-29 视神经乳头[3]

Figure 4-29 Optic nerve head

病理性眼压增高会导致视网膜、视神经的形态和功能发生改变,真正的青光眼患者初期可能没有任何症状,除急性闭角型青光眼患者外,多数青光眼患者从眼压升高到视神经损害及视野缺损需要一个漫长的损伤累积过程。因此,研究高眼压在青光眼疾病发展过程中对眼底组织形态学改变及视网膜接收光信号能力和视神经光信号传导能力的损伤作用,是揭示青光眼致盲机制的重要问题。

4.3.1 视神经纤维层与筛板

视网膜的垂直切片由外向内共分为10层,视网膜神经纤维层(retinal nerve fiber layer,RNFL)处于视网膜的内层,由视网膜神经节细胞发出的轴突聚集成束状,构成神经纤维束互相平行排列而成。RNFL厚度反映了神经节细胞轴突的数量,通过测量其厚度,可以由活体间接了解视神经节细胞的存活。

4.3.1.1 高眼压下视神经纤维层厚度的改变

一般的青光眼诊断标准是以视盘的形态及标准自动视野检查为依据的。然而,临床上可见的视盘改变表示已有数千视网膜神经节细胞轴突的丧失,依靠这种改变来评估青光眼损害的敏感性相对较低。早在 1973 年,学者们就提出青光眼患者最早出现的临床表现是 RNFL 的缺损[27],后来的研究发现 RNFL 的缺损早于视野的缺损。随着测试技术的发展, 研究发现利用光学相干断层扫描(optical coherence tomography,OCT)技术可以在体观测 RNFL 厚度的变化。研究发现正常视野下急性闭角型青光眼患者发作眼的 RNFL 平均厚度 较对侧眼显著变薄;急性闭角型青光眼发作眼的眼压缓解后 RNFL 仍在进行性丢失[28-29]。

OCT 技术已成功地应用于实验动物视神经纤维层厚度的测量[30-31],利用 OCT 技术可 以测量急性高眼压引起的兔眼视神经纤维层厚度改变。利用前房灌注法建立急性高眼压动 物模型,按照眼压大小可将其分为 4 组,眼压分别为 4.50 ± 0.35、6.07 ± 0.31、7.74 ± 0.26、 10.71 ± 0.07 kPa,各组形成的高眼压均导致正常 RNFL 厚度变薄(见表 4 - 1)。图 4 - 30 给 出了一个样本 4 个象限不同时刻的视神经纤维层厚度扫描图。从图中我们可以清晰地看 到,对于每个象限,急性高眼压期 RNFL 厚度与正常相比明显变薄;高眼压后第 4 天时 RNFL 厚度几乎未恢复,恢复 1 周比恢复 4 天时 RNFL 变厚,恢复 2 周时 RNFL 已经基本与 正常的一致。

表 4 - 1　各组内视神经纤维层的厚度(平均值±标准差,$n = b$,单位: μm)[31]
Table 4 - 1　RNFL thickness for each group ($\bar{x} \pm s$, $n = b$, μm)

组别	正常 RNFL 厚度	高眼压 RNFL 厚度	p
A	109.25 ± 5.43	82.09 ± 9.19	0.005①
B	113.33 ± 4.92	78.33 ± 3.85	<0.001②
C	112.08 ± 3.68	63.33 ± 6.21	<0.001①
D	113.54 ± 1.23	46.25 ± 3.19	<0.001②

[注] ① p 表示具有差异性;② p 表示具有高度差异性。

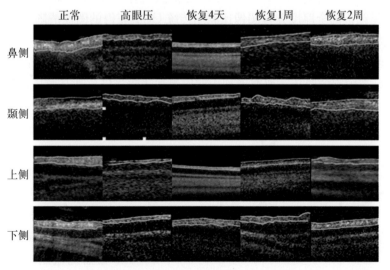

图 4 - 30　不同时刻一个样本的 RNFL 厚度[31]
Figure 4 - 30　RNFL thickness of a sample at different time intervals

4.3.1.2 高眼压下筛板变形

筛板是眼球壁最薄弱的部位,在探索青光眼视盘损害机制的过程中,对筛板的结构已有所了解,但对它在青光眼视神经损害中的地位和作用不是很清楚。至1981年,青光眼视神经损害的原发部位是在巩膜筛板这一观点得到确定,并且发现筛板同时伴有早期损害以后,筛板才引起广泛关注[32]。早期对筛板结构的研究一般利用生理切片及扫描电镜成像,观察结果发现,正常人的巩膜筛板存在着区域性差别,其上下方结缔组织支架较稀疏,筛孔较大,鼻颞侧结缔组织较密集,筛孔较小,这与视神经纤维对高眼压易感性的分布类型恰相对应,且不同个体间的损害程度相差悬殊,筛孔大,支架组织少的病例对眼压升高的耐受性较低,这些为青光眼视神经损害的机械学说提供了解剖学基础。

多个学者将筛板简化为板模型进行理论分析。早期的研究将筛板处理成有限厚度的圆板,根据弹性力学圆薄板弯曲理论,建立了眼压作用下的筛板变形的生物力学模型,分析眼压与筛板位移及其力学特性之间的关系[33,34]。近期的研究根据容许横向剪切变形的Ressner型平板理论,建立了在眼压与颅压共同作用下筛板受力变形的模型,分析了不同边界条件下筛板的受力与变形,定量分析了位移与眼压与颅压的压差、筛板厚度、直径、弯曲刚度、横向剪切刚度的关系[35]。

眼后节,尤其是视盘、筛板等细微组织的成像和数据获取,一直是眼科研究中的一个难点。传统的切片技术因组织或细胞常需经过固定、染色等一系列的步骤,会使标本产生变形或体积变化,影响准确度。21世纪初,随着新型频域光学相干断层扫描仪(spectral domain optical coherence tomography, SD-OCT)逐渐投入临床使用,研究者们获得了26层的筛板断层影像[36]。

随着OCT的发展,光学相干断层扫描的加强深度扫描模式(enhanced depth imaging optical coherence tomography, EDI-OCT)逐渐被应用到筛板的研究中来。利用EDI-OCT,可以看见筛板的全厚度并且图像比利用传统OCT获得的图像清晰[37],对于早期正常眼压性青光眼的诊断,筛板厚度变化的诊断效果较好[38]。

OCT也可用于动物筛板厚度的测量。如图4-31所示眼压控制装置可用来较精确地控制眼压,并维持恒定的眼压。研究者利用前房灌注法建立猫急性高眼压动物模型,设计两种眼压控制系统,① 使猫眼眼压分别控制在40 mmHg、60 mmHg、80 mmHg和100 mmHg;② 使眼压维持在100 mmHg,分别在1 h、2 h、3 h及4 h时进行测试[39]。

研究者利用拓普康3D OCT-1000,采用Choroid工作模式,获得128张猫视盘断层图,其中一张如图4-32所示;利用Matlab软件编写图像处理程序计算筛板前组织、

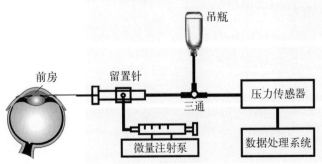

图4-31 实验平台原理[39]

Figure 4-31 Diagram of the experimental platform

筛板的厚度,如图 4 - 33 所示。利用 Mathematica 软件拟合筛板前边界并计算曲率半径,考虑到视盘的三维结构,采用球面方程拟合,图 4 - 34 是输出结果的图例。

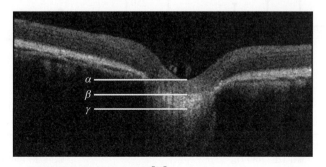

图 4 - 32 筛板和筛板前组织矢状面图[39]
Figure 4 - 32 Sagittal plane of LC and the prelaminar tissue

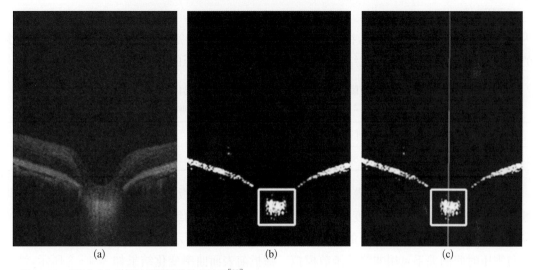

(a)   (b)   (c)

图 4 - 33 用 Matlab 进行的筛板图像处理过程[39]
(a) OCT 原图;(b) 通过去噪边界提取等获得视盘最低点;(c) 做垂直于 Bruclis 膜开口连线的中心线
Figure 4 - 33 Signal areas segmented with program

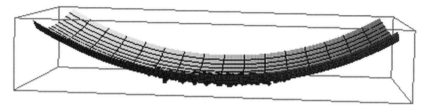

图 4 - 34 曲率计算输出结果示例[39]
Figure 4 - 34 An illustration of curvature calculation result

研究发现筛板及筛板前组织厚度随眼压的升高而减少,如图 4 - 35 所示。为了解两者间的关系,用线性方程来拟合厚度与眼内压间的关系,设眼压为 P,厚度为 $T(P)$。在加压过程中,筛板前组织厚度的拟合方程为 $T(P) = -7.813P + 216.45$,拟合优度为 0.921 2,筛板厚度的拟合方程为 $T(P) = -8.5507P + 210.69$,拟合优度为 0.961 2。实验得到的厚度与眼

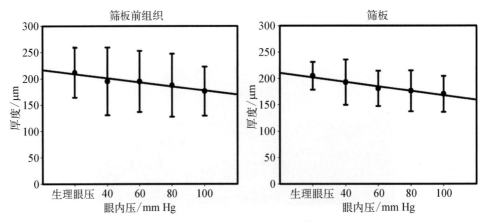

图 4 - 35 压力与筛板和筛板前组织厚度之间关系的线性拟合($n=5$)[39]

Figure 4 - 35 Curve fitting the thickness of the prelaminar tissue (left) and LC (right) in acute high IOP model ($n=5$)

内压的关系比较符合线性关系,在眼压升高的过程中,筛板和筛板前组织的厚度呈线性减少的趋势。筛板前表面曲率变化结果如表 4 - 2 所示,随着眼压的升高,曲率有变小的趋势。

表 4 - 2 瞬时高眼压模型筛板曲率变化情况($n=5$)[39]

Table 4 - 2 Curvature changes of the LC in acute model

眼内压/mmHg	生理眼压	40	60	80	100
曲　率	0.482 93	0.486 10	0.397 82	0.380 62	0.390 96

在维持高眼压模型中,随着高眼压持续时间的增多,筛板变薄,将应变数据进行归一化处理,即维压不同时间下的厚度与生理压力下的厚度的差的绝对值除以维压初始状态下的厚度与生理状态下的厚度的差的绝对值,结果如图 4 - 36 所示。筛板前组织及筛板厚度变化与维压时间的关系可用非线性函数模拟。筛板前表面曲率变化结果如表 4 - 3 所示,结果显示在眼压维持的过程中,随着维持时间变长,曲率有变小的趋势。

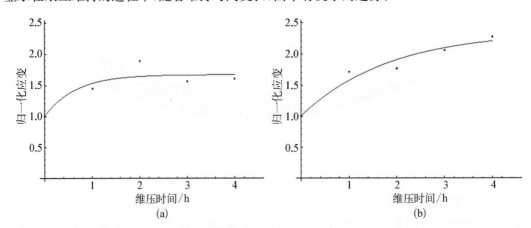

图 4 - 36 筛板和筛板前组织的蠕变曲线($n=5$)[39]
(a) 筛板前组织;(b) 筛板

Figure 4 - 36 The creep curve of LC and prelaminar tissue ($n=5$)

表 4 - 3　维持高眼压模型筛板曲率变化情况($n=5$)[39]
Table 4 - 3　Curvature changes of the LC in remained model

维压时间/h	0	1	2	3	4
曲　率	0.390 96	0.361 19	0.364 61	0.310 78	0.366 53

4.3.2　视盘三维重建及数值模拟

自 Quigley 等[32]研究发现青光眼视神经损害最初改变的位置位于筛板及周围组织开始,国内外学者认为发展一种能够评价高眼压对视神经影响的视盘模型,用于青光眼致病机制的力学分析是必要的。早期的研究利用组织切片及图像处理技术对人眼或动物眼的视盘或筛板组织进行有限元分析或三维重建[40,41]。最近的研究工作则利用 OCT 获得兔在体视盘断层图像,利用图像处理方法进行三维重建,并组装了巩膜模型,如图 4 - 37 所示,进行有限元分析[42,43]。在此基础上,研究者区分视网膜与脉络膜结构,基于猫在体图像,建立了猫眼三维有限元模型,如图 4 - 38 所示;5 个压力下视盘竖直方向变形如图 4 - 39 所示[44],其中第 1 张图认为是正常眼压 15 mmHg 下视盘无变形,视盘应力结果如图 4 - 40 所示。从图中可以看出,眼压越高,视盘凹陷越深。

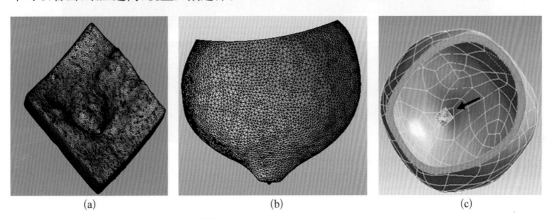

(a)　　　　　　　　　(b)　　　　　　　　　(c)

图 4 - 37　兔眼巩膜和视乳头模型的装配[43]
(a) 视盘三维重建;(b) 巩膜三维重建;(c) 模型组装
Figure 4 - 37　The assembly models between the rabbit sclera and one ONH model

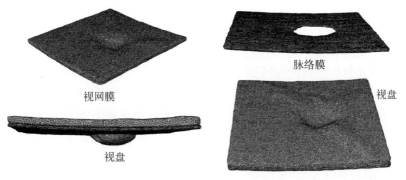

视网膜　　脉络膜　　视盘　　视盘

图 4 - 38　猫眼视盘三维重建[44]
Figure 4 - 38　Three-dimensional reconstruction of the optic nerve head of a cat

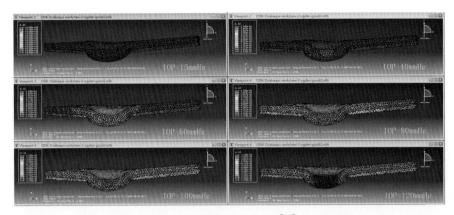

图4-39 不同眼压作用下视盘竖直方向位移(单位:mm)[44]

Figure 4-39 Vertical displacement of the optic nerve head under the different IOP

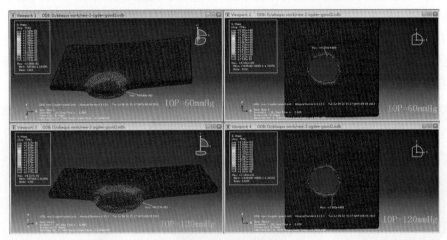

图4-40 不同眼压作用视网膜和脉络膜的等效应力(单位:MPa)[44]

Figure 4-40 Equivalent stress of the retina and choroid under the different IOP

　　高眼压作用下筛板及视盘会发生变形,而变形与材料的力学特性密切相关。利用在体OCT获得的断层图像,结合有限元方法及优化算法,可以确定在体视网膜力学特性[45]。材料特性分别采用线弹性模型、neo-Hookean及Ogden二阶模型进行识别,优化算法采用遗传算法,目标函数取为

$$J(\bar{x}) = \frac{1}{2} \sum_i (u_r^{\mathrm{sim}}(p_i) - u_r^{\mathrm{exp}}(p_i))^2 \qquad (4-2)$$

式中,u_r^{sim} 为有限元分析得到的视网膜变形,u_r^{exp} 是OCT测量得到的视网膜变形。

　　实验装置如图4-31所示,利用OCT获得不同的眼压下视盘断层图像,利用图像处理方法获取视网膜变形,采用视盘附近3个典型位置的变形进行视网膜材料特性识别,如图4-41所示,测量结果如图4-42所示。利用OCT获取的断层图像对视盘进行三维重建,有限元模型如图4-38所示。利用优化算法获得视网膜材料参数后,代入有限元模型计算3个典型位置的厚度变化,结果如图4-42所示。结果显示,实验结果与数值模拟结果相差不大,本方法可用于在体视网膜力学特性的识别。

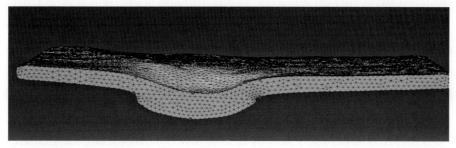

图 4 - 41 计算猫眼视盘形状变化的 3 个典型位置[45]

Figure 4 - 41 Three typical locations to calculate the thickness of the optic nerve head

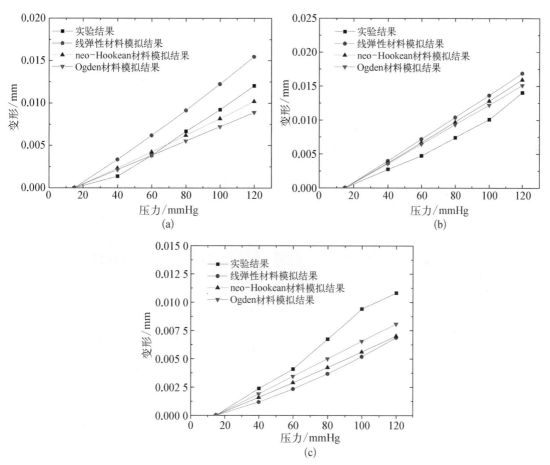

图 4 - 42 不同压力下视网膜厚度的变化的实验结果与有限元分析结果比较[45]
(a) 左侧位置；(b) 中间位置；(c) 右侧位置

Figure 4 - 42 Comparison between the experiment results and the simulation results of retinal thickness change under the different IOP

4.3.3 高眼压下视网膜与视神经损伤研究

视网膜的垂直切片由外向内共分为 10 层，依次为：色素上皮层、视锥视杆层（也称光感受器层）、外界膜、外核层（也称外颗粒层）、外丛状层（也称外网层）、内核层（也称内颗粒层）、内丛状层(也称内网层)、视神经节细胞层、神经纤维层和内界膜。通常将色素上皮层至外丛状层这 5 层称为视网膜外层,而其余 5 层即内核层至内界膜统称为视网膜内层。视路是从视网膜神经纤维层起,到大脑枕叶皮质纹状区的视觉中枢为止的整个有关视觉的神经冲动传递路径。视网膜视部的神经层是接受光刺激的感受器,向后连于视神经,视网膜的光感冲动由视神经传入中枢神经系统。视网膜电图(electroretinogram,ERG)反映了视网膜各神经元对光刺激的综合电反应,可根据记录到的 ERG 的波形特征来确定视网膜功能是否受损,以及如有损害出现是视网膜中某一种还是某几种神经细胞受损。闪光视觉诱发电位(flash visual evoked potential,F-VEP)是通过对视网膜进行闪光刺激,经过视路传送到枕叶视皮层的电活动,反映视网膜神经节细胞到视皮层的功能状态[46]。

高眼压对视网膜功能损伤的研究可通过实验诱导方法获得的高眼压动物模型进行。使用激光在大鼠中诱导慢性高眼压,通过组织形态学和图形视网膜电图的功能学检测发现在高眼压作用下的早期,视网膜内层尤其是视网膜神经节细胞即可出现形态学和功能学方面的改变[47];采用前房生理盐水灌注法也可建立高眼压动物模型,研究发现形态学变化趋势与 ERG 测量获得的 b 波和振荡电位(oscillatory potentials,OPs)变化规律一致[48]。

利用眼前房注入硅氧烷类油状液体可建立稳定的高眼压动物模型,如图 4-43 所示。研究者利用这种模型研究了慢性高眼压对视网膜的损伤[49,50]。这种慢性高眼压模型眼压可

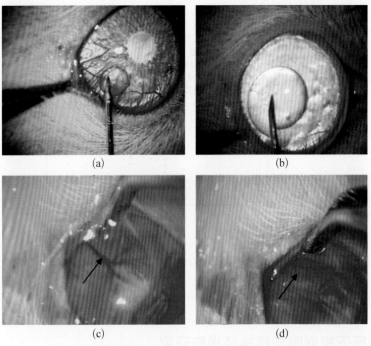

图 4-43 慢性高眼压动物模型的建立[50]
(a) 前房硅油注入部位;(b) 硅油充盈前房;(c) 电凝前血管充盈;(d) 电凝成功后,血管无充盈
Figure 4-43 Establishment of a rat model with a chronic intraocular pressure elevation

维持半年,眼压变化曲线如图4-44所示,适合开展高眼压对视网膜、视神经功能进行性损伤的长期观察,可为青光眼发病机制的研究提供可靠、有效的动物模型。

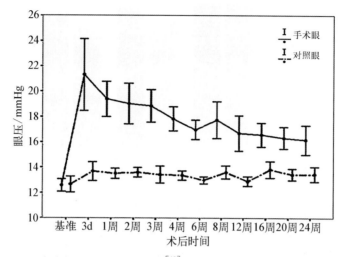

图4-44 实验大鼠双眼眼压变化趋势[49]

Figure 4-44 IOP in the study eyes and the control eyes

于术前1天和术后6周、8周、12周、24周通过常规HE染色和TUNEL染色观察视网膜和视神经组织形态学方面的改变、视网膜厚度的改变和视网膜神经节细胞数目变化,通过光镜观察和测量可以看到术后8周时视网膜厚度明显变薄、视网膜神经节细胞数明显减少,24周时可见视盘凹陷和视神经内神经胶质细胞增加、神经髓壳内的血管萎缩和视神经的萎缩。于术前1天和术后8周、24周通过逆行荧光金标记计数视网膜神经节细胞,术前实验大鼠左、右眼视网膜神经节细胞的密度分别是 $2786.7 \pm 520.8\ 4/mm^2$ 和 $2808.0 \pm 376.04/mm^2$,两者没有统计学差异($p > 0.05$);术后8周和24周,模型眼与对照眼相比视网膜神经节细胞的密度显著降低($p < 0.05$),模型眼与对照眼的密度比分别是91.9%和87.0%。图4-45为术后24周模型眼与对照眼的视网膜神经节细胞计数图[50]。

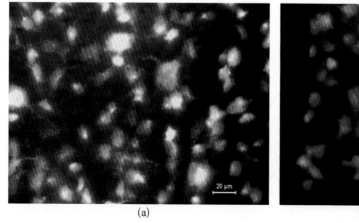
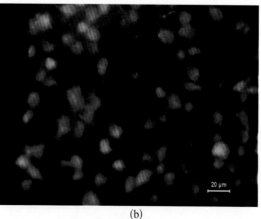

(a)   (b)

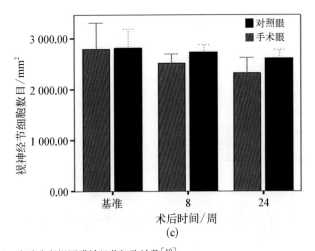

图 4 - 45　实验大鼠视网膜神经节细胞计数[49]
(a) 造模 24 周对侧眼的 RGCs 图像；(b) 造模 24 周模型眼 RGCs 图像；(c) 实验大鼠 RGCs 密度变化趋势图

Figure 4 - 45　Count of RCGs in experimental rat

采用 Ronland RETIport32 视觉电生理仪测量大鼠双眼闪光视网膜电图（Flash electroretinogram，F - ERG）和双眼闪光视觉诱发电位。F - ERG 顺序记录视杆反应（Rod - ERG）、最大混合反应（Max - ERG）、振荡电位，明适应 10 min 后记录视锥反应（Cone - ERG）及 30 Hz 闪烁光反应（30 Hz Flick - ERG）。在 F - ERG 的多种不同成分中，a 波、b 波和振荡电位是其中几个最主要成分。a 波是一个负相波，b 波是一个正相波，振荡电位是重叠在 b 波上升支上的一组节律小波，如图 4 - 46(a)所示。a 波振幅为从基线值至波谷之值；b 波振幅为 a 波波谷至 b 波波峰之值；a 波潜时为闪光开始至 a 波波谷的时程；b 波潜时为闪光开始至 b 波波峰的时程。F - VEP 是由一系列负向波和正向波组成的复合波，负向波用 N 表示，正向波用 P 表示，序号为该波出现的次序，如图 4 - 46(b)所示。N_1P_1 幅值为第一个负向波波谷到第一个正向波波峰之值，P_1N_2 幅值为第一个正向波波峰到第二个负向波波谷之值。P_1、N_2、P_2 潜时分别为闪光开始至第一个正向波波峰、第二个负向波波谷、第二个正向波波峰的时程。

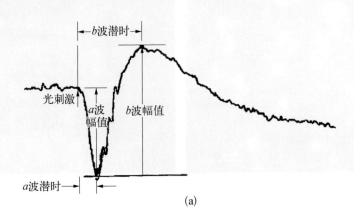

(a)

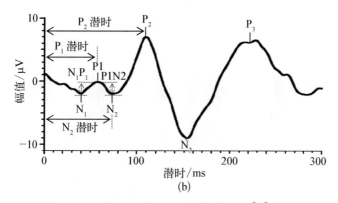

图 4 - 46 闪光视网膜电图和闪光视觉诱发电位波形图[50]
(a) ERG *a* 波和 *b* 波潜时和振幅的测量法；(b) 闪光视觉诱发电位波形图

Figure 4 - 46 Oscillogram of F - ERG and F - VEP

研究发现，于术前 1 天和术后 3 周、6 周、8 周、24 周对大鼠进行双眼闪光视网膜电图测量，术后 3 周起视网膜电图 *a* 波、*b* 波及振荡电位波的幅值等参数均显著降低（$p <$ 0.01），到 6 周时降到最低值，8 周、24 周时略有恢复。如图 4 - 47 所示为暗适应最大混合反应 Max - ERG 参数变化，图 4 - 48 为振荡电位 OPs 和 30 Hz 闪烁光反应 Flick - ERG 参数变化。于术前 1 天和术后 6 周、8 周、12 周、24 周对大鼠进行双眼闪光视觉诱发电位测量，模型眼 6 周时 N_1P_1 幅值降低（$p < 0.05$），8 周时 N_1P_1、P_1N_2 幅值降低（$p < 0.05$），6 周时 P_1、N_2、P_2 潜时显著延长（$p < 0.01$），之后各时间点未见明显变化，如图 4 - 49～图 4 - 53 所示[50-53]。

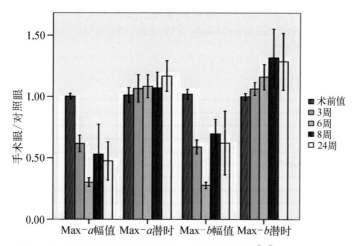

图 4 - 47 暗适应最大混合反应 Max - ERG 参数变化[50]

Figure 4 - 47 Parameter changes of Max - ERG in progress of dark adaptation

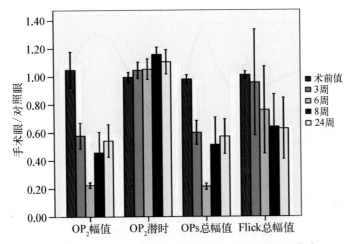

图 4 - 48 振荡电位 OPs 和 30 Hz 闪烁光反应 Flick - ERG 参数变化[50]
Figure 4 - 48 Parameter changes of OPs and Flick - ERG of 30 Hz

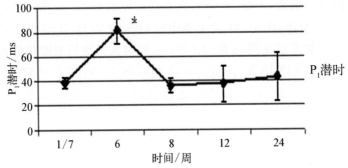

图 4 - 49 大鼠模型眼 F - VEP 的 P_1 潜时变化曲线[50]
Figure 4 - 49 Parameter changes of P_1 of F - VEP in the study eye of experimental rat

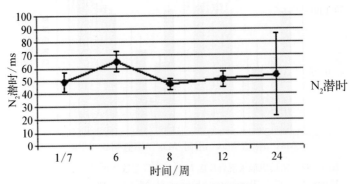

图 4 - 50 大鼠模型眼 F - VEP 的 N_2 潜时变化曲线[50]
Figure 4 - 50 Parameter changes of N_2 of F - VEP in the study eye of experimental rat

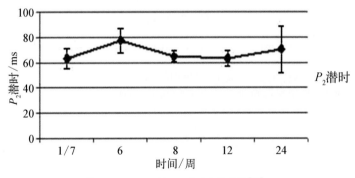

图 4 - 51 大鼠模型眼 F - VEP 的 P_2 潜时变化曲线[50]

Figure 4 - 51 Parameter changes of P₂ of F - VEP in the study eye of experimental rat

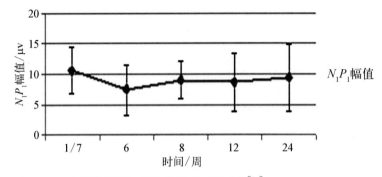

图 4 - 52 大鼠模型眼 F - VEP 的 $N_1 P_1$ 变化曲线[50]

Figure 4 - 52 Parameter changes of N₁P₁ of F - VEP in the study eye of experimental rat

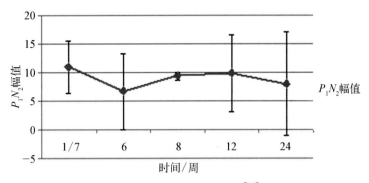

图 4 - 53 大鼠模型眼 F - VEP 的 $P_1 N_2$ 变化曲线[50]

Figure 4 - 53 Parameter changes of P₁N₂ of F - VEP in the study eye of experimental rat

因此，慢性高眼压会在大鼠节细胞层以前各层即第 1 级和第 2 级神经元水平上造成视网膜功能损伤，也会造成视神经光信号传导能力的损伤。

（刘志成　钱秀清　宋红芳　王乐今）

———————————————— 参 考 文 献 ————————————————

［1］ Quigley H A，Broman A T. The number of people with glaucoma worldwide in 2010 and 2020［J］. Br J Ophthalmol，2006，90(3)：262 - 267.

［2］ 周和政,沈政伟.眼压与青光眼［M］.武汉：湖北科学技术出版社,2010.

［3］ 王宁利.Shields青光眼教科书［M］.5 版.北京：人民卫生出版社,2009.

［4］ Jonas J B，Wang N，Wang Y X,et al. Ocular hypertension：General characteristics and estimated cerebrospinal fluid pressure. The Beijing eye study 2011［J］. PLoS One,2014,9(7)：e100533.

［5］ He Z，Vingrys A J，Armitage J A, et al. The role of blood pressure in glaucoma［J］. Clin Exp Optom,2011,94(2)：133 - 149.

［6］ 叶天才,王宁利.临床青光眼图谱［M］.北京：人民卫生出版社,2007.

［7］ Cheng C Y，Liu C J，Chiou H J, et al. Color Doppler imaging study of retrobulbar hemodynamics in chronic angle-closure glaucoma［J］. Ophthalmology,2001,108(8)：1445 - 1451.

［8］ Plange N，Kaup M，Arend O, et al. Asymmetric visual field loss and retrobulbar haemodynamics in primary open-angle glaucoma［J］. Invest Ophthalmol Vis Sci，2006，244(8)：978 - 983.

［9］ Martínez A，Sánchez M. Predictive value of colour Doppler imaging in a prospective study of visual field progression in primary open angle glaucoma［J］. Acta Ophthalmol Scand,2005,83(6)：716 - 722.

［10］ Sultan M B，Mansberger S L，Lee P P. Understanding the importance of IOP variables in glaucoma：A systematic review［J］. Surv Ophthalmol，2009，541(6)：643 - 662.

［11］ Guo L，Moss S E，Alexander R A, et al. Retinal ganglion cell apoptosis in glaucoma is related to intraocular pressure and IOP - induced effects on extracellular matrix［J］. Invest Ophthalmol Vis Sci，2005，46(1)：175 - 182.

［12］ 胡倩倩,吴仁毅.青光眼视神经保护的治疗现状及进展［J］.国际眼科杂志,2014,14(4)：633 - 636.

［13］ 靳琳,原慧萍.24 小时眼压的研究进展［J］.医学综述,2013, 19 (10)：1816 - 1819.

［14］ 叶长华,厉君,林丁,等.中央角膜厚度对 24 h 眼压波动的影响［J］.国际眼科杂志,2012,12(1)：87 - 89.

［15］ 陈琛,刘晓华,林丁,等.基于定量瞳孔阻滞力仿真实验的虹膜组织生物力学特性分析［J］.眼科新进展,2006,26(4)：248 - 252.

［16］ 雷玉玺.基于瞳孔阻滞仿真动物实验的虹膜力学特性研究［D］.北京：首都医科大学生物医学工程学院,2007.

［17］ 薄雪峰.虹膜位形变化规律及本构关系的实验研究［D］.北京：首都医科大学生物医学工程学院,2010.

［18］ 张昆亚.虹膜形态变化的实验研究及数值模拟［D］.北京：首都医科大学生物医学工程学院,2014.

［19］ 李婷.动物眼前后房压强差变化规律的在体实验研究［D］.北京：首都医科大学生物医学工程学院,2008.

［20］ 宋红芳.基于在体实测前后房压强差的房水循流仿真研究［D］.北京：首都医科大学生物医学工程学院,2012.

［21］ Pavlin C J，Macken P，Trope G E,et al. Accommodation and iridotomy in the pigment dispersion syndrome［J］. Ophthalmic Surg Lasers，1996,27(2)：113 - 120.

［22］ Kondo T，Miura M. A method of measuring pupil-blocking force in the human eye［J］. Graefes Arch Clin Exp Ophthalmol，1987，225(5)：361 - 364.

［23］ 杨红玉.基于粒子图像测速技术的房水流动特性研究［D］.北京：首都医科大学生物医学工程学院,2013.

［24］ Mei X，Ren L，Xu Q，et al. Effect of persistent high intraocular pressure on microstructure and hydraulic permeability of trabecular meshwork［J］. Chin Phys B，2015，24(5)：606 - 613.

［25］ Overby D，Ruberti J，Gong H，et al. Specific hydraulic conductivity of corneal stroma as seen by quick- freeze / deep - etch［J］. J Biomech Eng，2001，123(2)：154 - 161.

［26］ 任琳.基于共聚焦成像的小梁网形态随眼压变化状况的初步研究［D］.北京：首都医科大学生物医学工程学院,2015.

［27］ Hoyt W F，Frisén L，Newman N M. Fundoscopy of nerve fiber layer defects in glaucome［J］. Invest Ophthalmol，1973，12(11)：814 - 829.

［28］ Tsai J C. Optical coherence tomography measurement of retinal nerve fiber layer after acute primary angle closure with normal visual field［J］. Am J Ophthalmol,2006,141(5)：970 - 972.

［29］ 戴惟葭,边俊杰,杨惠青,等.急性闭角型青光眼视网膜神经纤维层改变的一年动态观察［J］.眼科,2010,19(5)：331 - 335.

［30］ Schuman J S，Pedut-Kloizman T，Pakter H，et al. Optical coherence tomography and histologic measurements of nerve fiber layer thickness in normal and glaucomatous monkey eyes［J］. Invest Ophthalmol Vis Sci，2007，48(8)：3645 - 3654.

［31］崔倩倩,邱建峰,钱秀清,等.急性高眼压引起视网膜神经纤维层厚度改变的规律研究[J].医用生物力学,2012,27(2):214-219.

［32］Quigley H A, Addicks E M, Green W R,et al. Optic nerve damage in human glaucoma. Ⅱ:The site of injury and susceptibility to damage[J]. Arch of Ophthalmol,1981,99(4):635-649.

［33］He D Q, Ren Z Q. A biomathematical model for pressure-dependent lamina cribrosa behavior[J]. J Biomech, 1999, 32(6):579-584.

［34］Newson T, El-Sheikh A. Mathematical modeling of the biomechanics of the lamina cribrosa under elevated intraocular pressures[J]. J Biomech Eng, 2006, 128(4):496-504.

［35］田晗菁,杜睿琪,宋凡.眼压作用下筛板的力学行为分析[M].中国力学大会-2015论文摘要集,2015.

［36］Kagemann L, Ishikawa H, Wollstein G, et al. Ultrahigh-resolution spectral domain optical coherence tomography imaging of the lamina cribrosa[J]. Ophthalmic Surg Lasers Imaging,2008,39(4):S126-S131.

［37］Lee E J, Kim T W, Weinreb R N, et al. Visualization of the lamina cribrosa using enhanced depth imaging spectral-domain optical conerence tomography[J]. Am J Ophthalmol,2011,152(1):87-95.

［38］Park H Y, Park C K. Diagnostic capability of lamina cribrosa thickness by enhanced depth imaging and factors affecting thickness in patients with glaucoma[J]. Ophthalmology,2013,120(4):745-752.

［39］Zhao Q Y, Qian X Q, Li L,et al. Effect of elevated intraocular pressure on the thickness changes of cat laminar and prelaminar tissue using optical coherence tomography[J]. Bio-Medical Materials and Engineering,2014,24(6):2349-2360.

［40］Roberts M D, Grau V, Grimm J, et al. Remodeling of the connective tissue microarchitecture of the lamina cribrosa in early experimental glaucoma[J]. Invest Ophthalmol Vis Sci,2009,50(2):681-690.

［41］Sigal I A, Flanagan J G, Tertinegg I, et al. Reconstruction of human nerve heads for finite element modeling[J]. Tech and Health Care,2005,13(4):313-329.

［42］Qiu J F, Qian X Q, Cui Q Q, et al. Three-dimensional reconstruction and finite element modeling analysis of the rabbit optic nerve head in acute high intraocular pressure[J]. Japanese Journal of Applied Physics,2012,51(6):067001.

［43］邱建峰.青光眼高眼压下的视神经乳头三维重建与仿真分析[D].北京:首都医科大学生物医学工程学院,2012.

［44］祁昕征,魏超,杨佳燕,等.三维有限元模型力学分析可预测视乳头的形状变化[J].中国组织工程研究,2013,17(50):8712-8718.

［45］Qian X Q, Zhang K Y, Liu Z C. A method to determine the mechanical properties of the retina based on an experiment in vivo[J]. Bio-Medical Material and Engineering,2015,26(1):S287-297.

［46］吴乐正,吴德正.临床视觉电生理学[M].北京:科学出版社,1999.

［47］Ben-Shlomo G, Bakalash S, Lambrou G N, et al. Pattern electroretinography in a rat model of ocular hypertension:functional evidence for early detection of inner retinal damage[J]. Experimental Eye Research, 2005, 81(3):340-349.

［48］Suzuki R, Oka T, Tamada Y, et al. Degeneration and dysfunction of retinal neuronsin acute ocular hypertensive rats:involvement of calpains[J]. Journal of Ocular Pharmacology and Therapeutics, 2014, 30(5):419-428.

［49］Guo X Q, Tian B, Liu Z C, et al. A new rat model of glaucoma induced by intracameral injection of silicone oil and electrocoagulation of limbal vessels[J]. Chinese Medical Journal,2011,124(2):309-314.

［50］郭学谦.慢性高眼压对大鼠视网膜和视神经损伤的在体实验研究[D].北京:首都医科大学生物医学工程学院,2010.

［51］陈伯君,赵明,田蓓,等.小波分析在大鼠闪光视觉诱发电位特征提取中的应用[J].中国组织工程研究与临床康复,2009,13(22):4287-4290.

［52］郭学谦,田蓓,孙世杰,等.高眼压对青光眼视网膜功能的影响[J].医用生物力学,2010,25(3):195-199.

［53］谢楠,郭学谦,田蓓,等.闪光视网膜电图时域、频域联合分析评价慢性高眼压模型大鼠的视网膜功能[J].中国组织工程研究与临床康复,2009,13(22):4281-4286.

5 眼外伤的仿真与实验研究

眼是人体最重要的感觉器官之一,是人类从外界环境中获取信息的主要途径。眼的结构复杂,内部组织十分脆弱,即使是轻微的损伤,如果处理不当也常常会对患者造成严重的视力障碍,甚至是失明。我国眼外伤的流行病学研究表明眼外伤住院患者约占眼科住院总人数的1/3[1],是眼科疾病中首位的致盲因素。眼外伤是眼球及其附属器官受到外来的机械、物理或化学等作用引起的眼结构和功能的损害,是导致失明的主要原因之一[2,3]。生物力学为定量分析造成眼损伤的力学条件与其损伤程度之间的关系提供了有效的研究手段,有助于理解眼外伤产生的机制,为眼损伤的修复与治愈提供更合理的医疗方案。

5.1 眼外伤概述

眼外伤按致伤原因可分为机械性和非机械性两类,前者是由力学因素直接导致的组织损伤;后者则包括化学烧伤、热烧伤、激光伤、辐射伤、电击伤等。机械性眼外伤,如锐利物刺伤(刀、钉子等)、钝物击伤(棒球、拳击等)、爆破冲击伤(烟花)等在医院门诊和住院患者中占有重要的比例[4,5]。文章所提到的眼外伤如不做特殊说明均是指机械性眼外伤。

国际眼外伤协会(International Society of Ocular Trauma)的眼外伤分类小组(Ocular Trauma Classification Group),根据眼外伤的产生机制及其临床表现将机械性损伤分为开放性和闭合性眼外伤两大类,它们的划分依据是眼球壁是否被穿透[2,3]。尽管闭合性眼外伤大多是由于钝击造成的,而开放性眼外伤多是锐器刺伤的结果,但是外力条件和造成眼损伤的物体特征并不是判断眼外伤类型的重要参考。例如,钝物若具有较大冲击能量,也可以穿透眼球壁,形成眼内异物(intraocular foreign body,IOFB)[6]。并且相对于锐利物而言,钝物需要更大的能量才能穿透眼球,因此造成的伤害会更加严重。具体的眼外伤分类如图5-1所示。

我国的流行性病学研究发现眼外伤的发病年龄以儿童(7~14岁)和青壮年(18~45岁)居多[1],这是由于该年龄段的人群更多地从事或参与高对抗性(拳击[7]、网球[8]、跳水[9]等)的体育项目和高冲击性的娱乐活动(蹦极[10]、彩弹射击[11]等)。由于眼结构复杂,组织脆弱,当其受到损伤后即使抢救及时也常常会对患者的视力造成极大的伤害,甚至是失明。统计

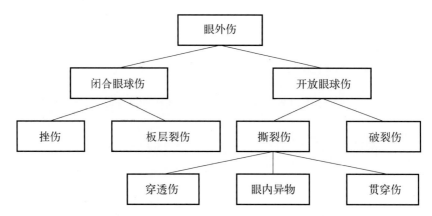

图5-1　眼外伤的分类[2,3]
Figure 5-1　Classification of eye injuries

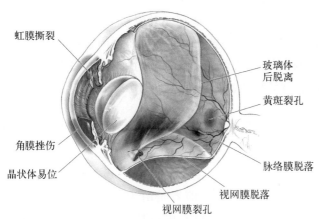

虹膜撕裂
玻璃体后脱离
黄斑裂孔
角膜挫伤
晶状体易位
脉络膜脱落
视网膜脱落
视网膜裂孔

图5-2　钝击造成的常见眼外伤[2,3]
Figure 5-2　Eye injury caused by blunt trauma

资料表明,眼外伤治疗后的致盲率高达 12.7%～62.5%,眼球摘除率为 1.7%～13.3%[12]。严重的眼外伤主要来自锐刺伤和钝击伤[13]。锐利物对眼睛的损伤十分容易理解,它是由于利器直接作用于眼组织,对其正常的解剖结构或微观形态进行破坏。相对而言,钝击造成的眼外伤复杂多样,即使在眼球壁完好的情况下,眼内组织也会遭受严重的损伤,如视网膜脱落、脉络膜脱落、晶状体易位和虹膜撕裂等(见图5-2)。尽管对钝击造成的眼组织病变和临床表现已有较充分的认识,但是对一些眼损伤的发病机制仍不像锐刺伤那样容易理解。尤其是在眼球壁完好的情况下,眼内组织损伤仍然缺少深入系统的研究。应用生物力学的研究方法,国内外学者已经针对钝性眼外伤开展了相关的实验和仿真方面的研究,越来越深入地揭示眼外伤的发生机制。

5.2　眼损伤的实验研究

造成眼损伤的力学因素多种多样,本节根据外力的特征,分别讨论钝击和冲击两种机械因素造成眼外伤的实验研究。

5.2.1　眼钝击伤实验研究

最早进行外伤性眼钝伤的研究是利用动态冲击实验,通过研究各种物体以不同的速度和能量冲击眼球,分析可能发生的眼损伤情况。早在 1969 年,Delori 等[15]通过 BB 弹丸(直径 4.5 mm,质量 0.375 g)以约 60 m/s 的速度对眼球进行冲击试验,他们利用高速摄像机记录了眼球的变形情况,并利用能量关系解释了外伤性玻璃体基底损伤的机制(见图 5-3)。Delori 等的工作是第 1 次深入地系统地从冲击试验的角度对眼组织的损伤进行研究。

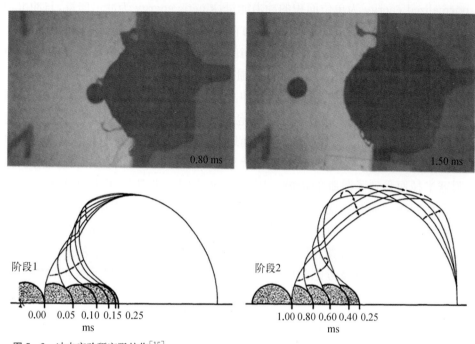

图 5-3 冲击实验研究眼外伤[15]
Figure 5-3 Impact test for ocular trauma

此后,冲击试验逐渐成为眼外伤研究的一个重要手段,量化研究不同的物体冲击眼球造成的眼损伤情况。Campbell[16]针对闭合性眼外伤前房出血机制进行实验研究,并指出钝击造成的赤道部扩张会伴有晶体和虹膜向后移位或血管破裂等现象;Blanton[17]通过研究外伤性青光眼得出如下结论:当眼球受到钝物击打时,外力造成眼球前后径缩短和横径的加长,直接导致了前节结构尤其是房角的撕裂。

诸多的冲击实验发现动能是造成钝性眼外伤最重要的参考条件。动能由冲击物的质量和速度所决定,它的大小直接影响眼外伤的类型和程度。如果,冲击物的动能足够大,它可能穿破眼球,形成眼内异物,造成眼内组织损伤。即使冲击物没有足够的能量造成闭合性眼外伤,也会导致如视网膜脱离这样的严重症状。然而,动能作为判断眼外伤的标准存在一个明显的不足:它并没有考虑冲击物的形状对损伤的影响,事实上这个影响是十分明显的。例如一颗子弹和一个棒球,以相同的能量冲击眼球,造成的眼外伤不论从类型还是程度都会存在显著的差别,Stitzel 等[18]已经通过实验证实了这个问题。为了将冲击物的形状因素考虑其中,Duma 等[19]在总结不同的钝物(泡沫块、金属块、BB 弹等)冲击造成的眼球破裂伤后提出:单位面积的冲击能量更能准确地描述造成眼损伤的力学条件,

式为

$$\text{normalized energy} = \frac{\text{kinetic energy}}{\text{projected area}} = \frac{\frac{1}{2}mv^2}{A} \qquad (5-1)$$

式中：normalized energy 为单位面积的冲击能量；kinetic energy 为冲击能量，与冲击物的质量和速度有关；projected area 为钝物在冲击方向上的横截面积。式(5-1)将不同尺寸的冲击物进行归一化处理，是量化实验研究眼外伤的一个进步。Duma 等[20]在进行射流冲击试验中发现该式同样适用于流体冲击造成的眼损伤判别。

　　Weaver 等[21]利用更多的钝物进行眼球冲击实验，验证归一化公式(5-1)的正确性。这些钝物包括棒球、BB 弹、彩弹、冲击锤、铝块、泡沫块、塑料块等。他们发现，比起单一的冲击能量而言，单位面积的冲击能量确实更能准确地描述造成眼球破裂伤的力学条件。但是对于大尺寸冲击物造成的眼损伤，归一化公式就显得不是那么准确，这很可能是由于物体尺寸大于眼球半径而受到了眼眶的影响。Weaver 等[22]进一步研究了大尺寸钝物冲击眼球导致的眼损伤问题。他们发现眼眶骨对钝物冲击有一定的保护作用，并且这种保护作用具有个体差异——同眼眶骨的解剖结构和眼球在眼窝中的位置直接相关(如眼突)。但是他们的研究仅涉及有限元仿真，没有进一步通过实验手段对他们的结论进行验证。最近，研究学者发现冲击实验应该考虑到眼压的变化，因为眼压的升高将导致多种眼组织和内容物的损伤。Sponsel 等[23]利用压力连通装置，测量眼球在遭受到彩弹冲击下的眼压情况。他们发现当眼内压超过 2.0 MPa 时，眼球破裂的可能性极大。另外，他们还确定了造成其他眼外伤如角膜磨损、晶状体易位、继发性青光眼、白内障、视网膜或脉络膜的脱离对应的压力条件。

　　Bisplinghoff 等[24]利用高速加压系统向眼球内施加高压(见图 5-4)，致其破裂。通过高速摄像机测量眼球壁上标识的变化，得到了巩膜在动态载荷下的力学性能，并且确定了高速载荷下巩膜能够承受的最大应力(13.89 MPa)和最大应变(0.05)。同静态的力学测试结果相比，巩膜在高速冲击下能够承受更大的应力，反而不能承受更大的应变。这个损伤标准为数值仿真评价眼损伤提供了客观依据。

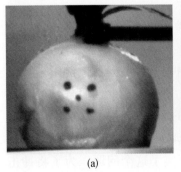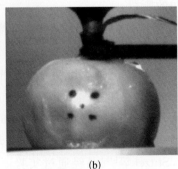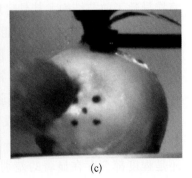

(a)　　　　　　　　　(b)　　　　　　　　　(c)

图 5-4　高速摄像机记录巩膜变形[24]

Figure 5-4　The deformation recorded by high speed camera

　　Gray 等[25] 及 Alphonse 等[26] 分别通过实验对在体或者离体的眼球进行冲击,研究眼组织不同部位的损伤情况。近些年,随着实验手段的完善和实验仪器的进步,眼外伤的动态冲击实验越来越朝向多元化和深层次发展。大批科学研究者投身实验性眼外伤的研究,为后代的研究留下了宝贵的实验数据和资料。

　　同时,国内学者利用各种冲击物,制造动物钝性眼损伤模型,研究不同的冲击能量下,眼组织的损伤情况。安美霞等[27] 使用铁棍,以 3 J 的能量对兔眼进行自由落体方式垂直冲击。他们的实验结果发现光感受器细胞的凋亡是挫伤性视网膜病变的一个重要机制。同时,他们也发现眼挫伤后血管的痉挛收缩及扩张充血等变化。他们认为血管口径的微小变化即可直接影响组织的灌流量,使靠脉络膜营养的视网膜外层受到继发的缺血缺氧损伤,甚至缺血再灌注损伤。聂闯[28] 用汽步枪以 90 m/s 的速度发射 TB 弹丸(平均质量 0.201 22 g)制造动物损伤模型,并与不致伤受试组进行对照,观察伤后 3 h、6 h、1 天、3 天、7 天和 14 天眼前节的组织病变。结果表明所有实验兔角膜损伤严重,角膜混浊自 2 周后开始稍有好转;前房出血严重,瞳孔呈外伤性散大,一些实验眼可见瞳孔永久性变形,不能恢复,并伴有晶体浑浊。他们认为枪械造成的眼损伤可归结于两个原因:首先弹丸产生的能量经球内组织迅速传递,并在各组织中产生方向不同的剪切力,将造成明显的撕拉损伤;另外眼球受压变形可能是压缩波与拉伸波的复合效应所造成的。当高速物体在极短时间内遭受打击时,没有更多的时间对眼球实现缓冲作用,将造成更为严重的损伤。同时该课组(2001)利用汽步枪以 90 m/s 的速度发射制造眼外伤动物模型,研究兔眼视网膜色素细胞超微结构的改变。他们得到更加全面的实验数据和充分的解释。

　　北京航空航天大学生物与医学工程学院眼生物力学课题组同样开展了眼钝击伤的实验研究。实验对象为离体新鲜猪眼球,利用自行设计的小型摆式冲击实验平台对样本加载不同程度的冲击能量,在钝击过程中同时测量眼内压、冲击力等参数,分析视网膜损伤和脱落的力学机制。首先利用商业化的交互式医学影像处理软件 Mimics 10.01(Materialise NV,Belgian)对眼眶进行三维重建,图像来自先前扫描的成年男子(28 岁)头部 CT 图。然后利用 3D 打印机进行三维打印,得到 1∶1 的成人眼眶模型(见图 5 - 5)。眼眶内部填充有 10% 的明胶来替代眶内脂肪,作为离体眼的支撑和缓冲。冲击实验对象为新鲜猪眼。获取猪眼符合伦理和实验动物要求。为了确保实验样本的新鲜,保存和运输动物眼的过程中使用冰镇的方法,实验环境的温度应保持在 4℃,实验时间不能超过 24 个小时。动物眼球的准备还包括彻底地去除猪眼的眼睑和眼球周围的其他软组织,保证眼球和视神经完全暴露出来。

　　冲击实验平台是我们自制的一个摆锤装置,摆锤臂是由标准的直径为 6 cm 的钢棒组成,通过两端 5 cm 的螺纹可以变化摆锤臂长度,末端为一个两端带螺纹的棱柱直角,一端接锤臂,一端接冲击球。冲击球和摆锤臂之间安装动态压力传感器(AFT - L2 型,中国),利用 PC 机记录小球碰撞眼球后的压力变化。试验机通过改变摆锤的高度产生不同的冲击能量。眼内压测量装置由一根薄壁空心针(直径 20～25 mm),一个动态压力传感器(S23/25,Keller Inc., SUI,采集频率高达 10 000 Hz,适用范围 -1～100 bar,采集精度 0.05%)和一个眼内压平衡装置构成,三者利用厚壁管连接到一个三通导管上,所有联通装置都要排尽空气,并填充 10% 的生理盐水。在冲击力传感器和压力传感器的同时用采集卡进行同步采集,

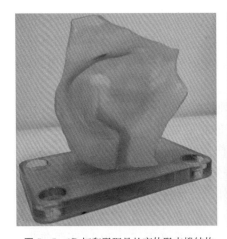
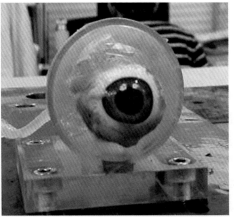

图 5-5 3D 打印眼眶骨的离体眼支撑结构

Figure 5-5 The support of the eye using 3D printed model

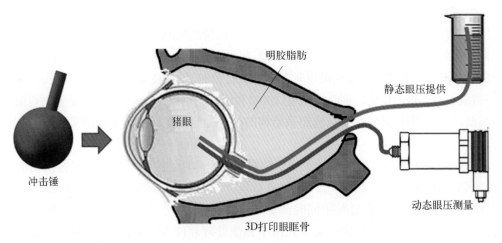

明胶脂肪

静态眼压提供

猪眼

冲击锤

动态眼压测量

3D打印眼眶骨

图 5-6 钝击实验

Figure 5-6 A schematic drawing for blunt eye trauma experiment

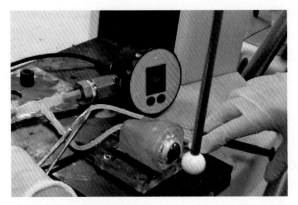

图 5-7 眼钝击实验平台

Figure 5-7 The experimental measurement system for blunt eye trauma tests

并在 PC 端进行即时的采集、比较、判断、记录与制图。实验设计如图 5-6 所示。

实验前,将取来的新鲜猪眼安放在备好的充满明胶的眼眶中,然后将薄壁针沿着眼球视神经插入到玻璃体中,通过眼内压平衡装置保证眼压维持在正常眼压范围,然后关闭隔离阀,并启动动态压力传感器,等待冲击。通过调整摆锤高度产生 0.5～2 J 不等的冲击能量,并用高速摄像机记录冲击过程,如图 5-7 所示。

冲击试验结束后,取出样品,对其进

行组织切片观察。利用实验室的冷冻切片机(CM1950,Leica Corp.,GER)将猪眼球连续切薄片至 7 μm。切片后进行 HE 染色,观察视网膜及其他组织的损伤情况,试图建立冲击能量与损伤的量化关系,如图 5-8 所示。

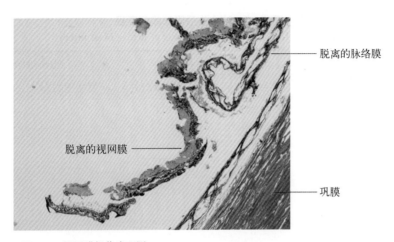

图 5-8　视网膜损伤病理图

Figure 5-8　The histopathology of retinal damage

5.2.2　眼冲击伤实验研究

眼冲击伤的研究主要是以军事或体育为背景,评价眼损伤的特点及发病机制。1997年,高昭辉等通过对兔眼的冲击伤研究发现,虹膜睫状体血管功能的改变是眼冲击伤发病机制[29],他们认为伤后瞬间眼压下降及迅速升高,可能是冲击波高压直接作用后眼部血管收缩—扩张的结果,并随着组织水肿的产生和加重,眼压出现一次幅度较大、持续时间较长的降低。黄秋闽等对眼冲击伤机制进行研究[30-33]。他们采用生物激波管制造接近临床实际的眼冲击伤模型。生物激波管是指专门或主要用于生物实验的激波管[34]。此种装置所产生的激波,可提供侧向和正向爆破的物理条件、模拟核爆炸或炸药爆炸时产生的爆炸波,如图 5-9 所示。动物置于激波管内或管口处,可发生不同程度的冲击伤,从而为研究人体冲击伤的发生机制和防治提供较理想的动物模型。

实验时,受试动物置于被驱动段管口前方,配有呼吸机等控制实验条件,可方便地进行体表压力、体内压力和电

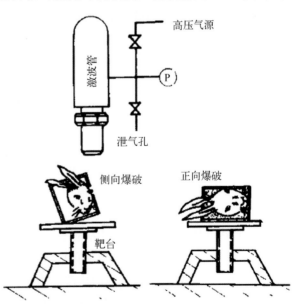

图 5-9　生物激波管制造兔眼损伤模型[35]

Figure 5-9　A rabbit model of ocular injury in a biological shock tube

生理指标的测定。以家兔为实验对象，可观察到受试动物在高压下巩膜充血、角膜损伤、虹膜断裂、前房出血、晶状体浑浊或破裂、眼底出血、视网膜脱离、眼球脱出和眼球后壁破裂等损伤[35]，如表 5-1 所示。

表 5-1　冲击伤后眼部临床表现
Table 5-1　Clinical manifestations of ocular blast injury

临 床 表 现	轻伤组(n=32)		重伤组(n=32)	
	发生眼数/n	百分率/%	发生眼数/n	百分率/%
角膜损伤	32	100	32	100
虹膜根部离断	0		2	6.3
瞳孔变形	32	100	32	100
晶状体前囊破裂	0		1	3.1
外伤性低眼压	32	100	25	78.1
外伤性高眼压	0		7	21.9
视网膜脱离	2	6.3	5	15.6
眼球脱出	0		2	6.3
眼球后壁破裂	0		2	6.3

黄秋闽等[30-33]建立以两种压力峰值的轻、重伤两组伤型。利用伤前和伤后定期的对照（0.5、3、6 和 24 h），观察眼部伤情，通过测定脉络膜血流量、视网膜电图、荧光眼底血管造影，对损伤病理及超微结构进行观察，评估伤后眼后节组织损伤的特征与变化过程。根据实验结果，他们认为冲击波可在眼内产生剥落效应、内爆效应、压力差效应、血流动力学效应等对眼底组织造成严重损伤；并且眼球位于眼眶内，由于折射、反射和聚焦效应，受到的瞬时冲击力要比其他部位强烈。在冲击过程中，感光细胞和色素上皮细胞易受到明显的损害，引起血-视网膜屏障的破坏，造成视网膜水肿。冲击波造成严重眼后节损伤的另一表现是脉络膜血管明显扩张，脉络膜的微循环障碍继而又使视网膜组织细胞缺氧缺血，加重视网膜损伤。当应力波传播经过两种不同密度的介质时，形成拉伸波，并产生剥落效应。由于眼内各层组织的密度差异很大，从前到后如角膜、房水、晶状体、玻璃体、视网膜、脉络膜和巩膜等每一层的介质密度均不同，均可能有压力差效应和剥落效应的产生，而造成眼内各层组织的损伤。刘大维等制造相似的眼冲击伤模型，对伤前和伤后各时相点进行眼科检查及相应的病理切片[36]。他们利用自制的冲击波发生器制造兔眼外伤模型。试验中，动物角膜处所受压力值约为 300 kPa，超压持续时间约 60 ms。对照比较伤前和伤后 1 h、6 h、1 天、3 天和 7 天在同一条件下检查眼球位置、结膜、角膜、前房、瞳孔、晶状体、玻璃体和视网膜。他们的实验结果表明冲击波造成的眼损伤以眼底改变为主，视网膜损伤较眼前节损伤严重，并伴有明显的视网膜血管改变和水肿等。利用超微结构观察到眼球受强冲击波作用后，视网膜外层的细胞破坏，伤后早期光感受器外盘膜破坏，细胞膜裂开。伤后 0.5 h 光感受器细胞的内节线粒体肿胀变性，外节盘膜紊乱、稀疏。冲击后视网膜病理损伤逐渐加重，3 天后上述表现开

始减轻,7天上述表现明显减轻,神经纤维完全恢复。冲击波将严重影响视网膜功能。

视网膜脱离一直是跳水运动员的职业病。跳水运动员在头上脚下的入水瞬间很容易造成水对眼睛的直接拍打。这种拍打可能会导致眼底挫伤,长期的训练将发展成为视网膜裂孔甚至是脱离。针对跳水运动员的视网膜脱落,徐亮等通过实验的模拟眼记录了跳水运动员入水眼压变化的程度[9]。他们用硅胶制作人眼模型并置于头模型中,通过调整眼突的程度改变眼睛的解剖位置,分别采用 3 m、5 m 和 10 m 的高度,采用正常垂直入水及平拍入水的两种方式,分析眼球内部的动力学响应。结果瞬间冲击力造成眼内振荡峰压。在正常体位入水时,瞬间冲击压要小于静水压,眼突程度对瞬间冲击压无明显影响;而平拍入水时,入水瞬间眼压明显高于静水压。因此,入水角度对眼压的变化影响显著。

5.3 眼损伤的模型研究

从力学角度看,在正常的眼内压作用下,眼球的内、外部呈现出各向力平衡的状态。当眼组织受到外力作用,这种平衡被打破,组织内的力学状态也随之而改变。生物组织的损伤是由于本身无法承受外部载荷,而造成的解剖结构和微观形态上的非正常变化。针对不同的眼组织损伤,学者们已经建立多种模型,包括数学模型和有限元模型来研究它们的产生机制。

5.3.1 眼损伤的数学模型

角膜是眼睛暴露于体外的眼组织,从力学方面来讲,它的主要功能包括阻挡外来物的入侵以及维持眼球的自身形状,因此很容易遭受到外力的损伤[37]。角膜具有典型的层状结构特征,其中基质层承受了作用于角膜的绝大部分载荷,也决定了角膜的力学性质。基质层包含有 $200\sim250$ 层胶原纤维板层[38],研究发现纤维板层在基质层的前 1/3 部分呈现倾斜的交织分布,而在基质层的后 2/3 部分则平行于角膜的后表面[39]。在正常的眼内压作用下,角膜处于各向力平衡状态。如果将角膜看成是一个不计厚度、各向同性的材料,那么角膜内部的任意微元都受到方向均匀,大小相等的正应力 σ 的作用(见图 5-10A 和 A'),并在眼内压的作用下保持平衡状态。然而,角膜是层状组织,沿着厚度方向结构的变化不可以忽略。在正常眼内压的作用下,板层内部不但受到拉力的作用,同时纤维板层之间还存在着相互的剪切作用,因此任意微元同时受到剪切应力的作用(见图 5-10B 和 B')。根据力平衡方程即可建立角膜的力和变形之间的量化关系,并根据应力判断角膜的损伤程度。

纤维板层由胶原纤维嵌在富含有黏蛋白和水成分的基底构成。胶原纤维的弹性模量约为 1 GPa,而基底的剪切模量仅为 10^{-5} GPa。由此可见,在眼压的作用下,角膜内部产生的拉力主要由胶原纤维所承担。而对于板层间的剪切作用,填充在板层间的黏蛋白和水成分仅具有较弱的抵抗能力。

破裂伤和撕裂伤是两种典型的角膜纤维板层损伤。外部载荷相对于眼轴方向的强烈挤压可能会导致角膜的破裂。这种正向压力可能来源于钝物的高速正向冲击,也可能来源于

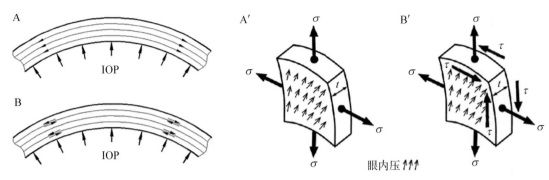

图 5 - 10 角膜板层的受力状态

Figure 5 - 10 Stress state in the cornea lamina

爆破冲击波产生的高过压，如图 5 - 11(a)所示。眼球在正向压力作用下被强烈地压缩，导致眼内压的急剧升高，造成角膜受到的拉应力瞬间剧增。如果此刻胶原纤维无法抵抗巨大的拉应力，角膜板层将会发生局部或全层破裂，造成严重的开放性眼外伤。角膜的撕裂伤则更多的是来源于切向载荷，这种切向载荷可能来源于钝物的侧向冲击，如图 5 - 11(b)所示。侧向冲击带来的切向载荷将导致角膜板层间的剪切应力迅速升高，当板层间的黏附力无法抵抗过高的剪切应力，纤维板层间将会产生相对滑动，导致角膜撕裂损伤。有足够多的临床证据表明，揉眼不当会导致角膜的结构改变，造成不同程度的角膜损伤。

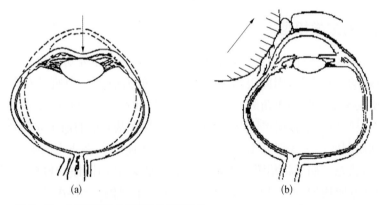

图 5 - 11 角膜破裂伤和撕裂伤的载荷条件
(a) 角膜破裂；(b) 角膜撕裂

Figure 5 - 11 Rupture and laceration of the cornea under loading condition

角膜的损伤是由直接外力作用造成的。由于角膜和巩膜的力学功能是保护眼内容物避免遭受外力破坏，因此较虹膜、玻璃体和视网膜等眼内组织比起来，角膜和巩膜都具有一定的韧性和强度。然而，大量的临床病例显示，即使没有外力的直接作用，柔弱的视网膜都可能遭受不同程度的损伤。视网膜是重要的成像组织，它的损伤很可能造成患者的视网膜脱落，甚至是永久性失明。

当眼球受到钝物冲击时，冲击能产生的应力波传播至整个眼球。由于力学强度较低，视网膜在应力波的传播中将很容易受到伤害。如果视网膜上的应变或应力超过了它的强度极限,那么视网膜就会发生损伤,造成裂孔。Wolter[40]曾引入对冲伤理论(contre-coup injury)来解释钝物冲击造成的眼损伤机制。对冲伤是指沿头部被打击或碰撞作用力方向对侧的脑皮质发生的挫伤,它是由应力波引起的。生物组织在应力波的传播路径上特别容易受到损伤,尤其是在 2 个物理属性相差很大的组织界面上。视网膜是软组织,玻璃体具有较高的黏弹性,液化后的玻璃体更加复杂。此时玻璃体是一个固液混合的物质,并且十分不均匀。当眼前部结构受到冲击时,沿着眼球巩膜传播的弹性波,与沿着玻璃体传播的弹性波在眼底汇合,产生应力集中,从而导致眼底视网膜损伤。在近年来,临床医生发现,眼外伤的多发部位为后极处,这显然是对冲伤的表现。由于该位置处于视神经交汇,存在大量的血管,一旦发生裂孔视力将会严重受损。

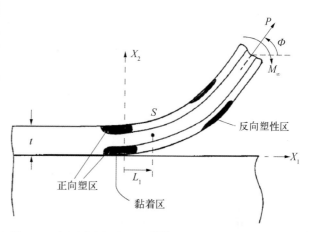

图 5 - 12　视网膜稳态剥离模型[42]
Figure 5 - 12　Cohesive zone model

视网膜是一种薄膜组织,其力学属性可由扫描力显微镜获得,杨氏模量为 20 kPa[41]。Wei 等在 1998 年提出了视网膜剥离模型(cohesive zone model)[42],描述了视网膜从支撑组织以一定速率的稳态剥离过程,如图 5 - 12 所示。

该模型通过黏附力和最大分离应力表征牵引-分离关系,并定义分离函数:

$$\lambda = \sqrt{\left(\frac{\delta_n}{\delta_n^c}\right) + \left(\frac{\delta_t}{\delta_t^c}\right)} \qquad (5-2)$$

该稳态剥离模型可应用于分析视网膜脱落的机制,同时可用来评估视网膜与基底黏附的强弱。需要已知的参数包括:剥离角度,薄层的杨氏模量、泊松比、拉伸屈服应力,应变加强指数,弹性基底的弹性模量和泊松比。

当眼球转动时,由于惯性作用,玻璃体与视网膜界面会产生牵拉作用,造成视网膜的裂孔。玻璃体的牵拉作用实际上是产生了界面之间的剪切力。玻璃体振荡模型显示[43],当界面以正弦波形式振荡时,内部的黏性波沿着旋转轴方向传播,解释了高度近视眼受损伤时更容易发生视网膜脱离的原因。

视网膜黏附力的定量测量最早起源于离体剥离实验[44]:它是将视网膜至巩膜部分切割为条形试件,固定巩膜,将视网膜从巩膜表面剥离。该方法将视网膜黏附力定义为单位长度下剥离视网膜所需要的外力。此后的直接分离实验是在此基础上发展起来的[45]:视网膜至巩膜部分试件被水平固定,视网膜色素上皮层和巩膜分别固定于 2 个平行面,垂直作用力将 2 个平行面拉开,力谱的峰值(即最大分离力)定义为单位面积的视网膜与色素上皮层分离所需要的力。该方法与离体剥离实验相比,弱化了试件尺寸对结果的影响。上述两种实验最主要的缺点是破坏了眼球的完整性,并且实验离体环境与在体的眼环境差别很大,其结果令人质疑。更重要的是,视网膜的自身黏附力很弱,将眼球壁切割下来,并且要分离成条状,操作困难。因此该方法测量得到的黏附力也存在诸多的缺陷。玻璃棒局部牵引方法[46]不需要将视网膜切割开,而是用玻璃棒黏附于视网膜表面,以固定的力和速率回拉玻璃棒,根据是否黏附的比例来粗略估计黏附的强弱。该方法虽保持视网膜形态完整,但牵引玻璃体的力并不完全代表视网膜的黏附力,它同时包括玻璃体的牵引力和眼球壁的变形抗力。

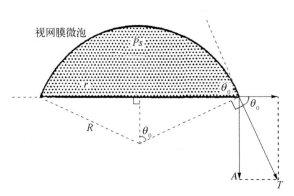

图 5 - 13　视网膜脱落力平衡图示[47]

Figure 5 - 13　Balance of the retinal detachment in inflation experiment

利用力平衡方程建立数学模型,并通过简化边界条件得到解析解,分析一定外力条件下的损伤状态。关于视网膜的脱落,Kita 等[47,48]通过从视网膜外侧(巩膜侧)注射生理平衡液的方法,制造视网膜脱离。在视网膜下注射平衡盐溶液,使膜鼓起小泡,小泡的尺寸和内外压差可测,根据Laplace 定律计算单位长度的黏附力。这种方法保持玻璃体和眼前段结构的完整性,与实际中视网膜所处力学环境相似,因此具有较高的参考价值。其建立的力平衡方程简化图如图 5 - 13 所示。

综上,正常生理条件下视网膜黏附依赖于玻璃体的支撑和视网膜下空间液体的正常代谢,玻璃体病变和代谢异常都有可能诱发视网膜脱离。外力冲击条件下的视网膜损伤主要来源于波的传播和由此产生的应力集中。因此,可能的 4 种力学机制有:① 玻璃体液化产生的流体震荡作用;② 玻璃体膜张应力牵引;③ 视网膜下液体渗出,导致色素上皮层剥离;④ 动态冲击波在玻璃体、巩膜和视网膜基底间的传播和多次反弹。

北京航空航天大学生物与医学工程学院眼生物力学课题组参考 Kita 等的想法,设计一套视网膜内外压强差实时测量的方法,获取在体环境下视网膜的黏附力。实验中,将通过睫状体平坦部的巩膜切口将玻璃微针(针管外径 1.6 mm,针尖外径 5 μm)插入至眼球内部直至视网膜下腔隙,然后缓慢注入生理盐水,使视网膜鼓起液泡,强制其与支撑组织脱离。注射生理盐水的过程用微注射泵实现,速度控制为 1 ml/h。将另一只连接有微压力传感器玻璃微针插入视网膜胀泡,实时测量泡内的压力值;另一只传感器从玻璃体一侧插入至视网膜胀泡附近,同时测量泡外的实时眼压,整个实验如图 5 - 14 所示。

兔视网膜"胀泡"过程,如图 5 - 15 所示。微针在视网膜下腔隙注水后,视网膜不断隆起形成胀泡,与支撑组织分离。当视网膜下腔隙扎入玻璃针后[见图 5 - 15(a)],在注射泵的作用下,视网膜会出现微弱隆起[见图 5 - 15(b)];在没有发生面积扩张之前,视网膜"胀泡"会不断隆起,表现为高度的增加[见图 5 - 15(c)];此时视网膜的压力差不断增加直至"胀泡"再也不能抵抗注射的液体产生的压力,便发生第 1 次的"胀泡"面积扩张[见图 5 - 15(d)]。这个时刻"胀泡"的内外压差就是视网膜黏附作用下的最大抗拒力,即为视网膜黏附力。面积扩张后的"胀泡"继续着下一次的隆起—扩张循环,但是实验发现第 1 次胀泡扩张最为稳定。最终通过 10 次实验测量,计算得到在体视网膜的黏附力为 340±78 Pa。

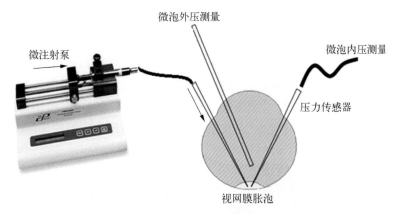

图 5 - 14 视网膜黏附力测量实验的示意图

Figure 5 - 14 Schematic diagram of experimental retinal adhesion force measurement

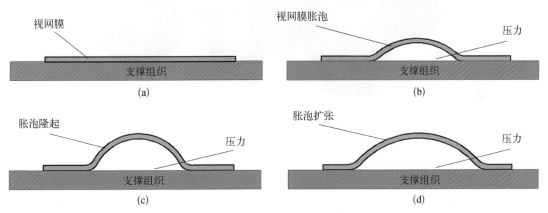

图 5 - 15 视网膜"胀泡"发展

Figure 5 - 15 The development of the retinal bubble

5.3.2 有限元模型

有限元数值模拟方法不仅可以描绘冲击状态下眼内组织结构的动力学响应,同时,也可以提供实验手段无法满足的力学条件,是一种既经济又高效的研究方法。眼球模型的正确建立是有限元分析的基础。对于眼外伤的数值分析,需要建立全眼球模型,研究冲击造成的眼组织的动力学响应,分析不同组织之间的相互作用关系造成的损伤。

利用有限元的方法研究眼外伤始于 20 世纪 90 年代末,Uchio 等[49]根据人眼的解剖结构建立了第 1 个全眼球有限元模型。这个模型包括角膜、巩膜、虹膜、睫状体、脉络膜以及玻璃体等组织,并且在内部施加正常的眼内压。通过分析眼球壁的动力学响应,确定了造成眼内异物伤的力学条件。2002 年,Stitzel 等[18]改进了 Uchio 建立的眼球模型,建立了一套更为完善的有限元眼球模型——VT - WFU,该模型包括角膜、巩膜、晶状体、睫状体、悬韧带、房水和玻璃体等结构。其中房水和玻璃体视为具有一定黏度的液体,并通过流固耦合方法与其他眼组织相互耦合。他们通过 22 个对照实验(与模型施加的外载相同),验证了该模型的有效性。仿真最终结果表明,在冲击状态下角巩膜上的应力超过 23 MPa 将会发生眼球破裂。该结论已经被公认为是判断钝物冲击下眼球是否破裂的标准。

北京航空航天大学生物与医学工程学院眼生物力学课题组建立了一个较为完整的全眼球模型，如图 5 - 16 所示，包括角膜、巩膜、晶状体、睫状体、悬韧带、视网膜、玻璃体和房水等组织，并利用流固耦合技术，实现它们的相互作用[50]。并且根据对照实验和前人的研究数据对这个全眼球有限元模型进行了全面验证。结果表明，该模型可以模拟高速钝击和冲击下的眼组织动力学响应，并通过应力、应变等受力状态，分析眼组织的损伤情况。

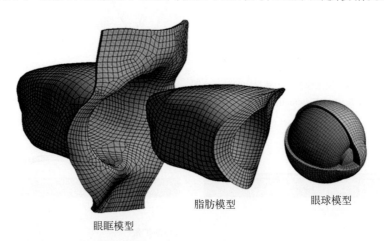

眼眶模型　　脂肪模型　　眼球模型

图 5 - 16　全眼球有限元模型
Figure 5 - 16　Finite element model of the human eye

加速度载荷是造成外伤性视网膜损伤的原因之一。例如，蹦极、过山车等极限运动经常造成参与者的视网膜脱离；婴儿摇荡综合征也是由于受害者的头部受到严重的加速度载荷冲击，引起的视网膜裂孔、出血等症状。此外，航天器在行驶过程中会遇到如加速度突然改变、翻滚、旋转及超重和失重等极端情况。这些情况产生的冲击载荷会对人体的组织和器官带来不小的伤害，视网膜脱离也是其中一个较为严重的损伤。将模拟的加速度-时间历程曲线施加至眼眶骨，便可以得到不同眼组织的动力学响应。图 5 - 17 为视网膜的动态应力分布特征。

加速度产生的应力波在眼球中传播造成视网膜的应力响应。根据对冲伤理论，眼底损伤是由切向波和压缩波产生的应力集中引起的，当眼球受到加速度冲击时，沿着眼球巩膜传播的切向波与沿着玻璃体传播的压缩波在眼底汇合，产生应力集中，从而导致眼底视网膜损伤。仿真结果表明，当眼部受到 7G 或以上的加速度冲击时，将很可能导致视网膜的损伤。

眼球暴露于身体表面的部分不足整个身体的 0.1%，但是由于眼睛的复杂结构和易受伤害的特点，爆炸冲击造成的眼外伤十分常见。然而，由爆破压直接导致的眼损伤发生的可能性和需要的力学条件尚未明确[51]。由于爆破性眼外伤的实验条件有限，研究手段和成本都是面临的难题。有限元不仅可以模拟纯爆破带来的动力学响应，也可以基于组织的力学强度预测爆破性眼外伤发生的外部条件，因此是一个理想的研究手段。利用有限元模型，可以针对爆破冲击波造成的眼外伤进行仿真分析，确定爆破冲击波导致眼球破裂的力学条件，从而为爆破性眼外伤的防护提供客观依据。

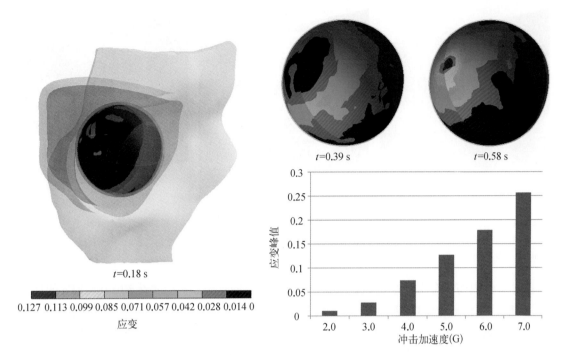

图 5 - 17 加速度载荷冲击下视网膜的应变响应

Figure 5 - 17 Retinal dynamic response to acceleration impact

　　爆破冲击的眼外伤仿真利用流固耦合技术实现[52]，进行流固耦合模拟的平台为 ANSYS 的独立显式动力学软件包 AUTODYN(Ansys Inc.，PA，USA)。爆炸物和它周围的空气域用欧拉单元创建。爆破模型基于经典的 JWL(Jones - Wilkins - Lee)状态方程建立。爆炸物为 1 kgTNT 当量，密度为 1 630 kg/m³。利用拉格朗日-欧拉耦合技术，眼球模型被植入至代表爆炸物和空气的流体域。仿真中考虑 3 个爆破距离，即爆破点距眼球角膜前极的距离，它们分别为：0.75 m、1 m 和 1.25 m。将 1 个虚拟测量点置于角膜的前极，以获取爆破仿真中的动力学响应。图 5 - 18 描绘了爆破波的相互作用过程：爆破波遇到眼球表面首先被反弹，在角膜前端产生了 1 个瞬时高压[见图 5 - 18(a)]。之后，这个高压消失，并且随之而来的是 1 个持续低压[见图 5 - 18(b)]。这个低压小于正常的大气压，并且持续时间相对较长。最终，爆破冲击波完全通过眼球，其周围的压强恢复到正常的大气压[见图 5 - 18(c)]。爆破压作用于眼球表面能够产生眼组织的动态响应，包括应力、应变和变形等。仿真结果显示，在爆破距离为 0.75 m 的情况下，其眼球壁上的应力达到了 25.5 MPa，并且在负压阶段也达到了 2.0 MPa。而对于 1.0 m 和 1.25 m 的爆破距离，眼球壁上的应力峰值分别为 14.1 MPa 和 6.4 MPa。

　　当爆炸发生时，巨大的能量在短期内迅速释放出来。突然释放的能量将迅速压缩周围介质产生高压的爆破冲击波作用于目标表面。仿真结果显示，最大应力总是出现在角巩缘附近。角巩缘是角膜到巩膜的过渡带，角膜和巩膜的力学属性不同，因此它既是不同材料的过渡部位，也是几何形状的不连续区域。仿真结果显示当受害距离为 0.75 m 时，在角巩膜处产生的最大应力达到了 25.5 MPa，已经超过了 Stitzel 定义的眼球爆裂阈值 23 MPa，所以

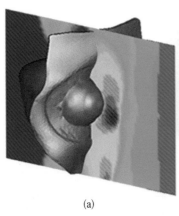
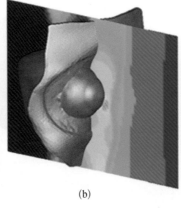
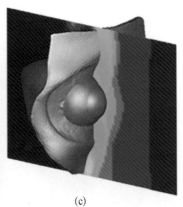

(a)   (b)   (c)

图 5-18　爆破冲击波的相互作用过程
(a) 角膜前出现了瞬时高压; (b) 角膜前持续低压; (c) 角膜前恢复为正常大气压
Figure 5-18　The interaction between the eye and shockwave

该条件下的损伤将会十分严重。这就意味着,0.75 m 的爆破距离会产生约 2 000 kPa 的冲击高压,很可能将眼球壁爆裂。由于爆破距离近,爆破冲击波在未衰减之前就进入组织内,产生能量较集中的压缩应力波和切向应力波。像眼球这样的微小器官,加之结构复杂,很容易在这两种外力的作用下遭受损伤。

关于模拟视网膜脱落的仿真,必须在模型中考虑视网膜与眼球壁之间的黏附作用。这里利用有限元中的一个特殊的接触形式——有条件的分离-固连接触来模拟这个黏附作用。初始状态下,视网膜和支撑组织表现为不可分离的固连状态。当眼球遭受到一个外力冲击,两个接触面之间会产生拉应力和剪切应力的作用。通过设置失效准则,当接触面上的作用力达到阈值后,接触面上的节点失去了捆绑状态,两个接触面之间不再有固连的效应,彼此相互分离。根据实验测量得到的黏附力作为分离条件,模拟视网膜和支撑组织之间的作用关系[45]。

根据眼外伤的经典模型——BB 弹丸冲击眼球,模拟了冲击载荷作用下视网膜由黏附到脱离的过程[53](见图 5-19)。仿真结果发现,钝物的直接挤压将造成锯齿缘部位的裂孔;冲击产生的应力波将造成视网膜后极处的裂孔。由于惯性的作用,在此期间赤道部位同时还在增加它的直径,也就是赤道部位的空间变大。因此,视网膜同玻璃体之间存在着较为强烈的相反运动趋势。如此时存在玻璃体液,当玻璃体产生的负压超过了视网膜的黏附力,那么液体便会立刻通过视网膜裂孔吸附至视网膜的下腔隙,造成典型的孔源性视网膜脱离。钝物冲击后的减压阶段将在眼内形成高负压,并通过玻璃体作用于视网膜,对其造成强烈的牵拉。此时一旦有视网膜裂孔和玻璃体液的存在,玻璃体液便会通过裂孔立刻进入视网膜的下腔隙以维持内外压差平衡。更大的冲击速度将会导致更为严重的眼球变形,因此会造成更高的负压出现和视网膜与玻璃体之间更强烈的相对运动,增大了视网膜脱离的发生概率(见图 5-19)。此外,我们在该模型的基础上,细化了晶状体结构,分析了钝击作用下的晶状体囊膜损伤,并预测了外力作用下外伤性白内障的发生概率[54]。

利用有限元技术进行损伤分析,最令人质疑的地方就是它的可信度,这也是仿真研究的

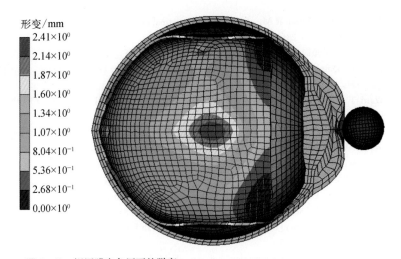

图 5‑19　视网膜在负压下的脱离

Figure 5‑19　Retinal detachment caused by minus pressure

通病。通过对照实验对有限元模型进行有效验证是保证仿真结果可信度的一个最普遍的办法。Gray 等[55]建立的有限元眼球模型,通过实验对比结果分析了不同钝击速度造成的眼损伤类型。研究中,他们发现使用同一套眼组织材料属性模型,当施加不同的载荷条件,仿真的结果和实验数据也相距甚远。具体来说,一种组织材料属性如果应用于 A 问题的研究,那么它未必同样适用 B 问题的分析。所以即使有限元模型已经经过了实验验证,针对不同问题的计算结果也会令人质疑。Rossi 等[56]针对这一问题提出了逆向手段求解材料属性的办法。他们将仿真结果与前人的冲击实验进行匹配,用优化的方法找到了最适合眼组织的材料属性。尽管模型中的材料属性不是直接来源于组织的力学性能实验,但是这种逆向获取材料属性的方法能够更加准确地匹配冲击状态下眼组织的动力学响应,因此能够提供更加准确的结果和更有说服力的结论,是一个十分值得借鉴的方法。有限元仿真技术可以提供实验手段无法满足的力学条件,是一种既经济又高效的研究方法。但是在利用该技术进行眼损伤分析之前,必须对有限元模型进行充分的验证。

（刘笑宇　耿晓琪　樊瑜波）

参 考 文 献

[1] 徐建锋,王雨生.我国大陆地区眼外伤的流行病学研究现状[J].国际眼科杂志,2004,4(6)：1069 - 1076.

[2] Kuhn F, Morris R, Witherspoon C D, et al. A standardized classification of ocular trauma[J]. Graefe's Archive for Clinical and Experimental Ophthalmology, 1996, 234(6)：399.

[3] Kuhn F, Piermici D J.眼外伤——理论与实践[M].张卯年,译.北京：人民军医出版社,2010：3 - 5.

[4] 马志中.我国机械性眼外伤防治的研究现状与进展[J].中华眼科杂志,2005,41(8)：736 - 738.

[5] 赵炜,王雨生.国际眼外伤流行病学概况[J].国际眼科杂志,2004,4(5)：877 - 881.

[6] Smith D, Wrenn K, Stack L B. The epidemiology and diagnosis of penetrating eye injuries[J]. Academic Emergency Medicine, 2002, 9(3), 209 - 213.

[7] Bianco M, Vaiano A S, Colella F, et al. Ocular complications of boxing[J]. British Journal of Sports Medicine, 2005, 39(2)：70 - 74.

[8] Nadeem Q, Muhanmmad A, Mizan R M, et al. Traumatic retinal detachment due to tennis ball injury[J]. Pakistan Journal of Ophthalmology, 2007 23(3): 151 – 154.

[9] 徐亮,张新媛,刘爱珍,等.模拟眼记录跳水运动员入水眼压变化的试验研究[J].眼科,2006,15(4): 271 – 273.

[10] David D B, Mears T, Quinlan M P. Ocular complications associated with bungee jumping[J]. British Journal of Ophthalmology, 1994, 78(3): 234 – 235.

[11] Thach A B, Ward T P, Hollifield R D, et al. Ocular injuries from paintball pellets[J]. Ophthalmology, 1999, 106(3): 533 – 537.

[12] Kuhn F, Piermici D J. Ocular trauma: Principles and practice [M]. New York: Thieme, 2002: 17 – 23.

[13] Kuhn F, Morris R, Witherspoon C D, et al. A standardized classification of ocular trauma[J]. Graefe's Archive for Clinical and Experimental Ophthalmology, 1996, 103(6): 240 – 243.

[14] Cherry P M. Standardized classification of ocular trauma.[J]. Ophthalmology, 1997, 104(3): 344 – 345.

[15] Delori F, Pomerantzeff O, Cox M. Deformation of the globe under high speed impact: its relation to contusion injuries[J]. Investigative Ophthalmology & Visual Sciencem, 1969, 8(3): 290 – 301.

[16] Campbell D G. Traumatic glaucoma [M]. In: Shingleton B J, Hersh P S, Kenyon K R, eds. Eye Trauma St Louis: Mosby – Year Book; 1991: 112 – 125.

[17] Blanton F M. Anterior chamber angle recession and secondary glaucoma[J]. Archives of ophthalmology, 2000, 72(11): 39 – 43.

[18] Stitzel J D, Duma S M, Cormier J M, et al. A nonlinear finite element model of the eye with experimental validation of the prediction of globe rupture[J]. Stapp Car Crash Journal, 2002, 46: 81 – 102.

[19] Duma S M, Ng T P, Kennedy E A. Determination of significant parameters for eye injury risks from projectiles[J]. The Journal of Trauma, 2005, 59(4): 960 – 964.

[20] Duma S M, Bisplinghoff J A, Senge D M, et al. Eye injury risk from water stream impact: biomechanically based design parameters for water toy and park design[J]. Current Eye research, 2012, 37(4): 279 – 285.

[21] Weaver A A, Kennedy E A, Duma S M, et al. Evaluation of different projectiles in matched experimental eye impact simulations[J]. Journal of Biomechanical Engineering, 2011, 133(3): 031002.

[22] Weaver A A, Loftis K L, Duma S M, et al. Biomechanical modeling of eye trauma for different orbit anthropometries[J]. Journal of Biomechanics, 2011, 44(7): 1296 – 1303.

[23] Sponsel W E, Gray W, Scribbick F W, et al. Blunt eye trauma: Empirical histopathologic paintball impact thresholds in fresh mounted porcine eyes[J]. Investigative Ophthalmology & Visual Science, 2011, 52(8): 5157 – 5166.

[24] Bisplinghoff J A, McNally C, Manoogian S J, et al. Dynamic material properties of the human sclera[J]. Journal of Biomechanics, 2009, 42(10): 1493 – 1497.

[25] Gray W, Weiss C E, Walker J D, et al. Computational and experimental study of paintball impact ocular trauma [C]. New Orleans LA: Proceeding of the 24th International Symposium on Ballistics, 2008, 2: 1260 – 1267.

[26] Alphonse V D, Kemper A R, Rowson S, et al. Eye injuries associated with remote control toy helicopter blades[J]. Biomedical Sciences Instrumentation, 2012, 48: 20 – 26.

[27] 安美霞,张效房,张金嵩.挫伤性视网膜病变中光感受器细胞凋亡与氧化损伤的实验研究[J].中华眼科杂志,2004, 40(2): 118 – 121.

[28] 聂闯.兔眼高速枪弹伤模型及伤后谷氨酸变化的实验研究[D].广州: 南方医科大学,2012.

[29] 高昭辉,贺翔鸽,蒋医民.兔眼冲击伤眼前节伤情变化及血——房水屏障通透性改变的初步研究[J].眼科研究,1997, 15(1): 9 – 11.

[30] 黄秋闽,杨志焕,王正国,等.眼冲击伤早期视网膜电图的变化[J].眼外伤职业眼病杂志,1997,19(3): 184 – 186.

[31] 黄秋闽,杨志焕,杨恒文.眼冲击伤早期眼脉络膜血流量的变化[J].第三军医大学学报,1994,(5): 354 – 356.

[32] 黄秋闽,杨志焕,王正国,等.冲击波对兔眼后节组织的早期损伤[J].中华创伤杂志,2000,16(7): 401 – 403.

[33] 黄秋闽,杨志焕,王正国,等.眼冲击伤致伤机理初探[J].创伤外科杂志,2000,2(3): 165 – 167.

[34] 王正国,俞鸿儒.系列生物激波管的研制与应用[J].爆炸与冲击,1993,13(1): 77 – 83.

[35] 孙立英,王正国,李晓炎,等.微型生物激波管的研制及其在家兔眼冲击伤实验中的应用[J].第三军医大学学报, 1991,13(5): 469 – 471.

[36] 刘大维,谢伯林,周继红,等.兔眼冲击伤后视网膜损伤的病理学变化[J].创伤外科杂志,2001,3(4): 272 – 274.

[37] 谢力信,史伟云.角膜病学[M].北京: 人民卫生出版社,2007: 42 – 51.

[38] Maurice D M. The structure and transparency of the cornea[J]. The Journal of Physiology, 1957, 136(1):

263 – 286.

[39] Petsche S J, Pinsky P M. The role of 3 – D collagen organization in stromal elasticity: a model based on X – ray diffraction data and second harmonic-generated images[J]. Biomechanics and Modeling in Mechanobiology, 2013, 12(6): 1101 – 1113.

[40] Wolter J R. Coup-contercoup mechanism of ocular injury[J]. American Journal of Ophthalmology, 1963, 56(5): 785 – 796.

[41] Franze K, Francke M, Günter K, et al. Spatial mapping of the mechanical properties of the living retina using scanning force microscopy[J]. Soft Matter, 2011, 7(7): 3147 – 3154.

[42] Wei Y, Hutchinson J W. Interface strength, work of adhesion and plasticity in the peel test[J]. International Journal of Fracture, 1998, 93(1): 315 – 333.

[43] David T, Smye S, Dabbs T, et al. A model for the fluid motion of vitreous humour of the human eye during saccadic movement[J]. Physics in Medicine & Biology, 1998, 43(6): 1385 – 1399.

[44] Zauberman H, Er. B. Measurement of adhesive forces between the sensory retina and the pigment epithelium[J]. Experimental Eye Research, 1969, 8(3): 276 – 278.

[45] Owczarek F R, Marak G E, Pilkerton A R. Retinal adhesion in light-and dark-adapted rabbits[J]. Investigative Ophthalmology, 1975, 14(5): 353 – 358.

[46] Zauberman H, De G H, Holly F J. Retinal traction in vitro. Biophysical aspects[J]. Investigative Ophthalmology, 1972, 11(1): 46 – 55.

[47] Kita M, Negi A, Kawano S, et al. Measurement of retinal adhesive force in the in vivo rabbit eye[J]. Investigative Ophthalmology & Visual Science, 1990, 31(6): 624 – 628.

[48] Kita M, Marmor M F. Retinal adhesive force in living rabbit, cat, and monkey eyes [J]. Investigative Ophthalmology & Visual Science, 1992, 33(6): 1879 – 1882.

[49] Uchio E, Ohno S, Kudoh J, et al. Simulation model of an eyeball based on finite element analysis on a supercomputer[J]. British Journal of Ophthalmology, 1999, 83(10): 1106 – 1111.

[50] 刘笑宇.眼损伤的生物力学研究[D].北京：北京航空航天大学,2014.

[51] Chalioulias K, Sim K T, Scott R. Retinal sequelae of primary ocular blast injuries[J]. Journal of the Royal Army Medical Corps, 2007, 153(2): 124 – 125.

[52] Liu X Y, Wang L Z, Wang C, et al. Prediction of globe rupture caused by primary blast: a finite element analysis [J]. Computer Methods in Biomechanics and Biomedical Engineering, 2015, 18(9): 1024 – 1029.

[53] Liu X Y, Wang L Z, Wang C, et al. Mechanism of traumatic retinal detachment in blunt impact: a finite element study[J]. Journal of Biomechanics, 2013, 46(7): 1321 – 1327.

[54] Liu X Y, Wang L Z, Du C F, et al. Mechanism of lens capsular rupture following blunt trauma: a finite element study.[J]. Computer Methods in Biomechanics & Biomedical Engineering, 2015, 18(8): 914 – 921.

[55] Gray W, Sponsel W E, Scribbick F W, et al. Numerical modeling of paintball impact ocular trauma: identification of progressive injury mechanisms[J]. Investigative Ophthalmology & Visual Science, 2011, 52(10): 7506 – 7513.

[56] Rossi T, Boccassini B, Esposito L, et al. The pathogenesis of retinal damage in blunt eye trauma: Finite element modeling[J]. Investigative Ophthalmology & Visual Science, 2011, 52(7): 3994 – 4002.

6 眼球运动建模

临床上,建立三维眼球运动模型有助于某些疾病的诊断和分析,比如斜视、眩晕和眼震[1]。有关眼球运动建模的研究至今已有超过百年的历史,多年的研究积淀为眼球运动的理论建模总结出一些简单的、可靠的规则或定律,包括 Donders 定律、Listing 定律、残余运动等规则。

19 世纪中叶,Donders 提出眼球的自由旋转是被限制的,这是因为眼球的旋转受到视线的控制。在三维空间内眼球从一点运动到另一点有无数个转轴路径,由于自由旋转受限,使得眼球的三维运动弱化为二维运动。稍后在 Donders 研究的基础上,Helmholtz 进一步确定了眼球旋转时受到二维空间的限制。刚体运动的 Euler 定理指出在第一眼位(人直立时眼睛直视前方的眼位,见图 6-1),眼睛从某一位置任意运动到另一位置,可通过绕穿眼球中心的一个独立的转轴一次性旋转一个角度实现;并且所有这样的转轴都位于同一个平面内,这个平面被称为 Listing 平面(Listing 定律)。有关眼球绕眼轴(或视轴)的扭转问题,21 世纪初有学者提出这个过程有点像一个人的手指指示目标时,可以扭转自己的胳膊但手指所指的方向却不发生改变,眼球绕视轴的运动与此类似。眼球运动分析还涉及三维空间运动的不可交互性,即改变其在三维空间内绕不同转轴的旋转顺序,尽管绕各转轴的转角不变,但最终的眼轴方位就不同。

本章所建立的眼球模型为单眼模型,模型中的眼外肌考虑了近年新发现的结缔组织 Pulley。在模拟眼球运动时设定以第一眼位为初始参考坐标系。

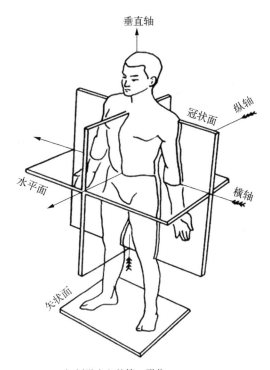

图 6-1 解剖学定义的第一眼位

Figure 6-1 Primary position defined in anatomy

6.1 眼外肌的初张力

理论上讲,眼球的三维运动依赖于所有 6 条眼外肌的贡献,这 6 条眼外肌分别是外直肌、内直肌、上直肌、下直肌、上斜肌和下斜肌。眼球在第一眼位时,眼外肌初张力维持着眼球悬停于第 1 眼位的力学平衡。眼外肌的初始伸张文中定义为眼外肌在第一眼位与静息位的长度之差。

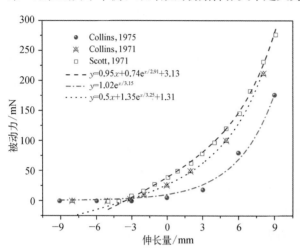

图 6-2 Quaia 等拟合的 Collins 课题组的外直肌被动拉伸实验数据[5]

Figure 6-2 Fitting results for the test data obtained by Collins

20 世纪 70 年代,Collins 课题组在给斜视患者行手术期间,将局部麻醉的患者的外直肌剪断测试了外直肌的力学行为[2-4],实验方案简述如下:测试开始前,在受试者脸侧部安置应变仪,在测试的眼外肌上植入微型测力传感器。测试时要求受试者眼睛从第 1 眼位开始向左、向右以 15°的间隔注视前方目标,眼睛水平转动范围为±45°,视线在每 1 个目标位置停留 4 s 同时记录眼外肌的稳态力。Quaia 等于 2009 年总结了 Collins 课题组的工作,并用数学拟合的方法分析了相关的实验[5],其分析结果如图 6-2 所示。

理论上讲,肌肉产生的力由主动力和被动力两部分组成。就眼外肌的被动力而言,定义 L_0 和 L 分别为单条眼外肌在静息时和第一眼位时的长度。引入连续介质力学中伸张比的概念,定义单条眼外肌在第一眼位的初始伸张比 λ 为

$$\lambda = L/L_0 \tag{6-1}$$

眼外肌静息时的长度和眼外肌关键的几何位点,包括眼外肌起点(q)、止点(z)、Pulley 位置(p)的坐标数据。表 6-1 是左眼球在第一眼位时,采用图 6-3(这里假设眼球运动的旋转中心与眼球的中心重合)所示坐标系[6],各眼外肌关键点的坐标值。

另外,可根据几何关系式(6-2)计算得到各眼外肌的切点(t)的坐标位置,

$$\begin{cases} x_t^2 + y_t^2 + z_t^2 = R^2 \\ x_t \cdot x_p + y_t \cdot y_p + z_t \cdot z_p = R^2 \\ (y_p z_z - z_p y_z) \cdot x_t + (z_p x_z - x_p z_z) \cdot y_t + (x_p y_z - y_p x_z) \cdot z_t = 0 \end{cases} \tag{6-2}$$

叠加上述 4 个关键位点的长度,简化得到单个眼外肌在第一眼位初始长度 L(从起点到止点的线段长度,见图 6-3(b))即,

$$L = L_{qp} + L_{pt} + L_{tz} \tag{6-3}$$

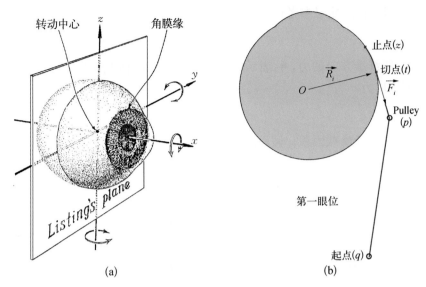

图 6-3 眼球运动坐标系
(a) 左眼第一眼位的运动坐标系统；(b) 单条眼外肌的坐标关键点位图
Figure 6-3 Coordinates system of eyeball

表 6-1 各眼外肌关键位点的坐标数据
Table 6-1 Coordinates of the keypoints of extraocular muscles

眼外肌	止点 (x_z, y_z, z_z)[6]	Pulley (x_p, y_p, z_p)[7]	起点 (x_q, y_q, z_q)[6]
外直肌	6.50, 10.08, 0.00	−9.00, 10.10, −0.30	−34.00, −13.00, 0.60
内直肌	8.42, −9.65, 0.00	−3.00, −14.20, −0.30	−30.00, −17.00, 0.60
上直肌	7.63, 0.00, 10.48	−7.00, −1.70, 11.80	−31.78, −16.00, 3.60
下直肌	8.02, 0.00, −10.24	−6.00, −4.30, −12.90	−31.70, −16.00, −2.40
上斜肌	−4.41, 2.90, 11.05		8.24, −15.27, 12.25
下斜肌	−7.18, 8.70, 0.00		11.34, −11.10, −15.46

之后，将式(6-3)代入式(6-1)即可得到单个眼外肌在第一眼位的初始伸张比。

模型中将眼外肌的静息态定义为眼外肌的参考构形，其在第一眼位的形态定义为当前构形即变形态。另外，各眼外肌相关的横截面积的数据引自文献[8]。因此，得到估算眼外肌初张力所涉及的所有几何参数，如表 6-2 所示。

表 6-2 第一眼位眼外肌的相关几何参数
Table 6-2 Geometric parameters of extraocular muscles in the primary position

眼外肌	外直肌	内直肌	上直肌	下直肌	上斜肌	下斜肌
横截面积 A_0/mm²[8]	16.73	17.39	11.34	15.85	19.34	19.83
静息长度 L_0/mm[6]	44.60	35.40	39.30	39.80	20.86	30.60
初始长度 L/mm	50.51	39.42	44.70	45.00	22.17	31.21
初始伸张比 λ	1.13	1.11	1.14	1.13	1.06	1.02

根据连续介质理论,定义参考构形下的眼外肌纤维方向的名义应力 $\tilde{\sigma}$ 为

$$\tilde{\sigma} = F/A_0 \tag{6-4}$$

式中,F 表示沿肌纤维方向的力,A_0 表示眼外肌在静息态的横截面积。定义当前构形下沿肌纤维方向的真应力 σ 为

$$\sigma = F/A \tag{6-5}$$

式中,A 表示变形后的横截面积。假设眼外肌是不可压缩材料,则有

$$AL = A_0 L_0 \tag{6-6}$$

将式(6-1)、式(6-5)、式(6-6)代入式(6-4),可得

$$\sigma = \lambda \tilde{\sigma} \tag{6-7}$$

对于一些固体材料其变形一般较小,$\lambda \approx 1$,$\sigma \approx \tilde{\sigma}$,所以不再区分名义应力与真应力,但生物软组织材料一般变形较大,如人角膜在生理状态下,应变可达 5%,这时就有必要区分这两种应力。

也可用形如式(6-8)的多项式来表示生物软组织在被动拉伸下的应力-应变关系

$$\tilde{\sigma} = a\varepsilon^3 + b\varepsilon^2 + c\varepsilon \tag{6-8}$$

式中,$\varepsilon = \Delta L/L_0$ 表示眼外肌发生位移 ΔL 时肌纤维方向的应变,系数 a、b、c 是常数项。将式(6-8)代入式(6-4),可得

$$F = a(A_0/L_0^3)\Delta L^3 + b(A_0/L_0^2)\Delta L^2 + c(A_0/L_0)\Delta L \tag{6-9}$$

用式(6-9)对图 6-2 的实验数据拟合可得到常数项 a、b、c 的数值。

又因为 $\Delta L = L - L_0$,可得

$$\varepsilon = (L - L_0)/L_0 = \lambda - 1 \tag{6-10}$$

将式(6-8)和式(6-10)代入式(6-7),真应力可表示为

$$\sigma = a\lambda\ (\lambda - 1)^3 + b\lambda\ (\lambda - 1)^2 + c\lambda(\lambda - 1) \tag{6-11}$$

应力-伸张关系式(6-11)与当前构形下的眼外肌横截面积相乘,可得眼外肌在第一眼位的被动张力。这个初始的被动力可以表示为伸张比 λ 的函数,

$$F_i^p(\lambda_i) = \sigma_i(\lambda_i) \cdot A_i \tag{6-12}$$

式中,$i = 1, 2, \cdots, 6$ 分别表示外直肌、内直肌、上直肌、下直肌、上斜肌和下斜肌;σ_i、A_i 和 F_i^p 分别为第 i 条眼外肌的真应力、当前构形下的横截面积和被动张力。

在第一眼位,单条眼外肌的合力可以表示为

$$F_i = F_i^p(\lambda_i) + F_i^a \tag{6-13}$$

式中,F_i^a 为主动力。

眶内系统的力学平衡取决于眼眶组织和眼外肌的性质。由于眼球的运动可以看作是绕眼球中心的定点运动,因此眼球周围其他组织对眼球的限制作用可用一个约束力矩 $\boldsymbol{M}_t$ 来表

示,这时眼球的平衡方程为

$$\sum_{i=1}^{6} \boldsymbol{M}_i + \boldsymbol{M}_t = \sum_{i=1}^{6} \boldsymbol{F}_i \times \boldsymbol{R}_i + \boldsymbol{M}_t = 0 \qquad (6-14)$$

式中,$\boldsymbol{M}_i = \boldsymbol{F}_i \times \boldsymbol{R}_i$ 表示第 i 条眼外肌对眼球作用的力矩;$\boldsymbol{R}_i$ 为从眼球中心点到第 i 条眼外肌与眼球表面切点(作用点)的矢径(见图 6-3(b))。$\boldsymbol{M}_t = -\vec{\alpha} K_t R^2$,其中 $\vec{\alpha}$ 为眼球等效转角,R 为眼球的半径,K_t 为眼球的限制组织刚度取值约 1.25 mN/(°)。Listing 定律认为眼球的任意运动可以看作是眼球从第一眼位绕 Listing 平面内某一定轴的一次旋转运动,这个旋转的角度定义为等效转角。理论建模研究中出于简化考虑,将眼球的任意运动分解为顺次绕眼球上的随体坐标轴的转动的叠加。生理上讲,眼外肌的初张力维持眼球悬停在第一眼位,这时等效转角 $\alpha = 0$,意味着第一眼位时方程(6-14)中的约束力矩 $\boldsymbol{M}_t$ 等于零。但是,在分析眼球的运动问题时,对等效转角 α 的计算不能忽略,在下一节中会简要介绍计算等效转角的方法。

在三维笛卡尔坐标系下,将方程式(6-14)分解为 3 个相互正交方向的平衡方程。但是,想要求解出所有 6 条眼外肌的初张力,显然这是个超静定问题,仅靠 3 个平衡方程是不够的,还需要补充条件。

为此,假设眼球平衡时,较合理的用力方式是各条眼外肌所受应力尽可能均衡一致,建立如式(6-15)所示的目标函数,用数学优化的办法作为补充条件来求解得到眼外肌初张力的主动项。这个优化办法简述为由初张力 F_i 表示的应力的平方和为最小,并且需要满足肌肉力不为负值的事实[9],即

$$\begin{cases} \Phi = \sum (\tilde{\sigma}_i)^2 = \sum_{i=1}^{6} \left[F_i / (\lambda_i A_i) \right]^2 \\ \quad = \sum_{i=1}^{6} \left[(F_i^p + F_i^a) / (\lambda_i A_i) \right]^2 \\ F_i^a \geqslant 0, \quad i = 1, 2, \cdots, 6 \end{cases} \qquad (6-15)$$

因为知道 3 条眼外肌(不妨取 $i = 1, 2, 3$)初张力的主动项的数值(被动张力项由式(6-12)计算得到),即通过方程(6-14)可求得另外 3 条眼外肌(不妨取 $i = 4, 5, 6$)的初张力。因此,目标函数式(6-15)取极值的条件为

$$\begin{cases} \dfrac{\partial \Phi}{\partial F_i^a} = 0, \quad i = 1, 2, 3 \\ F_i^a \geqslant 0, \quad i = 1, 2, \cdots, 6 \end{cases} \qquad (6-16)$$

用拉格朗日乘子法求 Φ 在满足式(6-16)下的条件极值,可得到以 $F_i (i = 1, 2, \cdots, 6)$ 为未知量的 6 个方程,联立方程(6-14)、式(6-15)和式(6-16)即可求出保留的眼外肌初张力的主动项。最后,将求出的主动力和被动力代入方程式(6-13)即可求得所有 6 条眼外肌的初张力。用该模型计算得到的各眼外肌的初张力为外直肌 48.8±14.2 mN、内直肌 89.2±31.6 mN、上直肌 50.6±17.6 mN、下直肌 46.2±13.4 mN、上斜肌 15.7±6.85 mN、下斜肌 17.1±12.1 mN[10]。

6.2　眼球的旋转

对三维眼球运动的研究,我国学者主要集中在理论建模[11-13]和有限元建模[14,15]方面。此处仅叙述理论建模的工作。在如图 6 - 3(a)所示的单眼(左眼)的运动系统中,不妨假设 $OXYZ$ 坐标系为眼球的静系或参考坐标系(即第一眼位),OX 轴为视轴,眼球水平转过一固定角度 θ(即绕 OZ 轴转过角度 θ)后的坐标系变化为 $OX'Y'Z$(见图 6 - 4);该过程的坐标转换矩阵为

$$R(\theta) = \begin{bmatrix} \cos\theta & -\sin\theta & 0 \\ \sin\theta & \cos\theta & 0 \\ 0 & 0 & 1 \end{bmatrix} \tag{6-17}$$

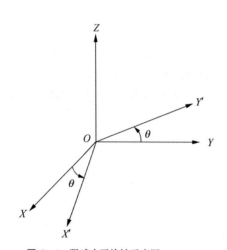

图 6 - 4　眼球水平旋转示意图

Figure 6 - 4　Schematic illustration for the horizontal rotation of eyeball

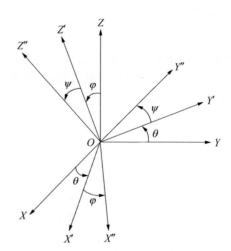

图 6 - 5　Fick 顺序下的三维眼球运动示意图

Figure 6 - 5　Schematic illustration for orderly 3D movement of eye global proposed by Fick

同理,可以得到眼球在参考坐标系内分别绕 OY 轴转过角度 φ 和绕 OX 轴转过角度 ψ 的坐标转换矩阵分别为

$$R(\varphi) = \begin{bmatrix} \cos\varphi & 0 & \sin\varphi \\ 0 & 1 & 0 \\ -\sin\varphi & 0 & \cos\varphi \end{bmatrix} \tag{6-18}$$

$$R(\psi) = \begin{bmatrix} 1 & 0 & 0 \\ 0 & \cos\psi & -\sin\psi \\ 0 & \sin\psi & \cos\psi \end{bmatrix} \tag{6-19}$$

按照如图 6 - 5 所示的 Fick 提出的眼球三维运动,即假设眼球的任意三维运动按先水平

转动 θ（参考坐标系 $OXYZ$ 变换到 $OX'Y'Z$ 坐标系）再竖直旋转 φ（$OX'Y'Z$ 坐标系变换到 $OX''Y'Z'$ 坐标系）再扭转 ψ（$OX''Y'Z'$ 坐标系变换到 $OX''Y''Z''$ 坐标系）的顺序[16]，建立了眼球运动的模型。已知参考坐标系 OXY 内眼球上任一点 (x, y, z)，经三维眼球运动后变换到 $OX''Y''Z''$ 坐标系内相应点为 (x'', y'', z'')，则相应的坐标转换关系为

$$\begin{bmatrix} x \\ y \\ z \end{bmatrix} = \boldsymbol{R} \begin{bmatrix} x'' \\ y'' \\ z'' \end{bmatrix} \tag{6-20}$$

其中，转换矩阵 $\boldsymbol{R}$ 为

$$\begin{aligned} \boldsymbol{R} &= \boldsymbol{R}(\theta, \varphi, \psi) = \boldsymbol{R}(\theta)\boldsymbol{R}(\varphi)\boldsymbol{R}(\psi) \\ &= \begin{bmatrix} \cos\theta\cos\varphi & \cos\theta\sin\varphi\sin\psi - \sin\theta\cos\psi & \sin\theta\sin\psi + \cos\theta\sin\varphi\cos\psi \\ \sin\theta\cos\varphi & \cos\theta\cos\psi + \sin\theta\sin\varphi\sin\psi & \sin\theta\sin\varphi\cos\psi - \cos\theta\sin\psi \\ -\sin\varphi & \cos\varphi\sin\psi & \cos\varphi\cos\psi \end{bmatrix} \end{aligned} \tag{6-21}$$

显然，参考坐标系内的已知点 (x, y, z) 经眼球三维运动后变换为点 (x'', y'', z'')，可由式（6-22）求得。

$$\begin{bmatrix} x'' \\ y'' \\ z'' \end{bmatrix} = \boldsymbol{R}^{\mathrm{T}} \begin{bmatrix} x \\ y \\ z \end{bmatrix} \tag{6-22}$$

其中，$\boldsymbol{R}^{\mathrm{T}}$ 为 $\boldsymbol{R}$ 的转置矩阵，

$$\boldsymbol{R}^{\mathrm{T}} = \begin{bmatrix} \cos\theta\cos\varphi & \sin\theta\cos\varphi & -\sin\varphi \\ \cos\theta\sin\varphi\sin\psi - \sin\theta\cos\psi & \cos\theta\cos\psi + \sin\theta\sin\varphi\sin\psi & \cos\varphi\sin\psi \\ \sin\theta\sin\psi + \cos\theta\sin\varphi\cos\psi & \sin\theta\sin\varphi\cos\psi - \cos\theta\sin\psi & \cos\varphi\cos\psi \end{bmatrix} \tag{6-23}$$

由刚体定点转动的欧拉定理知：具有固定点的刚体的任何位移，可以绕通过定点的某一轴，经过一次转动达到，这个转轴称为等效转轴，对应的转角称为等效转角。假设矢量 $\boldsymbol{r}(x, y, z)$ 绕 $\boldsymbol{n}$ 轴（其单位矢量是 $\boldsymbol{n}(n_x, n_y, n_z)$）旋转一个角度 α 后变为 $\boldsymbol{r}'$。那么，矢量 $\boldsymbol{r}'$ 和矢量 $\boldsymbol{r}$ 之间存在下面的关系

$$\boldsymbol{r}' = (\boldsymbol{r} \cdot \boldsymbol{n})(1 - \cos\alpha) \cdot \boldsymbol{n} + \boldsymbol{n} \times \boldsymbol{r} \cdot \sin\alpha + \boldsymbol{r} \cdot \cos\alpha \tag{6-24}$$

其矩阵形式为

$$\boldsymbol{r}' = \boldsymbol{N} \cdot \boldsymbol{r} \tag{6-25}$$

其中，

$$\boldsymbol{N} = \begin{bmatrix} \cos\alpha + n_x^2(1-\cos\alpha) & n_x n_y(1-\cos\alpha) - n_z\sin\alpha & n_x n_z(1-\cos\alpha) + n_y\sin\alpha \\ n_x n_y(1-\cos\alpha) + n_z\sin\alpha & \cos\alpha + n_y^2(1-\cos\alpha) & n_y n_z(1-\cos\alpha) - n_x\sin\alpha \\ n_x n_z(1-\cos\alpha) - n_y\sin\alpha & n_y n_z(1-\cos\alpha) + n_x\sin\alpha & \cos\alpha + n_z^2(1-\cos\alpha) \end{bmatrix} \tag{6-26}$$

设矢径 $r = (x, y, z)$ 与等效转轴重合,则 r 经过坐标旋转后在参考系中的方位不变,则

$$(R^T - I) \cdot (x, y, z)^T = 0 \qquad (6-27)$$

其中,I 是单位矩阵。式(6-27)是个齐次线性方程组,容易证明,行列式 $\Delta(R^T - I) = 0$,因此方程式(6-27)有解。取式(6-27)中的 2、3 行组成的方程组进行求解,有

$$\begin{cases} (\cos\theta\cos\psi + \sin\theta\sin\varphi\sin\psi - 1)y + \cos\varphi\sin\psi z = (\sin\theta\cos\psi - \cos\theta\sin\varphi\sin\psi)x \\ (\sin\theta\sin\varphi\cos\psi - \cos\theta\sin\psi)y + (\cos\varphi\cos\psi - 1)z = -(\cos\theta\sin\varphi\cos\psi + \sin\theta\sin\psi)x \end{cases}$$
$$(6-28)$$

取系数行列式,有

$$\begin{cases} \Delta_x = 1 + \cos\theta\cos\varphi - \cos\theta\cos\psi - \cos\varphi\cos\psi - \sin\theta\sin\varphi\sin\psi \\ \Delta_y = \sin\theta\cos\psi - \sin\theta\cos\varphi - \cos\theta\sin\varphi\sin\psi \\ \Delta_z = \cos\theta\sin\varphi\cos\psi + \sin\theta\sin\psi - \sin\varphi \\ \Delta = \sqrt{\Delta_x^2 + \Delta_y^2 + \Delta_z^2} \end{cases} \qquad (6-29)$$

这样就得到了单位化的等效转轴方向的单位矢量 n,

$$n = (n_x, n_y, n_z) = \left(\frac{\Delta_x}{\Delta}, \frac{\Delta_y}{\Delta}, \frac{\Delta_z}{\Delta}\right) \qquad (6-30)$$

设 $r_d = (x_d, y_d, z_d)$ 是与等效转轴垂直的一个矢径,则有

$$r_d \cdot n = 0 \qquad (6-31)$$

即：
$$x_d\Delta_x + y_d\Delta_y + z_d\Delta_z = 0 \qquad (6-32)$$

设 r_d 绕转轴 n 转过角 α 后变为 r'_d,按照式(6-24)有

$$r'_d = (r_d \cdot n)(1 - \cos\alpha)n + n \times r_d \sin\alpha + r_d \cos\alpha$$

$$= \begin{vmatrix} i & j & k \\ \Delta_x & \Delta_y & \Delta_z \\ x_d & y_d & z_d \end{vmatrix} \cdot \frac{\sin\alpha}{\Delta} + r_d\cos\alpha$$

$$= \left[(z_d \cdot \Delta_y - y_d \cdot \Delta_z) \cdot \frac{\sin\alpha}{\Delta} + x_d\cos\alpha\right] \cdot i +$$

$$\left[(x_d \cdot \Delta_z - z_d \cdot \Delta_x) \cdot \frac{\sin\alpha}{\Delta} + y_d\cos\alpha\right] \cdot j +$$

$$\left[(y_d \cdot \Delta_x - x_d \cdot \Delta_y) \cdot \frac{\sin\alpha}{\Delta} + z_d\cos\alpha\right] \cdot k \qquad (6-33)$$

其中,i、j、k 是固定系中沿三个坐标轴 x、y、z 的单位矢量。

这样,我们就可以讨论等效转角 α 的具体位置。当等效转轴不在 OXY 平面内时取 $z_d = 0$,$x_d = -\Delta_y$,$y_d = \Delta_x$,代入式(6-27)和式(6-33)得到

$$\sin \alpha = \frac{\Delta}{\Delta_x^2 + \Delta_y^2}(\cos \psi \sin \varphi \cdot \Delta_y + \sin \psi \cdot \Delta_x) \tag{6-34}$$

同理,可导出等效转轴不在 OYZ 平面或不在 OZX 平面时的等效转角计算式分别为:

$$\sin \alpha = \frac{\Delta}{\Delta_y^2 + \Delta_z^2}[\sin \theta \cos \psi \cdot \Delta_z + (\cos \theta \sin \varphi + \sin \theta \cos \varphi \sin \psi) \cdot \Delta_y] \tag{6-35}$$

$$\sin \alpha = \frac{\Delta \cdot [(\cos \theta \cos \varphi \sin \psi - \sin \theta \sin \varphi) \cdot \Delta_x + (\cos \varphi \sin \theta + \cos \theta \sin \varphi \sin \psi) \cdot \Delta_z]}{\Delta_x^2 + \Delta_z^2}$$

$$\tag{6-36}$$

将眼球运动前后各眼外肌关键点的坐标位置和眼球的等效转角用本节所述方法求出,再一并代入眼球运动的力学平衡方程式(6-14)中,即可用理论模型获知眼球三维运动时各眼外肌的受力情况,为进一步研究与之相关的眼疾(如斜视)的诊断与治疗提供生物力学基础。

6.3 眼球运动的主动 Pulley 模型

20 世纪 80 年代末,Miller 应用核磁共振成像技术检测正常人的眼眶,首次提出了眼外直肌 Pulley 的概念。1993 年 Miller 等在临床手术中分离出了眼外直肌上的结缔组织,从而在生理上证明了 Pulley 的存在。随后越来越多的研究表明,Pulley 是眼外直肌的实际功能起点,决定着直肌作用力的大小和方向。如图 6-6 所示,Clark 等观察 MRI 图像发现,内直肌和外直肌随眼球运动明显有拐点位置,认为这个拐点的位置即是 Pulley 结缔组织的位置[17,18]。

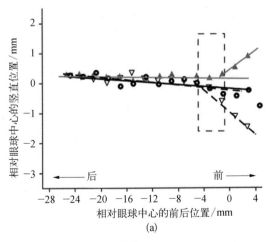
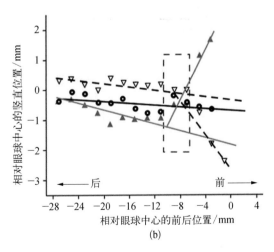

(a)　(b)

图 6-6 Pulley 的发现[17]

(a) 内直肌;(b) 外直肌

Figure 6-6 The evidence of Pulley

眼球水平运动的主动 Pulley 假说,认为外直肌和内直肌 Pulley 随眼球水平运动的后倾角为眼球水平转动角的一半[19]。据此,当眼球内转 θ 角时,内直肌和外直肌会绕竖向直肌(这里指上直肌)转动 $\theta/2$ 角。眼球水平运动时,假设外直肌或内直肌 Pulley 的位置变换前后的坐标分别为 (x_p, y_p, z_p) 和 (x'_p, y'_p, z'_p),上直肌 Pulley 的位置变换前后的坐标分别为 $(x_{上p}, y_{上p}, z_{上p})$ 和 $(x'_{上p}, y'_{上p}, z'_{上p})$,则外直肌或内直肌随眼球水平转动的坐标转换关系为

$$
\begin{bmatrix} x_p - x_{上p} \\ y_p - y_{上p} \\ z_p - z_{上p} \end{bmatrix} = \boldsymbol{R}_p(\theta) \begin{bmatrix} x'_p - x'_{上p} \\ y'_p - y'_{上p} \\ z'_p - z'_{上p} \end{bmatrix}
\tag{6-37}
$$

其中,

$$
\boldsymbol{R}_p(\theta) = \begin{bmatrix} \cos(\theta/2) & -\sin(\theta/2) & 0 \\ \sin(\theta/2) & \cos(\theta/2) & 0 \\ 0 & 0 & 1 \end{bmatrix}
\tag{6-38}
$$

据此建立眼球水平运动的力学模型,模型中涉及的几何参数如表 6-1 和表 6-2 所示。此外,眼球用半径为 12.43 mm 的中心固定的刚性球体表示,眼外肌用弹性细绳表示,眼周围限制组织的刚度为 1.25 mN/(°)。

眼外肌的协同-拮抗作用控制着眼球的平衡,眼外肌的被动力 F^p 可用与变形量 ΔL 有关的指数函数式(6-39)拟合实验数据来描述,

$$
F_i{}^p(\Delta L_i) = c_i(1.02 e^{\Delta L_i/3.15})
\tag{6-39}
$$

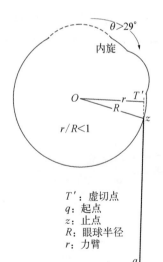

式中,c_i 为与眼外肌横截面积有关的系数。眼外肌的主动力 F^a 可由描述眼眶组织与眼外肌的力学平衡方程和优化方程式(6-14)~式(6-16)计算得到。

下面说明 Pulley 组织存在的生理优势。在 Pulley 组织没有被发现之前,眼科学界认为内直肌后徙过量会使其丧失力学优势。这是因为在第一眼位内直肌包裹眼球的角度大约是 29°,当眼球内转超过 29°时,内直肌将不再与眼球相切(见图 6-7),使内直肌力对眼球的作用力臂小于眼球半径,进而丧失内直肌对眼球最佳的作用力矩[20]。

这一缺陷因 Pulley 组织的发现被证明是伪命题,因为 Pulley 是眼外肌的功能性起点,其位置随眼球的运动而变化,这样就使得眼球在大幅内转运动时,内直肌并不丧失切点进而保持了力学优势。为了说明这个问题,用主动 Pulley 模型和无 Pulley 模型分别模拟眼球在 30°~45°的大幅内转运动,模拟结果如图 6-8 所示。

主动 Pulley 和无 Pulley 模型模拟的结果均表明眼球内转时

T':虚切点
q:起点
z:止点
R:眼球半径
r:力臂

图 6-7 眼外肌无 Pulley 时内直肌丧失力学优势的情形

Figure 6-7 Illustration for the loss of mechanical advantage if extraocular muscle without pulley

内直肌力的贡献远超其他眼外肌(见图 6-8(a)和(b))。解剖学研究认为,两水平直肌互相之间是一对拮抗肌,即内直肌收缩使眼球内转的同时外直肌被拉伸。模拟结果与解剖学研究结果相符,两类模型模拟下的内、外直肌伸缩量恰好反映了它们两者之间的拮抗作用,图中伸长量为正,收缩量为负(见图 6-8(d))。

对于主动 Pulley 模型来说,内直肌力几乎随眼球内转的程度呈线性增长(见图 6-8(a))。而对于无 Pulley 模型来说,内直肌力的变化趋势呈非线性增长(见图 6-8(b))。正常情况下,眼外肌控制眼球运动的力不超过 0.5 N[21]。在眼球内转到模拟计算的最大角度 45°时,主动 Pulley 模型得到的内直肌力为 0.508 N,无 Pulley 模型得到的内直肌力为 0.782 N(见图 6-8(c))。

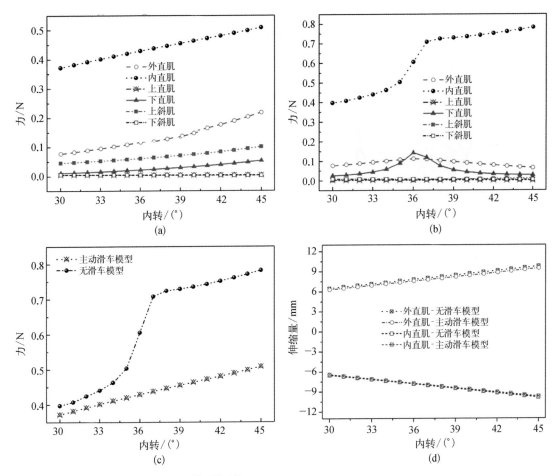

(a)   (b)
(c)   (d)

图 6-8 主动 Pulley 模型和无 Pulley 模型的比较
(a) 主动 Pulley 模型模拟眼球大幅内转运动下各眼外肌力;(b) 无 Pulley 模型模拟眼球大幅内转运动下各眼外肌力;
(c) 比较两类模型模拟得到的内直肌力;(d) 比较两类模型在模拟眼球大幅内转运动内、外直肌的伸缩量

Figure 6-8 Comparison between the simulation results of active Pulley model and non Pulley model

无 Pulley 模型的内直肌需要提供更多的力来控制眼球的运动,是由于无 Pulley 的内直肌在眼球内转超过 30°时会丧失力学优势,即内直肌与眼球之间不再有切点(见图 6-7),使内直肌提供给眼球的作用力臂小于眼球半径,进而使得内直肌力增大。而这一现象在主动

Pulley模型中不存在,因为Pulley的位置随眼球运动变化,使内直肌与眼球之间始终有切点存在,维持着内直肌对眼球的作用力臂保持在眼球半径大小的水平,进而使内直肌控制眼球运动时不丧失力学优势。

6.4 斜视的治疗

斜视是一种常见的眼外肌疾病。斜视矫正的目的是让双眼的视轴在第一眼位平行向前。本节通过图6-9所示的眼球运动模型结合第一眼位神经兴奋水平下人眼外肌的力学本构分别用水平直肌的截短术和后退术对水平斜视进行矫正。眼外肌的横截面积如表6-2所示,眼外肌的几何参数取自文献[22]所建立的单线眼外肌眼球运动模型中的几何参数,第一眼位神经兴奋水平下眼外肌的力学本构通过文献[22]所给出的方法获得。

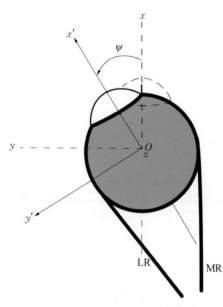

图6-9 左眼水平运动的示意图(只画出了外直肌(LR)和内直肌(MR))

Figure 6 - 9 Schematical illustration for horizontal movement of the left eye, in which only the lateral rectus (LR) and the medial rectus (MR) are plotted

本节所采用的眼外肌的力学本构通过拟合文献[3]的数据后,用6.2节中所述的类似的优化方法得到:

$$\sigma_i = 12.82\varepsilon_i + 0.64e^{-6.53\varepsilon_i} + c_i \qquad (6-40)$$

式中$c_1 = 0.51$,$c_2 = 0.23$,$c_3 = 0.87$,$c_4 = 0.06$,$c_5 = 0.55$,$c_6 = 0.43$。$i = 1, \cdots, 6$依次表示外直肌、内直肌、上直肌、下直肌、上斜肌和下斜肌。

假定手术中要将第i条眼外肌(指任意一条水平直肌)截短ΔL_i,该条眼外肌的初始长度可近似为$L'_{i0} - \Delta L_i$,L'_{i0}为眼外肌不受力时的初始长度,相应的应变可用式(6-41)表示。

$$\varepsilon_i = \frac{L_i - (L'_{i0} - \Delta L_i)}{L'_{i0}} \qquad (6-41)$$

式中,L_i表示术后第i条眼外肌在第一眼位的长度。则其他五条眼外肌统一用j表示,其应变可表示为式(6-42)。

$$\varepsilon_j = \frac{L_j - L'_{j0}}{L'_{j0}} \qquad (6-42)$$

式中,L_j表示术后眼球在新的平衡位置时(矫正角度为θ),第j条眼外肌的长度,L'_{j0}为该眼外肌的初始长度。

若给定斜视角θ,由式(6-40)～式(6-42)结合前面的式(6-5)和式(6-14)即可求出相应的眼外肌的截短量 ΔL_i。图 6-10 为根据模型计算所得内直肌的缩短量与斜视矫正角度之间的关系。同理，也可得到眼外肌后退量对斜视眼位的矫正量，如图 6-11 所示。

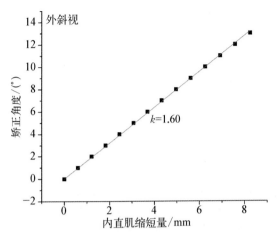
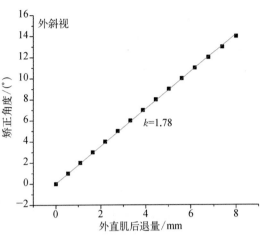

图 6-10 内直肌缩短量在 0~8.5 mm 范围内时，内直肌的缩短量与斜视矫正角度之间的关系

Figure 6-10 The relationship between MR resection and devision angle when the MR resection is during 0~8.5 mm

图 6-11 外直肌后退量在 0~8.5 mm 范围内时，外直肌的后退量与斜视矫正角度之间的关系

Figure 6-11 The relationship between LR recession and devision angle when the LR recession is during 0~8.5 mm

目前，我国斜视发病率占到总人口的 1%，斜视手术也是眼科常见的一种矫形手术，因此依据眼球运动模型而进行的斜视手术量的计算有一定的临床价值；同时，对于垂直斜视等非常见的眼球运动障碍疾患，临床医生在处理时缺少依据，因此，根据眼球运动模型给出相应的参考手术方案就显得更为迫切了。由于在第一眼位时眼外肌兴奋水平、收缩特性等的研究还较少，相关的数据还存在明显的不足，因此上述模型在计算斜视手术量时还会有误差，发展精确的眼球运动模型对眼科临床来说仍具有重要的意义。

本章简单介绍了三维眼球运动建模有关的数学和力学知识，依据前人研究结果建立了考虑 Pulley 的眼球运动模型，进一步佐证了 Pulley 在维持眼球运动方面的功能性作用。并用相应的眼球运动模型模拟计算了水平斜视矫正的手术量。

（陈维毅　高志鹏　郭红梅）

参考文献

［1］ Dong C，Wang Y，Zhang Q，et al. The methodology of Dynamic Gausality Graph for intelligent diagnosis of vertigo［J］. Comput Meth Prog Bio，2014，113(1)：162-174.

［2］ Scott A B. Extraocular muscle forces in strabismus//Bach-Y-Rita P，Collins C C，Hyde J E，(eds). The control of eye movements［M］. New York：Acadcemic Press，1971：327-342.

［3］ Collins C C. Orbital mechanics//Bach-Y-Rita P，Collins C C，Hyde J E，(eds). The control of eye movements［M］. New York：Academic Press，1971：283-325.

［4］ Collins C C，Carlson M R，Scott A B，et al. Extraocular muscle forces in normal human subjects［J］. Invest Ophthalmol Vis Sci，1981，20(5)：652-664.

［5］ Quaia C，Ying H S，Nichols A M，et al. The viscoelastic properties of passive eye muscle in primates. Ⅰ：Static forces and step responses[J]. PloS One, 2009, 4(4): e4850.

[6] Miller J M, Robinson D A. A model of the mechanics of binocular alignment[J]. Comput Biomed Res, 1984, 17(5): 436－470.

[7] Clark R A, Miller J M, Demer J L. Three-dimensional location of human rectus pulleys by path inflections in secondary gaze positions[J]. Invest Ophthalmol Vis Sci, 2000, 41(12): 3787－3797.

[8] Pascolo P, Carniel R. From time series analysis to a biomechanical multibody model of the human eye[J]. Chaos Soliton Fract, 2009, 40(2): 966－974.

[9] Chang Y W, Hughes R E, Su F C, et al. Prediction of muscle force involved in shoulder internal rotation[J]. J Shoulder Elb Surg, 2000, 9(3): 188－195.

[10] Gao Z P, Guo H M, Chen W Y. Initial tension of the human extraocular muscles in the primary eye position[J]. Journal of Theoretical Biology, 2014, 353(2): 78－83.

[11] 陈维毅,杨桂通,吴文周.人体眼球的运动模型及相应的动力学方程组[J].中国生物医学工程学报,2000,19(3): 266－271.

[12] 陈维毅,杨桂通,吴文周.眼球的运动模型及对钟摆型眼球震颤的模拟分析[J].中国生物医学工程学报,2000,19(2): 186－185.

[13] Gao Z P, Chen W Y, Jing L, et al. Using the traditional model to evaluate the active force of the human lateral rectus muscle[J]. Science China Physics, Mechanics & Astronomy, 2014, 57(5): 983－987.

[14] 卢海,万千,王广志.基于解剖数据建立人眼组织的三维有限元模型[J].首都医科大学学报,2010,31(1): 39－43.

[15] 刘海鹏.基于力学及有限元建模分析的高度近视斜视研究[D].杭州:浙江大学,2015.

[16] Haslwanter T. Mathematics of three-dimensional eye rotations[J]. Vision Res, 1995, 35(12): 1727－1739.

[17] Clark R A, Miller J M, Demer J L. Three-dimensional location of human rectus pulleys by path inflections in secondary gaze positions[J]. Invest Ophthalmol Vis Sci, 2000, 41(12): 3787－3797.

[18] 韩晓梅,赵堪兴,钱学翰.人眼外肌滑车在眼眶立体空间的分布和组织形态学研究[J].中华眼科杂志,2005,41(9): 821－825.

[19] Demer J, Oh S, Clark R, et al. Evidence for active control of rectus extraocular muscle pulleys[J]. Invest Ophthalmol Vis Sci, 2000, 41(6): 1280－1290.

[20] Beisner D. Reduction of ocular torque by medial rectus recession[J]. Arch Ophthalmol, 1971, 85(1): 13－17.

[21] Kennedy E, Duma S. The effects of the extraocular muscles on eye impact force-deflection and globe rupture response[J]. J Biomech, 2008, 41(16): 3297－3302.

[22] Guo H, Gao Z, Chen W. Contractile force of human extraocular muscle: A theoretical analysis[J]. Appl Bionics Biomech, 2016, 2016(5): 1－8.

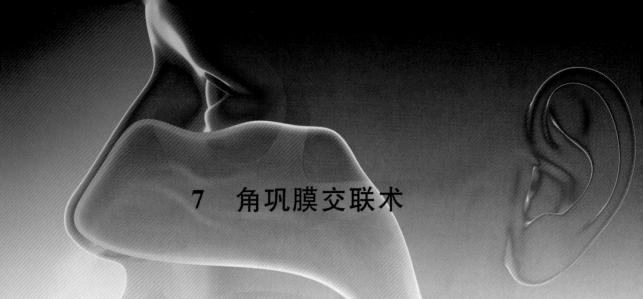

7　角巩膜交联术

交联反应的研究始于 1970 年，研究者将胶原蛋白和弹性蛋白通过交联反应生成醛。随后在 20 世纪末尝试利用相同原理诱导角膜交联从而增加角膜硬度。通过猪眼实验证明紫外线分别与核黄素、戊二醛或 Karnovsky 溶液共用，均可使角膜硬度增加[1]。2003 年，Wollensak 等[2]首次报道利用该技术对 22 例进展期圆锥角膜患者进行活体研究：刮除角膜中央区上皮，滴加光敏剂核黄素，把角膜暴露于紫外线 A（370 nm，3 mW/cm^2）下，以 1 cm 距离照射 30 min。结果显示所有圆锥角膜患者的病情均停止进展，其中约 73%患者(16 例)的散光和屈光度有一定程度恢复。此项研究说明紫外线 A -核黄素角膜交联疗法治疗圆锥角膜不仅有效，而且创伤小，相对安全，引起了眼科界不小的轰动，各界对此疗法颇为关注，后续实验研究也随之逐步开展。最初，临床上角膜交联疗法最常用于治疗进展期圆锥角膜等扩张性角膜疾病，之后逐渐被应用于治疗感染性角膜炎、角膜溶解、大疱性角膜病变等角膜疾病。此外，研究者也开展了巩膜胶原交联治疗进行性近视等的有效性和安全性的初步探索。

7.1　交联术概述

交联是指在聚合物大分子链之间发生化学反应，从而形成化学键的过程，成键可以是共价键或离子键。聚合物交联后，其热稳定性、耐磨性、耐溶剂性及抗蠕变性能都有不同程度的提高。例如，交联一个橡胶分子将会引起其硬度和融化温度的增加。在生物工程领域，交联可用来加强原材料的硬度，例如，在可使口腔填充材料变硬等。交联主要分为物理交联和化学交联，包括光交联、热交联和盐交联等。

7.1.1　组织的机械稳定性与胶原交联

组织器官的生物力学性质由其组织结构决定。角膜的机械稳定性主要取决于角膜组织生物大分子（主要为胶原蛋白）的结构及空间排列。交联可以稳定胶原蛋白的分子结构（见图 7-1）。胶原交联的增加（如糖尿病或角膜瘢痕）或减少（Ehlers - Danlos，一种胶原代谢障碍的遗传疾病）均可导致组织发生病理性改变。

胶原交联可维持组织的正常生理功能。随年龄增加，胶原交联数量和组织硬度都在增

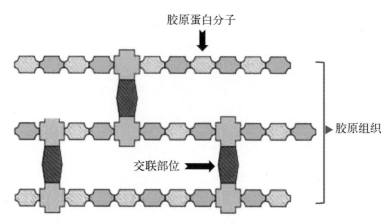

图 7 - 1　角膜胶原交联

Figure 7 - 1　The diagrammatic sketch corneal collagen cross-linking

加。这种现象在角膜、皮肤、晶状体、血管和关节软骨均能观察到。日照和吸烟也可引起类似的改变。胶原交联的意义在于能够提高含胶原组织的硬度,因此可用于组织重建中胶原的定植和重建、圆锥角膜以及 LASIK 术后的医源性圆锥角膜的治疗等。

7.1.2　胶原交联的途径

生理状态下,胶原分子在细胞外通过酶化(赖氨酰氧化酶)交联连接,从而获得其自然硬度和机械稳定性。赖氨酰氧化酶将赖氨酸上的氨基转移到醛基上,此时的醛基即可与临近的醛基以醇缩合方式发生反应,也可以通过 ε 氨基作用产生共价醛亚氨交联。Ⅸ 型 Ehlers - Danlos 综合征患者表现为赖氨酰氧化酶缺乏;圆锥角膜患者泪液的 pH 高于正常人群,影响了该酶的活性;而在瘢痕组织中,赖氨酰氧化酶的活性则是增强的。除酶化交联外,非酶交联可通过以下途径实现。

1) 化学交联

化学交联试剂主要包括甘油醛、戊二醛、甲醛、核糖等。该交联方法较物理法效果好,交联度高且均匀,但因引入化学物质而存在潜在的不良反应。目前最常用的是甘油醛诱导胶原交联法。

甘油醛是一种毒性较低的糖醛交联物质,为葡萄糖氧化过程中的中间产物,分子量小,易于渗透。醛糖与氨基酸结合后形成一种称作阿马多利产物(amadori product)的物质,包括酮亚胺等早期糖基化产物,进而经过氧化、重排、交联等过程,形成不可逆的高级糖基化终产物(advanced glycosylation end products,AGEs)[3]。随年龄增加,尤其是糖尿病,糖基化交联增加。AGEs 可以预防圆锥角膜的发生或降低其严重程度。

2) 物理交联

物理交联主要包括紫外线照射、重度脱水、γ 射线照射和热交联等。物理交联法可避免外源性的化学物质进入眼部,安全性较好。目前最常用方法是紫外线 A(ulraviolet A,UVA)照射联合核黄素促进交联。

核黄素-紫外线 A 引起的光氧化交联因其具有局部作用、治疗时间短的特点而被用来增加角膜的硬度,并可使角膜的透明性产生改变。核黄素(维生素 B_2)无毒,在食品加工过程用作染色剂(如香草布丁),也可作为药物被生物体利用。在上述光化学反应中,紫外光为激发剂,而核黄素则作为一种特殊的光敏剂(转运分子)。核黄素从紫外光吸收能量后被激发,由单线态转化为三线态,并产生以单线态氧为主的活性氧族,通过三线态氧、有活性的单线态氧的交互作用,氧基继续同胶原的羧基团发生反应。单线态氧是氧分子的物理活化形式,其电子的数量不发生改变,但是电子自旋方向及轨道发生了改变。Ⅰ型和Ⅱ型光化学反应是有区别的,对于Ⅱ型来说,氧是形成单线态氧所必需的。核黄素-紫外线 A 引起的光氧化交联以Ⅱ型光化学反应为主,但如果紫外光将氧耗尽,则Ⅰ型反应占优势。因此,在交联过程中这两种反应均存在。

在光化学过程中,活性产物在分子(尤其是组氨酸、羟脯氨酸、赖氨酸、酪氨酸、苏氨酸)之间和分子内部形成共价连接。例如,在酪氨酸形成二酪氨酸的过程中既有胶原分子内也有分子之间的交联产生。在核黄素-紫外线 A 交联中,胺类基团并不起主要作用,而是一种依赖羰基并且产生高级糖化终产物的交联过程。最近的研究显示交联不止发生在胶原分子之间,也发生在蛋白多糖之间。胶原纤维之间也可能发生交联,然而交联不太可能发生在板层之间[4]。

光化学反应发生的起始条件是反应系统对光的吸收,因此,光化学交联效应只发生在有核黄素存在的地方。核黄素不仅是单线态氧的激活剂,高浓度的核黄素也是自由基的清除剂。因此,核黄素浓度的升高并不能产生出更多的单线态氧,而是使单线态氧的产生和破坏保持在一个平衡状态,从而使反应达到饱和状态。在角膜交联术中可通过如下方法实现核黄素在基质中的富集:① 在去上皮基质中的扩散(标准方法);② 经上皮的渗透(经上皮方法);③ 直接将核黄素引入基质(口袋技术、环形技术、针形技术)。

7.1.3 胶原交联疗法的应用

核黄素-紫外光 A 交联疗法除了用于治疗圆锥角膜、医源性角膜扩张之外,在感染性角膜疾病治疗中的作用也日益凸显,尤其适于难治性角膜溃疡等疾病[5,6]。病理条件下细菌、真菌等产生胶原溶解酶溶解胶原,胶原交联程度下降,引起角膜硬度下降及稳定性破坏,继而发生角膜溶解、溃疡炎症等症状。核黄素-紫外光 A 介导角膜交联术阻止感染、炎症过程的作用可能与以下机制单独或协同作用有关。

(1) 核黄素-紫外光 A 联合反应产生的氧自由基可造成病原体核酸损伤。紫外光 A 和核黄素联合可以杀死造成感染性角膜炎的常见细菌,如铜绿假单胞菌、金黄色葡萄球菌等[7]。

(2) 核黄素-紫外光 A 角膜胶原交联后,角膜能抵抗胶原酶和其他酶的消化,因而可以减轻由感染、外伤或免疫原因引起的角膜基质溃疡。

(3) 核黄素对核酸有中等亲和力,吸收紫外光 A 造成鸟嘌呤基团氧化,可以阻断病毒和细菌基因组的复制[7]。

(4) 紫外光 A 本身具有抗微生物效应。核黄素-紫外线 A 照射可破坏烟草花叶病毒的 RNA 进而使病毒失活。使用核黄素-紫外光 A 照射能减少血制品如血小板、新鲜冷冻血浆、红细胞中的病原体,确保输血过程中血制品安全有效。因此,核黄素-紫外光 A 交联技术可减少经血液传输的感染。

交联疗法除了应用于角膜疾病以外,还可以用来增强巩膜生物力学性能,阻止病理性近视眼的进展及恶化。目前,巩膜交联术仅限于体外及活体动物实验,对人眼的安全性和治疗进行性近视的有效性还未得到系统研究。

7.2 角膜交联术

7.2.1 角膜交联术治疗方案

标准的角膜交联治疗方案通常称作"德累斯顿方案"(源于德累斯顿技术大学的Wollensak 所命名)[8],主要包括以下步骤:

(1)用表面麻醉药对眼睛进行麻醉,对接受治疗的眼进行彻底消毒,并且保证此后每一步操作的相对无菌性。

(2)去除角膜中央 7~9 mm 区域的上皮。

(3)每隔 5 min 向刮除上皮的角膜区域滴 1 次 0.1% 的核黄素和 20% 的右旋糖酐溶液的混合液,持续 30 min,然后在裂隙灯蓝光照射下[见图 7-2(a)],确认紫外光照射前核黄素已经进入前房,并重新检查角膜厚度,确认其角膜厚度必须大于 400 μm。

(4)用紫外线 A(370 nm, 3 mW/cm²)进行照射,光源距角膜表面 5 cm,光束直径控制为 9 mm,持续照射 30 min,照射的同时每隔 5 min 滴 1 次上述核黄素混合液[见图 7-2(b)]。

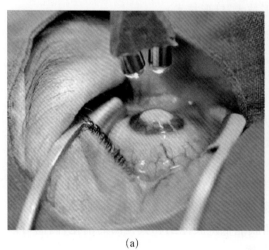 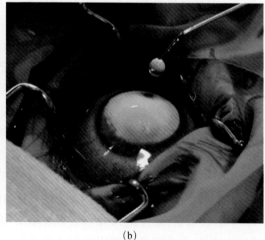

(a)　　　　　　　　　　　　　　　　　(b)

图 7-2 标准角膜交联治疗方案[9]
(a)照射图;(b)术中滴加核黄素
Figure 7-2 The standard protocol of corneal cross-linking treatment

(5)局部使用抗生素和高透氧性的软绷带式接触镜,直至角膜上皮愈合。

经过临床实践总结出此方法的注意要点有:① 接受交联治疗的角膜厚度必须大于 400 μm,以确保角膜内皮不受损害;② 必须去除角膜上皮,以保证核黄素能够渗透到角膜基质层。

最初认为不去除上皮会影响核黄素的渗透。但通过观察和比较去除上皮及保留上皮角膜交联术的操作方法及回访调查后发现：去除上皮并不是角膜交联术的必需操作步骤，是否去除上皮对核黄素浸润的影响并不大。经视觉功能检查发现两种处理方式治疗效果相仿（如：夜视力的改进、眩光及光晕的减轻及视觉质量的提高），而去除上皮的患者则反馈会有更多的眼部不适。改进后的角膜交联术的主要步骤为：

(1) 不去除角膜上皮，15 min 内每隔 5 min 滴 5 g/L 普托卡因两滴。

(2) 滴溶解于右旋糖苷的 1 g/L 5-磷酸盐核黄素溶液（每 5 min 滴加 1 次，持续 30 min）。

(3) 用紫外线 A（波长为 370±5 nm，辐射度为 3 mW/cm²）照射 30 min。

(4) 光束的直径控制为 7 mm（即角膜中心直径 7 mm）。

(5) 在照射过程中，每 3 min 用核黄素溶液冲洗 1 次角膜表面，防止角膜干燥。

(6) UVA 二极管距角膜 1 cm。

由于该改进方案缺乏足够的临床证据和实际操作经验，目前国内临床应用于辅助治疗圆锥角膜或角膜溃疡等疾病的交联术还是使用标准的治疗方案，改进方案还有待进一步临床试验。

7.2.2 交联术对角膜生物及力学特性的影响

交联对角膜细胞、内皮细胞、角膜缘干细胞等均可产生影响。去除上皮角膜交联后，去除部分位置 3～4 天可以被周边上皮细胞迁移替代。由于上皮细胞的保护，角膜缘干细胞没有受到核黄素的损伤。核黄素-紫外线 A 治疗后前部基质（250～300 μm）会发生细胞凋亡。交联后数周，新的有活力的细胞从周边移行到中央。这些细胞并不表达 α 平滑肌肌动蛋白（α-SMA），因此不能转化为肌成纤维细胞。交联后，在前-中基质中可见反射性较强的细胞核和细长细胞，并可见新的致密的胶原结构。交联引起的这种改变效应可持续到交联后 36 个月。此外，在猪和兔的研究中发现，不超过 0.35 mW/cm² 的 30 min 的照射不会引起内皮细胞的损伤。术后内皮细胞数量的生理性减少并没有统计学意义（每年 2%）。交联 1 年后共焦显微镜未观察到内皮密度和形态的改变。交联后，上皮下的神经纤维消失。交联后立刻有角膜神经细胞形态的改变，变性则发生在交联 7 天以后。

圆锥角膜患者角膜的刚度低于正常值，且病情发展越严重，其刚度下降越多[10]。圆锥角膜患者行交联术后角膜硬度会增加（见图 7-3），Wollensak 等[5]对人及猪角膜交联术后进行应力-应变试验，发现人角膜刚度增加了 330%，猪角膜增加了 70%。他认为人角膜硬度增加较显著的原因是人角膜较薄，所以发生交联术反应厚度的相对比例也就较大：交联深度约为 300 μm，剩余未交联部分会抵消其硬化效果。兔角膜交联术后 8 个月的应力-应变试验发现其角膜刚度增加了 85%[11]。兔角膜厚度是三者中最薄的，但其硬度增加却不及预期，可能与以下因素有关：兔眼的角膜基质胶原与人类特性不同；不同物种角膜紫外光吸收率存在差异，兔角膜的吸收率低于人角膜，故由紫外光媒介引发的交联作用也较弱。此外，有研究报道交联术后圆锥角膜患者角膜变得较为平坦，说明对圆锥角膜有所改善。也有研究发现，术后半年患者角膜滞后量和角膜阻力因子与术前无显著差异。

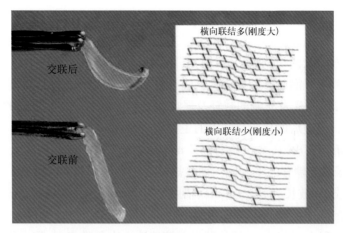

图 7 - 3　角膜组织在胶原交联术前后的变化

Figure 7 - 3　Changes of corneal tissue before and after collagen cross-linking

7.3　巩膜交联术

Wollensak 等[12]于 2004 年最早提出利用巩膜胶原交联疗法治疗进行性近视,在体外用不同的交联方法(核黄素-紫外光 A、葡萄糖、核糖、甘油醛和戊二醛)处理新鲜的尸眼和猪眼巩膜,随后又通过活体动物实验对巩膜胶原交联疗法的安全有效性进行了一系列研究报道。目前主要采用核黄素-紫外光 A 和甘油醛对巩膜进行交联。

7.3.1　核黄素-紫外光 A 交联法

巩膜核黄素-紫外光 A 交联法主要步骤为(以鼻上象限巩膜交联为例):实验动物麻醉后暴露眼球鼻上象限赤道及后部巩膜 10 mm×10 mm 的区域,照射前用 0.1%核黄素浸润暴露区巩膜 5 min,用紫外光 A(波长 370 nm,功率 3 mW/cm²,光源距离 10 mm)照射 30 min,照射过程中每隔 5 min 滴加一次核黄素,防止巩膜干燥。

对体外胶原交联后的新鲜尸眼和猪眼巩膜试件进行生物力学特性检测,结果显示,交联后的巩膜生物力学强度明显增加(见图 7 - 4),猪巩膜极限应力增加了 341%,人巩膜增加了 29%[13]。

在动物实验中(丝毛兔)[14],采用 4.2 mW/cm² 紫外光-核黄素交联,处理 1 天后照射区巩膜的杨氏模量增加了 464.7%,极限应力增加 227.9%,极限应变减少 54.52%,证明了巩膜交联方法可迅速有效地增强巩膜生物力学强度,但长期疗效尚未确定。术后 1 天实验眼的组织学观察显示:整个眼球后部光感受器层、外核层及视网膜色素上皮层几乎全部丢失,表明此交联法虽可有效增强巩膜强度,但可造成视网膜外层的严重损伤,因此提出可通过减少光照剂量来降低对视网膜的不良反应。

在随后的动物实验中[15]将紫外光的照射功率降低到 3 mW/cm²,交联处理后第 3 天、4 个月和 8 个月对照射区巩膜试件进行生物力学测量,巩膜的杨氏模量分别增加了 320%、

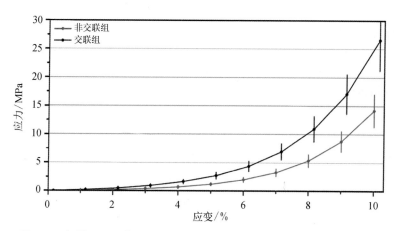

图 7-4 新鲜尸眼巩膜赤道部交联组和赤道部非交联对照组的应力-应变曲线[13]
赤道部交联组(黑色);赤道部非交联对照组(红色)

Figure 7-4 The stress-strain curves of equatorial sclera in cross-linking treated group (black) and untreated group (red) from fresh cadaveric eyes

277%、502%,极限应力分别增加了 341%、131%、213.8%,极限应变减少了 24%~44.8%。初步表明这种巩膜交联方法可长期(至少 8 个月)有效地增强巩膜的生物力学强度。此外,术后 3 个时间点照射区样本均未发现组织损伤,证明此疗法安全有效,有望成为治疗病理性近视及其他与巩膜机械强度减弱相关疾病的新方法。但其对人眼的安全性还需进一步研究证明。

此外,豚鼠巩膜交联实验[16]也发现交联后巩膜的生物力学特性增强,赤道部与后极部的极限应力分别增加了 147%、108%,弹性模量分别增加了 193%、191%,极限应变分别降低了 21.9%、40.42%。苏木精-伊红染色显示巩膜组织形态学无病理改变,透射电镜结果显示交联组交联区的巩膜成纤维细胞增生。

研究发现在紫外线 A 波长为 365 nm,能量密度设为 3 mW/cm^2,0.1%核黄素作为光敏剂的条件下,当巩膜厚度为 400 μm,照射时间在 50 min 内,巩膜的透明度、厚度及其生物力学强度均随紫外线照射时间增加,且对巩膜无明显损伤,具有很好的安全性[17]。

对兔巩膜进行相同参数的交联[18],照射 10、20、30、40、50 和 60 min 后,对巩膜进行拉力拉伸试验发现,照射时间超过 30 min,巩膜组织最大应力、杨氏模量等均显著增高;但当照射时间为 50、60 min 时会引起视网膜的损伤。40 min 照射条件下,人巩膜生物力学性能的增强高于猪和兔巩膜。相对于兔巩膜,猪巩膜在紫外线 A-核黄素交联前后的生物力学性能更接近人巩膜,是相对更好的研究巩膜胶原交联的动物模型。

在能量密度 3 mW/cm^2,照射时间 40 min 条件下,对新西兰大白兔和新鲜离体人眼进行的巩膜交联研究中发现[19],交联后兔巩膜的极限应力和弹性模量均有显著提高,弹性模量增加 113.2%~264.2%,极限应力增加 112.3%,应力增加 108.5%~261.8%;而人巩膜交联前后的生物力学指标差异均无统计学意义。目前,有关巩膜交联的研究较少,兔巩膜交联的最佳参数已基本确定,用于人眼交联效果不明显,适合人眼的治疗参数尚需进一步研究。

7.3.2 甘油醛交联法

甘油醛交联法主要步骤为：兔眼局部麻醉后，在鼻上象限角膜缘后 3 mm 处，Tenon 囊下注射甘油醛溶液 0.15 ml（甘油醛 0.5 mol/L 溶于 0.9% 的生理盐水），每隔 2～3 天注射 1 次，2 周内共注射 5 次[20]。

对于活体内甘油醛诱导巩膜化学交联对兔巩膜生物力学性能的短期效果研究显示[21]，术后 1 天照射区巩膜的杨氏模量增加 1 027%，极限应力增加 409.7%，极限应变减少 48.2%，初步证明此疗法可有效增强兔巩膜的生物力学性能。术后 1 天的组织病理学观察显示，角膜缘及眼外肌处出现轻微可逆的炎性浸润及少量角膜细胞丢失，视网膜不受影响。

该交联方法对实验动物巩膜生物力学性质的长期效果显示，术后第 4 个月、第 8 个月[22] 巩膜的杨氏模量分别增加了 989.6%、554.17%，极限应力分别增加了 325%、254.17%，极限应变减少了 58.84%、37.24%。提示此巩膜胶原交联方法可长期（至少 8 个月）有效地增强巩膜的生物力学性能，且均未发现组织细胞损伤，初步证明此疗法安全有效。

此外，1% 京尼平溶液及 1% 戊二醛溶液[23] 也可用于巩膜交联。猪巩膜条带交联后的力学强度略好于全眼球交联。此研究可以为后期的临床研究提供新的思路与方法。

7.4 胶原交联术新进展——蓝光-核黄素交联

核黄素在 3 个光波长具有吸收峰，即 450 nm 附近的蓝光区、370 nm 附近的紫外光区和小于 300 nm 的紫外光区。小于 300 nm 的紫外光区因具有导致 DNA 突变的潜在作用而不能用于临床[24]。目前对巩膜交联的研究主要集中在核黄素-紫外光 A 交联。而对蓝光-核黄素交联的研究国内外较少。

蓝光相比于紫外光的优点在于：

（1）蓝光对巩膜组织的穿透性较强，组织渗透程度深，且组织各层硬度均匀增加，交联效果好。

（2）蓝光波长较长，光子能量较小，引起的潜在的生物损伤相对较小。

（3）蓝光在巩膜中光散射幅度较小，可在巩膜内更深程度地渗透，从而能更好地预测巩膜对光的吸收、反射和透射的关系。

研究发现对于 465 nm 蓝光，35% 的光被巩膜吸收，57% 的光被反射，未被反射的光大约 8% 被传递，这部分光足以实现巩膜的交联。

（4）当光设法穿透巩膜厚度时，血液对 365 nm 和 465 nm 光吸收量较高，尤其是蓝光。此时富含血管组织的脉络膜可以屏蔽部分光线射入，防止视网膜光损伤。且视网膜色素上皮对光的吸收峰值在 460 nm，当光线穿透巩膜厚度时可以进一步减少光的投射。

对猪角膜进行 436 nm 蓝光-核黄素胶原交联的研究发现，角膜组织在应变为 6% 时应力增加了 41%[25]。

对兔眼进行蓝光（465 nm，26 mW/cm²）-核黄素巩膜交联[24] 术后 4 周，巩膜组织的硬度增加 3 倍,相应区域视网膜组织未见明显损伤,尤其是视网膜细胞和色素上皮细胞形态正常,且未发现明显的眼部综合征和不良反应[26]。

对兔眼进行蓝光(440 nm,10 mW/cm²)-核黄素巩膜交联发现[27],采用蓝光(440 nm)、紫外线 A(365 nm)与核黄素进行胶原交联均可增强兔巩膜的生物力学强度。照射能量越大,交联效果越明显,但过强的照射则导致视网膜组织的损伤。440 nm 蓝光(能量密度为 10 mW/cm²)与 0.1%核黄素对兔巩膜胶原交联的最佳照射时间为 10 min。

蓝光-核黄素交联法相比于紫外光交联法有更好的优势,可以更有效地加固巩膜,同时将视网膜损伤降到最低,是一种很有前途的治疗方式,但目前国内外缺乏对其光照强度和时间阈值的系统研究,因此在将此方法应用于人眼巩膜和临床之前,需进一步探讨并验证其有效性和安全性。

(牟国营　陈维毅　李晓娜　容烁)

参考文献

[1] Spoerl E, Huhle M, Seiler T. Induction of cross-links in corneal tissue[J]. Experimental Eye Research, 1998, 66(1): 97 - 103.

[2] Wollensak G, Spoerl E, Seiler T. Riboflavin/ultraviolet - A - induced collagen crosslinking for the treatment of keratoconus[J]. American journal of ophthalmology, 2003, 135(5): 620 - 627.

[3] 赵燕燕,赵红红,张丰菊.巩膜胶原交联疗法治疗进行性近视的研究进展[J].中华眼科杂志,2010,46(11): 1048 - 1051.

[4] Hayes S, Kamma - Lorger C S, Boote C, et al. The effect of riboflavin/UVA collagen cross-linking therapy on the structure and hydrodynamic behaviour of the ungulate and rabbit corneal stroma [J]. PLoS One, 2013, 8(1): e52860.

[5] Wollensak G, Spoerl E, Seiler T. Stress-strain measurements of human and porcine corneas after riboflavin-ultraviolet - A - induced cross-linking[J]. Journal of Cataract & Refractive Surgery, 2003, 29(9): 1780 - 1785.

[6] 杨成香.光动力学角膜胶原交联对 LASIK 术后角膜瓣愈合影响的实验研究[J].中华眼视光学与视觉科学杂志, 2012,14(4): 230 - 233.

[7] Maisch T, Baier J, Franz B, et al. The role of singlet oxygen and oxygen concentration in photodynamic inactivation of bacteria[J]. Proceedings of the National Academy of Sciences USA, 2007, 104(17): 7223 - 7228.

[8] Wollensak G, Spoerl E, Seiler T. Riboflavin/ultraviolet - A - induced collagen crosslinking for the treatment of keratoconus[J]. American journal of ophthalmology, 2003, 135(5): 620 - 627.

[9] Snibson G R. Collagen cross-linking: a new treatment paradigm in corneal disease-a review [J]. Clinical & experimental ophthalmology, 2010, 38(2): 141 - 153.

[10] 刘睿,褚仁远,周行涛,等.正常角膜及圆锥角膜的生物力学特性比较研究[J].中华眼科杂志,2009,45(6): 509 - 513.

[11] Wollensak G, Iomdina E. Long-term biomechanical properties of rabbit cornea after photodynamic collagen crosslinking[J]. Acta Ophthalmologica, 2009, 87(1): 48 - 51.

[12] Wollensak G, Spoerl E. Collagen crosslinking of human and porcine sclera[J]. Journal of Cataract & Refractive Surgery, 2004, 30(3): 689 - 695.

[13] 王萌萌.巩膜紫外光-核黄素交联术的有效性和安全性研究[D].北京:首都医科大学附属北京同仁医院,2013.

[14] Wollensak G, Iomdina E, Dittert D D, et al. Cross-linking of scleral collagen in the rabbit using riboflavin and UVA [J]. Acta Ophthalmologica Scandinavica, 2005, 83(4): 477 - 482.

[15] Wollensak G, Iomdina E. Long-term biomechanical properties of rabbit sclera after collagen crosslinking using riboflavin and ultraviolet A (UVA)[J]. Acta ophthalmologica, 2009, 87(2): 193 - 198.

[16] 吕雅平,周浩,夏文涛,等.紫外光-核黄素交联法对豚鼠巩膜生物力学特性的影响[J].中国实验动物学报,2012, 20(4): 44 - 47.

［17］ 贾冠美.不同照射时间下核黄素 a-波紫外线兔巩膜胶原交联的研究［D］.石家庄：河北医科大学,2013.

［18］ 张亚丽.巩膜核黄素/紫外线 A 胶原交联的实验研究［D］.济南：山东大学,2013.

［19］ 张亚丽,李志伟,牟国营,等.核黄素/紫外线 A 诱导的胶原交联对兔和人巩膜生物力学性能的影响［J］.中华眼视光学与视觉科学杂志,2014,16(5)：279－281.

［20］ 王莹.甘油醛后巩膜交联治疗豚鼠形觉剥夺性近视的实验研究［D］.天津：天津医科大学,2012.

［21］ Wollensak G，Iomdina E. Crosslinking of scleral collagen in the rabbit using glyceraldehyde［J］. Journal of Cataract & Refractive Surgery, 2008, 34(4)：651－656.

［22］ Wollensak G， Iomdina E. Long-term biomechanical properties after collagen crosslinking of sclera using glyceraldehyde［J］. Acta Ophthalmologica, 2008, 86(8)：887－893.

［23］ 吴元,杨松霖,李海丽,等.不同交联方法对离体猪巩膜交联效果的比较［J］.中华实验眼科杂志,2013,31(2)：168－171.

［24］ Iseli H，Spoerl E P，Krueger R，et al. Efficacy and safety of blue-light scleral cross-linking［J］. Journal of Refractive Surgery, 2008, 24(7)：S752－755.

［25］ Spoerl E，Seiler T. Techniques for stiffening the cornea［J］. Journal of Refractive Surgery, 1999, 15(6)：711－713.

［26］ 张淼,张丰菊.胶原交联加强巩膜组织的研究进展［J］.中华眼视光学与视觉科学杂志,2015,17(8)：510－512.

［27］ 陶祥臣.核黄素/蓝光(440 nm)紫外线兔巩膜胶原交联的生物力学研究［D］.济南：山东大学,2015.

8 鼻腔生理功能的生物力学模型

鼻腔作为呼吸系统的门户性器官,其主要功能是呼吸和嗅觉,以及对吸入空气进行过滤、清洁、加温、加湿和免疫等,对下呼吸道黏膜具有保护作用。鼻腔气道对吸入的气流会产生一定的阻力,而正常鼻腔气道阻力的存在有助于吸气时形成胸腔负压,使肺泡扩张,增大气体交换面积,延长呼吸过程中气体在肺泡内的停留时间,以保证气体在肺泡内的交换过程能够充分完成。平静呼吸时,约有$5\%\sim10\%$的气流流经嗅裂。气流中的含气味微粒溶解于嗅腺分泌物中,刺激嗅细胞产生神经冲动,经嗅神经、嗅球至嗅觉中枢而产生嗅觉。在固有鼻腔中,鼻腔黏膜表面附着一层黏液毯,能够吸附吸入气流中所含的微小颗粒,依靠纤毛运动送入消化道或经口吐出。吸入气流较为干冷,在流经鼻腔气道过程中,能够进行充分的加温和加湿,气流的温湿度在到达鼻咽部时能够基本达到保护下呼吸道的要求。本章介绍了鼻腔三维数值模型的建立并对其呼吸、加温加湿、过滤等功能的实现过程进行数值模拟,研究鼻腔结构和功能之间的关系。

8.1 鼻腔解剖结构及生理功能

8.1.1 鼻腔解剖结构

鼻由外鼻、鼻腔和鼻窦 3 部分构成。

(1) 外鼻:形似一基底向下的三棱锥体,上端位于双侧眼眶之间,称鼻根。下端最突起处称鼻尖,两者之间为鼻梁,鼻梁两侧中上部分为鼻背,下部半圆形膨隆部分称为鼻翼,锥底称为鼻底,包括两个前鼻孔,两者借中间的鼻小柱分隔。

(2) 鼻腔:前起自前鼻孔,后止于后鼻孔并通鼻咽部,其顶窄底宽,前后径大于左右径,结构狭长且不规则,鼻中隔将鼻腔分为左、右两侧,鼻内孔(鼻阈)为鼻腔最狭窄部位,前鼻孔至鼻内孔部分称为鼻前庭,鼻内孔至后鼻孔部分称为固有鼻腔(见图 8-1)。

内侧壁即鼻中隔,由软骨和骨组成,分别为鼻中隔软骨、筛骨垂直板和犁骨组成,发育异常或外伤等均可导致鼻中隔偏曲,主要影响鼻腔通气功能。

外侧壁最为复杂,最具生理和病理意义。从下向上有 3 个呈阶梯状排列、略呈贝壳形的长条骨性突起结构,分别称为下、中、上鼻甲,其大小依次缩小约 1/3,位置依次后移约 1/3,

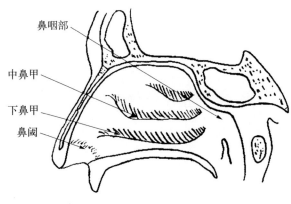

图 8 - 1　鼻腔解剖示意图
Figure 8 - 1　Nasal cavity anatomy

即下鼻甲最大且位置最接近鼻内孔,中鼻甲次之,上鼻甲最小。3 个鼻甲的上缘均附着于鼻腔外侧壁,向内下悬垂于鼻腔内,每个鼻甲与鼻腔外侧壁之间的间隙称为鼻道,即下、中、上鼻道,3 个鼻甲与鼻中隔之间依然存在间隙,结合功能特征将中鼻甲游离缘以下部分称为总鼻道,以上部分称为嗅裂。

下鼻甲和下鼻道:下鼻甲最大,为一独立骨片,前端接近鼻内孔,后端距咽鼓管咽口约 1.5 cm,下鼻甲主要与鼻腔通气功能相关。故下鼻甲肿胀或肥厚时常引起鼻塞,也可影响咽鼓管功能,引起耳鸣和听力减退等耳部症状。

中鼻甲和中鼻道:中鼻甲为筛骨的一部分。中鼻甲是内窥镜筛窦手术内侧界限的重要解剖标志。中鼻道外侧壁上有两个隆起,前下弧形隆起者称为钩突,后上隆起者为筛泡,两者之间半月形裂隙称半月裂,长 10～20 mm,宽 2～3 mm,向前下和外上逐渐扩大,呈漏斗状,称为筛漏斗。前组鼻窦均开口于筛漏斗,其中额窦经鼻额管开口于最上端,其后便是前组筛窦开口,上颌窦开口位置最低。现代鼻科学认为中鼻甲、中鼻道及其附近区域的解剖结构的生理异常和病理改变与鼻窦炎发病机制密切相关,该区域称为"窦口鼻道复合体"。功能性内窥镜外科就此为理论基础,内窥镜筛窦手术亦以中鼻甲、钩突和筛泡作为手术标志和进路。

上鼻甲和上鼻道:上鼻甲亦属筛骨一部分,上鼻甲后端有蝶筛隐窝,是蝶窦开口所在。后组筛窦则开口于上鼻道。

底壁即硬腭的鼻腔面,与口腔相隔。前 3/4 为上颌骨腭突、后 1/4 为腭骨水平部。

(3) 鼻窦:是藏于某些颅骨内的含气空腔,一般左右成对,共有 4 对,即上颌窦、筛窦、额窦和蝶窦。各窦的形态大小不同,发育常有差异,各有窦口与鼻腔相通。根据其解剖位置和窦口所在部位,将鼻窦分为前、后两组:前组鼻窦包括上颌窦、前组筛窦和额窦,窦口均位于中鼻道;后组鼻窦包括后组筛窦和蝶窦,后组筛窦开口于上鼻道,蝶窦开口于蝶筛隐窝。

上颌窦居上颌骨内,为鼻窦中最大者,窦腔最大,形似横置的锥体,基底即鼻腔外侧壁,锥顶则朝向颧突;筛窦为一蜂窝状结构,含 4～17 个气房,又名筛迷路,以中鼻甲基板为界,分为位于基板前下方的前组筛房和位于基板后上方的后组筛窦。前组筛窦开口引流于中鼻道,后组筛窦开口引流于上鼻道;额窦居额骨鳞部之下和眶部之上,大小和形态不一致;蝶窦居蝶骨体内,由蝶窦中隔分为左右两个。

8.1.2　鼻腔的生理功能

作为呼吸系统的门户性器官,鼻腔的主要功能是呼吸和嗅觉,鼻腔能够对吸入空气进行过滤、清洁、加温、加湿和免疫等。此外,鼻腔对下呼吸道黏膜有保护作用。其具体内容包括：鼻毛对吸入空气中较大的粉尘进行过滤；反射性喷嚏能够进一步促进呼吸气流中的异物、颗粒或刺激性气体的排出；黏膜表面的黏液毯能够吸附鼻腔的较小颗粒，借纤毛运动送入咽部咽下进入消化道或经口吐出；吸入的空气在鼻腔能够进行充分的加温和加湿，气流到达鼻咽部时已基本达到保护下呼吸道的要求，其中鼻黏膜温度保持在 33～35℃，吸入鼻腔的空气湿度在抵达声门下区时可达 98%。

正常生理状态下，两侧下鼻甲减充血状态呈交替性变化，间隔 2～7 h，称为生理性鼻甲周期，鼻周期并不改变鼻腔的总阻力。鼻周期的生理学意义是促使睡眠时反复翻身，有助于解除疲劳。正常鼻腔气道阻力的存在有助于吸气时形成胸腔负压，使肺泡扩张，增大气体交换面积，同时也使呼气时气体在肺泡内停留的时间延长，即正常鼻阻力的存在对充分保证肺泡气体交换过程的完成是必要的，鼻腔气道阻力主要由鼻阈产生，而鼻腔阻力约占呼吸道总阻力的一半，所以鼻腔阻力的改变直接影响呼吸功能。鼻腔疾病如萎缩性鼻炎或鼻腔阻塞性病变(鼻息肉和鼻甲肥大等)则可明显减低或增高鼻腔阻力。

纤毛运动是维持鼻腔正常生理功能的重要机制，每根纤毛向后摆动频率约 1 000 次/分钟，形成纤毛表面的黏液毯以 5 mm/min 的速度自前向后流动，促进了吸附于黏液毯中的异物和细菌等的排出。此外，黏液毯中还含有溶菌酶、干扰素和分泌性 IgA 等抗体，发挥免疫作用。

嗅觉功能：平静呼吸时，有 5%～10% 的气流流经嗅裂。气流中的含气味微粒溶解于嗅腺分泌物中，刺激嗅细胞产生神经冲动，经嗅神经、嗅球至嗅觉中枢而产生嗅觉。嗅觉可增进食欲、辅助消化和识别环境，后者对机体有保护作用。

共鸣功能：正常生理状况下，从喉腔发出的声音经过鼻腔时能够产生共鸣效应，使声音变得圆润。在鼻腔、鼻窦、颅脑病变时，这种共鸣效应将减弱。

鼻窦也参与呼吸生理，正常生理状态下鼻窦腔内气流速度近乎为 0，故其呼吸生理的作用甚微，近年研究发现鼻窦黏膜分泌 NO，能够维持鼻腔、鼻窦内 NO 的合理浓度，抑制炎性疾病的发生。

8.2 鼻腔气道几何结构三维重建

随着计算机技术与医学的结合，三维医学影像技术、虚拟内窥镜技术等虚拟现实的技术也发展起来，人体组织器官的三维重建在临床中起着重要的作用。常规 CT 图像展示的是人体某一层断面的信息，是由一定数目的具有不同灰度的体素按矩阵排列构成，其灰度代表了该体素处的组织密度。它克服了常规医学影像结构重叠的弊病，提高了病变定位的准确度。其基本原理是通过计算机处理扫描仪扫描人体的某层面后所获得的数据，求出各体素的吸收系数，再增强对比度，显示在屏幕上，这是人体断层图像的二维重建。人体是三维的结构，仅由二维图像显示其某个断层会丢失大量的信息，医生只能凭借以往经验由多幅图片来判断病灶，这样的判断无法做到客观公正，如此便会增加人为失误的因素，甚至做出错误的结论。因此，需要对 CT 图像进行再处理将其进行三维重建。

8.2.1 三维重建方法简介

用计算机图像处理技术对人体二维断层扫描图像序列完成组织器官的三维重建,在屏幕上显示人体器官的立体图像,可以使人们在非手术情况下从不同角度透视人体内各个器官的组织结构,使医生能了解病灶的性质及周围的组织器官,从而做出正确的诊断。这种非侵入性检查时间短,可以减少被检查者的痛苦。

高质量的三维重建与扫描前的准备工作、扫描计划、扫描参数的合理设置,扫描时间及三维重建的方式有关。螺旋 CT 扫描速度快,可获得无间断的容积图像数据,它是形成高质量三维图像的关键。螺旋 CT 一次扫描,完成兴趣区的检查,所需时间较短,很少受患者移动的影响。扫描层厚和床速是影响螺旋扫描空间分辨率的两个主要参数[1,2]。一般来说,螺距越小,图像噪声越小,图像纵轴分辨率越高,丢失的信息越少,重建的三维图像越逼真,因此对于窄小的感兴趣区应使用小螺距。但考虑到层厚和床速的影响,固定层厚的扫描,螺距小则图像较好。而固定床速时,螺距大则图像质量明显提高,这是因为提高螺距降低了层厚。和常规 CT 扫描一样,层厚即准直器的宽度是层面敏感度的决定因素,它直接影响纵轴方向的空间分辨率。理论上,层厚越薄,产生的三维图像越清晰,但在一定程度上限制了扫描范围[3,4],因此应选择合适的层厚,对于窄小感兴趣区域横向走向的结构,在可能的情况下尽量使用薄切层。沿身体纵轴排列的结构为了增加扫描的覆盖面应加大扫描层厚,但重建间隔不能明显加宽。对于较大的层厚,密度分辨率提高,但空间分辨率降低。薄层扫描可以减小容积效应,增加容积分辨率,减少阶梯状伪影,故应尽可能选择薄层扫描。首先确定扫描的区域,在此基础上提高螺距达到降低层厚的目的,便可取得最佳图像。除非特殊需要,层厚 3 mm,床速 5 mm/s 的扫描即能满足绝大部分疾病诊断的需要。

扫描阈值的确定:由于人体组织的密度不同,在扫描图像上所显示的灰度也不同,恰当的调整阈值,可以使得所需要的部分突出显示,不需要的部分可做透明处理以减少干扰。如对鼻腔进行扫描,对感兴趣的组织不同,软组织的窗位通常为 35～40 HU,窗宽为 250～300 HU,骨组织窗位定在 150 HU,窗宽为 560 HU。扫描长度由需重建部位的尺寸确定。层面重建间隔的确定,选择较薄的重建间隔不但可以增加图像纵轴分辨率,又可以不增加 X 线照射剂量。软组织的重建间隔为 0.5～3.0 mm,骨组织的重建间隔为 0.5～1.0 mm。扫描时间的确定:螺旋 CT 扫描速度快,一次扫描所需时间短,但在有些情况下,需要增加扫描时间,如在肾动脉 CT 成像时,需使用高压注射器,延迟时间在 25 s 左右,为确保 CT 扫描处于最佳扫描时机,也可先行小剂量试验,欲做双肾立体成像,可在快速手推造影剂后立即扫描,如需要观察尿路情况应进行大于 5 min 的延迟扫描。对于扫描的电流和电压(kV, mA)的确定,三维影像质量主要取决于轴面图像的空间分辨率,而对密度分辨率要求不高,故可通过适当降低扫描时的电流和电压来获得较大容积范围的扫描。

常见的三维重建方法大致可分为线框绘制(也称为骨架描述法)、表面绘制、体绘制三种方法。其中表面绘制是三维可视化技术中发展较早也较为成熟的一类方法,是目前主流的方法,线框绘制从某种角度讲也属于表面绘制。

线框绘制首先把二维 CT 图像由灰度值转换成数据,画出重建部分的轮廓线,再将每层的轮廓线当作纬线,由插值算法连出经线,由这些经纬线连出物体的三维框架。这种方法对计算机的要求不高,数据量小,在显示的图像中只需要两个像素值,沿经纬线经过的地方像素显示为亮,需要消隐的地方像素显示为暗。这种方法比较粗糙,难以体现组织器官中的很多特点,且直观效果比较差。

表面绘制的基本方法是,把所有的 CT 图像按着一定的顺序放置,在画出轮廓线后,将每两层轮廓线由小多边形连接起来,构成物体的表面图像或立体图像[5]。最早的表面描述方法是基于多边形技术,主要采用平面轮廓的三角形算法,用三角片拟合这组表面轮廓的曲面,三角面片法体现了表面重建的基本思想。Boissonnat[6] 提出了一种基于表面轮廓的 Delaunay 三角形方法,解决了系列表面轮廓的三维连通性问题。用三角形或多边形的小平面在相邻的边界轮廓线间填充形成物体的表面,所得出的只是分片光滑的表面,Chen 等[7] 采用从轮廓出发的 B 样条插值重建算法,得到了整体光滑的表面。Lorensen 等[8] 提出了移动立方体(marching cube, MC)算法,这是一种基于体素的表面重建方法,其实质是把邻近等值点连接成多边形的平面片,对平面片进行三角剖分,以三角片连接模拟物体的表面轮廓。这是当前医学图像三维可视化中比较常用的重建方法。移动四面体法(marching tetrahedra,MT)[9] 是在 MC 法上发展起来的,最初的 MC 法不能保证三角片所构成的等值面的拓扑一致性,会造成等值面上出现孔隙[10]。MT 算法可以消除这一问题。正常情况下,由 MC 法和 MT 法重建的物体需要大量的三角面片,对于拖拉旋转缩放等即时性的交互操作难于实现。其原因是在重建过程中,对所有的立方体进行遍历时进行了多次的重复性计算。欧宗瑛等[11,12]对此方法进行了改进,设计优化存储的数据结构,提高重建速度,减少数据冗余。在保证对原模型良好的逼近的前提下,尽量减少该模型的等值面片数,实现了 MT 算法重建的表面模型的简化处理。在处理中等规模的数据集上,基于表面的重建方法与基于体素的重建方法相比主要优点是可以采用比较成熟的计算机图形学方法进行显示。计算量小,运行速度快,借助于专用硬件支持,在高性能计算机上面绘制完全可以实现实时交互显示。但表面绘制的重建方法有其局限性,通过模拟物体轮廓面达到三维重建的目的,在切割后难以观察组织内部信息。同时在表面重建中会产生大量中间数据,因为真正与等值面相交的体元占总数据量的很小部分,算法执行中绝大部分时间用在空单元的检测上,抽取等值面会花费较长的时间[13,14]。

体素绘制是以单个的小立方体作为基本的重建单元,赋予每个体素以颜色和阻光度,由每个体素在某平面投影成像时所做的贡献合成在此平面的图像。此种方法获得的是真实的三维图像容积资料不丢失,以任意的平面相切后,可以显示内部的真实细节。体重建可分为两类,一种是以图像空间为序的投影法(projection),从屏幕图像的每个像素点出发发出一条光线穿过体数据场,在光线与数据场相交区段等间距采样,得到每个采样点的颜色、透明度和梯度值等再计算各点及表面的光亮度最终得到投影图像。另一种是以物体空间为序的光线跟踪法(ray-casting),计算每一个采样点的颜色、透明度及梯度值。再计算该点在投影平面成像时所起的作用,将所有点的作用合成,得到三维图像及其在平面上的投影图像。

三维体绘制由于直接研究光线通过体数据场与体素的相互关系,无须构造中间面,体素的许多细节信息得以保留,结果的保真性大为提高。从结果图像的质量上讲,体绘制要优于面绘制，但从交互性能和算法效率上讲，至少在目前的硬件平台上，面绘制还是要优于体绘制的。

在上述 3 类方法的基础之上，针对不同特性的组织器官，根据实际应用的需要以及人的视觉特性，成像设备(CT 机)通过工作站自带的重建软件生成三维图像的方法主要有：深度色彩法，表面遮盖法，表面透视法，多平面重建，仿真内窥镜，最大密度投影法，最小密度投影法[15]。

8.2.2　鼻腔结构数值模型的三维重建

应用德国西门子公司生产的多层螺旋 CT 机对一名志愿者的鼻腔进行扫描。志愿者为东北成年男性，既往无上呼吸道慢性疾病病史，无自觉鼻腔不适，无鼻部外伤史及手术史，近 3 个月无上呼吸道急性病史，应用前鼻镜及鼻内镜检查无鼻科疾病体征或明显解剖异常。

扫描技术：志愿者在室温环境下(约 20℃)安静 30 min，待呼吸和心跳相对平稳时，再进行 CT 扫描。以避免人体在运动状态下有鼻翼翕动等面部肌肉活动及神经、体液因素的影响，另外也要避免上呼吸道黏膜发生收缩，使鼻腔气道结构变化。进行鼻部水平位与冠状位连续扫描，范围自鼻尖到鼻咽后壁，冠状位扫描层厚为 3 mm，水平位扫描层厚为 1 mm，扫描窗位 400 HU，窗宽 2 000 HU。应用西门子多层螺旋 CT 机自带的软件将获得的 DICOM 影像学数据转化为一系列 BMP 格式的图像。

手动重建法：应用西门子多层螺旋 CT 机自带的软件将获得的 DICOM 影像学数据转化为一系列 BMP 格式的图像。用表面重建的方法借助 ANSYS 软件的前处理功能对鼻腔进行三维重建。首先对已经转换为 BMP 图片文件的 CT 图像进行处理，CT 图像有黑灰白三色组成，空腔处为密度最小的地方在图像上呈现黑色，软组织区密度较小呈现灰色。由于组织内部密度的不同灰色的深浅也不同，密度大处趋近于白色，骨组织密度值大呈现白色，应用 Matlab 软件将图像数字化，图像的每个像素的灰度值对应一个数值，按图片的分辨率大小形成一个矩阵，矩阵的每一个数代表此处的灰度值。通过自编制的程序来判断边界，需要重建的部位是鼻腔的腔体，当判断完一个矩阵后，就完成了一幅 CT 图像中腔体的边界提取，再根据适当的比例将其还原为实际的尺寸。当完成一个系列的 CT 图像的腔体边界判别后，得到了大量三维空间的点，其中包含鼻腔腔体的边界点。借助 Ansys 的前处理功能，完成对鼻腔的三维面重建。此种方法是针对腔体和壁面在 CT 图像中差别明显，容易判断两者的边界。而且由于腔体本身的特点不适合应用体素重建的方法，表面绘制的重建方法是较好的选择。

自动重建法：多层螺旋 CT 机对鼻腔结构扫描后，自动存储为 DICOM 格式数据，此格式为容积数据，存储了一定层厚鼻腔结构的所有信息。应用商业软件 Mimics，将数据导入并进行处理。首先针对每一层图片中鼻腔气道区域进行标识，然后应用软件对整体标识区域进行重建。其重建方法为表面重建法，重建后的模型显示为鼻腔气道壁面，由数万个小的三角面域拼积而成。将此模型经由商业软件 GEOMAGIC 进行逆向化处理，将鼻腔壁面曲率较小或相近区域的小三角面域合并为一个近似的曲面，建立鼻腔气道几何结构三维模型，该模型可以应用于后续的数值模拟工作。

8.3 鼻腔内气体流场分布

8.3.1 鼻腔三维有限元模型的建立

于申[16]依据黏性流体 Navier – Stokes 运动方程,采用有限元法,对鼻腔流场进行数值模拟,选用四面体单元对整个流场进行剖分,经过精度验证,采用约 40 万个节点,200 万个单元的有限元数值模型(见图 8 – 2)。

现有研究工作对于鼻腔内气体流场的状态有很多描述,有的认为鼻腔中气流为层流,有的认为是湍流,有的认为湍流和层流共存,还有的认为气流的状态与气流流率相关,气流流率低时为层流,气流流率高时为湍流。Simmen 等[17]认为湍流的存在更合理一些,从生理学角度考虑,湍流形式可以增强气流与黏膜边界层的接触,提高净化、湿润和加温吸入空气的程度。因此,在数值模拟中选择湍流的模型(k – ε 模型),流体为空气。由于流速比较低,所以设为不可压缩流动。

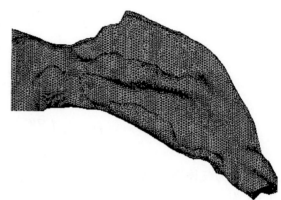

图 8 – 2 鼻腔的三维有限元模型
Figure 8 – 2 Mesh of nasal cavity

任何流体流动都要受物理守恒定律的支配,流体控制方程是对流体流动守恒定律的描述,包括质量守恒定律、动量守恒定律和能量守恒定律,如果流动处于湍流状态,系统还要遵守附加的湍流输运方程。

选择的控制方程为湍流双方程模型(k – ε 模型),包含质量守恒方程(连续方程)、动量守恒方程(Navier – Stokes 方程)和附加的湍流输运方程。湍流方程中的变量为瞬时值,定义为 $\phi = \bar{\phi} + \phi'$,即瞬时值 ϕ 由时均值 $\bar{\phi}$ 和脉动值 ϕ' 组成。为方便起见,除了脉动值的时均值外,以下方程将去掉表示时均值的上划线符号"—",即 $\bar{\phi}$ 用 ϕ 表示。

连续方程:

$$\frac{\partial \rho}{\partial t} + \frac{\partial}{\partial x_i}(\rho u_i) = 0 \tag{8-1}$$

动量方程(Navier – Stokes 方程):

$$\frac{\partial}{\partial t}(\rho u_i) + \frac{\partial}{\partial x_j}(\rho u_i u_j) = -\frac{\partial p}{\partial x_i} + \frac{\partial}{\partial x_j}\left[\mu \frac{\partial u_i}{\partial x_j} - \rho \overline{u'_i u'_j}\right] + S_i \tag{8-2}$$

当流动为不可压,且不考虑自定义源项时,附加的湍流输运方程可简化为

$$\frac{\partial}{\partial t}(\rho k) + \frac{\partial}{\partial x_i}(\rho k u_i) = \frac{\partial}{\partial x_j}\left[\left(\mu + \frac{\mu_t}{\sigma_k}\right)\frac{\partial k}{\partial x_j}\right] + G_k - \rho\varepsilon \tag{8-3}$$

$$\frac{\partial}{\partial t}(\rho\varepsilon) + \frac{\partial}{\partial x_i}(\rho\varepsilon u_i) = \frac{\partial}{\partial x_j}\left[\left(\mu + \frac{\mu_t}{\sigma_\varepsilon}\right)\frac{\partial\varepsilon}{\partial x_j}\right] + \frac{C_{1\varepsilon}\varepsilon}{k}G_k - C_{2\varepsilon}\rho\frac{\varepsilon^2}{k} \tag{8-4}$$

上式中：

$$k = \frac{1}{2}(\overline{u'_i u'_i}) \tag{8-5}$$

$$\varepsilon = \frac{\mu}{\rho}\overline{\left(\frac{\partial u'_i}{\partial x_k}\right)\left(\frac{\partial u'_i}{\partial x_k}\right)} \tag{8-6}$$

$$\mu_t = \rho C_u \frac{k^2}{\varepsilon} \tag{8-7}$$

$$G_k = \mu_t\left(\frac{\partial u_i}{\partial x_j} + \frac{\partial u_j}{\partial x_i}\right)\frac{\partial u_i}{\partial x_j} \tag{8-8}$$

式中，ρ 为气体密度，取 $\rho = 1.225 \text{ kg/m}^3$；$u_i$ 为时均速度分量（u_x，u_y，u_z）；p 表示气压；S_i 为自定义源项；k 为湍动动能；ε 为湍动耗散率；μ 为气体的动力黏性系数，取 $\mu = 1.789 \text{ kg/(m·s)}$；$\mu_t$ 为湍动黏度；其余系数由 Launder 等的推荐值和后来的实验确定。

由医学资料可知正常人在平静状态下的呼吸，每分钟呼吸次数为 15～25 次，一次呼吸的气体交换量为 400～600 ml。设定为每分钟呼吸次数 20 次，一次呼吸的气体交换量为 600 ml。在整个呼吸过程中，经过后鼻孔的气流速度是随时间变化的。在胸腔内的气压与外界气压平衡时，气流速度几乎为零；当胸腔内的气压与外界的气压压差达到最大时，单位时间内气流量也最大。

鼻腔气体流场由鼻腔壁、前鼻孔和鼻咽部封闭而成。根据实际生理数据，边界条件可设定如下：① 鼻腔壁表层紧附黏膜，不能移动，所以在鼻腔壁面设定无滑移、无渗透边界条件（$v=0$）；② 前鼻孔与外界相通，气压比较稳定，所以前鼻孔处可以设定气压边界条件（$p = 101\,325 \text{ Pa}$）；③ 鼻咽部的气压测量比较困难，而通过测量一次呼吸的气流量和一次呼吸的时间以及由 CT 图片估算出的鼻咽部的气流流通面积，可以得到气流的平均流速，所以鼻咽部底端设定速度边界条件（v）。设定经过后鼻孔的气流流速随时间呈线性变化，趋势如图 8-3 所示。

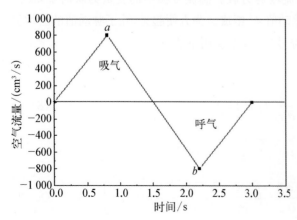

图 8-3 出口区气流量[16]

Figure 8-3 Volumetric airflow rate in the outer zone

8.3.2 鼻腔气道内气流速度场与压强场分布

在计算整个呼吸过程之后,选取鼻腔截面来显示鼻腔在峰值气流量时刻的结果,即 $Q=800$ ml/s 时刻。如图 8-4 所示将鼻腔气道分为 A、B、C、D 4 个区域,4 个区域分别对应鼻腔气道的嗅区、中鼻道、总鼻道中下部和下鼻道。下面对每个时刻的各个区域的气流分布和鼻腔整体的气压分布进行分析比较。

图 8-4 显示的是吸气过程和呼气过程中 $Q=800$ ml/s 时刻,即图 8-3 中所示的 a 点和 b 点时刻的气流分布和气压分布云图。图中显示了 5 个冠状截面的 CT 图像和流场结果分布图,左侧为 CT 图片,中间为 a 点时刻的流场云图,右侧一列为 b 点时刻的流场云图。通过对比可以看出此重建方法可以逼真地反映出 CT 图像显示的鼻腔结构。图 8-5 为吸气过程和呼气过程的气压分布云图,左侧图为 a 点时刻气压分布云图,右侧图为 b 点时刻气压分布云图。

可以看出在 a 点时刻,志愿者处于吸气状态且气体流率达到最大,流场中最高速度约为 $v=7.2$ m/s,出现在鼻前庭处即下鼻甲前端。气流大部分由鼻道中间部分即 C 区域通过。在 b 点时刻,志愿者处于呼气状态且气流量达到最大,流场中最高速度出现在鼻前庭处约为 $v=7.2$ m/s,气流大部分也由鼻道中间部分通过。对比图 8-4 中的中、右两列图,在最后两幅图中可以看出吸气过程和呼气过程的流场分布明显不同,在鼻前庭区域,呼气和吸气过程的气流分布也不相同。由图 8-5 左图可以看出,吸气过程中,鼻腔中气压最低值位于鼻咽部;气压最高值位于鼻腔前部。鼻腔两端的压差约为 $\Delta p=145$ Pa。在鼻阈处气压变化快,在固有鼻腔中气压变化较缓,到了鼻咽部气压变化更小。由图 8-5 右图可以看出,呼气过程中,鼻腔中气压最低值位于鼻腔前部;气压最高值位于鼻咽部。鼻腔两端的压差为 $\Delta p=153$ Pa。在鼻阈处气压变化快,在固有鼻腔中气压变化较缓,到了鼻咽部气压变化更小。对比呼气过程和吸气过程的气压分布云图可以看出,两者的气压都是在鼻阈处变化较快。

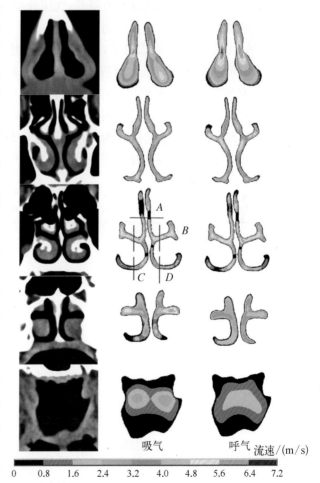

吸气　　　呼气　　流速/(m/s)

0　0.8　1.6　2.4　3.2　4.0　4.8　5.6　6.4　7.2

图 8-4 冠状截面速度分布云图($Q=800$ ml/s)[16]

Figure 8-4 Velocity distribution in coronary sections ($Q=800$ ml/s)

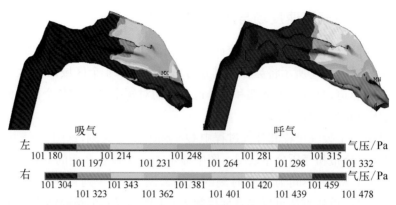

图 8-5 鼻腔气压分布云图($Q=800$ ml/s)[16]

Figure 8-5 Pressure distribution in coronary sections ($Q=800$ ml/s)

鼻腔中 $Q=400$ ml/s 和 $Q=200$ ml/s 时刻的气流分布和 $Q=800$ ml/s 时刻的气流分布趋势大致相同,而最高气流流速有所降低,气压分布与 $Q=800$ ml/s 时刻的气压分布大致相同,气压变化最快的地方都在鼻阈附近。

从表 8-1 和表 8-2 可以看出,在吸气过程和呼气过程的 3 个时刻,通过鼻腔两侧的气流量基本相同;呼气过程与吸气过程相比较,通过鼻腔各个鼻道区域的气流比例也相差不大;而左右鼻腔的气流分布相比,通过中鼻道即 B 区域和通过下鼻道即 D 区域的气流是对称的,通过嗅区即 A 区域和总鼻道中下部即 C 区域的气流比例相差较大;从总体来看,此例鼻腔,通过区域 A 的气流比例约为 10%,通过区域 C 即总鼻道中下部的气流比例约为 50%,通过中鼻道的气流要明显多于通过下鼻道的气流。

表 8-1 吸气气流在鼻腔气道中的分布(ml/s 和%)

Table 8-1 Regional allocation (ml/s and %) of inspiratory airflow in the human nasal passages

	区域 A /(ml/s)	区域 B /(ml/s)	区域 C /(ml/s)	区域 D /(ml/s)	单侧气流量 /(ml/s)	总流率 /(ml/s)
左侧	5.5 5.6%	29.6 30.0%	51.5 52.1%	12.2 12.3%	98.8 49.4%	200
右侧	14.4 14.2%	31.9 31.5%	43.5 43.0%	11.4 11.3%	101.2 50.6%	200
左侧	11.3 5.7%	58.9 29.9%	102.7 52.0%	24.4 12.4%	197.3 49.3%	400
右侧	29.0 14.3%	63.6 31.4%	86.9 42.9%	23.2 11.4%	202.7 50.7%	400
左侧	22.4 5.6%	116.8 29.2%	212.2 53.1%	48.4 12.1%	399.9 50.0%	800
右侧	45.3 11.3%	116.5 29.1%	192.2 48.1%	46.1 11.5%	400.1 50.0%	800

表 8-2 呼气气流在鼻腔气道中的分布(ml/s 和%)

Table 8-2 Regional allocation (ml/s and %) of expiratory airflow in the human nasal passages

	区域 A /(ml/s)	区域 B /(ml/s)	区域 C /(ml/s)	区域 D /(ml/s)	单侧气流量 /(ml/s)	总流率 /(ml/s)
左侧	5.0 5.1%	29.1 29.6%	52.2 53.1%	12.0 12.2%	98.3 49.1%	200
右侧	14.0 13.8%	33.9 33.3%	42.3 41.5%	11.6 11.4%	101.7 50.9%	200
左侧	10.1 5.1%	57.8 29.4%	105.3 53.4%	23.9 12.1%	197.1 49.3%	400
右侧	28.2 13.9%	67.0 33.0%	84.5 41.7%	23.1 11.4%	202.9 50.7%	400
左侧	19.1 5.0%	108.2 28.1%	212.3 55.2%	45.2 11.7%	384.8 48.1%	800
右侧	53.2 12.8%	126.0 30.4%	192.7 46.4%	43.3 10.4%	415.2 51.9%	800

8.3.3 鼻腔气道三维数值模型的验证

模型由志愿者的鼻腔 CT 图像经表面重建而成,由气道形状比较可以得出,重建的模型与真实鼻腔气道形状大致相同,能够体现鼻腔气道的结构特征。从设定的边界条件来看,所有的边界条件都是根据实际环境或者人呼吸的生理参数设定的,符合实际情况。在对鼻腔气流进行数值模拟时,首先对气体流场进行初步研究,数值模拟选用的是湍流模型。对于鼻腔气体流场的形态,已经有很多研究人员进行相关的研究。Chometon 等[18]通过研究分析鼻阻力与气流量的关系曲线及鼻腔阻塞系数与气流量的关系曲线发现,当鼻腔内的气流量小于 150 ml/s 时,气流为层流;当气流量介于 150~250 ml/s,鼻腔气流为层流至紊流的过渡状态;当鼻腔内的气流量大于 250 ml/s 时,气流为紊流状态。Schreck 等[19]通过试验发现,当鼻腔内的气流量超过 200 ml/s 时,开始出现紊流现象。而且鼻腔本身对吸入气流有过滤、加温加湿的作用,鼻腔气流为紊流形态有利于气流与鼻腔黏膜充分接触,能更好地发挥其功能。根据边界条件的设置,鼻腔内气流流量峰值可达 800 ml/s,因此选择湍流模型是合理的。

由气流模拟结果,呼吸过程中气流的最大速度发生在鼻前庭处,且随气流量总量变化与文献中[20]的结论相对比在合理范围内。Kelly 等[21]应用粒子图像测速计(particle image velocimeter, PIV)研究鼻腔气流,也发现在鼻阈出现气流的最高速度。Hahn 等[22]建立了右侧鼻腔的实体模型,通过实验的方法测量分别在不同气流量条件下,单侧鼻腔内部气流流场的分布情况以及气压分布的情况。将 Hahn 的实验室结果与数值模拟结果相比较,发现两者比较接近,只是由于人体鼻腔结构的各异性,所以在数值上会有所差异。由速度结果云图可以发现,鼻腔内气流在中鼻道会出现第 2 个高速区,Keyhani 等[23]以及 Subramaniam

等[24]通过研究也发现在这个区域会产生气流的第 2 个峰值速度。可知该鼻腔气流模拟得到的峰值速度数值及其发生位置的结果与前人研究结果是吻合的。

如表 8 - 1 中所示的鼻腔气流模拟结果,在气流量分别为 200 ml/s、400 ml/s、800 ml/s 3 种条件下,鼻腔气道的各个区域的气流量占总流量的比例变化不大。其中通过嗅区的气流量约占鼻腔总气流量的 10%,通过总鼻道中下部的气流量约占鼻腔总气流量的 50%。对比前人的工作,Kimbell 等[25]把鼻腔气道分为两个区域,在 7.4 L/s 和 15 L/s 两种气流量条件下的模拟结果来看,鼻腔气道的各个区域的气流量比例变化不大。Hahn 等[22]的研究结果也表明分别在 1 100 ml/s、560 ml/s、180 ml/s 3 种流速下,鼻腔内的气流分布变化很小。约 50% 的气流流经总鼻道中下部,大约 14% 的吸入气流流经嗅区,并且不随总流量的变化而改变。Keyhani 等[26]的研究结果表明约有 10% 的气流流经嗅区,而且随着总流量的变化,这个比例没有明显改变。Kelly 等[21]等应用粒子图像测速计研究鼻腔气流,发现只有小部分气流会流经嗅区,认为这是对嗅区黏膜的一种保护机制,以防止吸入气流中的颗粒、灰尘等伤害嗅区黏膜。其研究结果还表明,主要的气流流经靠近鼻中隔的气道,即总鼻道。Kim 等[27]应用粒子图像测速计(PIV)的研究结果显示,总鼻道与中鼻道的交汇处是气流的主要流经区域。由此可见,该鼻腔气流模拟所得鼻腔气流分布以及嗅区气流流量比例与前人的研究一致。

从压强的分布云图来看,压强梯度大的位置出现在鼻阈附近,即鼻腔气道的限流节段处。李晓明等[28]认为,鼻腔中距前鼻孔 2.5 cm 的范围内为鼻腔气道的限流节段,其产生的鼻气道阻力占鼻腔总阻力的大部分。所以在鼻腔气道的限流节段压强梯度会很大,这与数值模拟结果是一致的。再比较由数值模拟得出的鼻阻力值,首先定义鼻阻力,鼻阻力是鼻腔气道对流经气体的阻碍作用,鼻阻力值为鼻腔前后的压强差与流经鼻腔的气体体积流率的比值,即 $R = p/Q$,其中 R 为鼻阻力,p 为鼻腔前后的压差,Q 为气体体积流率。由计算结果可以得出,鼻腔在呼吸过程中的 a 点时刻和 b 点时刻的鼻阻力为

$$R(吸) = 145 \text{ Pa}/0.8(\text{L/s}) = 0.182 \text{ kPa}/(\text{L/s})$$

$$R(呼) = 153 \text{ Pa}/0.8(\text{L/s}) = 0.191 \text{ kPa}/(\text{L/s})$$

正常人的鼻阻力值在鼻腔两端压差为 $\Delta p = 150$ Pa 的情况下,大约为 $R = 0.098 \sim 0.343$ kPa/(L/s)[29]。由 Hahn 等[22]的研究结果可知单侧鼻腔气流量为 180 ml/s 时,由鼻腔壁面剪切力估算的气压差为 0.4 cm H_2O,由实验测得的气压差为 $0.26 \sim 0.74$ cm H_2O;而数值模拟在单侧鼻腔气流量为 200 ml/s 时,产生的气压差约为 40 Pa。因此由气压差、鼻阻力的模拟结果比较,所得模拟结果都在正常范围内。

从速度分布和压强分布两方面比较的情况来看,模拟正常鼻腔中的气流流场所得到的数值结果与医学文献中记载的正常数据基本吻合。由于人体鼻腔结构的各异性,该模拟的结果不能代表所有类型的鼻腔,其模拟结果与前人研究结果的吻合只表明此模型重建和数值模拟的方法是合理、可靠的。讨论人体鼻腔结构与气流流场的共性需要大样本的鼻腔模型为基础。

8.4 鼻腔气道结构与气流场的关系

8.4.1 多样本鼻腔气道三维数值模型的建立

于申[16]筛选了 20～40 岁东北地区的健康志愿者 24 名，男 16 例，女 8 例。入选的标准为：既往无上呼吸道慢性疾病病史，无自觉鼻腔不适，无鼻部外伤史及手术史，近 3 个月无上呼吸道急性病史。应用前鼻镜及鼻内窥镜检查无鼻科疾病体征或明显解剖异常，即鼻中隔基本不偏曲，上、中、下鼻道未见异常。

采用德国西门子公司生产的多层螺旋 CT 机对志愿者头部进行扫描，扫描的要求与前相同，将扫描获得的图像作为数据源，选取间隔为 3 mm 的一系列图像，包含从鼻尖到咽腔后壁的所有信息，对鼻腔进行三维重建。重建方法与前相同，用 Matlab 软件将一系列图像数字化，用自编译程序识别边界，在有限元软件 ANSYS 中完成对鼻腔的三维表面重建。然后对模型进行有限元剖分，得到包含 180 万～220 万单元、37 万～42 万节点的志愿者鼻腔的三维有限元模型，这种单元密度足够反映鼻腔流场的特性。

对所有例鼻腔模型进行数值模拟所采用的控制方程均与 8.3 节的控制方程相同，依据黏性流体的 Navier‐Stokes 方程和连续方程，对变量进行时间平均化，得到时均形式的 Navier‐Stokes 方程和连续方程。再引入关于湍动动能 k 和湍流耗散率 ε 的方程，即控制方程为湍流双方程模型（k‐ε 模型）。

进行合理的边界条件设定，是数值模拟真实再现鼻腔内气体流场特性的必要前提，边界条件的设定符合实际的生理数据。设定的边界条件与前述设定的相同，前鼻孔处设为气压条件（$p=101\,325$ Pa），鼻腔壁处设为无渗透、无滑移条件（$v=0$），鼻咽部设为流量边界条件。假设呼吸过程中，流经鼻咽部的气体流量是随时间线性变化的。一个呼吸周期为 3 s，即呼吸频率为 20/min，呼气过程的时间和吸气过程的时间相等都是 1.5 s，取正常人的潮气量为 600 ml，由此可以确定一个折线形的呼吸气流量与时间的关系图，其峰值为 800 ml/s。由 CT 图像或者重建的模型得到鼻咽部的截面积 S，可以确定鼻咽部的气体流动速度 $v(t)$。

8.4.2 鼻腔气道内气流速度场和鼻阻力分布

完成对 24 例鼻腔气体流场的数值模拟后，每例鼻腔模型中任意一点的速度和压力均已知。一个呼吸周期包括吸气和呼气两个过程，两个过程中气体流量相同，气流方向相反。气流量和鼻腔两端压差随着时间变化，当两端压差很小时，气流量也很小。当两端压差达到最大时，气流量也到达最大。

选取速度峰值点 a（吸气最大气流）或 b 点（呼气最大气流）的结果进行分析。从总体来看，鼻腔内气流的峰值速度一般情况下出现在鼻阈即下鼻甲前方，第 2 峰值速度出现在总鼻道。从每一例模型的矢状位和冠状位截面的速度结果云图可以看到，首先两侧鼻腔通过的

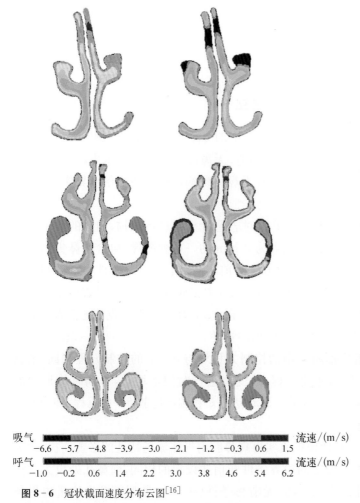

吸气 流速/(m/s)
−6.6 −5.7 −4.8 −3.9 −3.0 −2.1 −1.2 −0.3 0.6 1.5

呼气 流速/(m/s)
−1.0 −0.2 0.6 1.4 2.2 3.0 3.8 4.6 5.4 6.2

图 8 - 6　冠状截面速度分布云图[16]

Figure 8 - 6　Velocity distribution in coronary sections

气流并不等量,一般情况下,一侧鼻腔通过的气流少,另一侧通过的多;其次 24 名志愿者鼻腔气流的分布各不相同。列出 3 种较典型的气流分布云图,如图 8 - 6 所示的是这 3 例鼻腔中气流分布的冠状位截面云图。第 1 种气流分布,气流主要流经 C 区域,B 区域和 D 区域也有部分气流流经,总体看来气流在鼻腔中分布比较均匀。第 2 种气流分布,气流主要流经 D 区域和 C 区域。第 3 种气流分布,气流主要流经 B 区域和 C 区域。A、B、C、D 4 个区域分别表示嗅区、中鼻道、总鼻道中下部以及下鼻道。在所有例鼻腔中,有 5 例鼻腔的气流分布属于第 1 种分布形式,有 2 例鼻腔的气流分布属于第 2 种分布形式,其余 17 例鼻腔的气流分布属于第 3 种分布形式。由此可以看出第 3 种气流分布方式是较为常见的。

　　表 8 - 3 显示了 24 例鼻腔中的气流分布的统计数据,第 1 列数据是所有左侧鼻腔的气流量分布及其所占左侧鼻腔总流量的比例,第 2 列数据是所有右侧鼻腔的气流量数据,第 3 列是所有气流量较少一侧鼻腔的气流量数据,第 4 列是所有气流量较多一侧鼻腔的气流量数据。通过左右两侧鼻腔的各个区域的气体流量来显示气流在鼻腔中的分布情况,通过表中前两列数据所显示,虽然人的鼻腔由于个体差异气流分布各不相同,但是总体来看,在正常鼻腔中,左右两侧的各个气道中气流分布大致是对称的。在数据列表的第 3 列和第 4 列中则可以看出,左右两侧鼻腔的气体通量的差异。从总体来看,通过嗅区的气体流量占总流量的近 10%。通过总鼻道中下部的气体流量可占总流量的一半以上,通常情况下流经中鼻道的气流要多于流经下鼻道的气流。

　　表 8 - 4 显示的是,24 例鼻腔模型在吸气时 a 点时刻,通过 C 区域即总鼻道中下部的气体流量占总流量的百分比和鼻腔气道前 3 cm 的气压差占总压差的百分比。由表中可以看出,通过总鼻道中下部的气体流量占总流量的 45.8%～79.1%。

表 8-3　吸气气流在鼻腔气道中的分布(ml/s and %)[16]

Table 8-3　Regional allocation (ml/s and %) of inspiratory airflow in the human nasal passages

区域	左　侧	右　侧	较多气流侧	较少气流侧	两侧流量
A	30.7±10.4 8.2%±2.9%	35.8±13.5 8.7%±3.1%	39.0±13.2 7.7%±2.9%	27.5±9.2 9.2%±2.9%	66.5±15.2 8.3%±2.4%
B	85.2±29.1 22.4%±6.1%	92.7±33.3 22.4%±6.9%	111.8±29.9 22.4%±6.7%	66.1±20.1 22.3%±6.3%	177.9±36.4 22.3%±5.8%
C	219.5±67.6 55.2%±7.1%	231.8±64.6 56.0%±9.5%	290.8±41.4 57.8%±8.1%	160.5±39.9 53.6%±8.1%	451.3±45.3 56.4%±7.2%
D	52.0±20.3 14.2%±6.1%	52.3±19.5 12.9%±4.5%	61.8±23.2 12.1%±5.3%	42.5±11.8 14.9%±5.1%	104.3±26.6 13.0%±4.2%
总流量	387.4±102.5 48.4%±16.3%	412.6±102.5 51.6%±16.3%	503.4±61.2 62.9%±9.7%	296.6±61.2 37.1%±9.7%	

注：(1) 4 个区域的划分如图 8-6 所示。

　　(2) 区域 B、D 和 C 分别对应中鼻道、下鼻道和总鼻道中下部。

在 3 例气流分布不同的鼻腔中,呼气和吸气的气压场的分布有相似性,都是在鼻腔前端,尤其是在鼻阈,气压变化得快。在固有鼻腔中气压变化较为缓慢,在鼻咽部变化更小。在表 8-4 中可以看出,鼻腔前 3 cm 的气压差占总压差的 52.6%～79.3%。不同之处在于吸气时最高气压出现在前鼻孔附近,呼气时最高气压出现在鼻咽部。

表 8-4　鼻腔模型在吸气气流峰值点时刻的气流分布与鼻阻力情况

Table 8-4　Proportion of airflow resistance in anterior 3 cm region of nose and volumetric flowrate through common nasal meatus at the "a" moment

志愿者	1	2	3	4	5	6	7	8	9	10	11	12
$R_{main}/\%$	54.5	69.2	76.6	72.0	69.4	78.0	79.3	74.5	70.0	57.7	58.1	60.0
$Z_{main}/\%$	47.6	62.9	64.1	53.0	53.0	52.8	45.8	57.2	61.8	55.5	51.0	58.0
志愿者	13	14	15	16	17	18	19	20	21	22	23	24
$R_{main}/\%$	76.9	62.1	78.3	69.0	53.1	52.6	68.3	68.9	55.0	61.9	70.7	64.4
$Z_{main}/\%$	56.4	52.5	79.1	67.1	50.9	55.7	55.4	56.0	63.3	52.3	48.6	53.8

注：(1) R_{main}：鼻腔前端 3 cm 的鼻阻力占鼻腔总阻力的比例。

　　(2) Z_{main}：通过总鼻道中下部(区域 C)的气流量占总气流量的比例。

鼻腔内气流分布与鼻腔结构几何形状有着密切的关系,可以看出通过鼻腔两侧的气体流量不相等,通过左侧鼻腔的气体流量占总流量的 55.8%,通过右侧鼻腔的气体流量占总流量的 44.2%。由计算结果和鼻声反射结果中也可以看出两侧鼻腔的截面积不相等,左侧的截面积要大于右侧的截面积。从结果可以看到,鼻腔两端的压差相同的情况下,鼻腔气道横截面积小的一侧,流经的气流较少,鼻腔气道横截面积大的一侧,流经的气流较多。由鼻阻力的定义可知,鼻腔气道横截面积小的一侧,鼻阻力较大,鼻腔气道横截面积大的一侧,鼻阻力较小。所以鼻腔相当于一个并联的气流网路,在鼻腔两端压差一定的情况下,气流量在两侧鼻腔的分布取决于两侧鼻腔的横截面积的大小,即取决于两侧鼻腔结构形成的鼻阻力,气流量与鼻阻力的关系如式(8-9)~式(8-12)所描述,Q 为气流流量,R 为鼻阻力。鼻腔中的压差和气流流量之间的关系类似于欧姆定律。24 例模型中只有少数几个例子双侧鼻腔通气没有明显差别,这种气流通过两侧鼻腔有多少之分的现象是由于鼻周期这种生理功能引起的,这种功能使得左右侧鼻腔可以交替得到休息,减少鼻道区黏膜由于长期持续工作而导致伤害的发生概率。由鼻声反射图中可以看到在距鼻孔 2 cm 处鼻腔气道的面积最小,此处位于鼻阈附近也是鼻腔气道最狭窄的地方,所以一般情况下此处会出现气流的峰值速度,式为

$$Q_i = \frac{\Delta p}{R_i} (i = 1, \cdots, n) \tag{8-9}$$

$$Q = \sum_{i=1}^{n} Q_i \tag{8-10}$$

$$R = \frac{\Delta p}{Q} = \frac{1}{\sum_{i=1}^{n} \left(\frac{1}{R_i} \right)} \tag{8-11}$$

$$R = \frac{1}{\frac{1}{R_左} + \frac{1}{R_右}} = \frac{R_左 \cdot R_右}{R_左 + R_右} \tag{8-12}$$

8.4.3　鼻腔气道结构对鼻腔气流场分布的影响

由模拟结果可以知道,气流在一侧鼻腔中分布也是不同的。由所选择的 3 个典型的例子可以看出,对应 3 种不同的气流分布,3 个鼻腔各有其结构特点。从速度云图 8-6 可以看出第 1 种情况,左侧鼻腔中,下鼻甲较小,下鼻道相对比较宽阔,对气流的阻碍作用较小,所以有较多的气流由此流过。从第 3 种情况中可以看出其鼻腔中,下鼻甲较大,靠近鼻中隔和鼻腔底部,下鼻道相对狭窄,对气流的阻碍作用较大,所以流经下鼻道的气流较少。而在第 2 种情况中,下鼻道对气流的阻碍作用在上两者之间,所以流经下鼻道的气流比率也在上两者之间。从以上 3 个结果云图中可以看到,总鼻道的中下部即区域 C 表示的气道都比较宽阔,而由表 8-3 可知,一般情况下,大部分气流是由总鼻道中下部流过。由以上结果可以看出,单侧鼻腔可以看作是一个近似的并联流体网路,其中的气流分布取决于该侧鼻腔的总体结构,在鼻腔两端压差一定的情况下,气流阻力较小的路线会通过较多的气流。

Ulyanov[30] 提出了两个较极端的鼻腔类型"southern(南方型)"类型和"northern(北方型)"类型。"northern"类型的鼻腔特点是下鼻甲偏大,呼吸时气流大部分流经中部鼻道;而"southern"类型的鼻腔下鼻甲相对较小,呼吸时气流大部分流经下部鼻道。从这里可以看出,"northern"类型的鼻腔下鼻甲偏大导致鼻腔下部鼻道狭窄,这一区域气道阻力较大,所以气流会经气流阻力相对较小的中部鼻道流过。而"southern"类型的鼻腔正好相反,气流会有相当一部分流经鼻腔底部。这与数值模拟结果是相符的。"northern"类型的鼻腔下鼻

甲比较大相当于第 3 类鼻腔,"southern"类型的鼻腔相当于本章讲述的第 2 类鼻腔。"northern"类型的鼻腔可以对吸入的气流进行充分的加热和加湿,对于保护内部气道是有利的,尤其适应北方干冷的气候,不易患感冒等疾病。"southern"类型的鼻腔与此相反,对吸入气流的加热、加湿程度不如"northern"类型的鼻腔,所以适合南方热湿的环境,且易患感冒等疾病。王永臻[31]的研究结果表明,在手术中过度地切除下鼻甲会影响鼻腔对吸入气流的加热、加湿、过滤等生理功能。所选择的志愿者都是中国东北人,而其中大部分的鼻腔都属于"northern"类型的鼻腔,这也是符合实际情况的。

通过对比鼻声反射测量图和鼻腔气压结果云图,可以了解鼻腔结构和鼻腔气压分布的关系。对比鼻腔气压结果和鼻声反射测量结果,可以发现在呼气过程和吸气过程,鼻腔气道横截面积最小的鼻阈气压变化最快。在固有鼻腔中,随着鼻腔气道横截面积逐渐变大气压变化较缓。到了鼻咽部气压变化更小。如前所述横截面积越小,鼻阻力相对越大,为了保证通过的气体流量不变,只有增加两端的压差,所以在鼻腔气道横截面积小的部位,气压变化比较快,在鼻腔气道横截面积大的部位,气压变化相对缓慢。李晓明等提出鼻腔中的限流节段位于距鼻孔 2.5 cm 的范围内,这一段产生的鼻阻力占总阻力的 78.8%。所模拟的 24 例,距前鼻孔 3 cm 的范围内产生的流阻占总阻力的 52.6%～79.3%。两者相比较,在大致趋势上是一致的,即在面积最小的鼻阈产生了一半以上的鼻阻力。

气流在鼻腔中的分布完全取决于鼻腔当时的结构形态。对于大部分正常人,由于鼻周期的影响,两侧鼻腔的鼻阻力始终在变化,导致了两侧的通气量始终随之变化。从单侧鼻腔来看,鼻甲的形状与大小决定了鼻腔气道的尺寸,从而决定了气流在单侧鼻腔的分布状况。鼻腔气道的截面积同时也决定了气压的分布。一般情况下,正常鼻腔都是在鼻阈附近气压梯度较大,气压变化较快,进入固有鼻腔后,气压变化就较为缓慢,到达鼻咽部由于气道截面积更大,所以气压变化更加不明显。研究正常鼻腔结构形态与气流分布的关系,可以与非正常鼻腔形成对比。了解鼻腔结构的改变对气流分布的影响。对于指导临床手术、量化预测鼻腔术后的通气状况有一定的意义,是研究非正常鼻腔以及将数值模拟与临床实践相结合的基础工作。

8.5　鼻腔气道温度、湿度场分布

鼻腔是人体呼吸道的门户型器官,除了承担呼吸功能外,还有对吸入的气流进行加温加湿,保护下呼吸道黏膜的功能。当鼻腔发生病变时,鼻腔功能的实现就会受到影响。一些研究人员通过各种方法研究鼻腔的功能,Keck 等[32]和 Lindemann 等[33]用小型热电偶和湿度传感器测量了多例正常人与鼻中隔穿孔患者术前术后鼻腔气道内,吸入气流的温度和湿度在各个鼻腔部位的变化。Naftali 等[34]和 Garcia 等[35]通过建立鼻腔数值模型,对健康人和萎缩性鼻炎患者术前术后鼻腔内气流加温加湿情况进行数值模拟,并将 3 个模型的加温加湿效果进行比较。研究正常鼻腔结构和病态鼻腔结构对吸入气流加温加湿作用的差异。基于以上工作,研究鼻腔气道结构对鼻腔功能的影响,还应该考虑人的个体差异性,建立较大样本模型,通过数值模拟并对比正常人和病患、正常人之间、病患术前术后模型的模拟结果,来研究鼻腔结构和鼻腔功能之间的关系。

8.5.1 鼻腔三维有限元模型建立

于申等[36]建立了鼻腔三维有限元模型,具体方法及结果如下:

志愿者选取与鼻腔模型建立:选择 11 位志愿者作为研究对象,其中 9 例为健康志愿者,两例为鼻中隔呈 C 形偏曲,对侧下鼻甲代偿性增生的患者,其中一例(患者 A)行鼻中隔矫正术及下鼻甲骨折外移术,另一例(患者 B)行鼻中隔矫正术及下鼻甲部分切除术。由多层螺旋 CT 扫描,获得各志愿者的鼻腔影像学资料,术后资料均为术后 4 个月获得。根据获得的鼻腔 CT 图像,建立这 13 例鼻腔三维有限元模型,并选择其中一例健康志愿者的模型,分别对下鼻甲和中鼻甲进行部分切除,形成两个新的模型。用 15 例模型研究鼻腔结构形态的变化对鼻腔功能的影响。

数值模拟方法:依据黏性流体的 Navie - Stokes 方程,应用有限单元法对鼻腔中的气体流场、温度场以及湿度场进行数值模拟。由于鼻腔壁各个部位温度随着呼吸呈周期性变化,但是具体变化趋势尚不清楚,因此暂时将吸入气流模拟为稳态湍流,鼻腔壁的温度设定为吸气初始时刻的温度。控制方程包含连续方程 8 - 1、Navie - Stokes 方程 8 - 2 以及加温加湿方程:

$$\frac{\partial}{\partial x_j}(\rho u_j t) = \frac{\partial}{\partial x_j}\left(\frac{k}{c_p}\frac{\partial u_i}{\partial x_j} - \rho\overline{u'_j t'}\right) + S_T \tag{8-13}$$

$$\frac{\partial}{\partial x_j}(\rho u_j C) = \frac{\partial}{\partial x_j}\left(D\frac{\partial u_i}{\partial x_j} - \rho\overline{u'_j C'}\right) + S_C \tag{8-14}$$

式中,u、t、C 为时均值,S_T 与 S_C 为源项。

在室内常温常压正常湿度环境下,设定边界条件,鼻孔处设为标准大气压 $p = 101\,325$ Pa,温度 $t = 25℃$,湿度 $h = 11.5$ g/m³(相对湿度 50%);鼻腔气道壁面设为无滑移边界条件 $v = 0$ m/s,鼻前庭温度 $t = 33.5℃$,固有鼻腔温度 $t = 32.5℃$,鼻咽部温度 $t = 34.4℃$,由于鼻腔壁表面为黏液毯,所以设定固有鼻腔湿度 $h = 36.94$ g/m³(相对湿度 100%);鼻咽部气流出口处设定气体体积流率为 $Q = 600$ ml/s。

8.5.2 气流在鼻腔气道内加温加湿数值模拟

对 15 例鼻腔进行气流与功能的数值模拟后,可以得到吸气过程中鼻腔气道各个部位的气流速度、压强以及温度湿度。可以得到气流在前鼻孔到后鼻孔之间的加温加湿效果。统计正常人模拟结果可知,室内环境的气流($T = 25℃$,$H = 11.5$ g/m³)流经鼻腔后温度和湿度分别增加到 $31 \pm 0.95℃$,35.6 ± 1.2 g/m³。由正常人的模拟结果(见图 8 - 7)可以看出,鼻腔加温加湿的主要部位位于鼻腔的前端。在鼻腔顶部、中部和底部各取一条流线,可以看到鼻腔上、中、下 3 个部位对气流的加温情况,在鼻腔前端温度和湿度上升很快,到了鼻腔中部后上升速度渐渐降低。鼻腔顶部和底部的加温效果要好于鼻腔中部。鼻腔结构能够影响对吸入气流的加温加湿作用（见图8-8），总体来看鼻腔气道越窄，加温加湿的效果越好。靠近鼻腔壁的气流温度要高于气流中心的温度。选取一例正常鼻腔模型，分别施加120 ml/s、240 ml/s、600 ml/s的流量，气流经左右鼻腔加温后温度分别为31.8℃、32.3℃，30.3℃、31.4℃，29.7℃、30.3℃。可见对于同一个人，鼻腔内吸入气流的体积流率越小，加温的效果越好。由模拟鼻甲部分切除的例子可以看出（见表8-5），少量改变固有鼻腔结构，对于鼻腔的加温加湿效果影响不大。

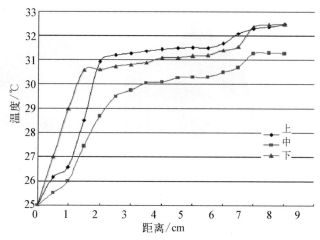

图8-7　鼻腔内不同流线气流的加温情况[36]

Figure 8-7 Warming of different streamline of airflow in the nasal airway

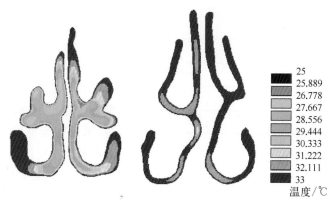

图8-8　不同形状气道中的气流温度[36]

Figure 8-8 Airflow temperature in different size airway

表8-5　鼻甲部分切除加温加湿的模拟结果[36]

Table 8-5 simulation results of airflow warming and humidifying for nasal airway with part removal nasal turbinates

	左鼻温度/℃	右鼻温度/℃	左鼻湿度/(g/m³)	右鼻湿度/(g/m³)
原始模型	30.8	30.7	34.3（92.9%）	34.0（92.0%）
部分中鼻甲切除	30.7	30.7	34.0（92.0%）	33.9（91.8%）
部分下鼻甲切除	30.6	30.7	33.7（91.2%）	34.0（92.0%）

　　由两个患者术前术后鼻腔模型模拟结果相比较可知，手术后鼻腔气道的体积增加而表面积减少。患者A术后左侧鼻腔的加温效果几乎不变，而另一侧鼻腔的加温加湿效果比术

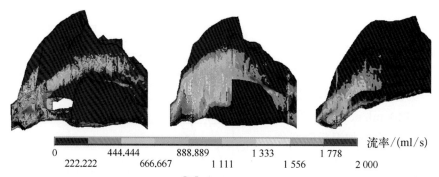

图 8-9　不同形状鼻腔气道的热流率[36]

Figure 8-9　Heat flux in different size nasal airway

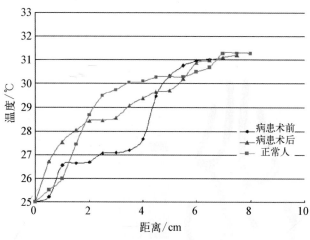

图 8-10　不同鼻腔对气流的加温情况[36]

Figure 8-10　Warming of airflow in different nasal airway

前有较明显的降低(后鼻孔处温度变化 1.2℃,相对湿度变化>10%)。患者 B 术后两侧鼻腔的加温加湿的效果变化不大(后鼻孔处温度变化<0.5℃,相对湿度变化<3%)。图 8-9 显示的是患者 B 术前(左)术后(中)以及一例正常鼻腔(右)的气道壁的热流率,可以看出术前鼻腔内发挥加温作用的部位主要位于中鼻道,术后变为鼻腔前端;而对于正常人鼻腔的主要加温部位在鼻腔前端。取患者 B 术前术后鼻腔模型和正常人鼻腔模型的结果作比较(见图 8-10),在 3 个模型的右侧气道中部各取一条流线,比较 3 个鼻腔气道中部对吸入气流的加温效果,可以看出患者术后和正常人的加温趋势相似,都是前部分曲线斜率较大,这说明鼻腔前端加温效果明显。而从患者术前的加温曲线来看,气流在整个鼻腔气道温升过程比较均匀。

8.5.3　鼻腔结构与加温加湿功能之间的关系

由以上结果发现,鼻腔的加温加湿效果是和鼻腔气道的几何形态有关系的。根据以上数值模拟结果,取一个无量纲量 sl/V 作为描述鼻腔气道结构的参数,其中 s 是鼻腔的气道壁面积、V 是鼻腔气道体积、l 是前后鼻孔之间的长度。对 11 例正常鼻腔,分别取两侧鼻腔后鼻孔处的平均温度、平均湿度和鼻腔结构参数,研究鼻腔气道结构与鼻腔功能之间的关系,如图 8-11 和图 8-12 所示,鼻腔温度湿度的升高与鼻腔结构参数(sl/V)基本成正比例关系。当所取参数值大于 60 后可以发现,鼻腔的温度和湿度已经和鼻腔壁接近,随着参数值增加不再增大。

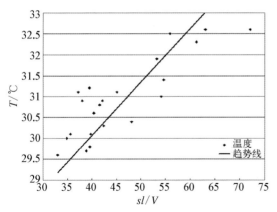

图 8 - 11 鼻腔的加温功能与鼻腔结构的关系[36]

Figure 8 - 11 The warming function vs. nasal structure

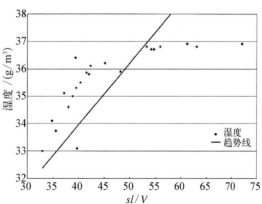

图 8 - 12 鼻腔的加湿功能与鼻腔结构的关系[36]

Figure 8 - 12 The humidifying function vs. nasal structure

由于吸入气流的温度湿度一般都会低于鼻腔气道内的环境,所以气流在流经鼻腔时,会与鼻腔壁发生热量和水分的交换。由正常人鼻腔的模拟结果可以看出,鼻腔前端是热量和水分的主要交换部位,这是因为气流刚进入鼻腔内,温度和湿度与鼻腔壁的相差较大,所以鼻腔前端的热流率和水分流率较高,而在经过鼻腔前端加温加湿后,吸入气流的温度和湿度与鼻腔壁面比较接近了,所以在鼻腔后半段单位面积上发生的热量和水分的交换一般会少于前半段。这个结果与 Keck 的工作[37]结果相吻合。而到达后鼻孔处的气流温度统计结果也与 Wiesmiller 的研究结果基本吻合。

鼻腔气道的几何形态能够影响鼻腔功能的实现。在气流量相同的情况下,如果鼻腔气道截面积相近,那么气道越狭窄,气道的周长就越大,气流与气道壁接触的面积(换热面积)也就越大。因此,气道狭窄的鼻腔加热加湿效果较好。而少量改变固有鼻腔内的结构。比如,切除少部分中鼻甲或下鼻甲引起的鼻腔气道容积和表面积的变化不大。因此,对鼻腔的加温加湿效果影响也不大。由计算结果可以看出,气流量也对鼻腔功能的实现有影响,气流量小,气流平均速度小,气流就会有充分的加热加湿的时间,气流通过鼻腔后,温度湿度就更接近鼻腔壁,这与 Naftali 等[34]的研究结果相近。在鼻腔中取上中下 3 条气流流线,发现鼻腔顶部和底部加温效果要比中部好,就是因为吸入气流大部分通过鼻腔中部,只有少量会通过鼻腔的顶部和底部[38]。因此,流经鼻腔顶部和底部的气流平均流速较慢,气流加热时间充分,所以气流平均温度更接近鼻腔壁的温度。由患者 A 术前术后对比可知,患者术前术后鼻腔结构变化明显,右侧气道体积增大 41.7%,表面积减小 5.6%,对吸入气流的加温加湿效果有较显著的下降。由患者 B 术前术后对比可知,气道的体积和面积虽然有变化,但是最后的加温加湿效果几乎不变。这是由于,患者 B 术前,下鼻甲前部与鼻中隔粘连,鼻腔气道部分堵塞,在鼻腔气道下部通过的气流,都流经中鼻道,有效的加温加湿面积减小,因此数值模拟结果显示,整个鼻腔中部的热流率都比较高;而手术后鼻腔通气程度恢复正常,因此加温加湿部位在鼻腔前端,而鼻腔后端的热流率要明显低于前端。因此,在术后鼻腔和正常鼻腔中,都是在鼻腔前部温度上升较快,在鼻腔后部上升较缓。而在术前鼻腔整个中鼻道里,气流温度都有明显的升高。

鼻腔温度湿度的升高与鼻腔结构参数 (sl/V) 基本成正比例关系。当鼻腔气道体积 V 一定时,鼻腔壁表面积 s 越大,对吸入气流的加温加湿面积也就越大,因此加热效果也就越好,这种情况通常对应于鼻腔气道狭窄,即鼻阻力大的情况;而前后鼻孔长度 l 越大也能使得鼻腔壁表面积增大。在鼻腔壁表面积 s 和前后鼻孔距离 l 一定的情况下,鼻腔气道体积 V 越大,也就表明鼻腔气道越宽敞,鼻阻力越小。由 Lindemann 等[39]的实验结果可知,鼻阻力与鼻腔黏膜表面温度成反比,鼻阻力越小,吸气后鼻腔壁温度越高,即吸入气流吸收的热量越少,当流经的气流量一定时,可以知道加温效果是降低的。由以上结论可知,对于鼻腔来说结构参数值 (sl/V) 越大,加温加湿效果越好。但是,当结构参数值 (sl/V) 大于60时,温度湿度很快接近鼻腔壁,所以不再增加,而且此时鼻腔一般过于狭窄,鼻腔阻力偏大,可能会影响到正常呼吸。从患者A手术结果来看,术后的加温加湿程度比术前稍差,但是也能满足要求,即与正常鼻腔加温加湿后的气流相近。因此,手术后鼻腔气道的宽度保持在一定范围内就可以,过于宽敞会影响到加温加湿的效果,而过于狭窄则会影响到呼吸。由图 8-11 和图 8-12 中还可以看出,数据点有一定的离散度,这是因为鼻腔的加温加湿效果除了和鼻腔壁表面积、体积等参数相关外,还和鼻腔具体的形状有关;而且在整个加温加湿过程中,鼻腔前端为加热主要部位,而选取结构参数时用整个鼻腔壁的面积,因此数据点会有所偏差。

通过15例鼻腔模型对吸入气流加温加湿效果的数值模拟,初步了解鼻腔结构对鼻腔功能的影响。总体来看鼻腔气道前端为加温加湿主要部位,而鼻腔气道的横截面积、长度、气道壁表面积等鼻腔结构参数以及吸入气流的体积流率都会对鼻腔功能的实现产生影响。而选择的表示鼻腔结构的参数可以一定程度的反映鼻腔的功能。通过本研究,可以为鼻腔功能性手术提供一定的临床参考数据,同时也为深入研究鼻腔结构和功能的关系打好基础。

8.6　鼻腔结构与鼻腔通气功能的关系

鼻腔是呼吸的门户器官,对吸入的气体有加温、湿润、过滤以及产生嗅觉的作用。Churchill 等[40]的研究表明,当气流的体积流率增加到一定程度,鼻腔内会出现湍流,湍流本身有利于鼻腔完成加温、湿润和过滤等生理功能。同时鼻腔结构对气流产生的阻碍作用对于维持这些生理功能也有很重要的意义[41]。鼻阻力和鼻腔阻塞系数都是可以描述鼻腔结构对气流产生阻碍作用的参数,体现鼻腔的阻塞程度(通气程度)。鼻阻力在数值上等于鼻腔两端的气压差与通过鼻腔的气流量的比值 $R = \Delta p/Q$,鼻腔阻塞系数[42]为鼻腔两端的气压差与气流量的平方的比值 $\alpha = \Delta p/Q^2$。鼻腔的阻塞程度与鼻腔结构的几何形态有着密切的关系,不同的人有着不同的鼻腔结构,同一个人由于鼻周期[43]、不同的体位[44,45]或者不同的状态[46]导致鼻腔结构发生变化,鼻腔的阻塞程度也会随之改变,鼻腔的阻塞程度可由鼻腔阻塞系数来描述。于申[16]通过17例健康志愿者的鼻阻力检测数据和CT扫描数据对鼻腔阻塞系数和鼻腔结构几何形态的关系进行分析。

8.6.1 志愿者鼻阻力测试

鼻阻力是评价鼻腔气道阻塞程度的客观指标,鼻阻力计是用来测量呼吸过程中鼻腔结构产生的鼻阻力的仪器,针对鼻腔结构紧密复杂的特点而设计,可以完成对鼻腔的无侵入测试。鼻阻力计可以反映出一定时间内鼻腔气道内压力、通气量与通气时间之间的关系,根据受检者鼻腔气道的阻力可以判断鼻腔通气功能是否正常。鼻阻力计检查方法的优点在于能够对鼻腔功能进行客观、量化地评定,而且检测过程简便、快捷、无创,其结果可靠。与内镜检查和鼻声反射测试配合使用,可对一些鼻腔疾病做出定位定量的判断。

鼻阻力计主要由测量装置和显示控制台组成,测量装置由环形测量器、呼吸面罩、传压插座和连接软管组成,其中呼吸面罩连接在环形测量器上,呼吸面罩中含有一个柔软的鼻塞,用来堵住一侧鼻孔,鼻塞中连接着软管可以传输后鼻孔的压力,环形测量器通过连接软管连接到传压插座上。显示控制台由控制键、打印设备和显示器组成。使用鼻阻力计进行测量的方法大致分为两种,即前鼻测压法和后鼻测压法,前鼻测压法是用合适型号的鼻塞堵住一侧鼻孔进行测量,鼻塞连接着探测气压的软管。后鼻测压法是将探测气压的软管放入口中进行测量。前鼻测压法的缺点在于不能对鼻中隔有穿孔的人进行测试,一次只能对一个鼻腔进行测试。后鼻测压法不存在这两个问题,可以对鼻中隔有穿孔的人进行测试,且一次就能完成对鼻腔总阻力的测量。但是由于探测气压的软管放入口中后可能引起舌头或软腭反射性的抬高,使得测量失败。所以一般情况下的测量都选用前鼻测压法。实验是对正常人进行测试,所以不存在鼻中隔穿孔的问题。

测量过程中,用鼻塞堵住一侧鼻孔,鼻塞中连接的软管可以传输后鼻孔的压力,通过鼻阻力计的测压装置得到前后鼻孔的气压差。所有的气流由另一侧鼻腔流经环形测量器,由测定流量的装置测定气流流量的大小。气压差和气流流量的测试都是即时完成的,经过若干次呼吸得到一系列气压差值和与其对应的气流流量值,经由鼻阻力计内部数据处理得到单侧鼻腔的气压差和气流流量的函数曲线。

测试前选择一间房间,室温 20～25℃,受试者在测量环境中静坐 10 min 以适应环境。测试时左右鼻腔分别测试,测试每侧鼻腔时都呼吸若干次,至显示器上显示的测量结果曲线稳定不再有较大变化,结束测量,测量系统自动存储数据。下面是鼻阻力测试过程中需要注意的几点:

(1)受试者准备。进行鼻阻力测量时,受试者一般采取坐位,椅子放置在一个与测试相协调的位置上。将测量的一些要求告知受试者,以便在测量过程中受试者能较好地配合测试。询问受试者鼻腔当前的主观状态并做记录。

(2)鼻塞的放置。选择与鼻孔合适的鼻塞型号,先将一侧鼻孔用鼻塞轻轻塞住,既要保证呼吸时被塞住的一侧鼻孔不通气,又要保证不使对侧鼻孔因挤压过度而变形,从而影响测量结果的真实性。

(3)面罩的使用。面罩边缘的形状是根据人体脸部特征设计的,可以很好地适应脸部形状。将面罩罩在脸部,罩住鼻子和嘴,保证测量过程中不会有气流由面罩边缘漏出。

（4）测试。在测量过程中,受试者一定要闭住嘴,用鼻子进行呼吸,保证吸气和呼气的所有气流都经由单侧鼻腔流过环形测量器。

图 8-13 为鼻阻力计的测量结果图,图中显示的是前后鼻孔的气压差和气流流量的函数曲线,曲线是由一系列测量点描绘而成,每个点由即时测量的气压差和气流流量确定。图中横坐标表示鼻腔两端的压差 Δp(Pa),每小格表示 100 Pa,显示量程为 1 000 Pa;纵轴表示流过单侧鼻腔的气流量 Q(ml/s),每小格表示 100 ml/s,显示量程为 1 000 ml/s。左侧数据分别为鼻腔两端气压差为 $\Delta p=$75 Pa、150 Pa、300 Pa 时刻的气流量数据以及换算的鼻阻力数据。Fl.L 为左侧鼻腔的气流量,Fl.R 为右侧鼻腔的气流量,Fl.L+R 为鼻腔总气流量,Fl.L/R 为两侧鼻腔气流量比值,可以检验两侧鼻腔的差异程度,Fl IncL 为左侧鼻腔在 3 个时刻的气流量增长比例(Fl2－Fl1)/Fl1,Fl IncR 为右侧鼻腔在 3 个时刻的气流量增长比例,Res L 为左侧鼻腔鼻阻力,Res R 为右侧鼻腔鼻阻力,Res L+R 为鼻腔总阻力。从图中可以看出,鼻腔两端压差达到峰值时,气体体积流率也达到最大。

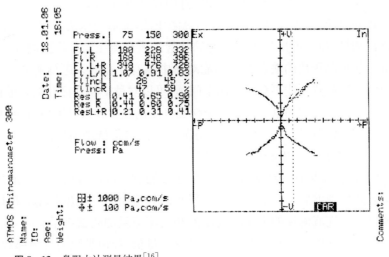

图 8-13 鼻阻力计测量结果[16]
Figure 8-13 Rhinomanometer report

鼻阻力计在国内临床得到广泛的应用,李晓明等[47]对 166 个鼻腔疾病患者进行测试发现,患者鼻阻力值升高,且随着病变部位和程度的不同,鼻阻力值升高的幅度也不同。当鼻阻力值大于 0.343 kPa·s/L 时就会出现鼻阻塞症状,当鼻阻力值大于 0.441 kPa·s/L 时就会出现张口呼吸,如果单侧鼻腔鼻阻力值高于 0.68 kPa·s/L,即使鼻腔的总阻力在正常范围内,也会出现鼻阻塞和呼吸不畅。郝晓民等[48]用鼻阻力计对 32 例鼻中隔偏曲及 28 例慢性肥厚性鼻炎患者,进行手术前后的鼻阻力变化测量,以此作为评价鼻阻塞手术的客观指标之一,并与正常人作对比,以此预测慢性鼻炎的疗效。刘争等[49]用鼻阻力计对 21 例鼻中隔偏曲患者两侧鼻腔的气流进行测量,将双侧鼻腔以 1‰麻黄碱收缩 15 min 后,用鼻阻力计对鼻腔进行标准前鼻测压。患者均行鼻中隔黏膜下切除术,于术后 1～2 天及术后 8 周测定鼻腔气流,通过双侧鼻腔气流差异率结合患者的主观感觉评价鼻中隔偏曲矫正术。乐建新等[50]用鼻阻力计和鼻声图仪研究鼻音率值和鼻阻力值的关系,发现当鼻阻力值大于

0.18 kPa·s/L时,鼻音率值和鼻阻力值呈高度负相关性。由此可见,鼻阻力计在临床许多方面都有着广泛的应用前景。

使用 ATMO Rhinomanometer 300 型鼻阻力计进行测试。志愿者为 17 个鼻腔正常的成年人(男 15 人,女 2 人,20～45 岁),选择合适环境的实验室,受试者要静坐 10 min 适应实验室的环境,测量时受试者采用坐位,分别测试两侧鼻腔后保存数据。

8.6.2 志愿者鼻腔结构几何数据获取

应用德国西门子公司生产的多层螺旋 CT 机(Siemens Somatom Volume Zoom)对上述 17 名志愿者的鼻腔进行扫描,志愿者的鼻腔状况均满足 8.22 章节里讲述的要求。扫描参数:志愿者在室温环境下(约 20℃)安静 30 min,待呼吸和心跳相对平稳时,进行 CT 扫描。避免鼻腔的自适应调节,使得鼻腔黏膜发生变化,使鼻腔气道结构变化。进行鼻部冠状位连续扫描,范围自鼻尖到鼻咽后壁,冠状位扫描层厚为 3 mm,扫描窗位 400 HU,窗宽 2 000 HU。应用西门子多层螺旋 CT 机自带的软件将获得的 DICOM 影像学数据转化为一系列 BMP 格式的图像。

气体在鼻腔内流动的过程中,气体与鼻腔壁的摩擦运动及鼻腔气道形状的剧烈变化都会造成气压的下降[51,52],而一定气流量下,鼻腔两端气压差的大小体现了鼻腔的阻塞程度。气压差大,说明鼻腔阻塞程度高;气压差小,说明鼻腔通气程度较好。因此,研究鼻腔结构几何形态的规律是必要的。

人体鼻腔结构复杂而且每个人的鼻腔结构也不完全相同。但是正常人体的鼻腔结构却有一定的共性,由 CT 扫描图像比较各个年龄段及不同性别人的鼻腔结构可以发现,每个人的鼻腔气道从前到后的冠状位截面的变化相似。图 8-14 为两个健康成年志愿者的 CT 图像比较:鼻孔近似为圆形或椭圆形,经鼻内孔至固有鼻腔,到下鼻甲出现时截面形状变为近似的"儿"形,如图 8-14(b)和(c)所示;向后至中鼻甲出现时截面形状变为近似的"北"形,如图 8-14(d)所示;再向后至上鼻甲出现的位置,截面形状变为近似的"北"形,如图 8-14(e)所示;至后鼻孔处形状近似于"凹"形,如图 8-14(g)所示。由此可以看出,鼻腔的结构虽然复杂,但是其变化仍有规律。

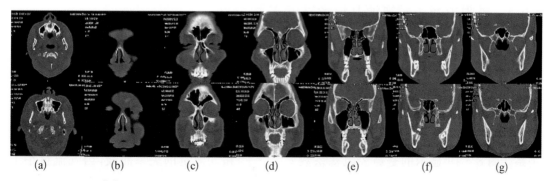

(a)　　(b)　　(c)　　(d)　　(e)　　(f)　　(g)

图 8-14 CT 图像[16]

Figure 8-14 CT images

对每个志愿者的鼻腔的冠状 CT 图像,从前鼻尖至后鼻孔,每隔 3 mm 选一张。对每一张 CT 图像,描绘出鼻腔边界的形状曲线并生成面,从而得到每一层鼻腔截面的面积 S_H 和周长 D。由靠近鼻孔的前几层绘制出鼻孔和鼻阈中最狭窄的几层断面,如图 8 - 15 所示。为了准确地找到鼻腔中最狭窄的断面,以多个倾斜角度由鼻孔至固有鼻腔进行逐层的判断,从中找到截面积最小的断面。记录每一层的鼻腔断面的面积和周长。对于气流的路径长度 l,在固有鼻腔内每一层为 CT 图像重建的间隔即 3 mm,在鼻腔前段至鼻孔处设为鼻腔顶部长度 l_1 和鼻腔底部长度 l_2 的平均值 $l = (l_1 + l_2)/2$。

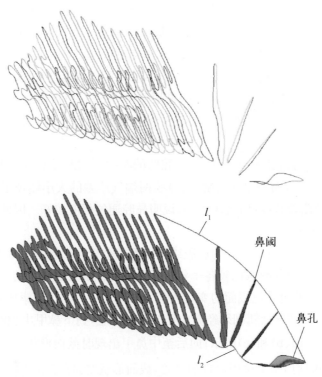

图 8 - 15 鼻腔结构几何形态[16]
Figure 8 - 15 Nasal cavity geometry form

8.6.3 鼻阻力与鼻腔气道几何形状的关系

图 8 - 16 所示为一个成年男子的鼻阻力测量结果图,提取一侧鼻腔吸气过程测量的数据,如图 8 - 17 中 A 系列点所示,由图中可以看出鼻腔的气压差和气流量呈非线性关系。由鼻阻力的定义可知,鼻阻力随着气流量的变化而变化。图 8 - 18 所示为鼻阻力 R 和气流量 Q 的关系曲线,由图中可以看出当气流量小于 200 ml/s 时鼻阻力值在 0.4 附近变化;当气流量大于 200 ml/s 时,鼻阻力值和气流量近似为线性关系,这是由于鼻腔内气流存在湍流的关系。图 8 - 19 显示的是鼻腔阻塞系数 $\alpha = \dfrac{\Delta p}{Q^2}$ 和气流量的关系曲线,当气流量小于 200 ml/s 时,鼻腔阻塞系数 α($Pa \cdot s^2/cm^6$)随着气流量的增长而降低;当气流量大于 200 ml/s 时,随着气流量的增长阻塞系数变化不大。

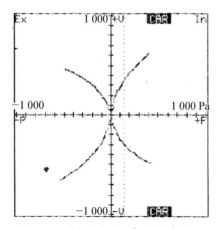

图 8-16 鼻阻力测试图［流量（ml/s），压差（Pa）］[16]

Figure 8-16 Rhinomanometric curves

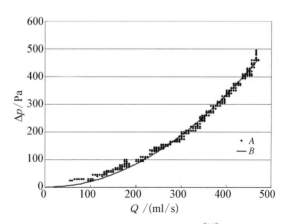

图 8-17 对鼻阻力测试结果的曲线拟合[16]

Figure 8-17 Curve fitting for Rhinomanometer data

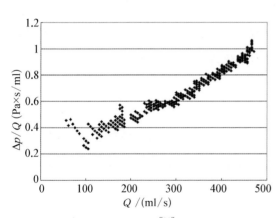

图 8-18 鼻阻力与流量的关系[16]

Figure 8-18 Nasal resistance vs. flowrate

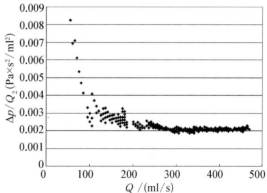

图 8-19 鼻腔阻塞系数与流量的关系[16]

Figure 8-19 Obstruction coefficient vs. flowrate

　　流体通道的沿程阻力与其结构的几何形状和表面粗糙度相关。气流在鼻腔中流动时，由于鼻腔黏膜上附着一层黏液毯，表面光滑湿润，所以可以不考虑表面粗糙度的差异的影响，只考虑鼻腔结构的几何形状。根据达西公式：

$$h_f = \lambda \frac{l}{d} \frac{v^2}{2g} \tag{8-15}$$

可以认为鼻阻力与气道的长度和鼻腔截面的湿周长成正比，根据鼻腔的气压分布特性，可知鼻阻力与鼻腔截面积成反比。截面积最小的鼻阈产生大部分的鼻腔阻力[53]，这表明鼻腔的截面积是影响鼻阻力的重要因素。由鼻阻力测试结果，可以认为压差是体积流量的二次函数。考虑以上几何因素的影响以及量纲分析，可以将鼻腔两端的气压差和气流量的关系表示成下式：

$$\Delta p = \int_0^l k \cdot \rho \cdot \frac{D(x)}{S_H(x)^3} \cdot Q^2 \, \mathrm{d}x \tag{8-16}$$

式中，l 是鼻腔气道的路径长度；D 为鼻腔气道截面的湿周长；S_H 为气道截面面积；ρ 为室温下气体的密度为常数；k 是待定系数。由于鼻腔的截面形状是变化的，观察 CT 图像可知每一层截面的截面积和周长都不同，为了计算方便用分段求和的方法来近似求解。所以可将式(8-16)写成以下形式：

$$\Delta p = \sum k \cdot \rho \cdot \frac{l \cdot D}{S_H^3} \cdot Q^2 \tag{8-17}$$

由 CT 图像中提取的几何数据可以确定 $\rho \cdot \sum \dfrac{l \cdot D}{S_H^3}$。

根据图 8-19 所示可以假设在湍流条件下压差 Δp 是流量 Q 的二次函数(见式 8-18)，提取鼻阻力仪测量的数据并对其进行函数拟合，如图 8-17 所示。A 系列点为测量数据，B 线为拟合函数曲线，通过函数拟合可以确定系数 a，a 即为鼻腔阻塞系数。

$$\Delta p = a \cdot Q^2 \tag{8-18}$$

由于鼻周期的原因，两侧鼻腔的几何形状会随时间变化，而志愿者 CT 扫描时间和鼻阻力测试时间间隔在几个小时内，所以无法单独比较一侧鼻腔的实验数据。但是鼻腔的总阻力在一定环境和志愿者一定体位下，基本不变化，即在鼻腔两端压差不变的情况下，通过鼻腔的总的气流量也不变化。由鼻腔阻塞系数的定义 $a = \dfrac{\Delta p}{Q^2}$ 可知鼻腔阻塞系数也基本不随时间变化，在这里可以把它看作常数。由图 8-20 可以知道在湍流条件下每侧鼻腔的阻塞系数随着气流量的增加变化不大，可以求总的鼻腔阻塞系数：

$$\Delta p = a_{总} \cdot Q_{总}^2 \, ; \, \Delta p = a_{左} \cdot Q_{左}^2 \, ; \, \Delta p = a_{右} \cdot Q_{右}^2$$

$$Q_{总} = \sqrt{\frac{\Delta p}{a_{总}}} \, ; \, Q_{左} = \sqrt{\frac{\Delta p}{a_{左}}} \, ; \, Q_{右} = \sqrt{\frac{\Delta p}{a_{右}}}$$

由 $Q_{总} = Q_{左} + Q_{右}$ 有

$$\sqrt{\frac{\Delta p}{a_{总}}} = \sqrt{\frac{\Delta p}{a_{左}}} + \sqrt{\frac{\Delta p}{a_{右}}}$$

$$a_{总} = \frac{a_{左} \cdot a_{右}}{\left(\sqrt{a_{左}} + \sqrt{a_{右}} \right)^2} \tag{8-19}$$

对式(8-18)中的系数项也作式(8-19)的计算，对比式(8-17)与式(8-18)可得式(8-20)：

$$a_{总} = k \cdot \rho \cdot \sum_{总} \frac{l \cdot D}{S_H^3} \tag{8-20}$$

式(8-20)两端都是由实验数据计算得出，通过对 17 个志愿者鼻腔的测试，可以对两组测试数据做线性回归分析确定待定系数 k。如图 8 - 20 所示，R 为相关系数，待定系数 $k=4.516\times10^{-5}$。于是有式(8 - 21)和式(8 - 22)：

$$a_{总}=4.516\cdot10^{-5}\cdot\rho\cdot\sum_{总}\frac{l\cdot D}{S_H^3}$$

$$(8 - 21)$$

$$\Delta p=4.516\cdot10^{-5}\cdot\rho\cdot\sum_{总}\frac{l\cdot D}{S_H^3}\cdot Q^2$$

$$(8 - 22)$$

式中，变量的单位 Δp 为 Pa，l 为 cm，D 为 cm，s 为 cm²，Q 为 ml/s。式(8 - 21)中，a 是总的鼻腔阻塞系数。

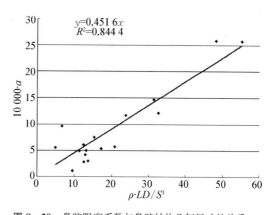

图 8 - 20　鼻腔阻塞系数与鼻腔结构几何尺寸的关系
Figure 8 - 20　Obstruction coefficient vs. nasal cavity dimensions

在一定环境和志愿者一定体位下，当气流量增加到一定程度，就不随时间和气流量而变化，只由鼻腔的几何形态确定。鼻腔的阻塞系数能真实客观地反映鼻腔的阻塞程度。

　　鼻腔阻塞系数和鼻阻力都可以描述鼻腔的阻塞程度，选择 20～45 岁健康人鼻腔研究阻塞系数和鼻腔气道几何尺寸的关系。由鼻阻力计对多例正常人的测量结果发现，当气流量超过某一数值时，鼻腔两端的气压差与气流量的平方的比值(鼻腔阻塞系数)几乎不随气流量变化，只与鼻腔气道的几何形状相关。Chometon 等[18]应用鼻阻力计和数值模拟的方法来研究鼻腔气道的阻力，分别对喷麻黄素前后的鼻腔进行鼻阻力测量，得到变化前后的鼻腔的气流量和气压差的关系曲线。在实验结果基础上，由鼻阻力定义 $R=\Delta p/Q$，鼻腔阻塞系数的定义 $\alpha=\Delta p/Q^2$ 和功率的定义 $W=\Delta p\cdot Q$，分别得到鼻阻力、鼻腔阻塞系数、功率和气流量的关系曲线。由鼻阻力测量曲线(气压差和气流量的关系曲线)可以看出，喷麻黄素前后的气压差和气流量的关系曲线有较大差异，因此在其基础上衍生出的鼻阻力、鼻腔阻塞系数、功率和气流量的关系曲线，在使用麻黄碱前后都不相同。由鼻阻力和气流量的关系曲线可以看出，在使用麻黄碱前，气流量为 0～150 ml/s 时，鼻阻力为常数，这是由于鼻腔内的气流为层流。在气流量高于 150 ml/s 时，鼻阻力开始随着气流量增加而增加，这是由于鼻腔内的气流开始变为过渡流。由于使用麻黄碱前鼻腔阻塞程度较高，所以气流量只能达到 350 ml/s。使用麻黄碱前，鼻腔阻塞系数随着气流量的增加呈下降趋势。在使用麻黄碱后，鼻阻力在气流量为 0～250 ml/s 时基本不变，当气流量大于 250 ml/s 时开始随着气流量增加而上升，这是由于鼻腔内气流开始过渡为湍流。由鼻腔阻塞系数与气流量的关系曲线可以看出，当气流量小于 250 ml/s，鼻腔阻塞系数呈下降趋势，当气流量大于 250 ml/s，鼻腔阻塞系数基本不变，这表明鼻腔内气流已经变为完全湍流。以上使用麻黄素后的鼻腔阻力和鼻腔阻塞系数变化趋势与模拟所得结论基本相同。Barrabe 等[54]在研究中也发现鼻腔阻塞系数与气道截面积呈反比，在气道塌陷的研究中由于气道截面变化，鼻腔阻塞系数也是变化的，作者认为鼻腔阻塞系数比鼻阻力能更好地反映气流在鼻腔中的阻碍状况。这与本研究的结论也是相符的。鼻腔阻塞系数由于不同人的不同鼻腔结构而变化，在一定条件下，鼻腔阻塞系数可以由鼻腔气道的截面积、气道长度、气道截面的湿周长等几何尺寸确定,不会随时间和气体流量变化,可以真实客观地反映鼻腔的阻塞程度。研究湍流状态下鼻腔的几何尺寸与鼻腔阻塞系数的关系有助于了解影响鼻腔阻塞程度的因素和判断客观的鼻腔阻塞程度。

8.7 鼻腔气道内颗粒沉积数值研究

　　随着工业的发展,空气污染日益严重,空气中所含的颗粒物是空气污染的主要因素之一。当颗粒物的粒径小于 10 μm 时(PM10),可以长时间悬浮于空气中,随人的呼吸进入人体呼吸道内,造成呼吸道炎症、哮喘等疾病;当颗粒物直径小于 2.5 μm 时空气中飘浮的颗粒物(PM2.5),可以随呼吸直接进入肺部形成尘肺,甚至还会成为呼吸道癌症的诱因,威胁人类的健康。因此,悬浮颗粒物在呼吸道内的沉积规律一直是热点研究问题,主要采用实验或者数值模拟的方法。目前最常用的实验方法为根据人体呼吸道影像学数据构造真实的或理想化的实体物理模型,进行颗粒沉积实验;在呼吸道入口释放不同颗粒物,观察颗粒物在呼吸道内不同位置的沉积情况。较多的数值模拟研究以口腔为呼吸道入口建立模型。例如,Stapaleton 等[55]建立等比例的真实三维口喉模型,包括口腔、咽腔和喉腔,用标准 k-ε 模型模拟呼吸道气流场,得到呼吸道内颗粒物的沉积率及其分布模式,并将计算结果与实验数据作对比;该模拟结果在低呼吸强度下与实验数据吻合较好,但在高呼吸强度下却出现了较大的偏差。也有研究以鼻孔为呼吸道入口建立模型。例如,Dastan 等[56]建立 3 个人体鼻腔模型,研究不同尺寸鼻腔中在不同呼吸速率下非圆形颗粒物的沉积规律。针对颗粒物在人呼吸道内沉积规律的研究,多数研究关注于人体呼吸道的一个或几个部位(如口腔、咽部、喉部及气管等),而呼吸系统作为一个完整的系统,其各部分相互关联,某部位结构的异常与其他部位的疾病通常有很密切的关联。因此,在数值研究中建立较完整呼吸道模型,考虑呼吸道各个部位之间的相互影响十分必要。建立 1 例较完整的呼吸道数值模型,模拟人吸气过程中悬浮颗粒物随着吸入气流在呼吸道内的沉积过程,同时研究不同影响因素以及呼吸路径对颗粒物沉积率的影响。

8.7.1 呼吸道三维有限元模型的建立

　　于申等[57]根据大连医科大学附属第二医院所提供的 1 例健康志愿者呼吸道 CT 数据,建立较完整人体呼吸道模型(见图 8-21),包括鼻腔、咽腔、喉腔、口腔、器官及部分支气管结构(到前 4 级支气管,部分支气管延伸至第 5 级)。对其进行网格划分,通过网格无关性验证后,该模型节点数约为 57 万,网格数量约为 298 万。采用商业软件 Fluent 对呼吸道模型内的气流场及颗粒运动过程进行数值模拟。

　　对该模型进行计算参数和计算边界条件的设定,所有的设定均模拟实际情况。气流场设定为 k-ε 湍流模型。为了简化计算,针对颗粒相进行以下假设:① 颗粒相处于稀相状态,颗粒之间的相互碰撞忽略,颗粒运动也不会影响气相流场;② 颗粒不会在呼吸道内发生分裂或破碎;③ 颗粒相密度远大于气相流密度;④ 计算区域内的颗粒有完全相同的直径,形状均为规则的球体;⑤ 单个颗粒在流场中运动时,只考虑颗粒所受重力、Stokes阻力和Saffman升力。颗粒不受热泳力影响,也不会发生布朗运动。

设一个呼吸周期为 3 s,吸气和呼气过程各占 1.5 s,只模拟吸气过程的 1.5 s。鼻孔或口为气流的入口,根据正常人的潮气量设定入口气流体积流率 $Q=325$ ml/min。在加入颗粒相之后,颗粒相保持与气相相同的入口速度。支气管末端为气流出口,设定为相对压力边界 $p=0$ Pa[58]。颗粒随气流运动到达

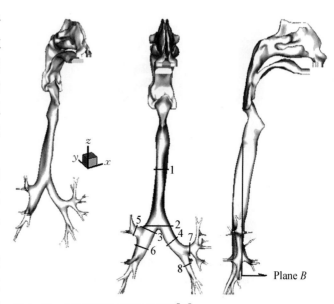

图 8 - 21 人体呼吸道三维数值模型[57]
1~8 为 8 个截面
Figure 8 - 21 3D model of human respiratory tract

支气管末端,定义为逸出。呼吸道壁面设定为气流无滑移、无渗透条件,由于呼吸道壁面覆盖黏液痰,故将颗粒设定为"捕获"条件,即颗粒一旦与壁面碰撞,即被黏液捕获,发生沉积,中止计算。

在数值计算过程中,通过改变颗粒粒径、颗粒密度及呼吸气流体积速率的数值(见表 8-6),研究影响颗粒物在呼吸道内的沉积率的因素。

表 8 - 6 颗粒粒径、颗粒密度以及呼吸气流速率取值[57]
Table 8 - 6 Values of particle size, particle density and respiratory airflow rate

参　　　数	取　　　值
颗粒粒径,d/μm	0.25, 0.5, 1.0, 2.5, 5.0, 7.5, 10.0
颗粒密度,$\rho/(\text{kg} \cdot \text{m}^{-3})$	950, 1 250, 1 550, 1 850, 2 150
气流体积流率,$Q/(\text{L} \cdot \text{min}^{-1})$	鼻 19.5, 39.0, 58.5;口 19.5

8.7.2 呼吸道内气流速度分布及颗粒沉降

当人用鼻吸气时,气流流经鼻腔进入咽喉腔,口腔中没有气流通过。图 8-22 显示了经鼻腔吸气时呼吸道内的速度分布情况,气流主要从鼻腔中部气道流过,在鼻阈和声门部位速度较快;进入主气管后,气流速度在气道内渐渐形成近似二次分布,如截面 1 所示,中间速度高,靠近壁面处速度低。进入主支气管后,中心处的高速区一分为二,沿着左右两个主支气管继续前进,故可以在截面 3、4 观察到气流刚进入主支气管内时,在靠近内侧出现高速区。随着气流的继续流动,可以在截面 6、8 看到速度分布又恢复到二次分布形式。而在几何结构上看,截面 5 所在气道与主支气管几乎垂直,故在截面 5 可以观察到气流的窝状结构。

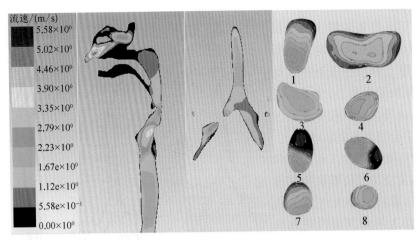

图 8 - 22 吸气时呼吸道内的速度分布[57]

Figure 8 - 22 Contours of velocity in respiratory tract at inspiratory period

在 $Q=325$ ml/min、$d=2.5$ μm、$\rho=1\,550$ kg/m³ 的条件下,经鼻吸气时整个呼吸道壁面有几个颗粒浓度较大的区域,即颗粒容易沉积的部位分别位于固有鼻腔前端、鼻腔气道中部、咽腔后壁、支气管内壁。口腔内由于没有气流经过,故口腔内没有颗粒沉积。经口吸气时,在整个呼吸道中,口腔、喉腔后壁及支气管内壁等区域颗粒密度较大,即颗粒容易沉积在此处。鼻腔内由于没有气流通过,故鼻腔内没有颗粒沉积。

8.7.3 影响颗粒沉降率的因素

为研究颗粒物粒径对于颗粒物在呼吸道内沉积率的影响,模拟 7 种粒径的颗粒物在 $\rho=1\,550$ kg/m³、$Q=325$ ml/s 的条件下,在人体呼吸道内的运动情况,最小粒径为 0.25 μm,最大粒径为 10 μm,所选粒径数值均在可吸入颗粒物粒径范围内。图 8 - 23 所示为颗粒物沉积率随颗粒物粒径的变化规律,可以看出随着颗粒物粒径的增大,颗粒物沉积率也随之增大,并且当 $d>2.5$ μm 后,颗粒物的沉积率迅速增加。

可吸入颗粒物的各种组分的密度范围为 $600\sim2\,300$ kg/m³[59],故改变颗粒物密度,研究颗粒物密度对颗粒物沉积率的影响。在 $950\sim2\,150$ kg/m³ 之间设置 5 种不同密度值,$Q=325$ ml/min,d 分别等于 2.5、5、10 μm 时,分别对 3 种情况进行数值模拟,得到 3 种粒径下颗粒物沉积率随密度变化的规律(见图 8 - 24)。在 d 分别等于 2.5、5 μm 条件下,颗粒物沉积率随密度增加而增加,但增加幅度微小,当 $\rho\geqslant1\,550$ kg/m³ 后沉积率基本不再增加。与之相比,$d=10$ μm 的颗粒物沉积率增加较明显。总体上,颗粒物沉积率随密度增加而增加,但是不同粒径的颗粒物的沉积率随密度增加的幅度不同,粒径越大,沉积率随密度增加幅度越大。

吸气气流体积流率也是影响颗粒物沉积率的重要因素之一。在 $\rho=1\,550$ kg/m³ 的条件下,对 d 分别等于 2.5、5、10 μm 的 3 种情况,分别计算 $Q=325$、650、975 ml/s 时颗粒物沉积率。图 8 - 25 显示了不同粒径下颗粒沉积率随气流体积流率的变化规律。随着气流体积流率的增加,颗粒物的沉积率也增加。$d=2.5$ μm 的颗粒,其沉积率随气流体积流率增加幅度相对较小。粒径越大,沉积率随气流体积流率增加幅度就越大。

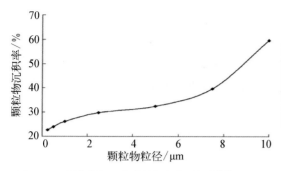

图 8-23 颗粒物沉积率随粒径变化的规律[57]（$Q=$ 325 ml/min，$\rho=1\,550$ kg/m³）

Figure 8-23 Variation of particle deposition rate with particle size

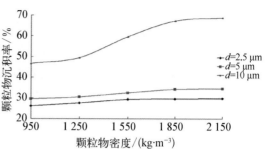

图 8-24 不同粒径下颗粒物沉积率随密度变化的规律[57]（$Q=325$ ml/min）

Figure 8-24 Variation of particle deposition rate with particle density in different particle size

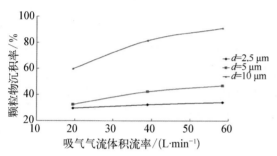

图 8-25 不同粒径下颗粒沉积率随呼吸速率变化的规律[57]

Figure 8-25 Variation of particle deposition rate with respiratory airflow rate in different particle size

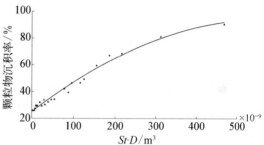

图 8-26 颗粒沉积率随 $St \cdot D$ 的变化规律[57]

Figure 8-26 Variation of particle deposition rate with $St \cdot D$

Stokes 常数是管流中使用的一种力学参量，其定义为

$$St = \rho d^2 U/18\mu D$$

式中，ρ 为颗粒密度；d 为颗粒粒径；U 为呼吸气流体积流率；μ 为动力黏度系数，对于空气，$\mu=1.789\times10^{-5}$ Pa·s；D 为呼吸道结构几何参数。由于使用一个呼吸道模型，D 可以视为常数。因此，采用 Stokes 常数与 D 乘积（$St \cdot D$）作为参数综合考虑颗粒粒径、密度及气流体积流率对沉积率的影响。图 8-26 显示了颗粒物沉积率随 $St \cdot D$ 的变化规律，可以看出颗粒物沉积率随着 $St \cdot D$ 的增加而增加，可以将其拟合为二次曲线。

对于微米级的颗粒，惯性是影响其沉积规律的主要因素。当气流流经几何结构变化剧烈或者曲率较大的气道结构时，颗粒容易在惯性的作用下，碰撞到呼吸道壁面，进而被呼吸道表层黏液捕捉。从呼吸道的结构来看，鼻阈作为一个呼吸道的瓶颈结构，其面积剧烈收缩，进入固有鼻腔时又剧烈扩张，故在固有鼻腔前端（即下鼻甲前端）会产生一个颗粒沉积浓度较高的区域。固有鼻腔内的结构复杂，3 个鼻甲构成了气道内的褶皱结构，增加了气道内表面积，这对于吸入气流的加温、加湿都有一定的帮助，同时吸入的颗粒物也容易在此沉积，进而被排出体外。而固有鼻腔气道中部为气流主要的流经区域，故吸入气流中所含悬浮颗粒物会在此形成浓度较高的颗粒沉积区域。Vecellio 等[60]研究发现，鼻腔内第一个颗粒沉积浓度较高区域距离前鼻孔约 2 cm,位于固有鼻腔前端的位置。

当气流流经固有鼻腔后进入咽腔,鼻腔和咽腔的走向几乎相差 90°角,故气流在此处流动方向急剧变化,颗粒物容易在惯性作用下碰撞到咽后壁上。因此,咽后壁也是颗粒物沉积浓度较高的区域。研究发现,咽后壁的颗粒沉积浓度要高于鼻腔内的颗粒沉积浓度。因此,在空气污染较为严重的地区,容易诱发咽部炎症。由模拟的速度分布结果可知,当气流由主气管流入支气管时,中心的气流高速区域一分为二流入两个支气管,靠近支气管内壁的气流速度较高,气流变化梯度也较大,气流中的颗粒物容易在支气管内壁形成一个浓度较高的沉积区域。

当人用口腔呼吸时,气流由口腔流入,口腔由上部的上颚和下部舌表面构成,整个口腔气道为弯曲形状,故气流在流经口腔时,颗粒物容易沉积在口腔上下表面。气流由口腔流入咽部时,气流走向剧烈变化,气流中的颗粒物容易碰撞到咽腔下部和喉腔气道后壁,口腔气道相对宽敞且几何形状较为简单,故颗粒物虽然在此由较高沉积浓度,但是沉积颗粒总量并不多。因此,大部分颗粒经过口腔后,仍然可以进入并沉积在咽喉腔以及下部气道。这种分布规律可以解释为什么在空气污染严重地区用口呼吸会引起喉炎及肺部炎症。由不同呼吸路径颗粒沉降的数值模拟结果比较可以看出,经口呼吸气道的过滤能力要明显小于经鼻呼吸气道的过滤功能,故过滤空气中的粉尘为鼻腔的基本功能之一。

颗粒物的沉积率受到颗粒粒径、密度以及呼吸气流体积流率的影响,微米级的颗粒在呼吸道内运动过程中,其惯性力为主要影响因素,故随着粒径和密度的增大,沉积率也随着增加。通过比较可以发现,颗粒密度的影响较小,颗粒粒径的影响较为明显。这是由于能在空气中长期悬浮的颗粒物,其密度变化的范围较小,而粒径变化的范围较大;同时质量与粒径之间为 3 次方关系,而与密度为 1 次方关系,故颗粒粒径的影响比颗粒密度要明显。且粒径越大,沉积率随密度变化幅度越大。随着呼吸气流速率的增加,气道内气流速度梯度也随之增加,颗粒运动的惯性力也在增加,故随着呼吸速率的增加,颗粒沉积率也随之增加。粒径越大,惯性力的影响就越大,沉积率随气流体积流率变化的幅度就越大。Stokes 常数是一个综合参数,包含 5 个参数,体现了颗粒密度、颗粒粒径、呼吸速率的共同影响。由 Stokes 常数的表达式可看出,沉积率对粒径的变化更敏感。考虑惯性力为主要影响因素的情况,去掉 $d < 1\ \mu m$ 的数据,Stokes 常数与沉积率之间的关系曲线拟合的程度较高,可以说明 $d = 1 \sim 10\ \mu m$ 时,颗粒物沉积率与 Stokes 常数成二次函数关系。

在不同粒径、不同密度颗粒以及不同吸气气流体积流率条件下,对呼吸道内颗粒物的沉积规律进行数值模拟,研究了呼吸道内颗粒物沉积的影响因素。由数值分析结果可知,颗粒物在呼吸道内主要沉积在几何形状变化剧烈或气道方向发生转弯的位置。随着颗粒粒径、颗粒物密度以及气流体积流率的增加,颗粒物的沉积率也在增加,且颗粒粒径对沉积率的影响要更加明显一些。综合考虑 3 个因素的影响,颗粒物的沉积率与 Stokes 常数可拟合成二次函数关系。本文研究颗粒在呼吸道内的沉积规律,可为空气污染引发呼吸道疾病风险的临床评估提供数值依据,同时也有助于针对鼻腔疾病的喷雾式药剂的研发。

(于申　苏英锋　刘迎曦)

参考文献

［1］ 王鸣鹏.螺旋CT的基本原理和成像方式[J].上海医学影像杂志,1995,4(3):115－117.

［2］ 林曰增,张雪林,卢晶.螺旋CT原理、扫描参数和图像重建[J].CT理论与应用研究,1999,8(2):23－25.

［3］ 王东,张挽时,熊明辉,等.螺旋CT三维重建方法的探讨[J].中国医学影像技术,2000,16(10):889－892.

［4］ 宦怡,郭苏晋,伏晓,等.泌尿系疾病螺旋CT三维重建技术[J].第三军医大学学报,2001,23(9):1121－1123.

［5］ 姜佩珍.表面显示法在重建三维图像技术中的新进展[J].CT理论与应用研究,1992,1(1):43－47.

［6］ Boissonnat J D. Shape reconstruction from planar cross sections[J]. Comput Vision Graph Image P, 1988, 44(1): 1－29.

［7］ Chen S C, Lin W C, Chen C T. Improvement on dynamic elastic interpolation technique for reconstruction 3D objects from serial cross sections[J]. IEEE T Med Imaging, 1990, 9(1): 71－83.

［8］ Lorensen W E, Cline H E. Marching cubes: a high resolution 3D surface construction algorithm[J]. Comput Graph, 1987, 21(4): 163－169.

［9］ Chan S L, Purisima E O. A new tetrahedral tesselation scheme for isosurface generation[J]. Comput Graph, 1998, 22(1): 83－90.

［10］ 顾耀林,吕理伟.移动立方体算法中的三角剖分[J].计算机工程与设计,2006,27(1):120－123.

［11］ 秦绪佳,欧宗瑛,张勇,等.医学图像三维重建系统的数据结构表达及表面模型的构建[J].生物医学工程学杂志,2002,19(2):239－243.

［12］ 秦绪佳,欧宗瑛,纪凤欣,等.三维医学图像MT表面重建的相关性处理及模型简化[J].中国生物医学工程学报,2001,20(5):398－403.

［13］ 安新伟,张晓兵,尹涵春.医学图像三维重建的研究[J].电子器件,2001,24(3):207－212.

［14］ 黄绍辉,王博亮,黄晓阳.基于表面与基于体素的医学图像三维重建方法研究[J].厦门大学学报,2002,41(6):744－746.

［15］ 朱云翔,何亚奇,高起学,等.螺旋CT多层面重建矢状位图像对鼻内镜鼻窦手术的价值[J].中华耳鼻咽喉科杂志,2003,38(3):233－235.

［16］ 于申.人鼻腔生物力学模型的基础研究及其临床应用[D].大连:大连理工大学,2008.

［17］ Simmen D, Scherrer J L, Moe K, et al. A dynamic and direct visualization model for the study of nasal airflow[J]. Arch Otolaryngol Head Neck Surg, 1999, 125(9): 1015－1021.

［18］ Chometon F, Gillieron P, Laurent J, et al. Aerodynamics of nasal airways with application to obstruction[C]. Proceeding of Sixth Triennial International Symposium on Fluid Control, Measurement and Visualization, Sherbrooke, Canada, 2000: 6－11.

［19］ Schreck S, Sullivan K J, Ho C M, et al. Correlation between flow resistance and geometry in a model of human nose[J]. J Appl Physiol, 1993, 75(4): 1767－1775.

［20］ 王胜资.口鼻气流阻力——部位、功能及评价[J].国际耳鼻咽喉头颈外科杂志,1993,17(2):97－98.

［21］ Kelly J T, Prasad A K, Wexler A S. Detailed flow patterns in the nasal cavity[J]. J Appl Physiol, 2000, 89(1): 323－337.

［22］ Hahn I, Scherer P W, Mozell M M, et al. Velocity profiles measured for airflow through a large scale model of he human nasal cavity[J]. J Appl Physiol, 1993, 75(5): 2273－2287.

［23］ Keyhani K, Scherer P W and Mozell M M. Numerical simulation of airflow in the human nasal cavity[J]. J Biomech Eng, 1995, 117(4): 429－441.

［24］ Subramaniam R P, Richardson R B, Morgan K T, et al. Computational fluid dynamics simulations of inspiratory airflow in the human nose and nasopharynx[J]. Inhal Toxicol, 1998, 10(2): 473－502.

［25］ Kimbell J S, Subramaniam R P. Use of computational fluid dynamics models for dosimetry of inhaled gases in the nasal passages[J]. Inhal Toxicol, 2001, 13(5): 325－334.

［26］ Keyhani K, Scherer P W, Mozell M M. A numerical model of nasal odorant transport for the analysis of human olfaction[J]. J Theor Biol, 1997, 186(3): 279－301.

［27］ Kim S K, Chung S K. An investigation on airflow in disordered nasal cavity and its corrected models by tomographic PIV[J]. Meas Sci Technol, 2004, 15(6): 1090－1096.

［28］ 李晓明,卜国铉,郭晓峰.鼻部气道的限流节段[J].中华耳鼻咽喉科杂志,1993,29(1):48－49.

［29］ Warren D W. Effect of airway obstruction upon facial growth[J]. Otolaryngol Clin North Am, 1990, 23(4):

699-712.

[30] Ulyanov Y P. Variants of nasal aerodynamics[J]. Otolaryngol Head Neck Surg, 1998,119(2): 152-153.

[31] 王永臻.下鼻甲部分切除术后并发空鼻综合征 16 例报告[J].临床耳鼻咽喉科杂志,2003, 17(9): 566-567.

[32] Keck T, Leiacker R, Heinrich A, et al. Humidity and temperature profile in the nasal cavity[J]. Rhinology, 2000, 38(4): 167-171.

[33] Lindemann J, Leiacker R, Stehmer V, et al. Intranasal temperature and humidity profile in patients with nasal septal perforation before and after surgical closure[J]. Clin Otolaryngol Allied Sci, 2001, 26(5): 433-437.

[34] Naftali S, Rosenfeld M, Wolf M, et al. The air-conditioning capacity of the human nose[J]. Ann Biomed Eng, 2005, 33(4): 545-553.

[35] Garcia G J, Bailie N, Martins D A, et al. Atrophic rhinitis: a CFD study of air conditioning in the nasal cavity[J]. J Appl Physiol, 2007, 103(3): 1082-1092.

[36] Yu S, Sun X Z, Liu Y X. Numerical analysis of the relationship between nasal structure and its function[J]. The Scientific World Journal, 2014: 1-6.

[37] Keck T, Leiacker R, Riechelmann H, et al. Temperature profile in the nasal cavity[J]. Laryngoscope, 2000, 110(4): 651-654.

[38] Yu S, Liu Y X, Sun X Z, et al. Influence of nasal structure on the distribution of airflow in nasal cavity[J]. Rhinology, 2008, 46(2): 137-143.

[39] Lindemann J, Keck T, Scheithauer M O, et al. Nasal mucosal temperature in relation to nasal airflow as measured by rhinomanometry[J]. Am J Rhinol, 2007,1 (1): 46-49.

[40] Churchill S E, Shackelford L L, Georgi J N, et al. Morphological variation and airflow dynamics in the human nose [J]. Am J Hum Biol, 2004,16(6): 625-638.

[41] 吴慧云,潘玲芝.鼻阻力和鼻的免疫功能[J].医学综述,1998,4(8): 442-444.

[42] Barrabe P, Roux-Buisson H, Tamisier R, et al. Analysis of the collapsibility of the upper airway in a spectrum of sleep-disordered breathing: a modelling approach[J]. C R Biol, 2002, 325(4): 465-471.

[43] Eccles R. A role for the nasal cycle in respiratory defence[J]. Eur Respir J, 1996, 9(2): 371-376.

[44] 郑军,王轶鹏,董震.体位变化对鼻腔几何形态的影响[J].临床耳鼻咽喉科杂志,1998,12(10): 445-447.

[45] Schumacher M J. Nasal congestion and airway obstruction: the validity of available objective and subjective measures [J]. Curr Allergy Asthma Rep, 2002,2(3): 245-251.

[46] 檀慧芳.不同状态下的鼻阻力测定及临床意义[J].临床耳鼻咽喉科杂志,2001,15(9): 416-417.

[47] 李晓明,杜宝东,郭晓峰.鼻病理状态对鼻气道阻力的影响[J].临床耳鼻咽喉科杂志,1995,9(4): 195-197.

[48] 郝晓民,陈荷英,周小林,等.鼻压力计对解除鼻阻塞手术疗效的评价[J].临床耳鼻咽喉科杂志,1996,10(3): 161-162.

[49] 刘争,王春芳.鼻腔气流测定在鼻中隔偏曲矫正术中的应用[J].临床耳鼻咽喉科杂志,1999,13(5): 204-205.

[50] 乐建新,孔维佳,黄选兆,等.鼻音与鼻阻力之间关系的研究[J].中华耳鼻咽喉科杂志,2001,36(1): 66.

[51] 周传辉,翁维安.流体阻力系数的计算方法[J].制冷与空调,2004,18(3): 35-36.

[52] 黄云华,李星.一种新型流体阻力测试装置制作与研究[J].化工生产与技术,2006,13(5): 21-24.

[53] 刘迎曦,于申,孙秀珍,等.鼻腔结构形态对鼻腔气流的影响[J].中华耳鼻咽喉头颈外科杂志,2005,40(11): 846-849.

[54] Barrabe P, Roux-Buisson H, Tamisier R, et al. Analysis of the collapsibility of the upper airway in a spectrum of sleep-disordered breathing: a modelling approach[J]. C R Biol,2002, 325(4): 465-471.

[55] Stapleton K W, Guentsch E, Hoskinson M K, et al. On the suitability of $k-\varepsilon$ turbulence modeling for aerosol deposition in the mouth and throat: A comparison with experiment[J]. J Aerosol Sci, 2000, 31(6): 739-749.

[56] Dastan A, Abouali O, Ahmadi G. CFD simulation of total and regional fiber deposition in human nasal cavities[J]. J Aerosol Sci, 2014, 69: 132-149.

[57] Yu S, Wang J Z, Sun X Z, et al. Numerical study of the effects of bronchial structural abnormalities on respiratory flow distribution[J]. BioMed Eng OnLine, 2016, 15(Suppl 2): 479-491.

[58] Jin H H, Fan J R, Zeng M J, et al. Large eddy simulation of inhaled particle deposition within the human upper respiratory tract[J]. J Aerosol Sci, 2007, 38(3): 257-268.

[59] 林启才,张振文,杜利劳,等.2013 年西安市大气污染物变化特征及成因分析研究[J].环境科学与管理,2014, 39(10): 52-56.

[60] Vecellio L, De Gersem R, Le Guellec S, et al. Deposition of aerosols delivered by nasal route with jet and mesh nebulizers[J]. Int J Pharm, 2011, 407(1-2): 87-94.

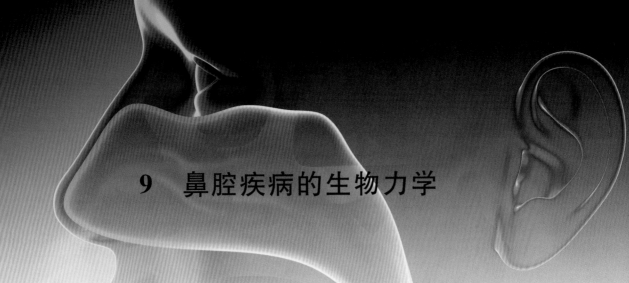

9 鼻腔疾病的生物力学

鼻腔结构几何形态与鼻腔能否保持正常功能以及鼻腔疾病有着密切关系。近年来人们已经开始注意到鼻腔结构异常是导致鼻腔某些常见病的原发因素之一。如鼻中隔偏曲患者双侧鼻甲会发生代偿性变化,偏曲侧下鼻甲会增生,而偏曲对侧下鼻甲会萎缩,这种异常的变化超过某一程度时就会引起鼻腔病变。由于鼻腔结构复杂,且缺少生物数值量化的计算模型,导致对某些疾病无法深入细致的了解和掌握,影响了疾病的临床预测、诊断、治疗方案优选与手术疗效的估计。本章对于常见鼻腔结构功能相关疾病进行数值模拟,研究其病态结构下对鼻腔功能的实现所造成的影响,在此基础上设计虚拟手术方案以及术后管理相关的辅助器械。

9.1 鼻腔、鼻窦相关疾病简介

9.1.1 鼻腔炎症性疾病

鼻腔直接与外界相通,易受有害因素的攻击,因此在鼻科临床中,鼻腔炎症性疾病是最为常见的一类疾病。这类疾病发病因素复杂,可分为生物性(病原微生物)、药物性、代谢性、医源性等,有的病因至今不明。

鼻窦炎(nasosinusitis)是鼻窦黏膜的炎症性疾病,为鼻科临床常见疾病之一,多与鼻炎同时存在。

鼻窦炎以感染、变态反应、鼻腔鼻窦解剖学异常为三大主要致病因素,这些致病因素经常交叉在一起。① 感染因素:包括病毒感染、细菌感染和真菌感染。② 变态反应与免疫学因素:呼吸道变应性和免疫性疾病如变应性鼻炎、支气管哮喘和变应性真菌性鼻窦炎等是鼻窦炎的重要致病因素。③ 鼻腔鼻窦解剖异常:鼻腔鼻窦的解剖学变异通常影响鼻腔和鼻窦的通气和引流状况,从而成为旁鼻窦炎的致病因素,常见者包括:鼻中隔偏曲、泡性中鼻甲、钩突肥大或外偏、额隐窝狭窄、下鼻甲高拱等。

9.1.2 鼻中隔疾病

鼻中隔将鼻腔分为左、右两侧,常见疾病包括鼻中隔偏曲、穿孔、血肿和脓肿等。

　　鼻中隔偏曲(deviation of nasal septum)是指鼻中隔偏向一侧或两侧,或者局部突起,引起鼻腔功能障碍如鼻塞、鼻出血、头痛等,均称鼻中隔偏曲。偏曲的鼻中隔可以呈现各种形状如"C""S"形偏曲,如呈尖锥样突起,则称棘突,如呈条形山崎样突起,则称嵴突(见图9-1)。其主要发病原因是组成鼻中隔的软骨和骨质发育速度不均衡所致,部分可因外上所致。鼻中隔偏曲患者的临床症状因偏曲类型和程度而不同,常见症状包括鼻塞、鼻出血、反射性头痛等,其中鼻塞是鼻中隔偏曲导致单侧或双侧鼻腔气道狭窄所致,鼻出血为偏曲侧气流场损伤局部黏膜导致,反射性头痛为鼻中隔偏曲挤压鼻甲所致。

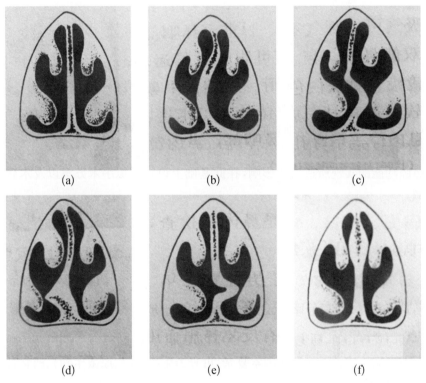

图9-1　鼻中隔偏曲[1]
(a) 正常;(b) C形偏曲;(c) S形偏曲;(d) 棘(矩状突);(e) 嵴;(f) 黏膜肥厚
Figure 9-1 Deviation of nasal septum

　　鼻中隔偏曲矫正术是目前主要的治疗方法,具体手术方法包括鼻中隔黏膜下切除术,现多采用鼻中隔三线减张法。

　　鼻中隔穿孔(perforation of the nasal septum)系指由于各种原因如外伤、手术、感染以及各种理化因素等导致鼻中隔贯穿两侧鼻腔的永久性穿孔。临床主要表现为鼻腔干燥和脓痂形成,常伴有头痛和鼻出血。穿孔小而位于前部者,可于呼吸时产生哨笛音;若位于后部,则无明显症状。前鼻镜及鼻内镜检查均可明确穿孔的部位和大小。

　　该病易于诊断,根据鼻中隔穿孔是否产生症状,部分小的穿孔或位于后部的穿孔,可不予处理;若穿孔产生症状,可以鼻中隔穿孔修补术修复穿孔,手术方式包括鼻中隔黏骨膜减张缝合法、带蒂黏骨膜瓣或黏膜瓣转移缝合法、硅胶片置入等方法。

9.1.3 鼻窦内镜手术

鼻内镜手术(nasal endoscopic surgery，NES)是指在光学系统和视频系统支持下，应用鼻内镜及其配套器械，经过鼻腔入路进行鼻腔、鼻窦、鼻眶和颅底区域手术的技术。该技术起源于 20 世纪 70 年代，目前已经成为鼻外科系统的主流技术。

鼻内镜技术的优点在于视野呈现多角度，在内镜系统支持下，可以做到手术微创且损伤小、术后恢复快等。近年来，得益于内镜系统及其配套手术设备的改进，其手术范围已经扩展到眼眶、颅底甚至颅内等，避免了相关传统手术技术的缺点，也极大地促进了学科的发展与进步。

根据病变种类以及范围，鼻内镜技术基本术式包括 Messerklinger 和 Wigand 两种技术。其中前者最早由鼻科学者 Messerklinger 提出，目前临床应用最为广泛，其基本操作方式是在鼻腔内由前向后进行操作，依次切除钩突，开放额隐窝、上颌窦、前组筛房等前组鼻窦，进一步开放中鼻甲基板后进而开放后组筛房和蝶窦等后组鼻窦。后者是 Wigand 最早提出，主要适用于后组鼻窦病变者，其基本技术为切除中鼻甲后部后开放蝶窦口，然后依次向前开放后组筛房、前组筛房、上颌窦及额隐窝等，目前临床应用较少。鼻内镜手术的其他术式均是在此基础之上进一步发展的鼻颅底、鼻眼眶手术，具体技术包括颅底肿瘤切除术、脑脊液修补手术、垂体瘤切除术、视神经减压手术、眶内肿瘤切除术，等等。

9.2 鼻中隔偏曲

鼻中隔偏曲是耳鼻咽喉科临床上最常见的结构疾病之一，鼻中隔偏曲的发病率之高历来为国内外专家所重视，发病率可达 51.87%[1]，并且这种结构异常同样会随着人体器官组织与外界环境之间的自适应过程而导致偏曲的加重，从而加重病情，进入恶性循环，特别在儿童期病症的发病率会随着年龄增长而增加[2]。近些年来，随着临床上医疗技术整体大幅度的提高以及广大人群对健康水平要求的不断提升，越来越多的鼻科学者们更加关注并投入到鼻中隔偏曲这种疾病的发病原理、诊断以及治疗的研究中。其中，个体化治疗方案的确定是个核心的问题。临床诊断方面，人们一直在探讨各种诊断手段与技术，例如头颅 X 线测量、螺旋 CT、磁共振 MRI、鼻内窥镜等各种检测手段。治疗方面，手术仍为目前治疗鼻中隔偏曲的主要方法，并且手术方法已有较多临床基础，主要为鼻中隔黏膜下切除术，鼻中隔复位术和鼻中隔整形术。因此到目前为止，国内外对于鼻中隔偏曲的研究多为临床观察、手术评价和模拟试验[3-9]，缺少生物数值模型及对鼻中隔偏曲鼻腔流场的具体分析和特征描述，因而对于鼻中隔偏曲的发病机制，无法深入细致了解和掌握，从而限制了该类疾病的深入研究，影响了疾病的临床预测、诊断、治疗方案优选与手术疗效的估计。

9.2.1 鼻腔三维数值模型的建立

筛选典型鼻中隔 C 形偏曲患者 10 名，均为北方人，鼻中隔患者伴有不同程度的临床症状,如鼻塞、鼻出血、反射性头痛、嗅觉减退等,无鼻息肉和其他鼻腔疾病。正常鼻腔资料选取。选择 20 例北方人鼻腔,既往无上呼吸道慢性疾病病史,无鼻部外伤及手术史,近 3 个月无上呼吸道急性病史,应用前鼻镜及鼻腔内窥镜检查无鼻科疾病体征或明显解剖异常。测试者在 CT 室内的环境中,适应 30 min,待呼吸和心跳相对平稳时,进行 CT 扫描。根据 CT 数据对志愿者鼻腔结构进行三维重建。对重建的数值模型进行网格划分,并设立计算边界条件。其中有限元网格密度和计算边界条件,均与前述相同。

9.2.2　鼻中隔偏曲鼻腔内气流的速度场分布

一个完整的呼吸过程包括吸气和呼气两个阶段,两个阶段气流流量相等,方向相反。在整个呼吸过程中,经过鼻腔的气流速度是随时间变化的。在胸腔内的气压与外界气压平衡时,气流速度几乎为零;当胸腔内的气压与外界的气压压差达到最大时,单位时间内气流流量也最大。选取呼吸过程中具有代表性时刻即吸气和呼气速度最大时刻进行分析,从鼻尖到咽后壁每 3 mm 取一个冠状截面,得到各个截面的速度分布云(见图 9-2),分别为患者鼻腔吸气和呼气、正常人鼻腔吸气和呼气速度最大时刻冠状位截面速度分布云图。

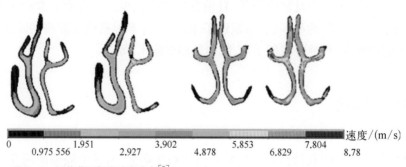

速度/(m/s)

0　0.975 556　1.951　2.927　3.902　4.878　5.853　6.829　7.804　8.78

图 9-2　冠状截面气流速度分布[9]

Figure 9-2　Velocity distribution in coronary section

患者鼻腔吸气和呼气速度分布如图 9-2 左两幅图所示,正常人鼻腔吸气和呼气速度分布如图 9-2 右两幅图所示。两种鼻腔速度分布有以下共同点,在呼吸过程中,呼气过程速度值略大于吸气过程速度值,呼气和吸气最大速度位置相同,位于鼻阈处,方向相反。患者鼻腔与正常人鼻腔速度分布的不同点,患者鼻腔各侧高速气流分布在不同的区域,一侧鼻腔气流速度明显大于另一侧。正常人鼻腔各侧高速气流分布区域相同,虽然两侧气流速度有差异但差异不明显。

患者鼻腔的鼻中隔向一侧偏曲,这一侧鼻腔称为偏曲同侧,另外一侧鼻腔称为偏曲对侧。从建立模型的截面图中可以直观看出患者两侧鼻腔形态有很大差异,从速度云图可观察出患者两侧鼻腔气流分布也不同。为了从数值上进一步量化分析患者两侧鼻腔形态、气流分布特点,体现两侧鼻腔气流分布差异,对每个患者鼻腔模型选取包含中鼻道、下鼻道和嗅区的有代表性的截面位置,即中鼻甲初始位置的冠状位切面位置,并将两侧鼻腔分别划分 5 部分(见图 9-3)。经过计算求出两侧各部分面积、鼻腔气流流率、各部分流率占总流率的百分比,并进行分析。由于患者鼻腔本身具有各异性,并且患病时间和鼻腔结构自适应改变程度不相同导致偏曲同侧下鼻甲的萎缩程度不完全相同,偏曲对侧中、下鼻甲的代偿性肥大程度也不完全相同。因此10例患者鼻腔的数值模拟结果不尽相同。

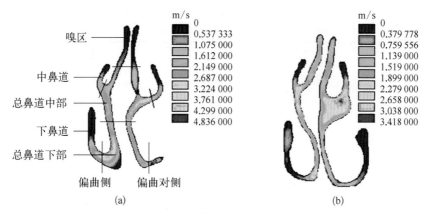

图 9-3　鼻中隔偏曲鼻腔气流速度分布[9]

Figure 9-3　Airflow distribution in cavity with deflected nasal septum

由各区域气流量分布可以看出,10例鼻中隔偏曲鼻腔的气流分布都不相同,但总体上有以下共同特征。患者鼻腔气流主要通过总鼻道中、下部,占总通气量的60%~87%。中鼻道和下鼻道通气量相对较少,占总通气量的12%~28%,嗅区通气量最少,占总通气量的0.69%~11%。在患者鼻腔的偏曲对侧,气流主要通过总鼻道中部;偏曲同侧总鼻道下部有较多气流通过。

患者鼻腔的偏曲同侧与偏曲对侧的气流流量不相等,一侧鼻腔大于另一侧鼻腔。10例患者鼻腔的气流分布情况大致可以分为两种:① 气流主要通过偏曲同侧。10例中有2例属于这种分布情况,偏曲同侧气流量是偏曲对侧的约1.5倍。偏曲同侧气流主要流经总鼻道下部,分别占偏曲同侧总气流量的50%、39%;其次为总鼻道中部。偏曲对侧气流主要流经总鼻道中部,分别占偏曲对侧总气流量的53%、42%,其次为总鼻道下部。② 气流主要通过偏曲对侧,10例中有8例属于这种分布情况,偏曲对侧气流量是偏曲同侧的1.5~2.2倍。在此种情况下,偏曲对侧的气流主要流经其总鼻道中部,占偏曲对侧总气流量的44%以上,其次气流量较多部位分为两种:一种为流经总鼻道下部,占偏曲对侧总气流量的24%~39%;另一种为流经中鼻道,占偏曲对侧总气流量的30%。偏曲同侧气流主要分布在总鼻道下部或主要流经总鼻道中、下部。

正常人鼻腔只有少数几例两侧气流率没有明显差异,其他分主要通气侧和非主要通气侧。表9-1为20例正常人鼻腔各区域气流率平均值数据。气流主要流经总鼻道中部其次为总鼻道下部和中鼻道。一侧总气流率一般大于另一侧,但两侧鼻腔气流分布形态没有明显差别,即两侧各区域气流率占本侧总气流率百分比相似,气流主要流经的区域相同。嗅区气流率占总气流率11%。

患者鼻腔的气流分布与正常鼻腔气流分布比较,患者鼻腔气流主要流经总鼻道中、下部,中、下鼻道气流量相对较少,部分患者鼻腔一侧或双侧嗅区气流量明显小于正常鼻腔嗅区气流量;正常鼻腔气流主要流经总鼻道中部其次为总鼻道下部和中鼻道,嗅区气流量占总流量的11%。患者鼻腔两侧气流分布不对称,在患者鼻腔的偏曲对侧,气流主要通过总鼻道中部,偏曲同侧总鼻道下部有较多气流通过;正常鼻腔两侧气流分布对称,两侧气流主要流经的区域相同。

表 9-1　正常鼻腔模型各区域平均气流率分布表[9]

Table 9-1　Mean airflow rate (ml/s) in each region of normal cavity models

正常人鼻腔	主要通气侧			非主要通气侧		
	气流流率	占总流率百分比	占本侧鼻腔流率百分比	气流流率	占总流率百分比	占本侧鼻腔流率百分比
总鼻道中部	87.04	20.24%	32.02%	56.93	13.24%	35.99%
总鼻道下部	63.77	14.83%	23.46%	32.85	7.64%	20.76%
中鼻道	59.94	13.94%	22.05%	28.74	6.68%	18.17%
下鼻道	31.20	7.26%	11.48%	21.35	4.96%	13.49%
嗅裂区	29.83	6.94%	10.98%	18.34	4.26%	11.59%

9.2.3　鼻中隔偏曲鼻腔内的气压场分布

正常鼻腔吸气相压强场分布云图如图 9-4(a)所示,压强从前鼻孔到鼻咽部逐渐降低,在鼻腔前段出现压强明显下降趋势,鼻阈为变化最显著区域,这一部分的压强递减值占总鼻腔压强递减值的 56%~79%,此段区域后压强递减趋势减缓。呼气压强场分布云图与吸气压强场云图相似,压强下降趋势相反。

10 例患者鼻腔中有 3 例患者鼻腔压强变化与正常人相似,鼻腔压强下降最显著区域为鼻阈。另外 7 例患者鼻腔压强分布有别于正常人鼻腔压强分布,其中一例鼻腔压强分布如图 9-4(b)所示,并且具有明显规律:从患者鼻腔的吸气压强分布云图可以看出,患者鼻腔中压强从前鼻孔到鼻咽处逐渐下降,压强变化最显著的区域距前鼻孔 2.7~4.8 cm,即中鼻甲前端位置,此处鼻阻力占总阻力的 50%~65%。此段区域后压强递减趋势减缓。与正常鼻腔相比较,部分患者鼻腔压强分布发生变化,压强变化显著区域不再位于鼻阈处,后移至鼻阈后的中鼻甲前端位置。

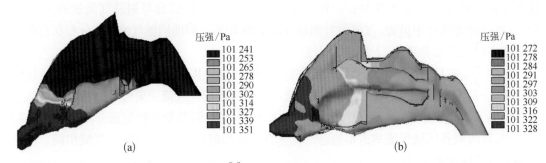

图 9-4　正常及鼻中隔偏曲鼻腔呼吸压强分布[9]

(a) 正常鼻腔;(b) 鼻中隔偏曲

Figure 9-4　Pressure distribution in normal and deflected nasal septum cavity

由 10 例患者鼻腔在吸气气流速度最大时刻压强差和鼻阻力结果可以看出,患者鼻腔左右两侧鼻阻力值不同,一侧鼻腔鼻阻力明显大于另一侧鼻腔鼻阻力。结合气流量分布结果分析,气流量大的一侧鼻阻力小,流量小的一侧鼻阻力大。10 例患者鼻腔的鼻阻力值也互不相同。

正常鼻腔数值模拟的总鼻阻力范围为 0.044～0.130 kPa·s/L,两侧鼻腔鼻阻力值没有明显差异。医学上应用鼻阻力仪测量鼻腔的鼻阻力。测试所得的鼻阻力值的大小可客观地反映鼻腔和单侧鼻腔通气功能的好坏,这一点对于术后判断疗效特别重要。但未提供鼻阻力的来源及性质,所以在指导临床治疗方面受到了限制,因此在临床上鼻阻力的检测要结合鼻腔内窥镜检查、鼻声反射、CT 图像等其他辅助检测手段之后,才能给出更确定的评估结果。

9.2.4 鼻中隔偏曲鼻腔结构对气流场的影响

由于鼻中隔偏曲常伴随着鼻腔结构自适应改变,偏曲本身可以引起许多继发性改变如代偿性中、下鼻甲肥大,偏曲同侧中鼻甲、下鼻甲萎缩。由于上述原因,患者鼻腔气流流场分布与正常鼻腔有较多差异。在呼吸过程中,呼气和吸气最大速度位置位于鼻阈处[10]。患者鼻腔和正常人鼻腔气流速度分布相比存在差异:患者鼻腔鼻中隔向一侧偏曲,鼻中隔偏曲处一侧或双侧鼻道狭窄,左右鼻腔形态不对称,两侧气流分布也不对称,一侧鼻腔气流速度明显大于另一侧,各侧高速气流分布在不同的区域。正常人鼻腔左右形态相对于鼻中隔对称,各侧高速气流分布区域相同,虽然两侧气流速度有差异但差异不明显。

患者鼻腔气流率分布与正常鼻腔气流率分布存在明显差异。这是由于 10 例患者鼻腔都是 C 型偏曲,偏曲位置主要位于鼻中隔中部,也就是总鼻道中部位置,这就直接造成了偏曲侧总鼻道中部狭窄,偏曲对侧总鼻道中部宽敞,对总鼻道下部的宽度也有一定的影响。鼻腔的 CT 图结合计算出的各部分面积数据进行分析。患者鼻腔,偏曲侧中、下鼻甲萎缩明显,对侧中、下鼻甲代偿性增生。由于鼻腔结构与功能的自适应性,鼻腔组织随环境变化,调整自身的几何形态[11],使两侧鼻腔向对称方向发展,但由于鼻腔结构几何形态变化有一个过程,处于不同发展阶段的患者鼻腔气流分布不同。属于第一种气流分布的两例鼻中隔偏曲鼻腔,对侧中、下鼻甲代偿性增生明显,偏曲侧面积大于对侧,气流主要通过偏曲侧总鼻道下部。属于第二种气流分布的 8 例鼻中隔偏曲鼻腔,偏曲对侧中、下鼻甲代偿性增生不明显,偏曲对侧面积大于偏曲侧,偏曲对侧总鼻道中部明显比其他部位宽敞,气流主要流经这里。气流主要流经总鼻道中部其次为总鼻道下部和中鼻道,这一数值模拟结果与 Subramaniam 等[12]得到的结果一致。虽然有鼻周期的影响使两侧鼻腔气流总量不等,但两侧鼻腔气流分布形态没有明显差别,气流主要流经的区域相同。嗅区气流率占总气流率 11%,与 Keyhani 等[13]得到的正常鼻腔大约有 10%气流通过嗅区的结论相近。进一步研究嗅觉功能时发现,嗅觉产生的强弱与气流速度有关。谭文长等[14]在建立嗅觉的数学模型时,肯定了中、下鼻道对气流的分流作用,他们计算得出由于气流分流作用的存在,吸气流速达到足够大时才会引起嗅觉。数值模拟的部分患者鼻腔由于鼻腔结构自适应,中、下鼻甲形态改变,鼻腔结构异常,影响到气流分流,一侧或双侧嗅区气流量明显小于正常鼻腔嗅区气流量。进入嗅裂区的气流将无法满足引起嗅觉的最小通气量,从而导致嗅觉减退甚至消失。

与正常鼻腔相比较,部分患者鼻腔压强分布发生变化,压强变化显著区域不再位于鼻阈处,后移至鼻阈后的中鼻甲前端位置即患者鼻腔的限流节段位置发生改变。结合 CT 图像和建立的三维模型分析,这些患者鼻腔由于鼻中隔偏曲位置位于中鼻甲前端位置,一侧鼻腔在此处出现明显狭窄截面,鼻腔气道在此处有明显的结构改变,因此此处位置压强变化最为显著。数值模拟结果中有 3 例患者鼻腔压强变化规律与正常人一致,结合 CT 图像和建立的三维模型分析,这 3 例患者鼻腔鼻中隔偏曲起始位置靠近鼻阈区,鼻中隔形态的变化也影响到两侧鼻腔鼻阈处的截面形态,使鼻阈处还是压强变化的决定区域。

正常鼻腔两侧形状对称,鼻阻力值相差不大,刘争等[15]对正常鼻腔鼻阻力统计结果为 0.032 5~0.153 kPa·s/L,计算所得的正常鼻腔鼻阻力在其范围内。患者由于鼻腔结构形态变化,一侧鼻腔鼻道相对于另一侧鼻腔鼻道狭窄,这造成患者鼻腔两侧鼻阻力有明显差异。鼻中隔偏曲导致鼻腔结构异常,使得鼻腔物理力学等环境的变化,影响到鼻腔正常功能的实现,鼻腔具有结构与功能自适应性,为了恢复鼻腔正常功能,鼻甲发生代偿性的变化,用以形成近似正常的鼻腔空气动力学特征。因此患者鼻腔中有 7 例总鼻阻力在正常鼻腔总鼻阻力范围内。其余 3 例患者鼻腔鼻阻力远大于正常鼻腔,是由于自适应发展如长期持续下去,鼻甲将进一步发生代偿性的变化,而下鼻甲、中鼻甲及中鼻道附近的结构对鼻阻力有重大的影响[16],这 3 例鼻腔有些区域鼻道由于偏曲的鼻中隔和增生的鼻甲而阻塞,导致两侧鼻阻力和总阻力均明显大于正常鼻腔鼻阻力。当总鼻阻力值大于 0.343 kPa·s/L 时,就会出现鼻塞症状,当总鼻阻力值大于 0.441 kPa·s/L 时,就会出现张口呼吸[17]。患者鼻腔中 3 例鼻阻力远大于正常鼻腔的情况,是在有大量气流流经的情况下的计算结果,而在实际生活中由于鼻阻力较大,患者出现鼻塞症状,处于张口呼吸状态,鼻腔内实际流经的气流较少。

对鼻中隔偏曲鼻腔内的气体流场的研究,为定量认识该类疾病对气流的影响提供依据,为研究鼻腔结构与功能自适应提供数值量化研究平台。以此为基础可以人工进行鼻中隔矫正手术术前模拟,为临床手术制订出最佳的手术方案,对于鼻中隔偏曲疾病诊断、矫正术前预测,以及术后评估都有一定的参考价值。

9.3 鼻中隔穿孔

鼻中隔穿孔系由于各种原因导致鼻中隔的任何部位形成大小不等的永久性穿孔,使两侧鼻腔相通。近年来,得益于相关临床检测设备和生物数值模拟研究方法的进步,不断有学者采用计算流体动力学的研究方法对鼻腔气流场、温度场、湿度场等进行研究,显示该方法既能够反映鼻腔生理功能的基本特征,而且也可用于分析鼻腔局部结构变化对功能的影响,能够进一步阐述鼻腔疾病的发病机制。前期研究发现鼻腔前段在鼻腔气流分流、加温、加湿等生理功能方面起主要作用[18-21]。同时鉴于鼻中隔穿孔位置多位于鼻腔前端,包括鼻内孔-中鼻甲前端部位,位于鼻腔中、后部者较少[22]。拟在鼻腔前段气道分别选择鼻瓣区、中鼻甲前端两个位置模拟穿孔,以期更加详细地观察气道前段鼻中隔穿孔对鼻腔气流场的影响,同时选择在中鼻甲前后 1/2 交界处对应中隔模拟穿孔,以比较不同位置穿孔对气流场的影响。

9.3.1　鼻中隔穿孔鼻腔三维模型的建立

选择一例健康国人志愿者,女,35岁,既往无慢性呼吸道疾病史,CT扫描前3个月无急性呼吸道疾病史,鼻内镜检查未发现解剖变异或鼻科疾病体征。根据该例鼻腔CT扫描数据建立三维有限元模型。设定计算边界条件与前述章节相同。在正常鼻腔模型基础上建立鼻中隔穿孔的三维有限元模型,根据临床常见鼻中隔穿孔部位,在鼻瓣区、鼻甲前区(中鼻甲前部)、鼻腔中部(中鼻甲前后1/2交界处)对应鼻中隔部位分别建立圆形穿孔,直径均为10 mm,分别对所建模型进行有限元剖分,所施加载荷和边界条件与前相同,计算不同鼻中隔穿孔模型的气流场[23]。

9.3.2　鼻中隔穿孔鼻腔气道内气流速度场的分布

穿孔前鼻腔气流场:吸气过程中,气流主要流经左侧鼻腔,其中气流量左侧为330 ml/s,右侧为270 ml/s。气道前段(前鼻孔-中鼻甲前端)气流变化剧烈且气流速度快,中鼻甲前端之后,气流稳定,气流主要经过总鼻道中、下部和中鼻道,左侧鼻丘部位有大的漩涡形成。呼气过程中,气流主要流经左侧鼻腔,左侧鼻腔中气流仍然主要流经总鼻道中、下部和中鼻道。

穿孔后鼻腔气流场:穿孔后主要表现为吸气相与呼气相鼻中隔穿孔区域气流形式紊乱,均存在气流分流现象,分流量为9~20 ml/s。图9-5为穿孔直径最大位置冠状位截面气流矢量云图。吸气过程中,双侧鼻腔气流仍然主要表现为自前向后流向,在鼻瓣区、鼻甲前区和鼻腔中部3个穿孔区域均有气流贴近穿孔后上缘自右侧流向左侧,同时可见数量不一的漩涡,从图9-5(a)中观察到形成双漩涡,(b)中观察到单个小漩涡,(c)中观察到明显的大漩涡,毗邻总鼻道中部气流影响明显。呼气过程中,气流反向,在上述3个穿孔区域均有少量气流贴近穿孔前下缘自左侧流向右侧,在鼻瓣区、鼻甲前区穿孔区域形成数量和大小不等的漩涡,而在鼻腔中部穿孔区域则为形成类似于吸气相的大的漩涡[23]。

9.3.3　鼻中隔穿孔对鼻腔气道内气流场的影响

鼻中隔穿孔后,通过气流矢量云图观察到双侧鼻腔在穿孔区域存在气流分流现象。Grützenmacher等[24]应用实体鼻中隔穿孔模型进行研究也观察到吸气相有气流通过穿孔后上缘流向对侧。Lee等[25]通过MRI获取一例亚裔研究对象鼻腔解剖数据,采用数值模拟分别研究了鼻甲前区5 mm、10 mm和15 mm鼻中隔穿孔气流场,观察到有气流自高速侧鼻腔流向低速侧鼻腔,而且随穿孔增大,气流分流量亦增大,但未计算气流流量值。通过计算得到穿孔后吸气相和呼气相双侧气流分流量均较少,为10~20 ml/s。鉴于实验个体不同,施加边界条件和载荷亦有所区别,双侧鼻腔气流分流量可以不同。此外,双侧气流分流与否及分流量与双侧鼻腔气道阻力差异相关,鼻阻力差值大,则分流量大,反之则小。对于正常人,鼻阻力差异取决于鼻周期,因为鼻周期表现为鼻腔黏膜海绵窦样结构交替性舒缩,鼻腔气道面积和对应气道阻力亦随之发生相应变化。该例研究对象在鼻中隔穿孔前以左侧鼻腔通气为主,穿孔后有少量气流自右侧流向左侧,其原因在于右侧鼻阻力较大,而左侧鼻阻力

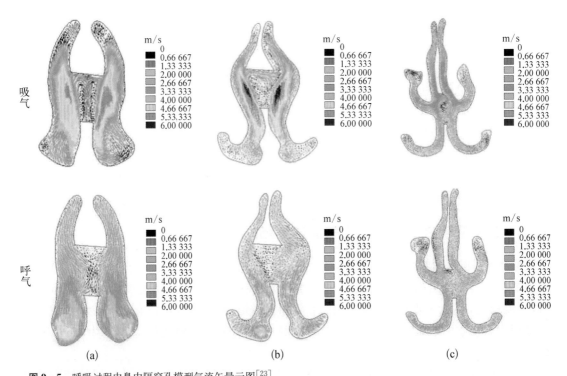

吸气

呼气

(a)　　　　　　　　　　　　(b)　　　　　　　　　　　　(c)

图 9-5 呼吸过程中鼻中隔穿孔模型气流矢量云图[23]

(a) 鼻瓣区穿孔；(b) 鼻甲前区穿孔；(c) 鼻腔中部

Figure 9-5 vector plot of nasal septal perforation in inspiratory phase

较小,气流沿气道阻力减小的方向进行流动,即右侧鼻腔有部分气体分流进入左侧鼻腔,与Lee 等[25]观察到的现象一致。另外,随着鼻黏膜交替性舒缩趋势及程度的变化,气道面积和阻力也会发生相应改变,气流分流方向和分流量也会发生动态变化,并非固定不变。

吸气相和呼气相均可见鼻瓣区和鼻甲前区鼻中隔穿孔区域所形成数量不等的小漩涡,对穿孔区域以外的气流干扰较小;然而吸气相可见鼻腔中部穿孔形成一个较大的漩涡,毗邻总鼻道中部气流受影响较明显,与前两处穿孔有所不同,呼气相则未观察到类似于吸气相的大漩涡。但是 3 个穿孔部位呼吸两相气流分流量数值则基本一致。Pless 等[26]均观察到鼻中隔穿孔区域存在漩涡等紊乱气流形式,但未观察到该例研究对象鼻腔中部穿孔所观察到的大漩涡。Grützenmacher 认为鼻中隔穿孔位置对气流场的影响没有差别,计算所得鼻中隔穿孔后双侧鼻腔气流分流量基本相同,与之观点相符。但鼻腔中部穿孔区域形成的与气道前部两个穿孔区域不同的大漩涡则不支持这一观点。考虑原因可能为,实验对象与数值模拟对象的个体差异,两个研究所施加边界条件和载荷不同。因此,尚不能断定鼻中隔穿孔位置对气流场的影响没有差别,需要进一步实验测量和增大样本量进行研究。

鼻中隔穿孔患者的一个重要症状是鼻塞,气流场分析显示鼻腔双侧存在气流分流,似乎增强了呼吸功能,但更为显著的是穿孔区域气流形式紊乱,与之毗邻的鼻腔气流也受到不同程度的影响,从而增加了气道阻力和能量消耗。此外,穿孔区域的漩涡减少了鼻腔有效通气功能,从而加剧了鼻塞这一临床症状。

鼻中隔穿孔后黏膜面积减少,热量、水分供应减少[27],一定程度上增加了局部组织的负荷,导致了穿孔局部黏膜热量、水分的过度丢失,成为损伤因素;此外,紊乱的气流特别是漩涡也增加了空气中病原体、理化颗粒等在穿孔区域的沉积,增加了黏膜损伤的概率。热量、水分的过度丢失和对黏膜的损伤与鼻腔干燥、结痂、出血以及疼痛等症状相关。另外,因为鼻腔前段气道在鼻腔加温、加湿功能中起主要作用,鼻瓣区和鼻甲前区穿孔的黏膜负荷和损伤趋势更为明显,也可以解释前端穿孔不易愈合甚至有进一步扩大趋势的原因。

9.4　虚拟手术

鼻腔结构会影响鼻腔功能的实现,如鼻周期、鼻腔疾病或鼻腔手术等原因导致鼻腔的结构发生改变,鼻腔内的气体流场分布会随之改变,同时鼻阻力也发生改变[28-31]。研究鼻腔结构的改变对气流的影响,有助于临床诊断与个性化干预。近几年,国内学者已经通过下鼻甲黏膜凝固术[32]、下鼻甲部分切除[33]等不同方法处理中鼻甲以及研究鼻中隔偏曲来观察鼻腔结构形态的改变对气流分布的影响,国外学者也通过实验的方式来研究鼻腔结构改变对气流流动的影响。拟将对一例鼻腔在结构变化前后的气体流场进行数值模拟,通过对模拟结果的比较,量化地显示鼻腔结构的改变对气体流场的影响。

9.4.1　虚拟手术模型的建立

选择一例女性志愿者建立其鼻腔模型,在该模型的基础上改变模型的结构,分别去掉左侧鼻腔中的部分中鼻甲和部分下鼻甲形成两个新的模型,对这两个新模型再次用有限单元法进行数值模拟,边界条件与原始模型应用的相同[34]。

图9-6中,(a)图为模型1,显示原始鼻腔模型的左侧的内部结构。(b)图为模型2,是左侧部分中鼻甲被切除后的鼻腔结构,红色部分为切除部分;(c)图为模型3是左侧部分下鼻甲被切除后的鼻腔结构,红色部分为切除部分。整个切除操作是直接在原始模型上进行的。

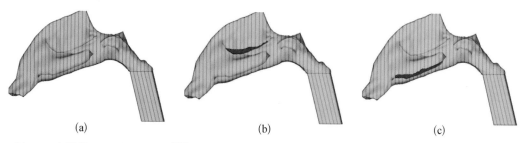

(a)　　　　　　　　　　(b)　　　　　　　　　　(c)

图9-6　原始模型以及变化的模型[34]
(a) 模型1;(b) 模型2;(c) 模型3
Figure 9-6　Origin nasal model and the twovariants

9.4.2　术后鼻腔气道内气流速度场的分布

由模拟结果可以得到3个鼻腔模型在吸气状态和呼气状态下气体流场的分布和从前鼻

孔到鼻咽部的气压变化[34]。将两个新模型的模拟结果与原始模型进行对比,选择 3 个模型中 5 处冠状位切面,显示气体流场的分布并进行比较,图 9 - 7 所示的云图为垂直于冠状位截面的速度分量云图。其中模型 1 显示气体流场在原始模型中的分布,模型 2 显示气体流场在去掉部分中鼻甲的模型中的分布,模型 3 显示气体流场在去掉部分下鼻甲的模型中的分布。由结果云图比较可以看到,左侧鼻腔在去掉部分中鼻甲后,鼻腔气道中部变宽;去掉部分下鼻甲后,鼻腔气道下部变宽,流场在这一侧的分布变化明显。而从结果云图的右侧鼻腔中,看不出明显的变化[34]。

为了便于比较将鼻腔分为如图 9 - 7 所示的 3 个区域。由表 9 - 2 中的数值比较可以看出,相同的气流量条件下,鼻腔中气流分布的具体改变。吸气过程中,气流量一定的条件下,与原始模型比较,模型 2 和模型 3 中,流经左右两侧鼻腔的气流量比例都发生了变化,都是左侧即部分鼻甲被切除的一侧气流量增加,右侧气流量相对减小。左侧鼻腔的气流分布也

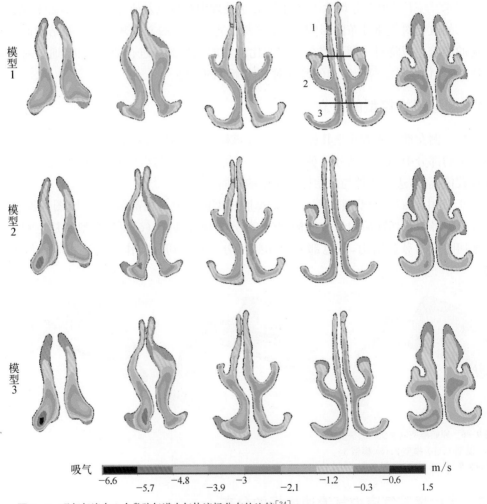

图 9 - 7　吸气气流在 3 个鼻腔气道中气体流场分布的比较[34]

Figure 9 - 7　The distribution of inspiratory airflow in three nasal models

随着鼻腔结构的改变而有所变化。模型 2 中,流经左侧 1 区域的气流流量比例变化不大(-0.8%),流经左侧 2 区域的气流量占左侧总流量的比例增加(+2.6%),流经左侧 3 区域的气流量占左侧总流量的比例减少(-1.8%)。右侧 3 个区域的气流量比例变化不大(≤0.5%)。模型 3 中,流经左侧 1 区域的气流量占左侧总流量比例变化很小(-0.1%),流经左侧 2 区域的气流量占左侧总流量的比例减小(-11.3%),流经左侧 3 区域的气流量比例增加(+11.4%)。右侧的 3 个区域气流量比例变化不大(≤1.5%)。同样,呼气过程中,气流量一定的条件下,与原始模型比较,模型 2 和模型 3 中,也是流经左侧鼻腔的气流量增加,流经右侧鼻腔的气流量相对减少。左侧鼻腔中的气流分布也发生变化,只是在数值上与吸气过程的气流分布有所不同。与模型 1 相比,模型 2 中,流经左侧 1 区域的气流流量占左侧总流量的比例变化为 0.1%,流经左侧 2 区域的气流量占左侧总流量的比例增加 3.5%,流经左侧 3 区域的气流量占左侧总流量的比例减少 3.4%,右侧的 3 个区域的气流量比例变化不大(≤0.3%)。模型 3 中,流经左侧 1 区域的气流量占左侧总流量比例变化 0.3%,流经左侧 2 区域的气流量占左侧总流量的比例减小 9.4%,流经左侧 3 区域的气流量比例增加 9.7%。右侧的 3 个区域气流量比例变化很小(≤0.3%)。

表 9-2 吸气阶段 3 个鼻腔模型中通过每个区域的气体流率[34]
Table 9-2 Regional allocation (ml/s and %) of inspiratory airflow in three nasal models

鼻腔模型		区域 1	区域 2	区域 3	单侧鼻腔的流量	$Q/ml \cdot s^{-1}$
模型 1	左侧	20.4(5.3%)	232.4(60.2%)	133.1(34.5%)	385.9(48.2%)	800
	右侧	40.4(9.7%)	277.8(67.1%)	95.9(23.2%)	414.1(51.8%)	
模型 2	左侧	18.6(4.5%)	258.5(62.8%)	134.9(32.7%)	412.0(51.5%)	800
	右侧	39.1(10.1%)	258.4(66.6%)	90.5(23.3%)	388.0(48.5%)	
模型 3	左侧	22.8(5.2%)	211.3(48.9%)	198.5(45.9%)	432.6(54.1%)	800
	右侧	34.8(9.5%)	241.6(65.8%)	91.0(24.7%)	367.4(45.9%)	

9.4.3 术后鼻腔气道内气流压强场的分布

图 9-8 显示了吸气过程和呼气过程中,左侧鼻腔中的气压分布情况,由 3 个模型比较可以看出,在 3 个鼻腔模型中气压均是在鼻腔前端变化较快,在固有鼻腔中变化较缓,到了鼻咽部变化更小。由 3 个鼻腔模型中的气压分布图中还可以看出,无论是吸气过程还是呼气过程,模型 2 和模型 3 中,鼻腔前端的气压变化要比模型 1 稍大一点。原始模型即模型 1 的左侧鼻腔两端气压差(也是鼻腔总体气压差)最大,模型 2 和模型 3 的左侧鼻腔的气压差相对稍低。为了具体显示 3 个模型的左侧鼻腔中气压的变化情况,在模型中沿着气流流线每隔 0.5 cm 取一个节点的气压值,如图 9-9 所示。3 条曲线分别显示吸气时候 3 个模型的左侧鼻腔的气压变化情况,由图中可以看出,在前 2.5 cm 中曲线斜率较大,气压下降得快,且模型 2 和模型 3 的气压下降量比模型 1 的稍多。在 2.5~7 cm 也就是固有鼻腔至鼻咽部,曲线斜率变小,气压下降得较缓,且在这一段模型 1 的气压下降幅度要比模型 2 和模型 3 的大。从总体看模型 1 的气压下降幅度最大[34]。

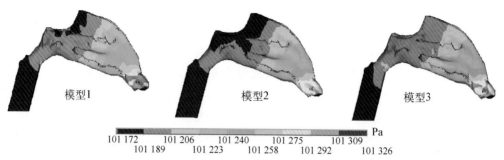

图9-8 3个鼻腔气道中气压场分布的比较[34]

Figure 9-8 The pressure distribution in three models of nasal passages

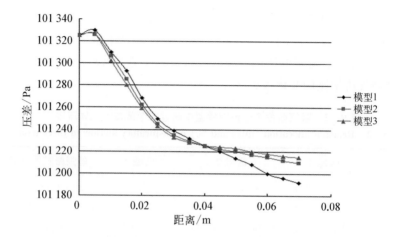

图9-9 3个模型左侧鼻腔(去掉部分鼻甲的一侧)中的气压分布[34]

Figure 9-9 The pressure drop against distance from nose tip in the left side of nasal cavity (middle turbinate or inferior turbinate was removed partly)

9.4.4 鼻腔手术对鼻腔内气流场的影响

由切除鼻甲的例子也可以看出,鼻腔气道的气流流量与鼻气道的横截面积呈正比,即鼻腔两端在一定的压差下,鼻腔气道的横截面积越大流经的气流流量就越多,也就是气道的阻力越小。与模型1相比,模型2中的左侧部分中鼻甲被切除,这一侧的气道变宽,鼻阻力减小。在总气流量 Q 一定的情况下,流经左侧鼻腔的气流量会增加,而流经右侧鼻腔的气流量相应的减少。而模型3中的左侧部分下鼻甲被切除,所以也是流经左侧鼻腔的气流量增加,流经右侧鼻腔的气流量相应的减少。这在表9-2中的结果已经体现。在模型2的左侧鼻腔中,中鼻甲被部分切除,所以左侧鼻腔中部的气道变宽,流经这里的气流量所占左侧鼻腔总气流量的比例会增加,而流经其余鼻道的气流量比例就会相应减少。模型3的左侧鼻腔中,部分下鼻甲被切除,所以左侧鼻腔气道的下部变宽,流经的气流量增加,而流经其余部分鼻气道的气流就会减少。Kim 等[35]用树脂模型来模拟中鼻甲部分切除和全部切除,通过粒子图像测速法(PIV)测量发现随着中鼻甲切除部分增多,该侧鼻腔中流经鼻腔气道中部的气流也随之增多。这个现象也表明随着中鼻甲的切除部分的增加,鼻腔气道中部气流阻力减小,流经中鼻道的气流流量逐渐增多,这与模拟所得结论的观点是一致的。Zhao 等[36]用数值模拟的方法研究嗅区气道面积的改变对流经气流的影响,分别人为地将嗅区的气道面积减小和扩大,研究结果表明,随着嗅区气道面积的减小和扩大,流经的气流量也会随着减少和增加,这与模拟结果也是一致的。总的来说,鼻腔在切除鼻甲的一侧,气道面积增加,流阻变小,呼吸时流经该侧鼻腔的气流量会增加,而流经另一侧的气流量将相应减少。对于鼻甲切除的一侧,切除鼻甲的部位气道变宽,呼吸时流经的气流量的比例增加,而流经其余部分气道的气流量比例则相应减少。即截面积宽阔、鼻阻力较小的气道会流经较多的气流。

通过比较鼻甲切除的两个鼻腔模型和原始鼻腔模型的模拟结果发现,无论在吸气过程还是在呼气过程,气流在两侧鼻腔的分配虽有变化,但是变化幅度不大,最高为 5.9%。原因在于部分鼻甲的切除对鼻腔总体阻力改变不大,鼻腔的限流节段位于鼻腔的前 2.5 cm 处,这里产生大部分的鼻阻力,而固有鼻腔中产生少部分阻力,去掉部分下鼻甲和中鼻甲没有影响到鼻腔限流节段的结构,所以总体鼻阻力和单侧鼻阻力的改变幅度不大,两侧鼻腔气流量的分布变化也不大,总体气压差的变化也不大。3 个模型左侧鼻腔中气压的变化,在左侧鼻腔前部模型 2 和模型 3 的气压变化幅度比模型 1 的略大。这是因为与模型 1 相比,模型 2 和模型 3 中通过左侧鼻腔的气流量增加,但是左侧鼻腔前部的结构没有变化,所以在前 2.5 cm 范围内模型 1 的气压变化最小。在模型 2 和模型 3 的固有鼻腔中,部分鼻甲被切除了,气流阻力减小,所以曲线的后半段显示模型 1 的气压变化最大。从整体来看,模型 2 和模型 3 由于部分鼻甲被切除,鼻腔总体阻力变小了,所以模型 1 的总体气压变化幅度最大。

9.5 器械设计

9.5.1 应用于功能性内窥镜鼻窦手术后的引流器的设计

慢性鼻窦炎是耳鼻咽喉科较常见的疾病,很多是由于急性鼻旁窦炎反复发作没有彻底治愈所引起[37,38]。慢性鼻旁窦炎在保守治疗效果不显著的情况下,治疗手段主要以鼻内窥镜手术为主[39],以解除鼻腔和鼻窦口的通气和引流的障碍。为了保持各窦腔良好的通气和引流,术后要定期清理术腔黏膜的水肿、痂皮组织以保证窦口的长期开放[40-43]。随着功能性内窥镜鼻窦手术的广泛开展和技术的逐渐成熟,临床注意力开始向手术后术腔管理及综合性治疗倾斜,有效的科学的功能性内窥镜鼻窦手术术后管理,已成为提高治愈率、扩大功能性内窥镜鼻窦手术适应范围、促进黏膜功能性恢复以及缩短随诊周期等问题的关键因素之一。对于慢性鼻窦炎,术后的护理时间根据患者的恢复情况一般需要 3~6 个月,复查时要根据术腔具体情况进行冲洗、清除囊泡和肉芽、分离粘连、药物盥洗等,对大窦腔中的黏性分泌物还要做强制性的负压引流。术后复查的创伤给窦腔愈合和黏膜恢复都带来较大负面作用。为方便术后管理,设计一种自动引流器,可以在不依赖体外专用的负压引流器的情况下自动完成通气、引流、注药和阻止窦口粘连的功能,同时也避免了传统做负压引流时对创面造成的损伤,促进黏膜功能的恢复,在一定程度上减轻医生的工作和患者的痛苦。

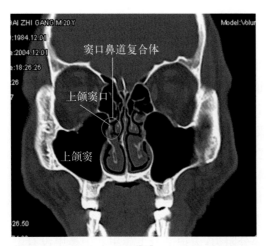

图 9-10 窦口鼻道复合体[34]

Figure 9 - 10 CT image of ostiomeatal complex

自动引流器的设计是通过优选引流器形状完成的[44]，使其能充分利用人体呼吸过程中中鼻道的气体流动特性来工作。首先由志愿者的 CT 图像重建出鼻腔模型，并对鼻腔模型进行剖分和数值计算来模拟呼吸过程，从而得到在一个呼吸周期中鼻腔内的气体流场的量化描述，根据气体流场的气压分布特点来确定引流器的工作环境。由于引流器在术后是借助于气压将窦腔内的积液排出并将药物引入上颌窦腔内和窦口周围的术创部位，所以这是气液二相流的问题。气体为空气，液体为以血液为主要成分的多种液体的混合物。引流器的设计旨在完成通气、引流、注药和阻止窦口粘连的功能，

针对鼻腔内窦口鼻道复合体的结构以及鼻腔与上颌窦腔的相对位置，如图 9-10 所示，将引流器设计为一个"T"形管，如图 9-11 所示，应用时垂直端放入上颌窦腔内，阻止窦口粘连。水平端横入中鼻道内，完成通气功能。并通过优选"T"形管管径，达到只依靠人体自身的呼吸来完成引流和注药功能。引流器由医用硅胶制成，软硬适中，既不会受鼻甲挤压产生过大的变形，也能保证通气和阻止窦口粘连的功能。在放入和取出时可以减轻患者的痛苦。引流和注药的功能则依靠呼吸过程中鼻腔内气体的流动特性来完成。引流时需要上颌窦腔中的气压高于引流管中的气压，将窦腔中的积液沿着引流器排出；注药的时候依靠重力和很小的压差将药剂引入垂直管中以及窦口周围的创面。为了方便可以在引流器的边界上设计夹层，夹层中有药剂（庆大霉素）。

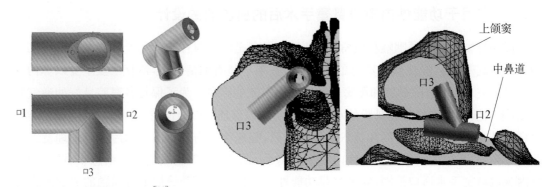

图 9-11 引流器模型和放置[34]

Figure 9 - 11 The model of drainage ware and its place in nasal

选择一个健康成年志愿者进行 CT 扫描，志愿者的选择条件和 CT 扫描参数均与前述的相同，由 CT 扫描图像对志愿者的鼻腔进行三维重建和数值模拟，三维重建的范围包含鼻腔和上颌窦腔。

图 9-12 为鼻腔内气流流场数值模拟结果云图，上两图为气压分布云图，下两图为气流

的速度分布云图和速度矢量云图。由上两图可以看出上颌窦腔内的气压值几乎不变且与中鼻道的窦口连接处的气压相等。由下两图可以看出在上颌窦腔内,几乎没有气流流动。引流器将利用这些特性,并改变鼻腔内的气体流场达到引流和注药的目的。

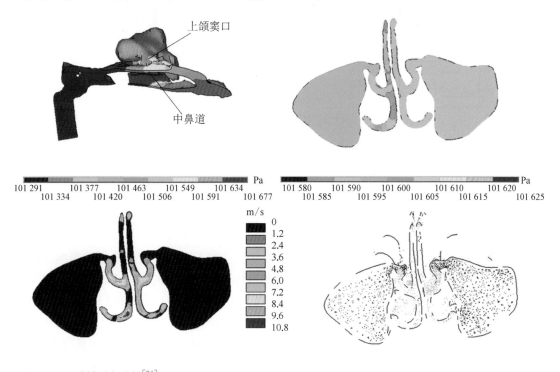

图 9 - 12　上颌窦腔气流场[34]

Figure 9 - 12　Airflow in the maxillary sinus

　　应用数值模拟的方法来模拟不同管径、不同管长、不同黏度下的引流和注药的过程,以确定最优的引流器形状。引流器模型如图 9 - 13 所示,为一"T"形管,水平管长 3 cm,垂直管长 $L=1\sim2.5$ cm 可根据患者上颌窦腔尺寸确定,3 个管口分别为口 1、口 2 和口 3。术后放入窦口鼻道复合体处,垂直端(口 3)由上颌窦口伸入上颌窦腔,口径大的一端(口 2)指向前鼻孔作为引流的出口,口径较小的一端(口 1)指向后鼻孔。工作过程如图 9 - 13 所示,(a)图为引流示意图,(b)图为注药示意图。在引流器右端口(口 2)的边界上有夹层,夹层中有药物。放入鼻腔后药物会由管壁流出,在重力和气流的作用下沿着管壁流下,也可手动注药。

　　引流器放置于中鼻道上颌窦口处,其边界条件应该符合中鼻道的气流场分布。由对鼻腔气体流场的模拟计算,可以得到中鼻道的流场分布,中鼻道的气压变化是随着呼吸气流量的增加而增加的,当引流器 3 个口的压差达到一定程度后就可以实现引流效果。在这个气液两相流问题中气体为常温下的空气,密度 $\rho=1.225$ kg/m³,黏性系数 $\mu=1.789\times10^{-5}$ kg/(m·s)。液体相的参数参照全血设定,密度约为 $\rho=1\,048$ kg/m³[45],为了引流效果明显,便于比较,黏性系数暂取一个较小的值为 $\mu=0.001$ kg/(m·s)。依据 ATMOS Rhinomanometer 300 型鼻阻力计(德国 ATMOS MedizinTechnik)实测数据,计算边界条件设定如下:工作气

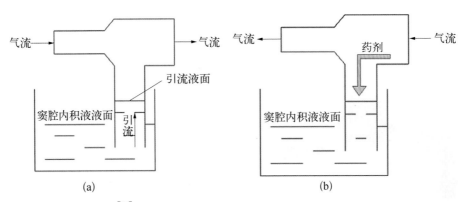

图 9 - 13 引流器工作[34]

Figure 9 - 13　Work of drainage ware

压为标准大气压 $p=101\,325$ Pa。呼气时为引流阶段,口 1 为气体进口处 $p_1=600$ Pa、气体体积率为 1;口 2 处为气体出口处 $p_2=300$ Pa;口 3 处为液体进口处 $p_3=600$ Pa、液体体积率为 1;引流器管壁上的速度 v_x、v_y、$v_z=0$ m/s。

吸气时为注药阶段,应用两个边界条件,研究气压差的不同对于注药效果的影响。边界条件①:口 1 处为气体出口 $p_1=30$ Pa;口 2 处为气体进口,设为 $p_2=60$ Pa,气体体积率为 1;口 3 处为气体出口 $p_3=30$ Pa。边界条件②:口 1 处为气体出口 $p_1=300$ Pa;口 2 处为气体进口,设为 $p_2=600$ Pa,气体体积率为 1;口 3 处为气体出口 $p_3=300$ Pa;引流器管壁上的速度 v_x、v_y、$v_z=0$ m/s,而右端口(口 2)管壁处为液体药剂进口 $Q_m=0.5$ g/s 垂直于管壁。以上给的气压边界条件都是相对压力,即实际情况中只要 3 个管口的压差相同就可以工作。

引流器的口 2 和口 3 直径固定为 $D=1$ cm。为了达到较好的引流效果,改变口 1 的管径,从模拟得到的结果中比较垂直管中引流液体的速度和引流器中液体组分所占比例的大小。

1) 口 1 不同管径引流效果比较

图 9 - 14 为引流器对称面截面显示的两相组分模拟结果图,图中分别显示了口 1 管径 $D_1=3$ mm、5 mm、7 mm 的模拟结果。液体和气体组分如图中所显示,蓝色为空气,红色为液体。图 9 - 15 为引流器对称面截面显示的垂直管内液体向上的引流速度结果图,口 1 管径 $D_1=3$ mm 时,垂直管中靠近管径中心处,液体向上的引流速度为 $v=0.22$ m/s;$D_1=5$ mm 时垂直管中液体向上的引流速度为 $v=0.12$ m/s;$D_1=7$ mm 时垂直管中液体向上的引流速度为 $v=0.10$ m/s。与之对应的质量流率分别为,口 1 管径 $D_1=3$ mm 时垂直管中液体向上的质量流率为 $Q_m=0.017\,2$ kg/s;$D_1=5$ mm 时垂直管中液体向上的质量流率为 $Q_m=0.010\,8$ kg/s;$D_1=7$ mm 时垂直管中液体向上的质量流率为 $Q_m=0.008\,6$ kg/s。

2) 不同黏性系数的液体的引流效果比较

考虑到上颌窦腔中的液体可能是血液与其他液体的混合物,所以适当的改变液体的黏性系数可以得到不同黏性系数的液体对引流效果的影响。由于引流的对象是液体混合物,其中血液占有很大成分。所以选择 $D_1=7$ mm 的引流器模型并改变液体的黏性系数进行数值模拟和比较,以此研究液体的黏度对于引流效果的影响。积液黏性系数 $\mu=0.001$ kg/

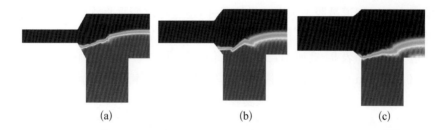

图 9-14　不同 D_1 管径下的引流效果(红色部分为液体组分,蓝色部分为空气组分)[34]

Figure 9-14　Simulation results for draining the empyemata in different diameter D_1 condition

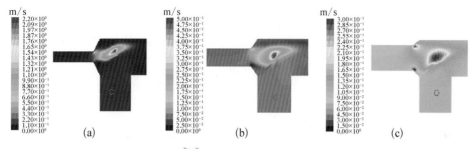

图 9-15　不同 D_1 管径下的引流速度[34]

Figure 9-15　Velocity view of draining the empyemata in different diameter D_1 condition

(m·s)的模拟结果与积液黏性系数 $\mu = 0.01$ kg/(m·s)的模拟结果相比较,没有较大的差异。黏性系数 $\mu = 0.001$ kg/(m·s)的情况,结果如前所述,垂直管中液体向上的引流速度为 $v = 0.008\ 6$ kg/s。黏性系数 $\mu = 0.01$ kg/(m·s)的情况,垂直管中液体向上的引流速度为 $v = 0.007\ 1$ kg/s。

注药的模拟效果如图 9-16 所示,(a)图为边界条件(1)的模拟结果,(b)图为边界条件(2)的模拟结果。蓝色部分为空气,红色部分为液体,(a)图显示为小压差条件下液体药剂在重力作用下沿着垂直管壁流下,此时压差仅仅起到引导作用。(b)图显示大压差条件下液体药剂在气压和重力联合作用下流入垂直管中,可以由图中看出压差的作用比较明显了。

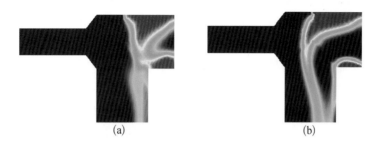

图 9-16　不同边界条件下引流器中的注药情况(红色部分为液体组分,蓝色部分为空气组分)[34]

Figure 9-16　Simulation results for sending medicament in different boundary condition(red part denote liquid component and blue part denote air component)

由于人体鼻腔的个性化,每个人的上颌窦在形状和尺寸上都不同。所以为了达到顺利引流的目的,引流器的垂直管端需要改变长度以适应不同的上颌窦尺寸。从 CT 图像和重建的三维模型中可以知道鼻腔上颌窦的具体尺寸,适当地改变垂直管端的长度,使垂直管口接近上颌窦腔底部,以完成引流工作。将引流器的垂直管加长至 2.5 cm,重新定义边界条件进行模拟。边界条件如表 9-3 所示,工作气压仍为标准大气压 $p=101\ 325$ Pa,液体组分黏性系数 $\mu=0.01$ kg/(m·s)。引流阶段,左端口(口 1)为气体进口处 $p_1=1\ 000$ Pa、气体体积率为 1;右端口(口 2)处为气体和上颌窦积液的出口处 $p_2=100$ Pa;垂直端口(口 3)处为上颌窦积液进口处 $p_3=1\ 000$ Pa、液体体积率为 1,管壁处为无滑移边界条件 $v=0$;注药阶段,左端口(口 1)为气体出口处 $p_1=300$ Pa,右端口(口 2)为气体进口处 $p_2=600$ Pa,垂直端口(口 3)处 $p=300$ Pa,右端口管壁为液体药剂入口 $Q_m=0.5$ g/s,垂直于管壁。其余管壁处为无滑移边界条件 $v=0$。

表 9-3　垂直管加长后的模拟边界条件[34]

Table 9-3　Boundary condition for drainage ware with longer vertical tube length

	引　流	注　药
左端口(口 1)	$p_1=1\ 000$ Pa 气体体积率=1	$p_1=300$ Pa
右端口(口 2)	$p_2=100$ Pa	$p_2=600$ Pa 气体体积率=1
下端口(口 3)	$p_3=1\ 000$ Pa 液体体积率=1	$p_3=300$ Pa

引流模拟结果显示,垂直管中向上引流的上颌窦积液的质量速率为 $Q_m=0.015$ kg/s;可以看出在新的边界条件下,将引流器的垂直端适当加长也能完成引流和注药的功能。

引流器的设计旨在完成通气、引流、注药和阻止窦口粘连的功能。由引流器本身的形状和制作材料的特点,可以完成功能性内窥镜鼻窦手术后通气和阻止窦口粘连的功能。由前述的数值模拟可以看出,引流器的引流和注药的功能也可以在一定条件下完成。所以需要借助引流器结构特点和鼻腔内的气流场在鼻腔内产生引流器工作的环境。

由设定的模拟边界条件可以看到,要使得引流器在各种情况下都能完成其功能,引流器的两端至少需要 900 Pa 的气压差。人体在正常呼吸状态下,鼻腔内一般不会产生这么大的压差。但是由 ATMOS 型鼻阻力仪测定的呼吸气压气流数据显示,人在用力呼吸的状态下,鼻腔内产生的压差可以达到 1 000 Pa,因此文中所设定的口 1 和口 2 的压差条件是可以实现的。

实现引流主要靠窦腔内和鼻腔气道的压差克服积液的重力和黏性等因素,即窦腔内的气压要高于引流器中的气压。但由数值模拟可以看到,上颌窦腔内的气压基本与窦口连接的鼻道处的气压相同,考虑到手术后上颌窦口区域在一定时间内会出现黏膜肿胀,以及后期恢复时的自适应性生长,都会使得窦口黏膜紧贴在引流器垂直管上,使得上颌窦腔与鼻腔基本隔绝。为了保证在呼气阶段可以顺利引流,可以考虑在引流器内置气孔,连接后鼻孔和上颌窦腔,实现后鼻孔(口 1)和上颌窦腔(口 3)的气压相近或相等的条件。

从上述模拟结果可以看出,在相同的边界条件下口 1 的管径对引流效果是有影响的,管径越小,液体在引流器中所占的组分越大,垂直管中的液体引流速度越大,说明引流效果越好。但是同时考虑到管径越大患者的通气效果越好,所以口 1 的管径应该取得适中,在保证通气的同时也要完成引流的功能,选择管径为 $D_1=5$ mm。在术后鼻腔中放入引流器,如果患者配和用力地呼吸以增大引流器两端(口1和口2)的压差,将使引流效果更好。

考虑积液黏性对引流的影响,所以取一个较低的黏性系数值 $\mu=0.001$ kg/(m·s)和较高的黏性系数 $\mu=0.01$ kg/(m·s)[46]进行计算比较。由两种情况的模拟结果,可以看到积液的黏性系数对引流效果也有影响,液体的黏性系数越大,垂直管中引流速度越小,引流越困难。为防止引流出的黏性液体阻塞引流管和注药夹层,术后复查时需清理引流管以保证引流和注药的通畅。

由于内窥镜鼻窦手术后,窦口周围的黏膜一部分被破坏,使得纤毛无法排出颌窦腔内产生的积液以及手术中残留的血液,所以要引流的积液成分是以血液为主的多种液体的混合物,其黏性系数和密度设定参考全血黏性系数。由模拟结果可以看到,在全血黏性系数的正常值范围内都可以实现对积液的引流。

由于人体鼻腔的个体化差异,每个人的上颌窦腔的尺寸也不相同,如图 9-17 所示为上颌窦腔的冠状位 CT 图像,其中 H 表示上颌窦腔顶部到底部的距离。考虑到引流器的制作应具有对个体差异的适应性,引流器垂直管的长度应该与上颌窦腔相匹配,即垂直管在伸入上颌窦后,其管端应该靠近上颌窦腔底部,但是要与上颌窦腔底部保持一定距离以免阻塞引流,如图 9-17 中 h 所示位置。由曲德伟等[47]的工作可知成年国人上颌窦腔顶部到底部的尺寸 H 为:左 38.3 ± 0.5 mm,右 38.7 ± 0.5 mm。而上颌窦口位于靠近上颌窦顶端的位置,在术后上颌窦口直径会扩大到近 10 mm。所以设计的引流器垂直管长为 $1\sim2.5$ cm 能够适应国人的上颌窦腔尺寸。

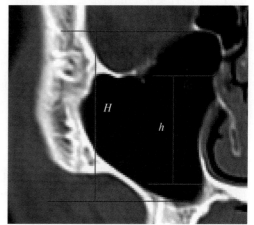

图 9-17 上颌窦腔[34]

Figure 9-17 CT image of maxillary sinus

从注药的模拟结果来看,在吸气状态下,夹层中的药物融为液体后在气压差的引导下会自动流向垂直管口,并在重力的作用下自然地沿着垂直管流入上颌窦腔中。而由于口1的管径较小有阻挡药剂的作用,所以即使在较大气压差的情况下,也不会有太多的药剂从口1处流出,从而完成注药的功能。

由以上的分析可以看出,设计的自动引流器无须体外负压装置,通过人体自身呼吸即可完成功能性内窥镜鼻窦手术后窦口鼻道复合体的通气、引流、注药和保持上颌窦口及中鼻道不粘连的功能,术后引流器地应用可以在一定程度上减轻医务人员的负担和患者的痛苦。

目前引流器的雏形已经在临床应用,通过临床观察 30 例患者,结果显示术后中鼻甲粘连发生率,窦口闭塞发生率和息肉再生发生率对比常规处理均有显著下降,临床治愈率有所提高。表明慢性鼻窦炎患者行内窥镜鼻窦手术以后,中鼻道置引流器,是防止术后粘连及窦口闭塞,提高治愈率的有效方法。

在我国有很多鼻腔疾病患者,仅慢性鼻窦炎疾病患者就有 4 000 余万人。而鼻外科手术是鼻腔常见疾病的主要治疗手段,由于是以数值模拟,在一定程度上代替了动物试验和临床实验,对于术后管理可以提供选择方案和预测治疗效果,且投入成本小,研制周期短,而经济效益和社会效益较大,因此该项目成果在临床上将具有广阔应用前景。

9.5.2 应用于鼻中隔黏骨膜下矫正术的塞固器的设计

鼻中隔由骨和软骨组成,包括① 鼻中隔软骨、② 筛骨正中板和③ 犁骨。鼻中隔偏曲是指鼻中隔偏离中线且引起临床症状的一种鼻内畸形。凡是鼻中隔的上下或前后径偏离矢状面,向一侧或两侧偏曲,或局部形成突起,引起鼻腔功能障碍或产生症状时,则称为鼻中隔偏曲。如未引起功能障碍者,为生理性偏曲,可不置理。偏曲的鼻中隔可以呈现各种形状,如"C""S"形偏曲,如偏曲呈尖锥样突起则称棘突,如呈由前向后的条形山嵴样突起则称骨嵴,也可以呈多种复杂的混合形态。鼻中隔偏曲的原因一般有以下几种可能:① 发育不平衡,鼻中隔的骨骼与鼻腔侧壁骨骼发育速度不一致,有时由于面部骨骼发育速度不平衡,儿童的腭弓过高,鼻顶和鼻底的距离缩短,结果鼻中隔被挤压而偏曲向一侧。② 外伤,儿童和成年期的外伤都可能导致鼻中隔偏曲。随着外伤轻重的不同鼻中隔偏曲的程度也不一样。重者可发生鼻中隔骨折和脱位,形成尖锐的弯角。如鼻中隔软骨段发生偏斜并偏曲向一侧形成歪鼻。③ 鼻腔、鼻窦肿瘤等也可推压鼻中隔,形成鼻中隔偏曲。严重的鼻中隔偏曲可导致临床出现鼻塞、鼻出血、头痛及萎缩性鼻炎等症状。传统的治疗方式是通过鼻中隔黏膜下矫正术矫正鼻中隔偏曲,改善鼻腔通气功能。但是术后通过凡士林纱条和膨胀海绵等实性物填塞鼻腔,影响患者的鼻腔通气功能,患者因此而产生头痛、吞咽时咽鼓管吹张感等[48,49]。而且通常单一的膨胀海绵不能有效地进行压迫止血,所以还要放入少量的凡士林纱条。

为了解决术后的鼻腔通气问题,已经有研究人员设计夹板来解决这一问题。董仲林等[50]设计的鼻中隔黏骨膜固定夹,由不锈钢制成,在术后使用时,鼻中隔两侧黏骨膜表面先放置一大小适当的单层油纱布保护黏骨膜,手持柄部将固定夹放入鼻腔中适当位置处调节鼻外螺母,以适当的力夹持术创部位,1~2 天后可取下。白国荣等[51]设计的鼻中隔黏骨膜固定夹,由自凝骨粉制成,在术后根据患者鼻腔的大小和偏曲的部位选择不同大小形态的夹板,消毒后放置在鼻中隔黏骨膜两侧,用线按照一定的方式穿过夹板上的小孔在鼻中隔两侧进行固定。不锈钢固定夹,应用于术后通气性好,置取方便。但是固定夹刚性太大,对鼻中隔黏骨膜有一定程度的刺激,不锈钢材质自重大,柄部重,随着人体位的改变,会带动固定部位窜动,可能造成黏骨膜二次伤害。自凝骨粉夹板,软硬适中且价格便宜,但是夹板在应用时采用穿孔缝针的固定方法,如果操作不当容易造成穿孔。借鉴前人夹板设计的优点,我们设计出一种鼻用塞固器,在鼻中隔手术后放入鼻腔中,能保证鼻腔通气功能,并且有止血和固定鼻中隔的作用,方便术后的护理,减轻患者的痛苦。

鼻用塞固器用于鼻中隔黏骨膜下矫正术,旨在完成固定鼻中隔、压迫止血、保持鼻腔通气的功能,同时易于置取。鉴于膨胀海面的柔软性和自适应性以及夹板的固定性。设计的塞固器是由硅胶骨架和外层膨胀海绵制成,如图 9 - 18(a)图所示。由内部的硅胶骨架支撑起膨胀海绵,利用膨胀海绵的柔软性和自适应性,对手术后的鼻中隔进行压迫止血。利用硅胶骨架相对较大的弹性模量,固定手术后的鼻中隔。根据前鼻孔和鼻中隔的尺寸确定塞固器的尺寸,为了方便塞固器的放入和取出,塞固器一端比另一端稍细。术后将塞固器放入鼻腔时,较细的一端先放入,取出时由于靠近鼻孔一端较粗,所以易于取出。取出中间的硅胶骨架后,膨胀海绵自然脱落,整个取出过程不与鼻中隔黏骨膜发生摩擦或摩擦较小,以减少损害鼻中隔黏骨膜的风险。

利用有限单元方法模拟塞固器和膨胀海绵在鼻腔中的工作,比较两者对术后鼻中隔的作用。鼻中隔模型是根据鼻腔 CT 扫描图像中鼻中隔的特征形状,经表面重建得到的。在鼻科医师的协助下,确定手术中要去掉的骨质部分,去掉的部分较多,显示一种极端的情况。术后鼻中隔如图 9-18(b)图所示,矩形框内是去掉鼻中隔骨质部分后留下的两侧鼻中隔黏骨膜,去掉的骨质包括部分鼻中隔软骨、部分筛骨垂直板和部分犁骨。其余部分分为 3 层,中间是鼻中隔骨质部分,两侧为鼻中隔黏骨膜。图中所示的 3 个骨质部分分别对应鼻中隔的 3 个骨质部分。塞固器和单一膨胀海绵在鼻腔中的工作模型如图 9-19 所示。塞固器的内孔尺寸为 4 mm×4 mm,硅胶骨架两端外径最大尺寸为 8 mm(7 mm)×6 mm。外层膨胀海绵膨胀注水膨胀后设为 5 mm,并可以根据临床反馈改变膨胀海绵的用量。单一膨胀海绵,注水膨胀后厚度实测为 20 mm。

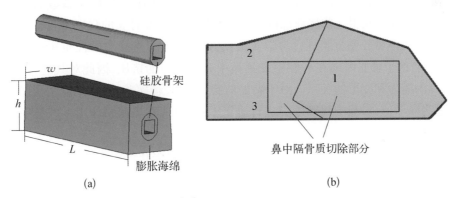

图 9-18 鼻中隔模型与塞固器模型[34]

Figure 9-18 Models of nasal septum and packing-fixer

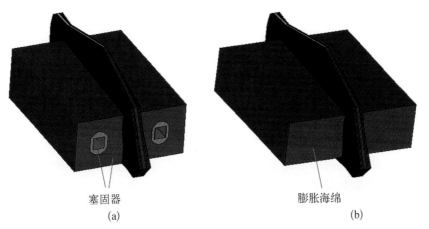

图 9-19 塞固器和膨胀海绵在鼻腔中的放置[34]

Figure 9-19 Packing-fixer and expansive sponge in nasal cavity

膨胀海绵和塞固器在鼻腔中受到挤压都会产生较大的变形,为几何非线性问题。在鼻中隔手术过程中,中隔骨质部分的根部是不切除的。所以在进行有限元模拟时,鼻中隔模型的边缘设为固定边界条件,即红线所表示的截面上位移为零,$u_x = 0$,$u_y = 0$,$u_z = 0$。塞固器或者膨胀海绵在放入鼻腔后注水膨胀,受到鼻腔内部结构的挤压,所以在两侧的膨胀海绵平面上施加位移边界条件模拟受挤压的效果,由于术后鼻道拓宽,所以设术后鼻道宽 9 mm,即填塞材料在鼻腔中压缩后的厚度为 9 mm。基本方程为

$$\left.\begin{aligned}
&\sigma_{ij,j} + X_i = 0 \\
&\varepsilon_{ij} = \frac{1}{2}(u_{i,j} + u_{j,i} + u_{k,i}u_{k,j}) \\
&\sigma_{ij} = 2G\varepsilon_{ij} + \lambda\varepsilon_{kk}\delta_{ij}
\end{aligned}\right\} \tag{9-1}$$

$$u = \bar{u} \tag{9-2}$$

式(9-1)中,X_i 为体积力;式(9-2)为位移边界条件,u 表示位移,包含 3 个方向的位移分量,$\bar{u}$ 为已知位移。

有限元模型中的材料,如鼻中隔黏骨膜、鼻中隔软骨,筛骨垂直板、硅橡胶管的材料常数可以由文献[52-56]获得。膨胀海绵的弹性模量和鼻中隔黏骨膜的强度由自行设计的实验得到。由于对人体鼻腔黏骨膜进行力学实验较为困难,所以选择力学性质相近的猪的软腭进行实验[57]。由于膨胀海绵在鼻腔中受到鼻甲和鼻中隔的挤压,因此对其进行压缩实验,确定其受到的压力和变形的关系。对于猪的软腭,进行拉伸实验,确定其能承受的最大拉应力,并以之为参考值,对鼻中隔黏骨膜进行矫正术后,对两种填塞物作用下的鼻中隔黏骨膜进行强度检验。

图 9-20 中(a)(b)两图分别显示了塞固器和膨胀海绵在鼻腔中的受压情况,由图中可以看出,塞固器在鼻腔中被压缩至 9 mm 时,硅胶骨架中的气孔依然能够通气。图 9-21(a)和(b)分别为鼻中隔黏骨膜在膨胀海绵和塞固器作用下的内部压应力情况,图中的鼻中隔黏骨膜正是图 9-18 中的矩形框内去掉鼻中隔骨质部分后留下的两侧鼻中隔黏骨膜。比较两个结果图可以看出在膨胀海绵作用下,鼻中隔黏骨膜的压力分布比较均匀,而在塞固器作用下压力分布中间较高、上下两侧稍低。在黏骨膜区域内各选取 5 个节点进行压应力比较。由图 9-21(c)图可以看出在 5 个节点,塞固器作用于鼻中隔黏骨膜的压应力均高出膨胀海绵产生的应力(18%~139%),其中 3 节点和 5 节点分别靠近黏骨膜的上下两侧,在两种填塞材料的作用下,此两处的压应力值较为相近;而位于黏骨膜中部的 1、2、4 三节点处的压应力则相差较大。

鼻中隔黏骨膜内 5 个节点的压应力随着鼻腔内鼻道宽度即填塞材料的厚度发生变化。由模拟结果可以看出,在两种情况下,5 个节点处的压力变化趋势大致相同,随着鼻腔气道宽度的减小,对鼻中隔黏骨膜产生的压应力逐渐增大。大约在鼻腔气道宽度为 13 mm 时,塞固器和膨胀海绵在鼻中隔黏骨膜的 5 个节点产生的压应力大致相等,当鼻腔气道宽度小于 13 mm 时,塞固器在这 5 个节点产生的压应力高于膨胀海绵产生的压应力。在 1、2、4 节点,随着鼻腔气道宽度的减小,两者的压应力之差不断增大。在 3、5 节点,随着鼻腔气道宽

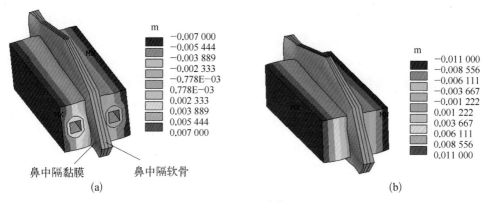

图 9 - 20 塞固器和膨胀海绵在鼻腔中的受压位移(mm)[34]

Figure 9 - 20 Displacement of packing-fixer and expansive sponge in nasal cavity

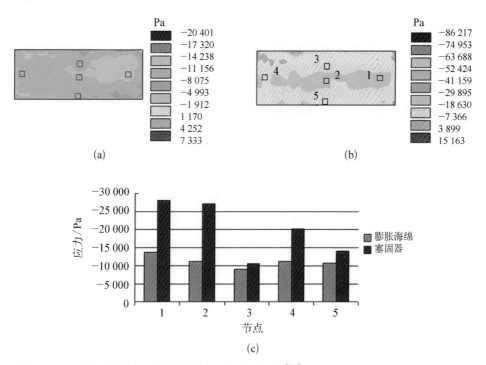

图 9 - 21 两种填塞材料在鼻中隔黏骨膜产生的压应力比较[34]

Figure 9 - 21 Comparison of compression stress for two types of packing material

度的减小,两者的压应力始终相差不大。比较在最大位移时两种情况下鼻中隔黏骨膜的第一主应力值可以发现,在塞固器作用下,鼻中隔黏骨膜产生的第一主应力的最大值(20 108 Pa)要大于在膨胀海绵作用下所产生的第一主应力的最大值(9 793 Pa)。

鼻中隔黏骨膜下矫正术术后主要依靠填塞物对鼻中隔黏骨膜进行压迫止血。实验中应用的膨胀海绵原始尺寸为 80 mm×11 mm×2 mm,注水膨胀后变为 80 mm×16 mm×20 mm。可以看出在注水后,膨胀海绵的厚度膨胀幅度最大,高度膨胀约 50%,而长度基本不变。膨胀海绵依靠自身的膨胀压迫鼻中隔黏骨膜止血,但是从临床来看,单独的膨胀海绵往往不够,还需要辅助以少量的凡士林纱条。且填塞完后鼻腔不通气,患者很痛苦。如果应用夹板来固定鼻中隔,可以解决鼻腔通气问题,但是夹板本身没有合适的固定方式。设计的鼻用塞固器可以在术后起到固定鼻中隔、压迫止血和保持鼻腔通气的作用,且本身易于置取。

塞固器由膨胀海绵包裹硅胶骨架组成,注水前截面最大尺寸约为 10 mm×8 mm,长短 60～80 mm。由 100 名国人鼻部有关解剖数据可知,鼻前孔高(鼻小柱外侧的垂直径):15～22 mm,鼻前孔宽度(鼻小柱内侧至外侧鼻翼内缘):8～15 mm,鼻中隔长度(鼻小柱至鼻中隔后缘):35～42 mm。由此可见鼻用塞固器的截面尺寸小于鼻孔的尺寸,且由于塞固器两端尺寸不同,因此易于置取。塞固器的长短可以由鼻中隔的具体尺寸来确定。塞固器的气孔使得患者鼻腔能够保持通气功能,设:塞固器长 6 cm,则气孔通道尺寸为 6 cm×0.4 cm×0.4 cm,产生的气流阻力在正常鼻阻力范围内,患者可以进行正常呼吸。

塞固器在注水膨胀后截面最大尺寸约为 18 mm×16 mm,长短基本不变。与单一膨胀海绵注水膨胀相比 16 mm×20 mm,塞固器的高度 h 略高,而厚度 w 要小于单一膨胀海绵注水膨胀后的尺寸。但是由于塞固器是由刚度较大的硅胶骨架作为核心,所以比较两者对鼻中隔黏骨膜的压应力,塞固器产生的压应力要高于单一膨胀海绵产生的压应力。在鼻中隔黏骨膜选取的 5 个节点上塞固器产生的压应力都大于或接近于膨胀海绵产生的压应力。在鼻中隔黏骨膜两侧的 3、5 节点,随着鼻腔气道宽度的减小,两者产生的压应力始终相差不大。而在鼻中隔黏骨膜中间位置的 1、2、4 节点,随着鼻腔气道宽度的减小,两者产生的压应力之差不断增大。当两种填塞材料在鼻腔气道中被压缩至 9 mm 时,塞固器在黏骨膜中间部位产生的压应力明显高于单一膨胀海绵产生的压应力,这体现了硅胶骨架对术后鼻中隔的固定作用,同时也说明压缩位移越大,塞固器对鼻中隔的固定作用就越明显。塞固器的膨胀海绵用量要适当,不能过多以免产生过大的压应力造成鼻中隔黏骨膜血运不良,也不能太少以免硅胶骨架直接作用于鼻中隔黏骨膜,对鼻中隔黏骨膜造成刺激,背离了刚柔并济的设计初衷。膨胀海绵的用量可以根据临床应用的反馈信息来反复修正,最后确定合适的用量。

塞固器是由膨胀海绵包裹在硅胶骨架外层组成,注水后膨胀海绵会向四周膨胀,增大对鼻中隔黏骨膜的压迫面积,而单一的膨胀海绵在注水后主要在一个方向上膨胀,因此塞固器在注水膨胀后的高度 h 要略高于单一的膨胀海绵膨胀后的高度,因此塞固器对鼻中隔黏骨膜的压迫面积也要大于膨胀海绵。

当鼻道宽度小于 13 mm,塞固器产生的压应力比单一膨胀海绵产生的压应力大。由于人体鼻腔的个性化,鼻中隔手术以后的总鼻道宽度不一样,但是总鼻道宽度一般不会超过 13 mm,这保证了塞固器对鼻中隔黏骨膜的压迫效果要好于单一膨胀海绵。

在使用塞固器增加对鼻中隔黏骨膜的压力同时要保证鼻中隔黏骨膜不会破损,如前所述我们应用微机控制电子万能试验机对猪的软腭进行了拉伸实验,确定猪软腭的强度,用以估算人体鼻中隔黏骨膜的强度。根据第一强度理论,黏骨膜的第一主应力最大值不应超过 $20×10^5$ Pa。由前述计算结果可知使用塞固器,鼻中隔黏骨膜的第一主应力的最大值为 20 108 Pa;使用膨胀海绵,鼻中隔黏骨膜的第一主应力的最大值 9 793 Pa,两者均远小于实验得到的黏骨膜强度,由于猪的软腭与人的鼻腔黏骨膜在力学性质上有一定的相似性,所以可以认为两者均在安全范围内。

由以上讨论可知,根据鼻腔气道、鼻中隔和鼻孔的尺寸设计的塞固器,容易置取,在置取的过程中对黏骨膜损害较小。塞固器由硅胶骨架和膨胀海绵组成,硅胶骨架内含气孔,其本身的弹性模量相对较大可以保证鼻腔的正常通气且对鼻中隔黏骨膜有固定和矫正作用,外层的膨胀海绵注水后比较柔软,可以自适应地对鼻中隔曲面产生较为均匀的压力进行压迫止血。作为填充材料,他既可以保持鼻腔的通气功能,又可以对鼻中隔黏骨膜产生较高的压力进行压迫止血,同时也保证鼻中隔黏骨膜不会破损。对减轻鼻中隔黏骨膜下矫正术术后患者的痛苦有一定的帮助。

(于申　苏英锋　刘迎曦)

参 考 文 献

[1] 黄选兆,汪吉宝,孔维佳.实用耳鼻咽喉头颈外科学[M].2 版.北京:人民卫生出版社,2010:138.

[2] 吴坚.鼻中隔偏曲的解剖及功能学特征[J].中国临床康复,2005,38(9):140-142.

[3] Kim S W, Jun B C, Park H J, et al. CT for nasal septal deviation: Is turbinate surgery necessary in septoplasty? [J]. Otolaryngology-Head and Neck Surgery, 2004, 131(2):277-278.

[4] Akoglu E, Karazincir S, Balci A, et al. Evaluation of the turbinate hypertrophy bycomputed tomography in patients with deviated nasal septum[J]. Otolaryngology-Head and Neck Surgery, 2007, 136(3):380-384.

[5] 薛雁山.鼻中隔偏曲轴位 CT 形态学的前瞻性研究[J].解剖学杂志,1999,20(4):334-335.

[6] 黄咏梅,李娜,乔秀军,等.鼻中隔偏曲对中鼻甲形态和结构的影响[J].山东大学耳鼻喉眼学报,2008,22(1):58-60.

[7] 李佩忠,黄选兆,项济生.鼻中隔偏曲对鼻气道阻力的影响[J].临床耳鼻咽喉科杂志,1997,11(7):317-319.

[8] 杨毓梅,吴建,郎军添,等.鼻声反射测试法在鼻中隔偏曲患者中的临床应用研究[J].上海医学,2004,27(1):54.

[9] 张潇文.鼻中隔偏曲鼻腔流场数值模拟[D].大连:大连理工大学力学系,2008.

[10] Haight S J and Cole P. Site and function of the nasal valve[J]. Laryngoscope, 1983, 93(1):49-55.

[11] 王吉喆,孙秀珍,刘迎曦.建立鼻腔结构与功能自适应生物力学模型在鼻科疾病中的作用[J].医学与哲学,2006, 27(5):31-32.

[12] Subramaniam R P, Richardson R B, Morgan K T, et al. Computational fluid dynamics simulations of inspiratory airflow in the human nose and nasopharynx[J]. Inhal Toxicol, 1998, 10(2):473-502.

[13] Keyhani K, Scherer P W, Mozell M M. A numerical model of nasal odorant transport for the analysis of human olfaction[J]. J Theor Biol, 1997, 186(3):279-301.

[14] 谭文长,吴望一,严宗毅,等.研究鼻道的分流作用对嗅觉反应的影响[J].应用数学和力学,1999,20(12): 1245-1251.

[15] 刘争,王春芳,高起学,等.鼻腔气流测定在鼻中隔偏曲矫正术中的应用[J].临床耳鼻咽喉科杂志,1999,13(5):204.

[16] 李华文,魏福美.鼻内镜下鼻腔多结构矫形术治疗鼻中隔偏曲 40 例解剖与临床[J].中华解剖与临床杂志,2006, 11(12):129-130.

[17] 蒋双庆.鼻气道阻力测定在鼻腔疾病诊疗中的意义[J].临床耳鼻喉科杂志,2000,14(4):179-180.

[18] 孙秀珍,刘迎曦,苏英锋,等.鼻腔气道三维重建和气流流场的数值模拟与分析[J].临床耳鼻咽喉头颈外科杂志, 2007,21(23):1057-1059.

[19] 苏英锋,孙秀珍,刘迎曦,等.鼻腔加温功能特征及其与气流场关系的研究[J].力学学报,2012,44(3):607-613.

[20] Kelly J T, Prasad A K, Wexler A S. Detailed flow patterns in the nasal cavity[J]. Appl Physiol, 2000, 89 (1): 323-337.

[21] Naftali S, Rosenfeld M, Wolf M, et al. The air-conditioning capacity of the human nose[J]. Annals of Biomedical Engineering, 2005, 33(4):545-553.

[22] Lindemann J, Kühnemann S, Stehmer V, et al. Temperature and humidity profile of the anterior nasal airways of patients with nasal septal perforation[J]. Rhinology, 2001,39(4):202-206.

[23] 苏英锋,刘迎曦,孙秀珍,等.鼻中隔穿孔对鼻腔气流场影响的数值模拟研究[J].大连医科大学学报,2013,35(2): 112-115.

[24] Grützenmacher S, Lang C, Saadi R, et al. First findings about the nasal airflow in noses with septal perforation[J].

laryngorhinootologie，2002，81(4)：276 - 279.

[25] Lee H P，Garlapati R R，Chong V F H，et al. Effects of septal perforation on nasal airflow：computer simulation study[J]. J Laryn Oto，2009，124(1)：48 - 54.

[26] Pless D，Keck T，Wiesmiller K M，et al. Numerical simulation of airflow patterns and air temperature distribution during inspiration in a nose model with septal perforation[J]. Am J Rhinol Allergy，2004，18(6)：357 - 362.

[27] Lindemann J，Wiesmiller K，Keck T K，et al. Dynamic nasal infrared thermography in patients with nasal septal perforations[J]. Am J Rhinol Allergy，2009，23(5)：471 - 474.

[28] 李晓明，杜宝东，郭晓峰.鼻病理状态对鼻气道阻力的影响[J].临床耳鼻咽喉科杂志，1995，9(4)：195 - 197.

[29] Bicakci A A，Agar U，Sokucu O，et al. Nasal airway changes due to rapid maxillary expansion timing[J]. Angle Orthod，2005，75(1)：1 - 6.

[30] 高起学，刘争，王春芳，等.内窥镜鼻窦手术前后鼻气道阻力的变化[J].中华耳鼻咽喉科杂志，1999，34(3)：141 - 142.

[31] 王鸿，张伟，韩德民，等.内镜鼻窦手术前后鼻气道阻力和嗅觉功能的测试结果[J].中华耳鼻咽喉科杂志，2002，37(3)：177 - 179.

[32] 李佩忠.下鼻甲黏膜下凝固术对鼻气道阻力的影响[J].临床耳鼻咽喉科杂志，2001，15(8)：354 - 355.

[33] 王永臻.下鼻甲部分切除术后并发空鼻综合症 16 例报告[J].临床耳鼻咽喉科杂志，2003，17(9)：566 - 567.

[34] 于申.人鼻腔生物力学模型的基础研究及其临床应用[D].大连：大连理工大学，2008.

[35] Kim S K，Chung S K. An investigation on airflow in disordered nasal cavity and its corrected models by tomographic PIV[J]. Meas Sci Technol，2004，15(6)：1090 - 1096.

[36] Zhao K，Scherer P W，Hajiloo S A，et al. Effect of anatomy on human nasal air flow and odorant transport patterns：implications for olfaction[J]. Chem Senses，2004，29(5)：365 - 379.

[37] Henry D C，Moller D J，Adelglass J，et al. Comparison of sparfloxacin and clarithromycin in the treatment of acute bacterial maxillary sinusitis[J]. Clin Ther，1999，21(2)：340 - 352.

[38] Dubreuil C，Gehanno P，Goldstein F，et al. Treatment of acute maxillary sinusitis in adult outpatients：comparison of a five versus ten day-course of cefuroxime axetil[J]. Méd Mal Infect，2001，31(2)：70 - 78.

[39] Albu S，Tomescu E. Small and large middle meatus antrostomies in the treatment of chronic maxillary sinusitis[J]. Otolaryngol Head Neck Surg，2004，131(4)：542 - 547.

[40] 许庚，李源，谢民强，等.功能性内窥镜鼻窦手术后术腔黏膜转归阶段的划分及处理原则[J].中华耳鼻咽喉头颈外科杂志，1999，34(5)：302 - 305.

[41] 张绪纲.内窥镜鼻窦手术后上颌窦口开放状况对疗效的影响[J].中华实用中西医杂志，2004，4(17)：2521 - 2522.

[42] 刘锋，周水森，张速勤，等.内窥镜鼻窦手术中上颌窦自然开口的处理[J].上海医学，2005，25(7)：414 - 416.

[43] 王凤兰，董金叶.改良的上颌窦筛窦联合清理术附 69 例报告[J].青岛医药卫生，1995，27(7)：22 - 23.

[44] 孙秀珍，刘璟.内窥镜鼻窦手术后中鼻道置"T"型管 30 例临床应用体会[J].大连医科大学学报，1999，21(3)：187 - 188.

[45] 吕霞付，蔡绍皙.血液密度测量及其在基础医学和临床中的应用[J].国外医学•生物医学工程分册，2001，24(4)：165 - 168.

[46] 杨俊，郭涛.血液黏度正常值探讨[J].中国血液流变学杂志，1998，8(1)：59 - 60.

[47] 曲德伟，李幼琼，郭京丽，等.中国人鼻旁窦三维重建及测量[J].吉林大学学报医学版，2007，33(2)：366 - 368.

[48] 谢民强，许庚，李源，等.四种鼻腔填塞材料的疗效比较[J].中国内镜杂志，2003，9(12)：19 - 22.

[49] 赵慎林，赵玉凤.鼻腔置管在鼻腔填塞中的应用[J].临床耳鼻咽喉科杂志，2003，17(2)：91.

[50] 董仲林，张鲁新，尹承江，等.鼻中隔黏膜固定夹的研制及临床应用[J].中国耳鼻喉科头颈外科，1997，4(5)：310 - 311.

[51] 白国荣，任正心，黎万荣，等.鼻中隔黏膜固定夹板的研制及临床应用[J].中国耳鼻喉科头颈外科，2003，10(2)：116 - 118.

[52] 初日德，李润，马洪顺.鼻额筛眶复合体损伤导致失明机理的实验研究[J].吉林工业大学学报，1993，22(4)：31 - 35.

[53] 王宝珍，胡时胜，周相荣.不同温度下橡胶的动态力学性能及本构模型研究[J].实验力学，2007，22(1)：1 - 6.

[54] Auregan Y，Depollier C. Snoring：Linear stability analysis and in-vitro experiment[J]. J Sound Vib，1995，188(1)：39 - 54.

[55] Payan Y，Pelorson X，Perrier P. Physical modelling of the airflow-walls interactions to understand the sleep apnea syndrome[J]. Lect Notes in Comput Sci，2006，2673：261 - 269.

[56] Chao K K，Ho K H，Wong B J. Measurement of the elastic modulus of rabbit nasal septal cartilage during Nd：YAG (lambda＝1.32 microm) laser irradiation[J]. Laser Surg Med，2003，32(5)：377 - 383.

[57] 刘永义，覃开蓉，包亚军，等.上气道低阻力鼾症模型猪咽组织的生物力学重建[J].江苏大学学报(医学版)，2007，17(4)：277 - 281.

10　上气道结构功能的生物力学

上呼吸道包括鼻腔、咽腔、喉等器官，是周围环境大气和肺之间气体流动的主要通道，也是人类最易发生疾患的组织器官之一。其结构异常是导致呼吸道某些常见病的原发因素之一，尤其是咽腔结构形态的异常，引起诸如阻塞性睡眠呼吸暂停低通气综合征（obstructive sleep apnea-hypopnea syndrome，OSAHS）、扁桃体增殖体肥大、小颌畸形等病症，且发病率高、并发症多。其中，以睡眠打鼾、呼吸暂停、夜间低氧血症、白天嗜睡疲劳为主要表型的 OSAHS 不仅常见而且颇具威胁，可导致或加重高血压、冠心病、脑血栓、脑梗死、脑卒中（中风）、肺心病、肺梗死、糖尿病、认知障碍等重要疾患[1,2]，甚至可引起猝死，有"变脸杀手"之称，其患病率近年来有上升趋势。因此，与上呼吸道解剖结构相关的疾病发生发展机制及其干预研究成为现代医学的一个重要热点[3]。

咽腔结构异常发展到功能异常继而发生疾病的过程，由于缺少生物、数学模型和数值量化的计算模型，无法深入细致地了解和掌握，限制了耳鼻咽喉学科相关疾病的深入研究，影响了疾病的临床预测、诊断、治疗方案优选与手术疗效的估计。近代医学认为，咽腔结构相邻组织的几何形态具有相互影响、相互补偿的功能。补偿的发展过程，在一定程度上与相邻组织间的环境激励有关，咽腔的这种生理现象与人体其他器官类似的生理现象相比，具有明显的代表性和典型性。因此进行咽腔结构与功能自适应生物模型的研究，不仅对于咽科学的研究具有理论和临床应用意义，同时有益于人体其他器官类似生物现象的探讨。

经过多年临床诊疗的实践，人们一直在探讨各种诊断手段与技术。例如，头颅 X 线测量、螺旋 CT（computerized tomography，CT）、核磁共振（magnetic resonance images，MRI）、鼻内窥镜等各种检测手段，由于受到检查手段的可应用性、观察指标的局限性等因素的影响，均未取得满意的结果[4]。因此，患者个体差异和上气道结构形态异常的多样性给其描述和检测技术带来的困难没有得到令人满意的解决。

将三维图像重构、计算生物力学与现代耳鼻咽喉学科基础理论和临床先进医疗检测技术相融合，发挥多学科交叉的优势，进行咽腔结构几何形态与正常功能相适应的研究；进而模拟上呼吸道某部位结构异常导致上呼吸道其他部位结构适应性自塑过程；研究描述该过程中，上呼吸道结构与其物理力学环境发生的交互关系。模型的建立与数值模拟分析可以为认识咽腔结构组织物理力学环境发生异常变化导致咽腔解剖结构异常生长的规律提供数值量化分析的研究平台。对耳鼻咽喉科学理论深入研究、咽腔结构异常导致咽腔以及上呼吸道其他相关疾病的预测、临床诊断、预防和治疗，寻求一种生物数值建模方法，具有实际意义。

为了获得较为详细的上气道气流数据,人们采用了许多方法,包括活体实验、尸体解剖数据重建模型、影像数据重建模型试验和计算机数据模型等。同时,还对动物进行了相应的研究,并进行数据对照[5,6]。近年来,得益于高性能计算机的出现以及在有限元分析软件的支持下,人们开始借助计算机应用数值模拟软件对上呼吸道气流进行计算流体动力学分析,其中针对鼻腔气流以及加温、加湿、过滤功能的研究报道较多[7-11]。相比而言,国内对上气道的气流分布、气流计算以及气体流动的流场分析进行详细的研究较少。

为更好地研究咽腔在呼吸过程中的力学特性变化,需要建立能真实反映咽腔解剖结构的三维有限元模型。三维有限元力学模型是实验的基础,准确与否直接关系到研究的结果和意义。三维重建主要是根据二维组织连续切片图像在量化过程中被赋予的相应的信息及其变化,按照其空间位置确定它们之间的连接关系,排列而组成物体的三维数据;再利用计算机图像处理技术,图像生成理论及视觉心理学原理,在二维平面上形象直观地显示出具有生动性和立体感的三维图像[12]。

有限元模型已广泛应用于人体生物力学的研究。建立人体复杂三维有限元模型的方法主要有基于医学图像的建模方法[13]、数字转换器建模方法[14]和三维分割法[15]。其中,医学图像直接反映人体真实的几何形态,近年来CT、MRI等医学图像的广泛使用及医学图像获取及可视化技术的快速发展,使得基于医学图像的建模方法成为建立人体三维有限元模型的主流[16]。

重建准确的生物模型,进行数值模拟分析,可以在基于有限元法、有限体积法等数值方法的计算流体动力学分析软件的平台上进行数值模拟,采用计算流体动力学(computational fluid dynamics,CFD)分析方法与流固耦合方法的数值模拟计算能够描述呼吸道内的气体流场及其解剖结构的运动状态。

有限单元法(finite element method,FEM)是一种在工程科学技术中广泛应用的数学物理方法,用于模拟并解决各种工程力学、热学、电磁学及多物理场问题。将有限单元法应用于医用生物力学中后,也取得了长足的进步与发展[17]。有限体积法(finite volume method,FVM)又称为控制体积法(control volume method,CVM),是集有限差分法和有限单元法之优点而发展起来的一种新的数值方法,它结合了有限单元法和有限差分法的优点,同时又克服了它们的缺点。

流固耦合力学是流体力学与固体力学交叉而生成的一门力学分支,它是研究变形固体在流场作用下的各种行为及固体位形对流场影响这两者相互作用的一门科学。流固耦合力学的重要特征是两相介质之间的相互作用,变形固体在流体载荷的作用下会产生变形或运动。变形或运动又反过来影响流体,从而改变流体载荷的分布和大小,正是这种相互作用将在不同条件下产生形形色色的流固耦合现象[18]。

有限单元法分析实现手段主要是通过有限元分析软件来实现的。目前,国际上较大型的面向工程的有限元通用软件主要有:ANSYS、NASTRAN、ASKA、ADINA、SAP、ABAQUS等。其中以ANSYS为代表的工程数值模拟软件,是一个多用途的有限元法分析软件,其本体程序内容取决于采用有限单元法分析的问题类型,可以是静力学或动力学问题;可以是温度场或流场问题;可以是稳态场或瞬态场问题;也可以是线性或非线性问题等。ANSYS/FLOTRAN具有较为完整的流体分析功能,可用来对流体分析求解,FLUNET软件是 CFD 的工程运用软件,针对每一种流动物理问题的特点,采用适合于它的数值解法使之在计算速度、稳定性和精度等方面达到最佳[19]。

综上,咽喉腔生物力学模型的建立与数值模拟分析可以为认识咽腔结构物理力学环境发生异常变化进一步导致咽腔解剖结构异常的规律提供数值量化分析研究平台。对咽喉科学理论深入研究、咽腔结构异常导致咽腔以及上呼吸道其他相关疾病的预测、临床诊断、预防和治疗具有实际意义。

10.1 咽喉器官解剖结构及生理功能

10.1.1 咽的解剖及生理功能

咽(pharynx)为一个漏斗状肌性管腔,前后扁平,位于第 1~6 颈椎的前方,是呼吸道、消化道共有的通道。成人长约 12 cm,上起自于颅底,向下在环状软骨下缘与食道入口相连。向前分别与鼻腔、口腔、喉腔相通。

咽分 3 部分:颅底至软腭游离缘为鼻咽;软腭至会厌上缘平面之间为口咽;会厌上缘平面至食管入口为喉咽。

鼻咽(nasopharynx),前壁以后鼻孔为界,与鼻腔相通;顶壁是蝶骨体、枕骨底部;后壁相当于 1~2 颈椎;前下方为软腭;向下与口咽相通。

口咽(oropharynx),顶为软腭,下界是会厌上缘,前方通过咽峡与口腔相通。咽峡,即指悬雍垂、软腭游离缘、舌根、两侧腭舌弓及腭咽弓围成的环状狭窄部分。口咽侧壁由软腭向下分出的两个腭弓组成:前者延展至舌根为腭舌弓,内有腭舌肌;后者延展至咽侧壁下方为腭咽弓,内有腭咽肌。两个腭弓之间的三角凹陷为扁桃体窝,内含腭扁桃体。舌根、舌根扁桃体及两侧会厌谷构成了不完整的口咽前壁。会厌谷位于会厌前方,左右各一,在舌会厌外侧襞和舌会厌正中襞之间。

喉咽(laryngopharynx),上界为会厌上缘,下界为环状软骨下缘,向下连接食道,向前经喉与口咽相通。

咽部有腺样体和腭扁桃体两个器官。其中,① 腺样体又称咽扁桃体(pharyngeal tonsil),位于鼻咽顶、后壁移行处,形如半个剥皮橘子,表面不平。腺样体出生后即存在,6~7 岁时最大,通常 10 岁以后逐渐萎缩;② 腭扁桃体,简称扁桃体(tonsil),位于口咽两侧腭舌弓与腭咽弓之间的扁桃体窝内,为咽部最大的淋巴组织。3~5 岁时腭扁桃体可呈生理性肥大,中年后逐渐萎缩。

咽为呼吸、消化的共同通道,除呼吸、吞咽功能外,还具有保护、协助构语及咽淋巴环的免疫等重要功能。

10.1.2 喉的解剖及生理功能

喉(larynx)位于颈前正中,上为舌骨,接通喉咽,下接气管。喉上端为会厌上缘,成人平第 3 颈椎平面,下端为环状软骨下缘,约相当于第 6 颈椎下缘。喉是以软骨作为支架,附着肌肉、韧带、纤维组织及黏膜等共同构成的一个锥形管腔器官。

喉软骨大小形状不一,单独而体型较大的有甲状软骨、环状软骨以及会厌软骨;成对而较小的有杓状软骨、小角软骨、楔状软骨,尚有数目不定的籽状软骨及麦粒软骨。

喉软骨的关节活动:喉软骨有一对环甲关节(cricothyroid joint)和一对环杓关节(cricoarytenoid joint)。

环甲关节由甲状软骨下角与环状软骨弓板相接处构成。

环杓关节由环状软骨板与杓状软骨底部构成。环杓关节是一对更为灵活的关节,对声门的开关起到重要的作用。

喉的肌肉分为喉外肌及喉内肌。

1) 喉外肌

喉外肌将喉与周围的结构相连,作用为使喉上升或下降,并固定喉,对吞咽发音起辅助的作用。

2) 喉内肌

喉内肌起、止点均在喉部,收缩时使喉的有关软骨发生运动。根据其功能分为 4 组:

(1) 使声门张开:主要为环杓后肌(posterior cricoaryteoid muscle)。该肌起于环状软骨背面,止于杓状软骨肌突后部。环杓后肌收缩将杓状软骨的肌突拉向内下方,声带突则向外转动,两侧声带后端分开,声门开大,并使声带紧张。环杓后肌为喉内肌中唯一的外展肌。

(2) 使声门关闭:有环杓侧肌(lateral cricoarytenoid muscle)及杓肌(arytenoid muscle)。环杓侧肌紧贴在弹性圆锥的外面。其起于环状软骨弓两侧的上缘,向上、后止于杓状软骨肌突的前面。

(3) 使声带紧张和松弛:有环甲肌(cricothyroid muscle)及甲杓肌(thyroarytenoid muscle)。

喉腔是由喉支架围成的管状空腔,上通喉咽腔,下接气管。

喉是发声器官,也是呼吸道的门户。其主要功能包括呼吸、发声、保护和吞咽功能。

10.2 咽腔的三维重建与流场数值模拟

为更加真实地分析咽腔内气体流场的特性,此处将鼻、咽腔等统一考虑,对人呼吸时气体流场进行数值模拟和分析,本章将根据上呼吸道的影像 CT 资料,采用表面重建的方法对健康成人志愿者的上呼吸道结构进行三维重建,在此基础上建立有限元模型,施加相应的边界条件,分别对呼吸过程中上呼吸道内气体流场进行数值模拟。

10.2.1 基于 CT 医学图像三维模型的建立

应用表面重建的建模方法建立人体上呼吸道模型,即将志愿者模型通过 CT 扫描获得实体信息利用数学软件 MATLAB 和通用的大型有限元分析软件 ANSYS,对 CT 扫描图像进行处理,得到上呼吸道的三维实体模型。

（1）测试方法：被试者均为健康国人，汉族，28～36 岁，平均年龄 32 岁。无上呼吸道慢性疾病病史，检查前 3 个月无上呼吸道急性病史，体重指数正常，无打鼾史，既往无上呼吸道外伤和手术史，上呼吸道常规检查均未见明显异常（排除无打鼾史，但双侧扁桃体 Ⅲ 度大者）。使用 SIEMENS 多层螺旋 CT 扫描机，分别采集被试者冠状位及轴位扫描、层厚均为 3 mm 的影像学数据。

（2）上呼吸道的建模过程：采用 CT 扫描上呼吸道结构的断层图像，应用 MATLAB 软件将图像数字化，提取轮廓边缘坐标，通过自编制程序来判断边界，然后轮廓边缘点拟合为封闭的轮廓线，以轮廓线形成面，最后进行三维实体重建。

其中鼻腔建模部分采用冠状位 CT 图像进行重建，咽腔建模部分采用轴状位扫描 CT 图像进行重建，为了建立整体上呼吸道的模型，将鼻腔和咽腔模型经硬腭水平连接构成整体上呼吸道的结构；此外，为了消除边界效应的影响，将咽腔部分做了适当的延长形成一个出口区（见图 10-1）[20]。以上重建方法是针对不同组织在 CT 图像中显示的灰度不同特点，容易判断腔体的边界，按像素判断就单层图像来讲，逼近边界的效果很好[21,22]。

利用 ANSYS 软件对模型进行有限元网格剖分，划分网格后的三维有限元模型如图 10-1 所示，从所建模型每隔 5 mm 取其截面，读取截面面积（（1）～（9）为选取的展示气流场特征的各截面）。

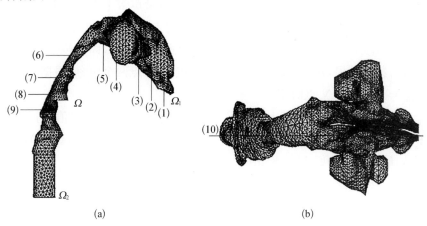

（a）　　　　　　　　　　　　　（b）

图 10-1　上呼吸道三维有限元模型
Figure 10-1　3D FE model of upper airway

（3）鼻/咽声反射仪与人体上呼吸道三维重建模型：声反射仪包括鼻声反射仪和咽声反射仪，能够量化评估上呼吸道的气流通道结构[23]。声反射测量也可以对鼻腔和咽腔各个横截面的面积大小信息给出一个量化的结果，为临床与科研工作提供更多的理论依据。应用鼻/咽声反射仪对健康人以及 OSAHS 患者进行测量，并与基于 CT 图像建立的人体上呼吸道三维模型相对应的上呼吸道横截面积进行对比，可用于评估和改进所建模型。

10.2.2　流场数值模拟

空气在咽喉腔内设为不可压缩湍流，其控制方程为连续方程（8-1）和动量方程（8-2）。

边界条件设置，将上呼吸道作为一个腔体进行考虑，前鼻孔与外界直接相通，所以施加一个标准大气压[大气压(atm)＝101 kPa]；将上呼吸道的四周壁看作一个无滑移边界；声带上缘水平截面处设定为速度边界条件，计算时将计算域向下延伸一段，以消除边界效应的影响。正常人平静呼吸时每次吸入或呼出的气流量为 400～600 mL，呼吸频率为 15～25 次/分钟[24]。此处设定呼吸频率为 20 次/分钟、即呼吸周期为 $t=3$ s，一呼一吸的时间为 1.5 s，经过声带上缘水平截面的气流流速随时间呈线性变化，趋势如图 10-2 所示。

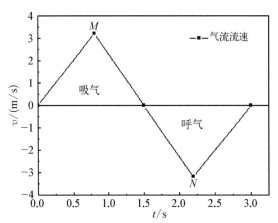

$$p\mid_{\Omega_1}=101\,325\text{ Pa} \qquad (10-1)$$

$$u\mid_{\Omega_2}=Q/\left(\frac{1}{2}\times\frac{3}{2}\times S\right) \qquad (10-2)$$

$$u\mid_{\Omega}=0 \qquad (10-3)$$

图 10-2 声带上缘水平截面的气流流速[20]

Figure 10-2 Airflow velocity in the section of vocal folds

式中，Ω_1 为前鼻孔面，Ω_2 为气流出口平面，Ω 为除 Ω_1、Ω_2 以外的腔体表面（见图 10-1），Q 为潮气量，S 为 Ω_2 的面积。

数值模拟结果及分析，取其中一例进行说明，此例模型声带上缘水平截面处的速度边界条件为线性加载。模拟呼吸过程的瞬态解完成之后，将上呼吸道沿图 10-1 中的(1)～(10)个截面截开，用来显示一个呼吸周期中两个具有典型意义的结果，即在声带上缘水平截面气体流速为峰值时刻的结果，对应为图 10-2 中的 M 点和 N 点两个时刻，根据式(10-2)得到 M 点时刻 $u_{\Omega_2}=3.2$ m/s，N 点时刻 $u_{\Omega_2}=-3.2$ m/s。

图 10-3 和图 10-4 为在声带上缘水平截面上线性加载速度的数值模拟结果，对应图 10-1 中的(1)～(9)个截面在 M 点时刻的压力和速度分布图。线性加载时 M 点时刻压力差为 255 Pa，最大为速度 14.358 m/s。N 点时刻压力差为 249 Pa，最大速度为 12.956 m/s。M 点的时刻，前鼻孔处的气压为一个大气压 $p=101\,325$ Pa，气流出口截面速度值 $u_x=3.2$ m/s。此时，人处于吸气状态且气流量达到最大。整个腔体中气压最高值为 $p=101\,331$ Pa，位于前鼻孔处，气压最低值为 $p=101\,076$ Pa，位于腭帆、喉咽和喉前庭附近，腔体中的气流速度最大值出现在鼻前庭附近和软腭到会厌软骨之间。

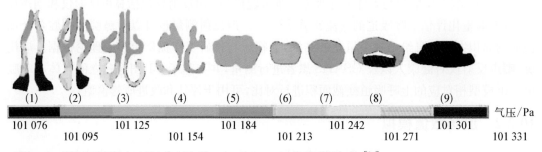

图 10-3 吸气气流量最大时压力分布图(图 10-1 中(1)～(9)截面，线性加载)[20]

Figure 10-3 Pressure distribution at the moment of maximum airflow flux during inspiration

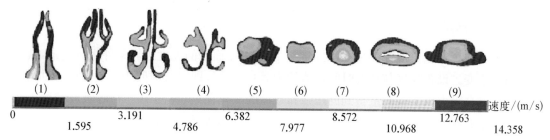

图 10 - 4 吸气气流量最大时速度分布图(图 10 - 1 中(1)~(9)截面,线性加载)[20]

Figure 10 - 4 Velocity distribution at the moment of maximum airflow flux during inspiration, and indices 1 - 9 refer to sections in Figure 10 - 1, linearity loading

　　咽腔中气体的压力降与最大速度出现在腭咽区域,气体在流经软腭与舌根时,由于软腭与舌根占据了一部分咽腔,气道相对狭窄,气流速度增快,对咽腔壁、软腭与舌后根等组织产生的冲击较强烈,此处亦是 OSAHS 形成的主要影响区域。气体在流经会厌软骨附近时,气流分布状态也会出现波动。

　　N 点的时刻,前鼻孔处的气压为一个大气压 $p_{\Omega_1} = 101\ 325\ \text{Pa}$,气流出口截面速度值 $u_x = -3.2\ \text{m/s}$。此时,人处于呼气状态且气流量达到最大。图 10 - 5 和图 10 - 6 为对应图 10 - 1 中的(1)~(9)个截面在 N 点时刻的压力和速度分布图。整个腔体中气压最高值为 $p = 101\ 573\ \text{Pa}$,位于喉咽和喉前庭处;气压最低值为 $p = 101\ 324\ \text{Pa}$,位于前鼻孔处,腔体中的气流速度最大值出现在鼻前庭和软腭附近。咽腔中气体在腭咽区域与会厌软骨的压力降与速度较大,对咽腔壁、软腭与舌后根等组织产生的冲击较强烈。

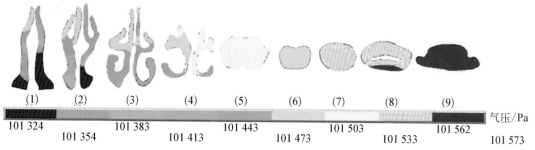

图 10 - 5 呼气气流量最大时压力分布图(图 10 - 1 中(1)~(9)截面,线性加载)[20]

Figure 10 - 5 Pressure distribution at the moment of maximum airflow flux during expiration

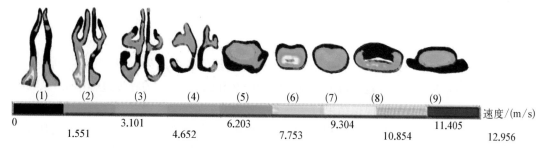

图 10 - 6 呼气气流量最大时速度分布图(图 10 - 1 中(1)~(9)截面,线性加载)[20]

Figure 10 - 6 Velocity distribution at the moment of maximum airflow flux during expiration

10.2.3 正弦加载

为了更加真实地模拟呼吸过程,对声带上缘水平截面处的速度边界条件进行改进,其余边界条件不变。设置吸气与呼气时间比值约为 $3:2$[24,25],即吸气时间为 1.8 s,呼气时间为 1.2 s。根据鼻阻力仪实验测量得到的压强和气流的变化曲线(见图 10-7)呼吸波按照正弦曲线计算。Ω_2 截面的气流速度曲线如图 10-8 所示。边界条件设置如下:

$$p\,|_{\Omega_1} = 101\,325\text{ Pa} \tag{10-4}$$

$$u\,|_{\Omega} = 0 \tag{10-5}$$

$$u\,|_{\Omega_2} = \begin{cases} -\dfrac{Q}{S_{\Omega_3}\displaystyle\int_0^{1.8}\sin\omega_1 t_1 \mathrm{d}t_1}, & \omega_1 = \dfrac{2\pi}{3.6} \\[2em] \dfrac{Q}{S_{\Omega_3}\displaystyle\int_{1.8}^3\sin\omega_2 t_2 \mathrm{d}t_2}, & \omega_2 = \dfrac{2\pi}{2.4} \end{cases} \tag{10-6}$$

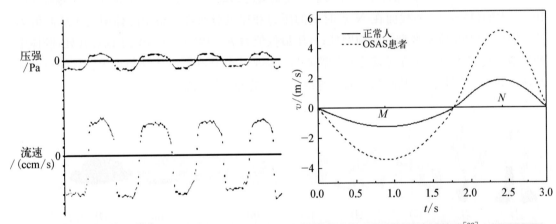

图 10-7　鼻阻力测量曲线[26]

Figure 10-7　Nasal rhinomanometry curve

图 10-8　出口水平截面的气流流速[22]

Figure 10-8　Airflow velocity at the section of exit

数值模拟结果及分析模型声带上缘水平截面处的速度边界条件为正弦加载。模拟呼吸过程的瞬态解完成之后,将上呼吸道沿图 10-1 中的(1)~(10)个截面截开,用来显示一个呼吸周期中几个具有典型意义的结果。根据式(10-6)得到 M 点时刻 $u_{\Omega_2}=2.1$ m/s,N 点时刻 $u_{\Omega_2}=-3.14$ m/s。

表 10-1 列举了呼吸过程中正弦加载的 8 个时刻数值模拟结果,包括每个时刻最大压力、最小压力、腔体中的压力差和最大速度。图 10-9 和图 10-10 为呼吸过程中 0.9 s、2.4 s 时刻的压力与速度分布数值模拟结果。

0.4 s、0.9 s 与 1.3 s 为吸气过程,在呼吸过程中,前鼻孔处的气压为一个大气压 $p=101\,325$ Pa,吸气开始 0.4 s 时,整个腔体的压差为 132 Pa,最大的吸气速度为 4.515 m/s,在 0.9 s 时吸气气流量达到最大,吸气过程中的压差和速度也达到最大,分别为 217 Pa、14.014 m/s,

1.3 s 时腔体中的压力降和速度逐渐减小,压差和速度分别降到 161 Pa 和 8.491 m/s。在吸气过程中整个腔体中气压最高值位于前鼻孔处,气压最低值位于腭帆、喉咽和喉前庭附近,腔体中的气流速度最大值出现在鼻前庭附近和软腭到会厌软骨之间。

表 10-1 呼吸过程中正弦加载的 8 个时刻数值模拟结果[27]

Table 10-1 Numerical simulation at the 8 moments for the sin loading during breath

t/s	p_{max}/Pa	p_{min}/Pa	$\Delta p/Pa$	$u_{max}/(m/s)$
0.4	101 326	101 194	132	4.515
0.9	101 327	101 110	217	14.014
1.3	101 329	101 168	161	8.491
1.8	101 326	101 298	28	2.935
2.1	101 351	101 325	186	8.559
2.4	101 612	101 316	296	13.271
2.7	101 530	101 318	212	10.673
3.0	101 335	101 321	14	0.375

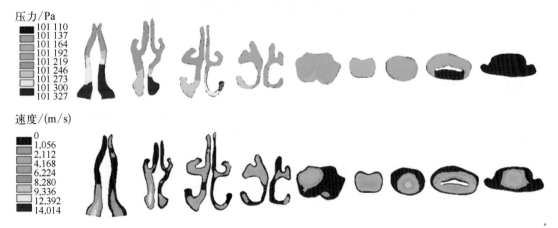

压力/Pa
101 110
101 137
101 164
101 192
101 219
101 246
101 273
101 300
101 327

速度/(m/s)
0
1.056
2.112
4.168
6.224
8.280
9.336
12.392
14.014

图 10-9 呼吸过程 0.9 秒时刻压力与速度分布图[27]

Figure 10-9 Pressure and velocity distribution at the 0.9 s moments during breath

1.8 s 是呼吸由吸气状态转为呼气状态的时刻,此时腔体中的压力差变得较小,为 28 Pa,整个腔体中的气流速度也较小,为 2.935 m/s。这个时刻腔体中的气流场分布与吸气时的气流场分布较为相近,气压最大值位于鼻阈附近,气压最小值位于腭帆附近,腔体中的最大气流速度出现在鼻前庭附近和软腭到会厌软骨之间。在呼吸时吸气过程与呼气过程并不是独立的不相关联的。在由吸气过程转为呼气过程时,它需要有一个过渡的时间段,在 1.8 s 的时刻压力差和速度较小,也正是吸气过程向呼气过程转换的过渡段。

2.1 s、2.4 s 与 2.7 s 为呼气过程,在呼吸过程中,前鼻孔处的气压为一个大气压($p = 101$ kPa),呼气开始 2.1 s 时,整个腔体的压差从过渡段较小的压力逐渐增大为 186 Pa,最大的吸气速度为 8.559 m/s,在 2.4 s 时呼气气流量达到最大,呼气过程中的压差和速度也达到

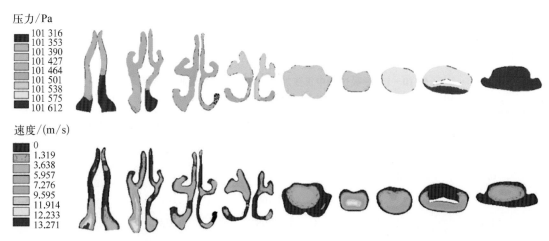

压力/Pa
- 101 316
- 101 353
- 101 390
- 101 427
- 101 464
- 101 501
- 101 538
- 101 575
- 101 612

速度/(m/s)
- 0
- 1.319
- 3.638
- 5.957
- 7.276
- 9.595
- 11.914
- 12.233
- 13.271

图 10-10　呼吸过程 0.9 秒时刻压力与速度分布图[27]

Figure 10-10　Pressure and velocity distribution at the 2.4 s moments during breath

最大,分别为 296 Pa、13.271 m/s,2.7 s 时腔体中的压力降和速度逐渐减小压差和速度,分别降到 212 Pa、10.673 m/s。在呼气过程中,整个腔体中气压最高值位于喉咽和喉前庭处;气压最低值位于前鼻孔处,腔体中的气流速度最大值出现在鼻前庭和软腭附近。

3.0 s 是一个呼吸周期的结束,此时腔体中的压力降与气流速度降为最小,分别为 14 Pa 与 0.375 m/s。

10.2.4　数值模拟结果讨论

从结果中可以看出,两种计算结果压力和速度的分布规律大致相同,只是整个腔体的压力降和呼吸时的最大速度在数值上有所区别(见表 10-2)。

表 10-2　线性加载与正弦加载数值模拟结果对比[27]

Table 10-2　Contrast of the numerical simulation for the linear and sin loading

加载方式	$\Delta p_{M\text{-}max}$/Pa	$U_{M\text{-}max}$/(m/s)	$\Delta p_{N\text{-}min}$/Pa	$U_{N\text{-}max}$/(m/s)
线性加载	255	14.358	249	12.956
正弦加载	217	14.014	296	13.271

从设定的边界条件来看,假定鼻孔处的气压边界条件取一个大气压 $p = 101$ kPa 和上呼吸道无滑移的边界条件,基本符合实际情况。所有模型确定的气流交换量为 473.2～557.05 ml,都没有超出 400～600 ml 的气体交换量,所以边界条件是合理的。

在实际情况中,所测得的呼吸时最大气流速度为 $v_{max} = 18$ m/s[28],从模拟的结果来看,所有模型的速度为 9.703～13.956 m/s,均在允许范围之内。

再用鼻阻力和上呼吸道阻力来检验计算所得的气压值是否合理。表 10-3 和表 10-4 列出了 5 名志愿者在两个时刻的腔体最大压强(p_{max})、最小压强(p_{min})、鼻阻力(R_n)、上气道阻力(R_a)和最大速度(v_{max})。

表 10 - 3   5 名志愿者 *M* 点时刻数值模拟结果[27]

Table 10 - 3   Results of the numerical simulation in 5 volunteers for the moment of "*M*"

志愿者编号	p_{max}/Pa	p_{min}/Pa	R_n /(kPa·s/L)	R_a /(kPa·s/L)	u_{max}/(m/s)
1	101 327	101 110	0.205	0.231	14.014
2	101 324	101 063	0.175	0.269	10.575
3	101 330	101 045	0.193	0.282	12.309
4	101 333	101 132	0.148	0.215	13.135
5	101 331	101 088	0.185	0.259	10.687

表 10 - 4   5 名志愿者 *N* 点时刻数值模拟结果

Table 10 - 4   Results of the numerical simulation in 5 volunteers for the moment of "*N*"

志愿者编号	p_{max}/Pa	p_{min}/Pa	R_n /(kPa·s/L)	R_a /(kPa·s/L)	u_{max}/(m/s)
1	101 612	101 316	0.295	0.316	13.271
2	101 578	101 324	0.248	0.276	9.703
3	101 590	101 321	0.236	0.287	11.288
4	101 607	101 324	0.273	0.302	12.818
5	101 595	101 329	0.258	0.296	10.423

气流的阻力是指在一定时间内把一定体积的空气推到一定距离所需的压力，即 $R_n = p_n/v_n$（R_n 为鼻阻力，p_n 为鼻腔前后的压差，v_n 为气体流速）[29]。

线性加载时，本例模型在 *M* 点时刻的鼻阻力为 $R_n = p_n/v_n = \dfrac{255\ \text{Pa}}{0.936\ 96\ \text{L/s}} = 0.272\ \text{kPa}\cdot$ s/L，正弦加载时，*M* 点时刻的鼻阻力为 $R_n = p_n/v_n = \dfrac{217\ \text{Pa}}{0.936\ 96\ \text{L/s}} = 0.232\ \text{kPa}\cdot\text{s/L}$。

卜国铉等人测量出正常人的鼻阻力大约为 $R_n = 0.126 \sim 0.328\ \text{kPa}\cdot\text{s/L}$[29]，从模拟算例中取 5 例模型正弦加载计算结果进行检验，可以看出，得到的鼻阻力属于正常范围（见表 10 - 3 和表 10 - 4）。

赵明华等人采用脉冲振荡法测量了一些正常人上呼吸道阻力，大约为 $R_a = p_a/v_a = 0.308\ 6 \pm 0.083\ 9\ \text{kPa}\cdot\text{s/L}$（$R_a$ 为上呼吸道阻力，p_a 为上呼吸道压差，v_a 为气体流速）[30]。

从以上数据来看，数值模拟计算所得到的结果与医学文献中记载的数据大致相吻合。

10.3   健康人咽喉腔流场数值模拟

上呼吸道解剖形态相关疾病的研究已经成为临床医学和基础医学研究热点，并受到相关交叉学科的高度重视[21]。近年来，生活水平不断提高，OSAHS 发病率呈上升的趋势，已经引起人们的关注。但是，由于呼吸道结构复杂，仅凭医学观测或者实验方法很难得到其内部解剖结构形态与其功能之间定量的交互关系,也很难判定阻塞平面。随着医学与生物力学等学科的结合以及计算机仿真技术的广泛应用,对人体不同形态咽腔中流场进行数值模拟及分析,将对研究咽腔相关疾病具有实际意义。

通过建立健康成人的有限元模型,对其中气流场进行数值模拟及分析,总结气体流场特性,为研究 OSAHS 的临床诊断、治疗等提供一定的理论依据。

10.3.1 正常成人咽喉腔数值模拟

应用有限体积法对志愿者吸气过程中咽腔中的气流场进行数值模拟及分析,并绘制志愿者的咽腔压力梯度变化曲线。

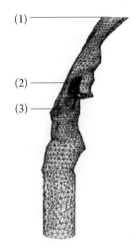

图 10 - 11 咽腔三维有限元模型

Figure 10 - 11 FE model of pharynx cavity

1) 测试方法

经临床筛选,选取 1 名健康中国人,男,30 岁,无上呼吸道慢性疾病病史,近 3 个月无上呼吸道急性病史,体重指数正常,无打鼾史,既往无上呼吸道外伤和手术史,上呼吸道常规体检均未见明显异常(注:排除无打鼾史,但双侧扁桃体Ⅲ度大者);使用 SIEMENS 多层螺旋 CT 扫描机,采集志愿者影像学数据。扫描时选常规上呼吸道 CT 扫描程序和主要技术参数。最后应用 SIEMENS 多层螺旋 CT 机自带的商业软件将所获取的 DICOM 影像学数据转化为 BMP 格式的图像。

模型的建立,咽腔模型建立上起硬腭水平面,下至假声带上缘水平截面,图 10 - 11 为重建得到正常人的咽腔三维有限元模型((1)~(3)为选取的展示气流场特征的各截面,分别对应软腭、舌根、喉前庭等部位)。

2) 边界条件

加载方式同 10.2.2 小节,速度出口按照正弦方式加载(见图 10 - 8)。

10.3.2 健康成人咽喉腔数值模拟结果及讨论

采用有限体积法模拟呼吸过程的瞬态解完成之后,将健康人的上呼吸道模型沿图 10 - 11 中的纵剖截面截开,用其截面显示一个呼吸周期中两个具有典型意义的结果,对应为图 10 - 8 中的 M 点和 N 点时刻。

0.4 s、0.9 s 与 1.3 s 为吸气过程,吸气开始 0.4 s 时,整个腔体的压差为 19 Pa,最大的吸气速度为 5.04 m/s,在 0.9 s 时吸气气流量达到最大,吸气过程中的压差和速度也达到最大,分别为 84 Pa、11.77 m/s(见图 10 - 12),1.3 s 时腔体中的压力降和速度逐渐减小,压差和速度分别降到 31 Pa 和 5.90 m/s。

在吸气过程中整个腔体中气压最高值位于鼻咽部,气压最低值位于腭帆、喉咽和喉前庭附近,吸气时咽腔中压力总体分布比较均匀,压力变化主要集中在软腭与舌后根至会厌软骨附近,腭帆处出现了较低的气压,吸气时此处咽腔前后壁之间会产生一定压差,总体来说咽腔中的压力分布比较均匀。腔体中的气流速度最大值出现在软腭至会厌软骨之间。吸气时

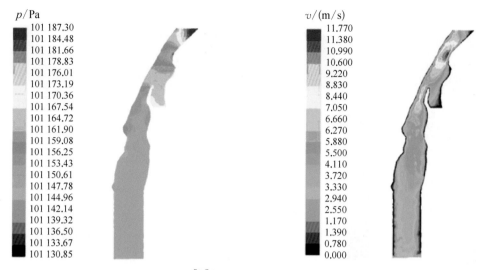

图 10 - 12 0.9 s 时刻压力、速度分布图[27]

Figure 10 - 12 Pressure distribution at the 8 moments during breath

气流流经咽腔时,在软腭与舌根附近气流速度最大,经会厌软骨附近气流速度较大,气流对咽后壁的冲击不是很强烈,整个咽腔中气流速度分布比较均匀,变化不大。

1.8 s 是呼吸由吸气状态转为呼气状态的时刻,此时腔体中的压力差变得较小,为 5 Pa,整个腔体中的气流速度也较小,为 0.45 m/s。这个时刻腔体中的气流场分布与呼气时的气流场分布较为相近,气压最大值位于喉咽部,气压最小值位于鼻咽附近,腔体中的最大气速出现在鼻前庭附近和软腭到会厌软骨之间。在 1.8 s 的时刻压力差和速度较小,也正是吸气过程向呼气过程转换的过渡段。

2.1 s、2.4 s 与 2.7 s 为呼气过程,呼气开始时,整个腔体的压差从过渡段较小的压力逐渐增大为 39 Pa,最大的呼气速度为 5.73 m/s,在 2.4 s 时呼气气流量达到最大,呼气过程中的压差和速度也达到最大,分别为 101 Pa、12.66 m/s(见图 10 - 13),2.7 s 时腔体中的压力降和速度逐渐减小,压差和速度分别降到 34 Pa,速度降到 5.88 m/s。

在呼气过程中,整个腔体中气压最高值位于喉咽和喉前庭处;气压最低值位于鼻咽处,咽腔中压力总体分布比较均匀,压力梯度的变化主要集中在软腭与舌后根附近,喉咽和喉前庭附近气压较低,腭帆处也出现了较低的气压,说明呼气时此处咽腔前后壁之间同样会产生一定的压差,整个咽腔中压力分布总体来说比较均匀。

腔体中的气流速度最大值出现在软腭附近。呼气时气流流经咽腔时,经会厌软骨附近气流速度较大,而后速度又逐渐增大,在软腭与舌根附近气流速度达到最大,气流对咽后壁的冲击不是很强烈,整个咽腔中气流速度分布比较均匀。

3.0 s 是一个呼吸周期的结束,此时腔体中的压力降与气流速度降为最小,分别为 2 Pa 与 0.37 m/s。

表 10 - 5 列举了呼吸过程中正弦加载的 8 个时刻数值模拟结果,包括每个时刻最大压力、最小压力、腔体中的压力差和最大速度。

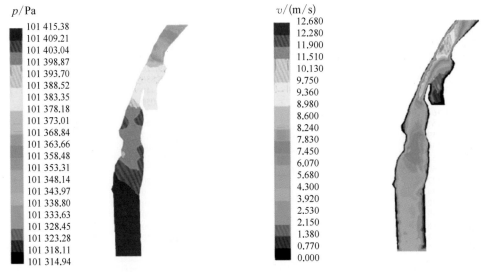

图 10 - 13 2.4 s 时刻压力、速度分布图[27]

Figure 10 - 13 Velocity distribution at the 8 moments during breath

表 10 - 5 呼吸过程中正弦加载的 8 个时刻数值模拟结果[27]

Table 10 - 5 Numerical simulation at the 8 moments for the sin loading during breath

t/s	p_{max}/Pa	p_{min}/Pa	$\Delta p/Pa$	$U_{max}/(m/s)$
0.4	101 189	101 170	19	5.04
0.9	101 187	101 103	84	11.77
1.3	101 187	101 156	31	5.90
1.8	101 185	101 185	5	0.45
2.1	101 206	101 167	39	5.73
2.4	101 415	101 314	101	12.66
2.7	101 199	101 165	34	5.88
3.0	101 186	101 184	2	0.37

10.4 正常人软腭与上呼吸道流场流固耦合数值模拟

10.4.1 软腭与流场流固耦合数值模拟

软腭位于鼻腔和口腔的汇合处,与咽腔相连,流体(空气)冲击可以诱发软腭的振动,软腭在流体载荷作用下产生变形和运动。同时,软腭的变形和运动又反过来影响流体,从而改变流体气动参数和边界条件的分布和大小。即软腭和空气的相互作用是一个典型的流固耦合问题。

1) 影像数据采集

选取两名志愿者进行 SIEMENS 多层螺旋 CT 扫描,采集影像学数据,流固耦合数值模拟计算在 ANSYS/FSI(fluid-structure interaction)中完成。

2) 控制方程

流体选择不可压缩的 Navier–Stokes 方程,对呼吸道壁采用 ALE 方程描述,并假定流体区域的壁面为无滑移边界条件(即沿流线方向流场边界处流速为零),建立控制方程如下:

$$\rho\left(\frac{\partial u}{\partial t} + ((u - u_g) \cdot \nabla)u\right) = -\nabla p + \mu \Delta u \tag{10-7}$$

$$\nabla \cdot u = 0 \tag{10-8}$$

$$\rho \frac{\partial^2 \boldsymbol{v}_i}{\partial t^2} = \sum_{j=1}^{3} \frac{\partial \sigma_{ij}}{\partial x_j} \quad i = 1, 2 \tag{10-9}$$

$$\varepsilon_{ij} = \frac{1}{2}\left(\frac{\partial \boldsymbol{v}_i}{\partial x_j} + \frac{\partial v_j}{\partial x_i}\right) \quad i, j = 1, 2 \tag{10-10}$$

式中,u 和 p 分别为流体速度和压力;u_g 为流体网格速度;ε 为应变率张量;v 为流体位移向量。

3) 上呼吸道与软腭流固耦合模型

根据健康志愿者 CT 医学图像,建立上呼吸道与软腭的三维模型。经 ANSYS 前处理之后,划分网格后的三维有限元模型如图 10-14 所示(其中浅色部分为呼吸道腔体,深色部分为软腭)((1)~(8)为选取的展示气流场特征的截面)其中(1)对应鼻内孔,(2)对应中鼻甲前端,(3)(4)对应鼻腔中部,(5)对应鼻腔后后部,(6)(7)(8)分别对应软腭前、中、后部。

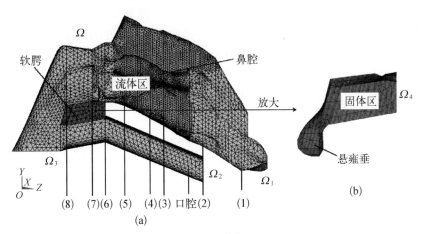

图 10-14 流固耦合有限元模型(a 为正常人)[22]

图中 Ω_1 为前鼻孔面;Ω_2 为口腔入口平面;Ω_3 为气流出口平面;Ω_4 为软腭与硬腭交界面;Ω 为除 Ω_1、Ω_2、Ω_3 以外的流体腔体表面。

Figure 10-14 Meshed fluid-solid interaction models (a: healthy)

边界条件:

$$p\,|_{\Omega_1} = 101\,325\,\text{Pa} \tag{10-11}$$

$$u_s = 0 \qquad\qquad (10-12)$$

$$\frac{\partial v_s}{\partial n}\bigg|_{\Omega_4} = 0 \qquad\qquad (10-13)$$

$$u|_{\Omega_3} = \begin{cases} -\dfrac{Q}{S_{\Omega_3}\displaystyle\int_0^{1.8}\sin\omega_1 t_1 \mathrm{d}t_1}, & \omega_1 = \dfrac{2\pi}{3.6} \\[4mm] \dfrac{Q}{S_{\Omega_3}\displaystyle\int_{1.8}^{3}\sin\omega_2 t_2 \mathrm{d}t_2}, & \omega_2 = \dfrac{2\pi}{2.4} \end{cases} \qquad (10-14)$$

$$\sigma_{ij}^{f} \cdot n_j \big|_{\text{interface}} = \sigma_{ij}^{s} \cdot n_j \big|_{\text{interface}} \qquad\qquad (10-15)$$

式中，u 和 p 分别为速度和压力；v_s 为固体位移向量；σ^f 为流体应力张量；σ^s 为固体应力张量；interface 代表所有的流体与固体的接触面。

4) 流固耦合数值模拟结果与讨论

流固耦合求解过程中，瞬态分析的每个时间步内，每次都要执行求解多次迭代。计算过程中流体介质为空气，密度为 $1.225\ \mathrm{kg/m^3}$，黏度为 $1.789\ 4\ \mathrm{N \cdot S/m^2}$；软腭弹性模量取为 $1.0 \times 10^6\ \mathrm{N/m^2}$，密度为 $1\ 000\ \mathrm{kg/m^3}$，泊松比为 $0.499^{[31]}$。

从设定的边界条件来看，假定鼻孔处的气压边界取一个大气压 $101\ 325\ \mathrm{Pa}$ 和上呼吸道无滑移的边界条件，基本符合实际情况。从模拟结果来看，在实际情况中，正常人呼吸时最大气流速度为 $18\ \mathrm{m/s}$，鼻阻力为 $0.126 \sim 0.328\ \mathrm{kPa \cdot s/L}^{[29]}$，数值模拟结果中，正常人呼吸时最大气流速度为 $17.281\ \mathrm{m/s}$，鼻阻力为 $0.134\ \mathrm{kPa \cdot s/L}$，均属于正常范围。在呼吸过程中，分别选取 $0.4\ \mathrm{s}$、$0.9\ \mathrm{s}$、$1.3\ \mathrm{s}$、$1.8\ \mathrm{s}$、$2.1\ \mathrm{s}$、$2.4\ \mathrm{s}$、$2.7\ \mathrm{s}$ 7 个时刻来进行数值模拟结果分析。

$0.4\ \mathrm{s}$、$0.9\ \mathrm{s}$ 与 $1.3\ \mathrm{s}$ 为吸气过程，在呼吸过程中，前鼻孔处的气压为一个大气压 $p = 101\ 325\ \mathrm{Pa}$，吸气开始时，整个腔体的压差为 $58\ \mathrm{Pa}$，最大的吸气速度为 $4.045\ \mathrm{m/s}$，在 $0.9\ \mathrm{s}$ 时吸气气流量达到最大，吸气过程中的压差和速度也达到最大，分别为 $134\ \mathrm{Pa}$(见图 $10-15$)、$10.131\ \mathrm{m/s}$(见图 $10-16$)，$1.3\ \mathrm{s}$ 时腔体中的压力降和速度逐渐减小，压差和速度分别降到

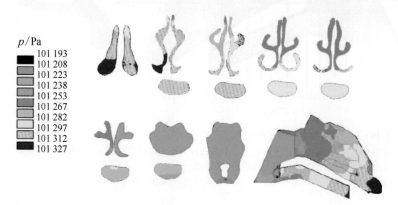

图 $10-15$　呼吸过程 $0.9\ \mathrm{s}$ 时刻压力分布图[27]

Figure 10-15　Pressure distribution at the 0.9 s moments during breath

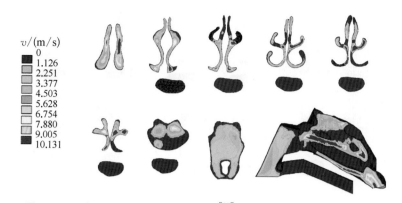

图 10-16 呼吸过程 0.9 s 时刻速度分布图[27]

Figure 10-16 Velocity distribution at the 0.9 s moments during breath

88 Pa 和 4.237 m/s。在吸气过程中整个腔体中气压最高值位于前鼻孔处,气压最低值位于软腭附近,腔体中的气流速度最大值出现在鼻前庭附近,下鼻道和中鼻道的气流速度也比较大,可以看出气流主要是通过下鼻道和中鼻道。

1.8 s 是呼吸由吸气状态转为呼气状态的时刻,此时腔体中的压力差较小,只有 1 Pa,整个腔体中的气流速度也较小,为 0.277 2 m/s。说明 1.8 s 的时刻是呼吸时吸气过程与呼气过程的过渡时间段,压力差和速度均较小。

2.1 s、2.4 s 与 2.7 s 为呼气过程,在呼吸过程中,前鼻孔处的气压为 1 个大气压 $p = 101\ 325$ Pa,呼气开始时,整个腔体的压差从过渡段较小的压力逐渐增大为 158 Pa,最大的吸气速度为 5.669 m/s,在 2.4 s 时呼气气流量达到最大,呼气过程中的压差和速度也达到最大,分别为 196 Pa(见图 10-17)、14.281 m/s(见图 10-18),2.7 s 时腔体中的压力降和速度逐渐减小,压差和速度分别降到 150 Pa、5.953 m/s。在呼气过程中,整个腔体中气压最高值位于鼻咽;气压最低值位于前鼻孔处,腔体中的气流速度最大值出现在中鼻道和下鼻道,在软腭与咽腔壁之间的速度较大,但分布比较均匀。

表 10-6 列举了呼吸过程中 7 个时刻的数值模拟结果,包括每个时刻最大压力、最小压力、腔体中的压力差和最大速度。

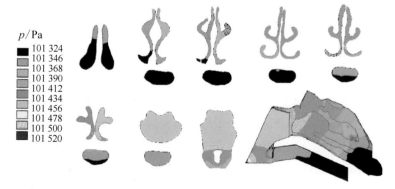

图 10-17 呼吸过程 2.4 s 时刻压力分布图[27]

Figure 10-17 Pressure distribution at the 2.4 s moments during breath

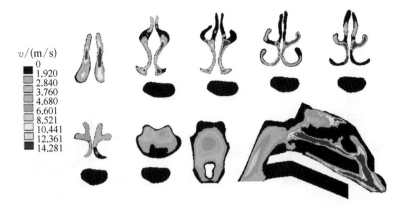

图 10 - 18　呼吸过程 2.4 s 时刻速度分布图[27]

Figure 10 - 18　Velocity distribution at the 2.4 s moments during breath

表 10 - 6　呼吸过程中正弦加载的 7 个时刻数值模拟结果[27]

Table 10 - 6　Numerical simulation at the 7 moments for the sin loading during breath

t/s	p_{max}/Pa	p_{min}/Pa	$\Delta p/Pa$	$U_{max}/(m/s)$
0.4	101 326	101 268	58	4.045
0.9	101 327	101 193	134	10.131
1.3	101 326	101 238	88	4.237
1.8	101 326	101 325	1	0.277
2.1	101 480	101 322	158	5.669
2.4	101 520	101 324	196	14.281
2.7	101 470	101 320	150	5.593

10.4.2　峰值时刻正常人流场数值模拟结果

1) 分别选取吸气气流量最大时刻与呼气气流量最大时刻的结果进行分析

吸气气流量最大时刻，此时，前鼻孔处的气压为 $p_{\Omega_1} = 101\,325\,Pa$，$\Omega_3$ 截面速度值为 $u_y = -1.3\,m/s$，而 OSAHS 患者 Ω_3 截面速度值 $u_y = -3.6\,m/s$。健康人的呼吸道中气压最高值为 $p = 101\,330\,Pa$，位于前鼻孔处，气压最低值为 $p = 101\,205\,Pa$，位于腭垂下端及出口处。腔体中的气流速度最大值为 10.131 m/s，出现在鼻前庭附近，如图 10 - 19 和图 10 - 20 所示。

呼气气流量最大时刻，前鼻孔处的气压为 $p_{\Omega_1} = 101\,325\,Pa$，$\Omega_3$ 截面速度值 $u_y = 1.95\,m/s$，OSAHS 患者 Ω_3 截面速度值 $u_y = 5.4\,m/s$。正常人呼气时整个腔体中气压最高值为 $p = 101\,520\,Pa$，位于口咽处；气压最低值为 $p = 101\,324\,Pa$，位于前鼻孔处，腔体中的气流速度最大值为 14.281 m/s，出现在鼻前庭，如图 10 - 21、图 10 - 22 所示。

正常人在吸气相气流量与呼气相气流量最大时刻流场数值模拟结果显示：健康人的流场吸气与呼气时上气道最大压力差分别为 125 Pa、196 Pa，速度最大值分别为 10.131 m/s、14.281 m/s。

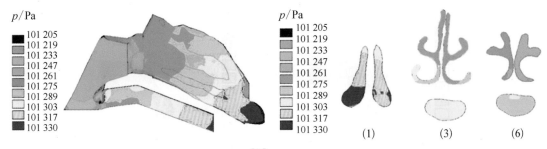

图 10 - 19 健康人吸气气流量最大时流场压力分布图[31]

Figure 10 - 19 Pressure distribution of the fluid field at the moment of maximum airflow flux during inspiration of the healthy person

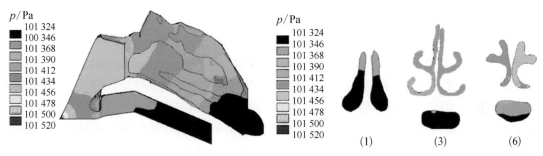

图 10 - 20 健康人呼气气流量最大时流场压力分布图[31]

Figure 10 - 20 Pressure distribution of the fluid field at the moment of maximum airflow flux during expiration of the healthy person

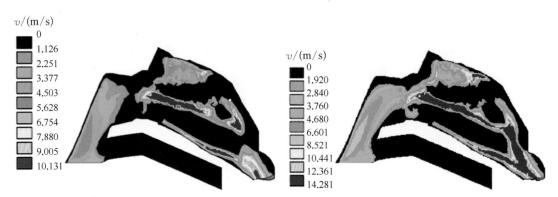

图 10 - 21 健康人吸气气流量最大时流场速度矢量图[22]

Figure 10 - 21 Velocity distribution of the fluid field at the moment of maximum airflow flux during inspiration of the healthy person

图 10 - 22 健康人呼气气流量最大时流场速度矢量图[24]

Figure 10 - 22 Velocity distribution of the fluid field at the moment of maximum airflow flux during expiration of the healthy person

2）软腭区域位移结果

数值模拟结果提示健康人在呼吸过程中软腭位移幅度较小，图 10 - 23 为正常人软腭部分在呼吸过程中的位移分布。

3）不同软腭弹性模量对软腭运动姿态的影响

对于不同软腭的弹性模量，软腭的运动姿态有所区别，以正常人为例，模拟软腭弹性模

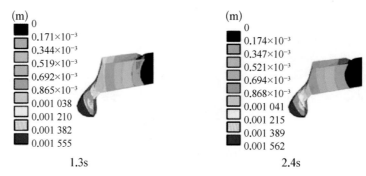

图[10-23] 健康人软腭运动变化[22]

Figure 10-23 Deformation evolution of the soft palate of the healthy person

量分别为 6×10^6 N/m^2 和 1×10^6 N/m^2 两种不同情况，计算结果为吸气时软腭最大位移值分别是 0.889×10^{-3} m 和 1.557×10^{-3} m，呼气时分别为 0.890×10^{-3} m 和 1.562×10^{-3} m，即弹性模量较大时，软腭运动幅度较小，而弹性模量小时软腭的运动幅度则比较大。但软腭运动的规律大致相同，均是从软腭与硬腭交界到软腭底端运动幅度逐渐增大，在软腭最底端即悬雍垂的部分运动幅度最大，可见，弹性模量对软腭影响较大，对软腭弹性模量进行相关研究对于分析软腭的运动以及软腭周围的流场非常必要，如图 10-24 所示。

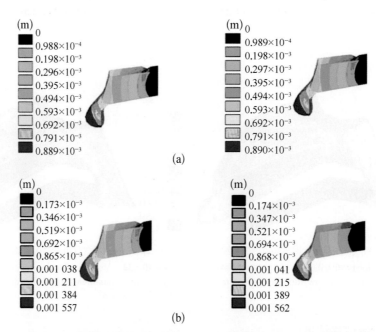

图 10-24 不同弹性模量下软腭运动位移分布[27]
(a) 弹性模量为 6×10^6 N/m^2，左侧为吸气气流量最大时刻，右侧为呼气气流量最大时刻；(b) 弹性模量为 1×10^6 N/m^2，左侧为吸气气流量最大时刻，右侧为呼气气流量最大时刻

Figure 10-24 Displacement distribution of soft palate at the different Young's modulus

10.5　上呼吸道对下呼吸道影响的数值模拟

随着人们对 OSAHS 疾病的深入认知，其与呼吸系统疾病的关系日益受到重视。OSAHS 本身就是一种以在睡眠过程中呼吸紊乱为特征的疾病，与多种呼吸系统疾病存在一些共同的致病因素。临床研究表明，OSAHS 患者病理生理变化可能引发某些呼吸系统疾病的发生发展[24]，10% 的 OSAHS 可并发慢性阻塞性肺疾病(chronic obstructive pulmonary diseases，COPD)[25]，且 OSAHS 对夜间哮喘发作起直接的作用；同时，呼吸系统疾病的患者合并 OSAHS 的概率升高。例如，慢性支气管炎的患者患 OSAHS 的概率是健康人群的 2 倍[32]。因此，深入了解 OSAHS 与呼吸系统疾病的相关性有利于临床医师对 OSAHS 早期诊断，改善患者的预后，防治并发症的发生。目前有关两者相关性的研究仅限于流行病学以及临床表现特征等方面的研究，对疾病内在联系的研究还很不够，缺乏 OSAHS 合并呼吸系统疾病发病机制直接相关的呼吸道气体动力学特性的研究。近年来，国内外学者采用数值模拟的方法研究包括上呼吸道和气管、支气管在内的气道气流特性和微颗粒沉积的作用，但多数都只考虑口呼吸的作用[28,33-35]；而人平静呼吸时，呼吸系统的门户是鼻腔，但有关鼻腔对整个呼吸道气流结构的影响的报道很少[36,37]。从现有的研究进展来看，国内外学者开展包括上呼吸道和气管支气管的数值模拟研究，多考虑口腔入口的作用，采用理想化的模型来描述正常气道内的气流结构和微颗粒的沉积。而从正常的气道结构入手，将上呼吸道模型延伸至支气管系统，建立真实的上呼吸道和气管支气管结构并将此模型应用于呼吸系统疾病相关的研究能够促进人们对呼吸系统生理和病理机制的认识。

此外，人体平静呼吸时气流经鼻腔进行气体交换，但通常在清醒和睡眠时都会出现鼻、口呼吸同时存在的情况，特别是对于 OSAHS 患者而言，夜间频繁张口呼吸，以及呼吸暂停过后会出现短暂的张口呼吸增强的现象，此时口呼吸占主导地位。采用数值模拟的方法同时考虑在口腔、鼻腔共同呼吸作用下，不同呼吸路线对气流分布以及呼吸道阻力的影响，有利于进一步研究口呼吸与气道阻塞的关系。有利于了解 OSAHS 的发病机制，有利于认识上下呼吸道相互影响的内在联系并为之提供客观数据支持。

10.5.1　气管-支气管解剖结构与生理功能

气管、支气管是吸入氧气、呼出二氧化碳、进行气体交换的主要通道。上起第 6 颈椎平面，上端与环状软骨相接，下端有一纵形嵴突，称为气管隆嵴，是左右两主支气管的分界。成人气管全长 10～12 cm，左右径稍大于前后径，左右径为 2～2.5 cm，前后径为 1～2 cm。支气管的结构与气管相似，从气管杈开始分为左、右主支气管，进入肺门如树枝状组建分支，故称支气管树。支气管分支顺序为：① 主支气管(一级支气管)，入左右两肺；② 肺叶支气管(二级支气管)，右侧分 3 支、左侧分 2 支，分别入各肺叶；③ 肺段支气管(3 级支气管)，入各肺段，左、右肺共计各有 10 个肺段，再继续分支最终以呼吸性细支气管通入肺泡管及肺泡。

左、右侧气管-支气管系统具有非对称、分叉生长及自相似的几何特性。右侧主支气管较短粗,约长 2.5 cm,与气管纵轴之延长线成 25°～30°角,右主支气管有上、中、下 3 肺叶支气管。左侧主支气管较右侧者细长,其长度约为 5 cm,与气管纵轴延长线约成 45°角,有上、下两肺叶支气管[29]。

呼吸正常时,气管、支气管管腔通畅,气道阻力小,气体交换充分;除具有呼吸作用外,气管-支气管系统还具有加温、加湿、清洁等功能。

10.5.2 气管-支气管理想化模型的数值模拟

1) Weibel Type A 模型的几何结构

人体下呼吸道结构复杂,且年龄、性别、个体差异性等因素均对其解剖结构有影响。许多解剖学家通过测量对其结构形态进行描述,其中Weibel Type A 模型在呼吸道生物力学的实验和数值模拟研究中应用最为广泛。根据 Weibel 的描述[28],气管分成左、右两根支气管后,每一级的母支气管均分为两根子支气管,按照这个规律依次向下进行分级。实际上人的支气管是非对称的,长度和直径也各不相同,支气管进入肺内反复分支,越分越细,越分越薄,形成支气管树。Weibel 将测量结果用两种形式表示:对称化模型 A(Weibel Type A)和非对称模型 B。Weibel Type A 模型如图 10－25 所示,从气管到支气管再到肺泡总共分为 24 级,其中G0～G16 为气体传导区,主要是气体流通的管道,不具备呼吸功能;接下来的 G17～G23 为呼吸交换区域。

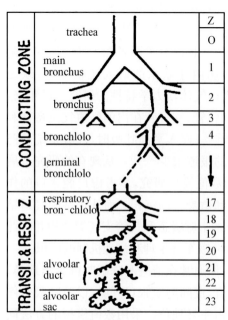

图 10－25 支气管树 Weibel's 模型 A 的几何结构[28]

Figure 10 - 25 Geometry of Weibel's Type A Model

2) 对称化模型的数值模拟

根据 Weibel Type A 模型的结构形态和表 10－7 提供的 G0～G3 几何参数建立了如图 10－26 所示的对称的理想化模型。对气管-支气管内气体流动进行瞬态模拟,潮气量和呼吸周期的选择与前面一致,分别为 600 ml 和3 s,结合呼吸的正弦模式及气管(G0)入口处的截面积,计算出 G0 入口处的速度;G3 出口边界设置一致的压强条件($p_{出口}=0$)[40,41],并将出口进行延长降低一致压强假设和下游气道的影响[38];气管-支气管壁面作刚性无滑移处理,即 $v=0$ m/s。

计算 1 个呼吸周期内气管-支气管的气流分布情况,首先来看气流的速度分布:

选择 6 个不同呼吸时刻(T_1、T_4、T_5 为 3 个吸气时刻,T_6、T_9、T_{10} 为 3 个呼气时刻)气管中截面(B-plane)的结果进行显示,如图 10－27 所示。无论吸气还是呼气过程中,气道内的气流基本呈对称分布。3 个吸气时刻的云图分布比较相似,当气流进入中间级的支气管后,流动受到上游过渡管的流道弯曲和分叉作用,各级支气管内壁侧的主流速度明显高于外壁侧的主流速度。各呼气时刻的速度分布也相似,但与吸气时刻不同,高速流区域集中在气道中部,而靠近气道壁的速度较低。在相同气流量的情况下,吸气时的速度均高于呼气。

表 10-7 Weibel Type A 模型中气管-支气管的各项参数[40,41]
Table 10-7 Parameters of trachea and bronchi for Weibel Type A

气道	级别	管径 D/mm	长度 L/mm
气管	G0	18	120
1♯支气管	G1	12.2	47.6
2♯支气管	G2	8.3	19.0
3♯支气管	G3	5.6	17.6

图 10-28 显示了所选时刻气道的压强分布云图。吸气时,气管和各级支气管内气流压强的变化较平缓,压强变化较大的地方位于上下两级支气管分叉处。与吸气过程相比,呼气时各级支气管内气流的压强变化比吸气时明显,但上下两级支气管分叉处的压强梯度变小;呼气时整个气道的压强降明显低于吸气。在气流率相同的情况下,气道内的压强降可反映气流阻力的分布。吸气时支气管树分叉处是气流运动主要阻力面;而呼气时支气管树内气流的阻力比吸气时要大。

图 10-29 为所选时刻 G0~G3 气道的壁面剪切力分布云图。吸气与呼气过程中各级支气管气道内的壁面剪切力都很小,且分布相似,从 G0~G3 剪切力逐渐增加;但吸气过程中,整个支气管树的壁面剪切力明显高于呼气,为呼气时的 2~4 倍,原因可能主要在于吸气时上下两级支气管的分叉处集中了较高的壁面剪切力;而呼气过程中支气管分叉处的剪切力非常低。

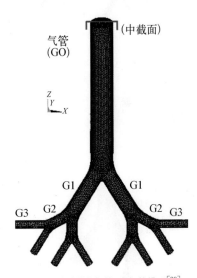

图 10-26 对称的气管、支气管模型[39]
Figure 10-26 Asymmetrical model of trachea and bronchi

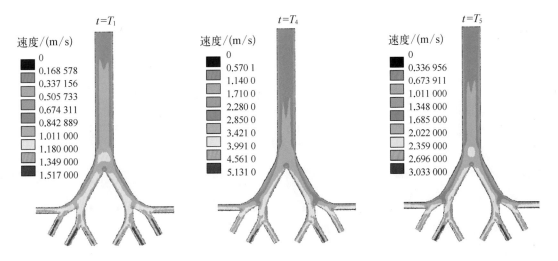

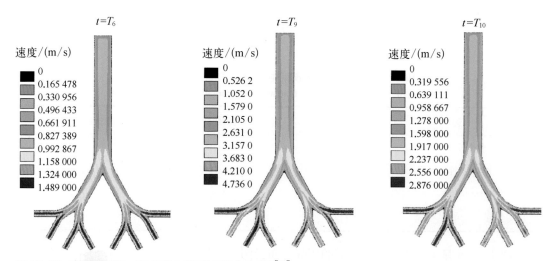

图 10 - 27　所选时刻 G0～G3 气道中截面的速度分布云图[39]

Figure 10 - 27　Contours of velocity magnitude for B‑plane of G0～G3 airway at selected time steps

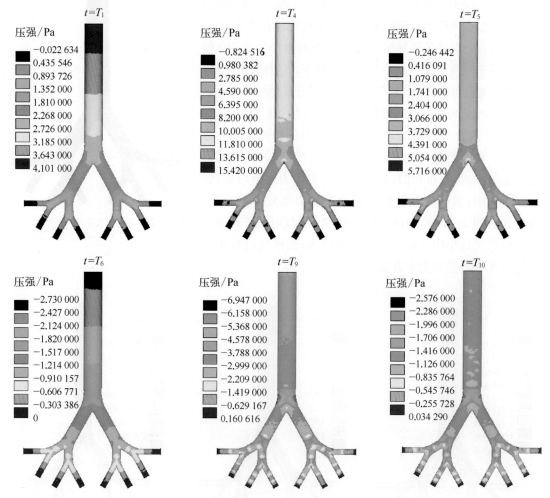

图 10 - 28　所选时刻 G0～G3 气道压强分布云图[39]

Figure 10 - 28　Contours of pressure in G0～G3 airway at selected time steps

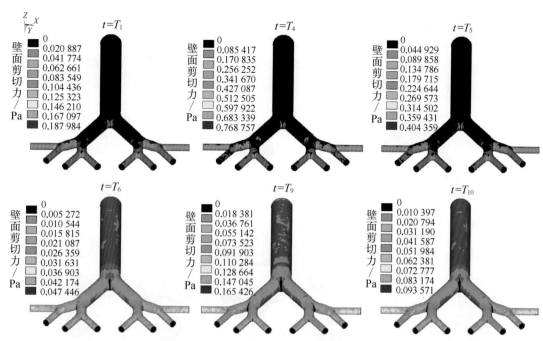

图 10-29 所选时刻 G0~G3 气道壁面剪切力分布云图[39]

Figure 10-29 Contours of wall shear stress in G0~G3 airway at selected time steps

10.5.3 上呼吸道解剖结构对气管-支气管内气流流动分布的影响

在上述工作的基础上,结合上呼吸道、气管与支气管树的数值模拟研究,从正常的气道结构入手,分析 OSAHS 患者异常的口咽气道对呼吸道的气流分布的影响。

正常鼻腔-支气管呼吸道气流的数值模拟研究可根据一例健康成人志愿者上呼吸道的 CT 扫描数据结合 Weibel Type A 模型建立从前鼻孔至 G3 支气管的呼吸道模型。

对呼吸道内气体流动进行一个呼吸周期的瞬态模拟,潮气量和呼吸周期的选择与前面几节一致;前鼻孔为气流入口;G3 支气管出口边界设置一致的零压强出口条件。选择吸气与呼气峰值时刻的数值模拟结果进行说明。

首先来看气流场的速度分布。如图 10-30 所示,从鼻腔至喉腔的上气道的速度分布与正常的上呼吸道内气流速度分布一致。无论吸气还是呼气过程,通过鼻阈附近区域的气流速度最高,随之气流速度逐渐降低,但经会厌以及声门后气流速度有所升高。支气管树内气流速度的分布与图 10-27 所示的结果略有不同,主要体现在吸气过程中,与单独的气管支气管树模型的结果相比,吸气时由于受到喉部喷射作用的影响,使得进入气管的气流向气道的外侧壁(背部)偏斜,但进入左右两主支气管后这种影响就逐渐削弱;气流进入各级支气管的主流速度均靠近内侧壁面。这一现象与 Lin[33] 等的研究发现相一致。而呼气过程中支气管树内气流的主流速度集中在气道中部,与单一支气管树呼气时气流速度的分布相似。

将图 10-30 所示的 21 个截面在所选呼吸时刻的平均压强值 p 与前鼻孔的平均气压值 p_{inlet} 的差值 Δp 绘制如图 10-31 所示的平均压强降曲线。无论吸气还是呼气,整个气道模型压强降主要集中在前鼻孔至喉的上呼吸道,前三级支气管树的压强变化很小,吸气与呼气的压强降结果相差不大。根据气道阻力的计算公式,通过压强降和气流率可计算得到各部分气道的阻力值,如表 10-8 所示。对于正常呼吸道,呼吸过程中鼻腔阻力占整个呼吸道阻力的一半以上[42]。表 10-8 显示吸气和呼气过程中鼻阻力分别占整个气道阻力的 68% 和 72%。

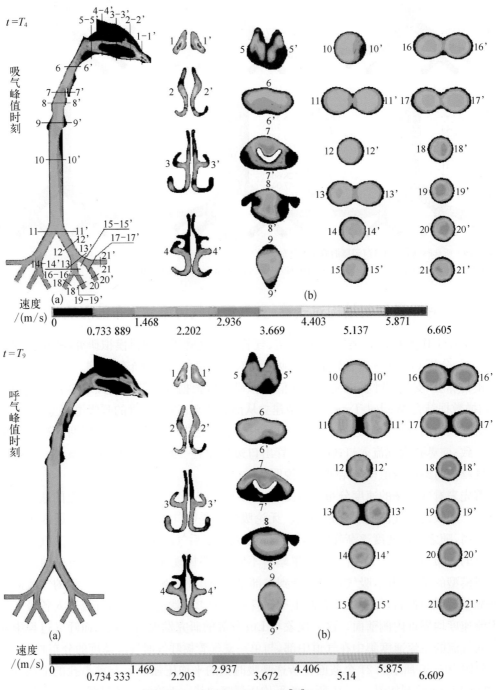

图 10-30 呼吸峰值时刻呼吸道所选截面的气流速度分布云图[39]

Figure 10-30 The velocity distribution of selected sections at the peak inspiratory and expiratory flow rates

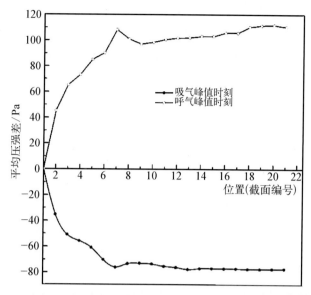

图 10 - 31　吸气和呼气峰值时刻各截面相对于前鼻孔处的平均压强降[39]

Figure 10 - 31　Pressure drops for different sections at the peak inspiratory and expiratory flow rates

表 10 - 8　吸气和呼气峰值时刻呼吸道各部分的气道阻力[39]

Table 10 - 8　The airway resistance in different segments of upper airway at the peak inspiratory and expiratory flow rates

	R_N/(kPa·s/L)	R_P/(kPa·s/L)	R_L/(kPa·s/L)	R_G/(kPa·s/L)
吸气	0.103 5	0.013 8	0.019 9	0.004 8
呼气	0.140 3	0.014 9	0.019 1	0.004 9

R_N、R_P、R_L 和 R_G 分别代表鼻腔、咽腔、喉腔和支气管 G0 的气道阻力 1～21 截面的最大壁面剪切力值（见图 10 - 32）[39]。总体而言，吸气过程中气道壁面的剪切力值较呼气过程高。呼吸过程中，鼻阈附近区域的壁面剪切力较大，随后降低，到达会厌附近产生波动，之后气流进入气管支气管后的壁面剪切力值都比较小，仅吸气时在各级支气管分叉处有波动。

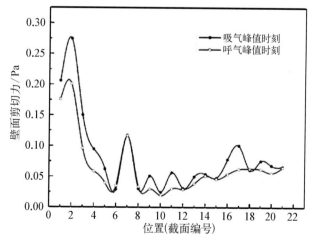

图 10 - 32　吸气与呼气峰值时刻各截面的最大壁面剪切力

Figure 10 - 32　The maximum wall shear stress for different sections at the peak inspiratory and expiratory flow rates

10.5.4　小结

本章针对当前上呼吸道生物力学特性的数值模拟研究领域研究中存在

的不足以及一些尚未开展的工作进行了相关研究,总结如下:

(1)采用表面重建的方法分别对健康成年人的上呼吸道与软腭进行了三维重建,并进行相应的有限元剖分,得到的有限元模型在形态上能较真实地反映出上呼吸道与软腭的解剖结构特征。

(2)对此三维模型应用流固耦合的方法进行数值模拟计算,从数值模拟结果中,可以看出健康人呼吸道的压力差较小,气流分布较均匀,呼吸时气流通畅,能够为后续 OSAHS 患者气流场数值研究提供参考。

(3)对比不同弹性模量的软腭对于数值计算结果的影响,发现不同的弹性模量对于流固耦合结果会产生较大影响。因此,应合理地确定软腭的弹性模量才能更加真实地模拟软腭与周围流场的相互作用。

(4)建立包括上呼吸道和气管-支气管系统在内的呼吸道模型。首先基于理想化的 Weibel Type A 气管-支气管模型,分析鼻腔至第 3 级支气管的正常结构的呼吸道气流分布;进一步基于 CT 资料建立同时包括鼻腔、口腔、咽、喉、气管至第 6 级支气管的真实解剖结构呼吸道模型,考虑鼻腔和口腔气道共同呼吸的作用,定量分析不同程度经口呼吸对整个呼吸道特别是下呼吸道的影响。

综上所述,对上呼吸道生物力学数值模拟研究,有助于从生物力学角度理解上呼吸道的生理功能特征,也为临床上对呼吸系统相关疾病的发病机制研究和个性化治疗方案的制订、疗效评估等方面的深入研究提供参考依据。

(王吉喆　苏英锋　曲慧　付誉)

参考文献
---

[1] Yaggi H, Mohsenin V. Obstructive sleep apnoea and stroke[J]. Lancet Neurol, 2004, 3(6): 333 - 342.

[2] Shepertycky M, Rkryger M, Meir H, et al. Morbidity and mortality in obstructive sleep apnea syndrome 2: Effect of treatment on neuropsychiatric morbidity and quality of life[J]. Sleep & Biological Rhythms, 2003, 1(2): 65 - 75.

[3] Andrews G J, Oei T P S. The roles of depression and anxiety in the understanding and treatment of Obstructive Sleep Apnea Syndrome[J]. Clinical Psychology Review, 2004, 24 (8): 1031 - 1049.

[4] 叶京英,韩德民,王军,等.计算机辅助纤维喉镜检查预测改良 UPPP 手术疗效的意义[J].中国耳鼻咽喉头颈外科, 2004,11(6): 371 - 375.

[5] Frederick C B, Bush M L, Lomax L G, et al. Application of a hybrid computational fluid dynamics and physiologically based inhalation model for interspecies dosimetry extrapolation of acidic vapors in the upper airways [J]. Toxicology and Applied Pharmacology, 1998, 152(1): 211 - 231.

[6] Yeh H C, Brinker R M, Harkema J R, et al. A comparative analysis of primate nasal airways using magnetic resonance imaging and nasal casts[J]. J Aerosol Med., 1997, 10(4): 319 - 329.

[7] Martonen T B, Zhang Z, Yue G, et al. 3 - D Particle trasport within the human upper respiratory tract[J]. Journal of Aerosol Science, 2002, 33(8): 1095 - 1110.

[8] Martonen T B, Zhang Z, Yue G, et al. Fine particle deposition within human nasal airways[J]. Inhal Toxicol, 2003, 15 (4): 283 - 303.

[9] Subramaniam R P, Richardson R B, Morgan K T, et al. Computational fluid dynamics simulations of inspiratory airflow in the human nose and nasopharynx[J]. Inhalation Toxicology, 1998, 10(2): 91 - 120.

[10] Allen G M, Shortall B P, Gemci T, et al. Computational simulations of airflow in an in vitro model of the pediatric upper airways[J]. Journal of Biomechanical Engineering, 2004, 126(5): 604 - 613.

［11］ Zhang Z，Kleinstreuer C. Airflow structures and nano-particle deposition in a human［J］. Journal of Computational Physics，2004，198(1)：178－210.

［12］ 于金苓.应用天然牙-种植体联合固定桥种植修复的生物力学研究［D］.长春：吉林大学，2006.

［13］ Cooper R，Cardan C，Allen R，et al. Computer visualisation of the moving human lumbar spine［J］. Comput biol med，2001，31(6)：451－469.

［14］ Lee K K，Qiu T X，Teo E C. 3－D finite element modeling of lumbar spine(L2/L3) using digitizer［J］. International Journal of Information Technology，2002，8(2)：161－163.

［15］ Kaminsky J，Klinge P，Bokemeyer M，et al. 3D segmentation and finite element modelling of spine segments［J］. International Congress Series，2003，1256(03)：41－46.

［16］ 黄启今，刘国权，马远征，等.基于CT图像重建腰椎活动节段三维有限元模型及其应用［J］.中国体视学与图像分析，2004，9(2)：120－124.

［17］ Turner M S，Clough R W，Martin H C，et al. Stiffness and deflection analysis of complex structure［J］. Journal of Aeronautical Sciences，1956，23(9)：805－824.

［18］ 曾强.压气机转子叶片流固耦合计算及软件集成研究［D］.南京：南京航空航天大学，2006.

［19］ 胡玉仙.基于FLUENT软件的泵站进出水流道流动模拟研究［D］.武汉：武汉大学，2004.

［20］ 孙秀珍，于驰，刘迎曦，等.人体上呼吸道三维有限元重建与流场数值模拟［J］.航天医学与医学工程，2006，19(2)：129－133.

［21］ 刘永义，包亚军，刘文华，等.阻塞性睡眠呼吸暂停低通气综合征模型鼠软腭的力学重建［J］.医用生物力学，2004，19(1)：27－30.

［22］ Sun X，Yu C，Wang Y，et al. Numerical simulation of soft palate movement and airflow in human upper airway by fluid-structure interaction method［J］. Acta Mechanica Sinica，2007，23(4)：359－367.

［23］ Ibrahim K. Test-retest validity of acoustic pharyngometry Measurements［J］. Otolaryngology-Head and Neck Surgery，2004，130(2)：223－228.

［24］ Weitzenblum E，Chaouat A，Kessler R，et al. The overlap syndrome：association of COPD and obstructive sleep apnoea［J］. Revue des Maladies Respiratoires，2010，27(4)：329－340.

［25］ 梁大华，刘建红.阻塞性睡眠呼吸暂停综合征和重叠综合征的肺功能变化及其临床意义［J］.广西医科大学学报，2002，19(5)：634－636.

［26］ 王莹，孙秀珍，刘迎曦，等.OSAHS患者与正常人上呼吸道流场特性比较［J］.大连理工大学学报，2009，49(4)：476－481.

［27］ 于驰.咽腔三维模型建立及其生物力学特性研究［D］.大连理工大学，2007.

［28］ Choi J，Xia G，Tawhai M H，et al. Numerical study of high-frequency oscillatory air flow and convective mixing in a CT－based human airway model［J］. Annals of Biomedical Engineering，2010，38(12)：3550－3571.

［29］ 黄选兆，汪吉宝，孔维佳.实用耳鼻咽喉头颈外科学［M］. 北京：人民卫生出版社，2008.

［30］ 赵明华，陈浩，韩克斯，等.脉冲振荡呼吸阻力与多导睡眠呼吸监测诊断睡眠呼吸暂停综合征的对比研究［J］.实用医学杂志，2001，17(8)：693－694.

［31］ Payan Y，Pelorson X，Perrier P. Physical modeling of airflow-walls interactions to understand the sleep apnea syndrome［M］. Heidelberg：Springer Berlin，2003.

［32］ Larsson L G，Lindberg A，Franklin K A，et al. Obstructive sleep apnoea syndrome is common in subjects with chronic bronchitis. Report from the Obstructive Lung Disease in Northern Sweden studies［J］. Respiration，2001，68(3)：250－255.

［33］ Lin C L，Tawhai M H，McLennan G，et al. Characteristics of the turbulent laryngeal jet and its effect on airflow in the human intra-thoracic airways［J］. Respiratory Physiology & Neurobiology，2007，157(2－3)：295－309.

［34］ 曾敏捷，胡桂林，樊建人.微颗粒在人体上呼吸道中运动沉积的数值模拟［J］.浙江大学学报(工学版)，2006，40(7)：1164－1167.

［35］ 徐新喜，赵秀国，谭树林，等.人体上呼吸道内气流运动特性的数值模拟分析［J］.计算力学学报，2010，27(5)：881－886.

［36］ Saksono P H，Nithiarasu P，Sazonov I，et al. Computational flow studies in a subject-specific human upper airway using a one-equation turbulence model. Influence of the nasal cavity［J］. International Journal for Numerical Methods in Engineering，2011，87(1－5)：96－114.

［37］ Zhang Z，Kleinstreuer C. Computational analysis of airflow and nanoparticle deposition in a combined nasal-oral-tracheobronchial airway model［J］. Journal of Aerosol Science，2011，42(3)：174－194.

［38］ Weibel E R，Gil J. Structure-function relationship at the alveolar level［M］. In：Bio-Engineering Aspects of the Lung，West，JB(ed)，Lung Biology in health and Disease，Vol.3，Marcel Dekker Inc，New York and Basel，1977.

［39］ 王莹.国人上呼吸道系统生物力学模型研究与临床应用［D］.大连：大连理工大学，2012.

［40］ 林江，胡桂林，樊建人，等.真实人体气管二叉管内吸入颗粒的沉积特性研究［J］.浙江大学学报(工学版)，2008，42(6)：994－997.

［41］ de Backer J W，vos W G，Gorlé C D，et al. Flow analyses in the lower airways：Patient-specific model and boundary conditions［J］. Medical Engineering & Physics，2008，30(7)：872－879.

［42］ 李佩忠，邱明玲，薛亚琼.正常和病理状态下鼻气道阻力在鼻腔中的分布［J］.中国耳鼻咽喉头颈外科，2009，16(7)：349－351.

11 阻塞性睡眠呼吸暂停低通气综合征(OSAHS)的生物力学

上呼吸道结构异常可以发展到功能异常,继而引发疾病,是咽科学的临床常见问题,也是医学专家们近年研究的热点。随着信息技术的进步,计算机模拟或计算科学已经成为与理论研究和物理实验并列的获取新知识和新发现的重要手段之一,传统的医药学研究中依赖大量动物和人体实验的做法已经从一定程度上被计算机模拟所取代。近代医学认为:咽腔结构与其相邻组织的几何形态具有相互影响、相互补偿的功能,其发展过程在一定程度上与相邻组织间的环境激励有关。咽腔的这种生理现象与人体其他器官类似的现象相比,具有明显的代表性和典型性,因此,进行咽腔结构数值量化与生物力学特性研究不仅十分必要,也对咽科学的研究具有一定的理论和临床应用意义,同时有益于对人体其他器官类似生物现象的探讨。

11.1 OSAHS 研究现状

现阶段有关 OSAHS 患者上呼吸道结构形态学异常和咽壁易塌陷性变化的研究较多,尤其是根据 CT 和核磁共振扫描图像进行研究的报道较为多见[1,2]。对于 OSAHS 上呼吸道阻塞定位诊断,国内外学者采用了包括纤维内窥镜、声反射、X 线透视、核磁共振及 CT 等多种检查方法对其是否存在上呼吸道结构与功能的改变进行了多方面的研究[3-5],所得结论各异。

为全面了解该病的发病机制以及深入探讨其与临床诊治相关的问题,需对气道的解剖结构形态与功能之间的相互关系进行定量研究。但是,受到现有临床检查手段的可应用性和观察指标的局限性等因素的影响,还未有一个确定和量化的指标能够反映气道结构形态与功能的相关性,从而限制了其对疾病相关问题的研究。据报道,上呼吸道任何部位的结构异常都可能引发或加重该疾病,但除咽腔外,其他部位的结构异常在 OSAHS 发病机制中的作用和地位尚不完全清楚[6-8]。对于因结构异常导致的 OSAHS,可通过手术解除异常的上呼吸道结构来进行治疗[9]。但由于术前的常规检查还不能对阻塞部位进行定位,医生多凭借个人的临床经验进行判断。受到患者个体差异性以及医生的主观判断等影响,现阶段还未能实现对式式进行优选和对患者进行个性化的综合治疗[10];同时,对外科手术治疗 OSAHS 的效果还存有争议[11],尚未有一个统一的标准对治疗效果进行预测和评估。

OSAHS 作为源头性的疾病,其病理损害和功能障碍是全身性的[12]。从本质上而言,该病是一种在睡眠过程中以呼吸紊乱为特征的疾病,与多种呼吸系统疾病关系极为密切,互为因果,相互影响[13,14]。因此,深入研究 OSAHS 与呼吸系统疾病的相关性,不仅有助于对 OSAHS 的发病机制进行全面了解,还能有益于对该病和呼吸系统疾病的正确评估和治疗。但现有的报道多针对 OSAHS 与呼吸系统疾病的流行病学和临床表现特征进行研究,还缺乏两者发病机制内在联系的报道。

随着多学科的交叉发展,利用力学的基本原理,结合医学、计算机科学等多学科多领域的知识,从生物力学角度出发,通过建立精确量化的上呼吸道数值模型,用于定性、定量及个性化地分析气道解剖结构与呼吸系统动力学特性的关系,以弥补了临床研究的不足,减少了进行大量动物和人体实验的医药学研究的做法[15],为人体上呼吸道解剖结构与生理功能相关性的研究提供定量的参考依据[16],也为深入认知疾病的发病机制、改进现有的诊治手段以及建立个性化的综合体系开创了一条新的研究途径。

近十余年的发展,上呼吸道生物力学模型的研究日益受到力学以及医学工作者的重视,但已有的文献报道多为国外学者的工作,鲜见国内在这一领域的研究。由于人种、地域和生活环境等差异的影响,人体上呼吸道结构具有明显的个体差异性,因此,有必要对国人上呼吸道的生物力学特性进行更为详细的研究。迄今为止,通过建立上呼吸道的数值模型进行气道结构与气流特性之间相关性的研究,主要以正常的气道结构为对象,在对疾病发病机制和诊治研究中的作用体现得还很不够;且以单例的鼻腔、咽腔等局部气道的研究为主,有关上呼吸道(包括鼻、咽和喉)系统模型的研究较少。因此,有关上呼吸道生物力学模型的研究及其在临床方面的应用还有大量工作亟须开展。

11.2 咽喉常见相关疾病

发生于人类咽喉部的疾病主要以炎症性、结构功能性及肿瘤性为主,本节主要介绍阻塞性睡眠呼吸暂停低通气综合征(obstructive sleep apnea hypopnea syndrome,OSAHS)疾病(包括儿童及成人),是生物力学涉足较深的一个领域,其器官的结构特点对疾病的发生发展有着重要的相关性。是典型的器官结构-功能-疾病相关联的临床代表。了解这些疾病,有助于我们进一步理解生物力学研究结果在这些疾病中的应用价值,以期进一步加深对器官生物力学的认识。

11.2.1 阻塞性睡眠呼吸暂停低通气综合征

OSAHS 是指睡眠时,上气道反复发生塌陷、阻塞引起睡眠时呼吸暂停、通气不足,伴打鼾、睡眠结构紊乱,频繁地发生血氧饱和度下降、白天嗜睡等症状。OSAHS 可发生在任何年龄,但以中年肥胖的男性发病率最高。OSAHS 作为多种心脑血管疾病、内分泌疾病、咽喉疾病的源头性疾病,日益受到临床医生的重视。

OSAHS 病因尚不十分清楚,目前研究表明病因主要包括以下几方面因素:上气道解剖结构异常导致气道不同程度狭窄如鼻腔、鼻咽部、口咽部、喉咽部狭窄;上、下颌骨发育障碍、畸形;上气道扩张肌肌张力异常;呼吸中枢调节功能异常;引起的睡眠低氧血症;某些全身或遗传因素及疾病等。

打鼾、呼吸暂停是睡眠中上气道发生不同程度的狭窄和阻塞的结果,气道阻塞主要决定于下述3种因素: ① 气道扩张肌兴奋性降低;② 吸气时气道内负压水平;③ 气道的解剖狭窄。由于反复出现打鼾、呼吸暂停及微觉醒,患者可出现下述病理生理改变(见图 11-1): ① 夜间反复的觉醒可导致慢动眼睡眠期及快动眼睡眠期明显减少、睡眠有效率下降、睡眠结构紊乱,从而导致患者白天乏力、嗜睡、记忆力下降,并导致生长激素分泌下降,影响儿童的发育,并有可能导致性功能障碍;② 在儿童可引发遗尿症,成人则高血压、心律失常、冠心病、脑血栓等疾病的发病率增高;③ 咽腔负压增高可引起胸腔负压增高,影响心脏功能,也可导致反流性食管炎;④ 瘦素的分泌减少可导致脂肪代谢障碍,向心性肥胖和咽部脂肪组织增加,进一步加重咽部塌陷。

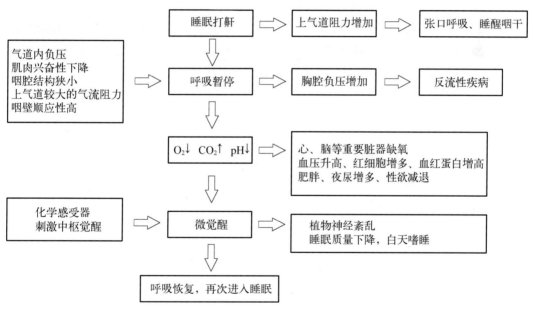

图 11-1 OSAHS病理生理改变过程[21]

Figure 11-1 Pathophysiologic process of OSAHS

临床症状包括: ① 睡眠打鼾,严重者夜间偶尔或经常憋醒,甚至不能平卧睡眠;② 白天嗜睡;③ 患者可有晨起头痛、血压升高;④ 晨起咽干,伴异物感;⑤ 可有记忆力下降、注意力不易集中;⑥ 部分重症患者可出现性功能减退,夜尿次数增多,性格急躁;⑦ 合并并发症者可出现其他相应症状,如夜间心绞痛等;⑧ 儿童还可有遗尿、学习成绩下降、生长发育差、胸廓发育畸形等表现。

体征上可见肥胖、颈围大,部分患者上、下颌骨发育不全;儿童患者一般发育较差,颌面部、胸廓发育异常;口咽腔狭窄、软腭组织肥厚、硬腭高拱、扁桃体肥大、悬雍垂过长肥厚等;以及其他引起上气道狭窄的因素,如鼻中隔偏曲、鼻息肉、舌扁桃体肥大、腺样体肥大、舌根肥厚等。

诊疗要点:

(1) 多导睡眠呼吸监测(polysomnogram,PSG)是 OSAHS 诊断的金标准,它分别测量呼吸(鼻腔气流、胸腹部运动)、血压、心电、血氧饱和度、眼震、脑电图、鼾声[17,18]。但该标准目前仅广泛应用于成人,未被广泛应用于儿童,临床医师通常依靠患儿的病史,体检,纤维鼻咽镜检查以及头颅侧位摄片检查等,初步确定上气道的阻塞和狭窄部位[19,20,22]。

(2) 定位诊断及病因分析:① 纤维鼻咽喉镜:观察上气道各部位截面积、发现引起气道狭窄的结构性原因。Müller's 检查法即嘱患者捏鼻闭口,用力吸气,模拟上气道阻塞状态下咽腔塌陷的情况。两者结合是评估上气道阻塞部位最常用的手段。② 上气道持续压力测定:即应用带有微型压力传感器的导管自鼻腔置入上气道内到达食管,该导管表面含有多个压力传感器,分别位于鼻咽、舌根上口咽、舌根下口咽、喉咽、食管等部位,正常吸气时全部传感器显示一致的负压变化,如气道某部位发生阻塞,阻塞平面以上的传感器则无压力变化,据此可判断气道阻塞部位,是目前公认最为准确的定位诊断方法。③ 头颅 X 线测量:主要用于评估骨性气道狭窄。④ 头颅 CT、MRI。

(3) 临床治疗,根据患者的病因、病情及全身状况,选择不同的治疗方法。一般防治措施是:减肥、戒酒、建立侧卧位睡眠习惯。持续正压通气治疗(Continuous Positive Airway Pressure,CPAP)是目前应用较为广泛并有效的治疗方法之一。是通过一定压力的机械通气,保证 OSAHS 患者睡眠时气道通畅,其工作压力范围为 $4\sim20$ cmH$_2$O,对接受 CPAP 治疗的患者需要测定最低有效治疗的压力并进行设定,如压力过低达不到治疗目的,并有可能发生危险,而压力过高患者则不易耐受;口腔矫治器,即睡眠时佩戴口腔矫治器,将下颌向前拉伸,迫使舌根前移,扩大舌根后气道。主要用于舌根后气道阻塞为主、病情较轻的患者。长期佩戴有引起颞下颌关节综合征的风险。外科治疗是治疗 OSAHS 的重要手段之。主要手术方式包括鼻腔结构重建术、鼻腔扩容术、腭咽成形术、下颌骨前移术及气管切开术。其中悬雍垂腭咽成形术(uvulopalatopharyngoplasty UPPP)应用最广泛,自 1980 年 Fugita 报道以来,UPPP 在临床上得到了广泛的应用,由于 UPPP 临床缺点易发生开放性鼻音,进食鼻腔反流,鼻咽瘢痕狭窄等缺点,目前已有较多的改良术式。手术范围存在较大的差异,有比较保守的悬雍垂软腭部分切除术,也有范围较大的腭咽弓、舌腭弓、扁桃体及软腭、悬雍垂切除术。手术目的在于增加扁桃体窝、软腭与咽后壁间的空隙,以减少睡眠时上呼吸道的阻力。以呼吸紊乱指数(AHI)下降 50% 为标准,其有效率可达 50%。

因此,综合 OSAHS 疾病的病理生理机制显示,对 OSAHS 个性化评估,手术方案的制订,以及术后恢复的预测是临床急需解决的问题。

11.2.2 儿童 OSAHS

腺样体肥大是儿童 OSAHS 最常见的病因之一。患儿因反复炎症刺激腺样体而发生病理性肥大,并引起相应症状者称为腺样体肥大(adenoidal hypertrophy),常见于儿童,但部分成人也可发生,常合并慢性扁桃体炎。肥大的腺样体不同程度的阻塞后鼻孔,甚至压迫咽鼓管,可引起耳、鼻、咽、喉和下呼吸道的多种症状。主要症状表现为鼻塞、张口呼吸、夜眠打鼾、睡眠憋气等。肥大的腺样体可压迫咽鼓管咽口,引起耳闷、耳痛、听力下降等症状,严重可导致分泌性中耳炎,甚至化脓性中耳炎。全身症状常表现为营养不良、发育障碍和反射性神经症状。并有睡眠多梦、夜惊、磨牙、反应迟钝、注意力不集中和精神萎靡等表现。查体可见腺样体面容,如牙列不齐、上颌骨变长、腭骨高拱、上切牙突出、唇厚、缺乏表情。口咽部检查可见咽后壁有鼻咽部的分泌物附着,常伴有腭扁桃体肥大。鼻咽镜检查可见鼻咽顶后壁粉红色块状隆起,多呈橘瓣状,有纵行的沟。治疗原则:腺样体肥大并出现上述症状者,应尽早行腺样体切除术。近年研究认为,儿童慢性鼻窦炎与分泌性中耳炎与腺样体肥大密切相关,因此顽固性鼻窦炎及分泌性中耳炎的治疗方法常常是进行腺样体切除。对于较大儿童出现颌面及口腔牙列畸形者可以进行口腔矫正治疗,不仅可以矫正牙列,还可以扩大咽部气道,增大鼻底截面积。

11.3　OSAHS 的生物力学模型

OSAHS 的发病机制可大致分为两类:解剖性狭窄和功能性障碍,其中解剖性狭窄与上气道解剖结构形态有关,所谓结构决定功能,功能异常即是疾病。建立上气道解剖结构数值量化的仿真模型,对人呼吸时气体流场进行数值分析和上气道结构几何形态的定量数值模拟,可以形象而又定量的认识 OSAHS 等上气道结构形态相关性疾病的特点,对于该类疾病发病机制、发生发展过程的探讨具有重要的理论和临床意义。

11.3.1　健康成人及 OSAHS 患者咽腔数值模拟

以下就健康人及成人 OSAHS 患者的上气道数值模型对比进行阐述。

测试方法:选取 2 名志愿者,1 例健康中国人,男,30 岁,无上呼吸道慢性疾病病史,近 3 个月无上呼吸道急性病史,体重指数正常,无打鼾史,既往无上呼吸道外伤和手术史,上呼吸道常规体检均未见明显异常(注:排除无打鼾史,但双侧扁桃体Ⅲ度大者);患者,男,48 岁,肥胖,睡眠时打鼾,憋气,觉醒,白天嗜睡,精神不振,查体咽腔狭窄,经多导睡眠仪诊断为 OSAHS。使用 SIEMENS 多层螺旋 CT 扫描机,采集志愿者影像学数据。扫描时选常规上呼吸道 CT 扫描程序和主要技术参数。最后应用 CT 机自带的商业软件将所获取的 DICOM 影像学数据转化为 BMP 格式的图像。

模型的建立:模型建立方法同前所述,咽腔模型上起硬腭水平面,下至假声带上缘水平截面,所建模型的结点数为 5 857~9 866 个,单元数为 26 534~43 398 个,图 11 - 2 为重建得到正常人与 OSAHS 患者的咽腔三维有限

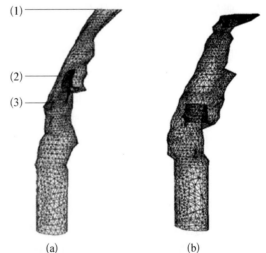

(1)

(2)

(3)

(a)　　　　　　　　(b)

图 11 - 2　咽腔三维有限元模型
(a) 健康人;(b) OSAHS 患者
Figure 11 - 2　FE model of pharynx cavity

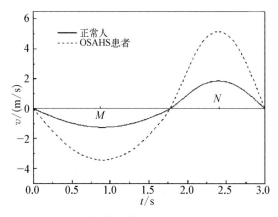

图 11-3 出口水平截面的气流流速

Figure 11-3 Airflow velocity at the section of exit

元模型。

边界条件：加载方式同前，速度出口按照正弦方式加载（见图 11-3），通过自编 C 语言程序在 FLUENT 中施加边界条件。

数值模拟结果及分析：采用有限体积法模拟呼吸过程的瞬态解完成之后，将健康人和 OSAHS 患者的上呼吸道模型沿 3 个截面以及纵剖截面截开，用其截面显示一个呼吸周期中两个具有典型意义的结果，对应为图 11-3 中的 M 点和 N 点时刻。

正常人的数值模拟结果已经在第 10 章中阐述。OSAHS 患者咽腔数值模拟结果：吸气时气流流经咽腔，进入鼻咽部速度较小，而后速度突然增大，在经软腭至会厌软骨之间气流速度达到最大，但气流对咽后壁的冲击非常强烈，较大的气流速度一直持续到会厌软骨附近，从图中可以看出速度较大的范围为一个狭长的区域，对咽腔后壁会产生长时间的冲击。呼气时气流流经咽腔时，气流较大速度出现在软腭与舌后根附近，在会厌软骨以上的部分，速度分布不均匀，出现小幅度的紊乱。呼吸时的最大速度主要集中在一个小范围内，对软腭附近的咽腔组织会产生非常大的冲击，软腭与舌后根长期处于这种情况下，会产生肥大、软组织松懈等一系列不利影响（见图 11-4）。

吸气时咽腔中压力总体分布不均匀。从进入鼻咽部以后逐渐减小，压力梯度的变化集中在软腭至舌后根以及会厌软骨以上的部分，且在整个部分压力分布极不均匀，出现了间阶式的浮动，说明气流在这个部分是紊乱的，从图中也可以看出这个部分占咽

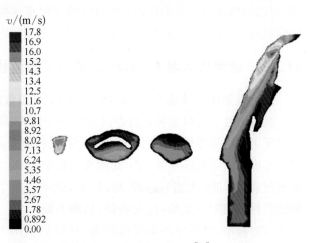

图 11-4 吸气气流量最大时速度分布图[21]

Figure 11-4 Velocity distribution at the moment of maximum airflow flux during inspiration

腔的较大范围，这样的气流分布必然会引起患者的呼吸紊乱，对咽腔的组织也会带来危害。呼气时咽腔中压力变化主要集中在软腭与舌后根附近，且压力分布不均匀，整个咽腔的压力差相对于吸气要大，在腭帆附近出现了小压力，而周围的压力要大得多，所以在腭帆的附近会有很大的压差出现，引起这部分速度增大，气流对软腭产生冲击，刺激软腭等组织结构肥大，致使咽腔狭窄，呼吸时气流经过狭窄的咽腔会产生更大的压差，如此恶性循环，势必造成呼吸阻塞等严重后果。

正常人和 OSAHS 患者数值模拟结果对比：如图 11-5 所示，在 M 点（0.9 s）时刻，人处

于吸气状态且气流量达到最大,咽腔中腭帆、喉咽和喉前庭附近压力较低,软腭和舌后根处气压分布比较均匀。OSAHS 患者咽腔中软腭和舌后根及会厌软骨处气压较低,此处压力分布比正常人紊乱。

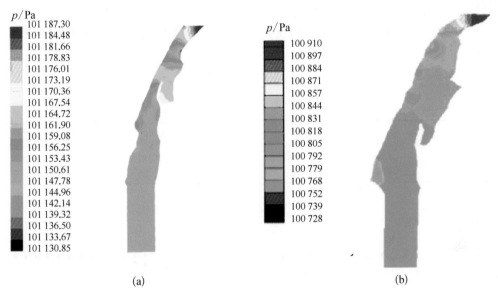

图 11 - 5　吸气气流量最大时气体压力图
(a) 正常人图;(b) 鼾症患者图
Figure 11 - 5　Pressure distribution at the moment of maximum airflow flux during inspiration

在咽腔轴向上(硬腭水平面为 0 面)每隔 0.005 m 的截面取其平均压力,分别绘制 2 例正常人与 2 例 OSAHS 患者 M 点和 N 点时刻各截面平均压力曲线(见图 11 - 6)。

从压力梯度曲线来看,正常人的压力梯度变化总体来说比较均匀,在软腭和舌后根附近有一定波动,但波动比较平缓。鼾症患者在软腭和舌后根附近的压力梯度变化相对来说要大些,正是因为鼾症患者的咽腔几何形态的变异,才产生了如此大的压差。

OSAHS 患者由于咽腔解剖结构的异常,在软腭和舌根附近会产生很高的压差,吸气时气流强烈冲击咽腔后壁,长期处于这种状态下,必然会引起咽腔的生理结构重建,进而产生更高的压差,危及 OSAHS 患者的生命,所以对 OSAHS 患者的及时诊断和治疗是十分必要的。

11.3.2　健康儿童与 OSAHS 患儿上呼吸道数值模拟

儿童 OSAHS 是一种潜在危害健康的,对儿童智力和生长发育有很大影响的睡眠呼吸障碍性疾病。儿童腺样体肥大(adenoid vegetation)是引起儿童 OSAHS 的一个主要原因。

采用 CT 扫描作为资料来源,建立健康儿童和 OSAHS 患儿的上呼吸道有限元模型,应用数值方法分析其中气流特性,对于儿童 OSAHS 的诊断、治疗等可以提供一定的理论依据。

测试方法:根据临床表征和 CT 影像,选取 2 例健康儿童和 5 例腺样体肥大患者,年龄 3～11 岁,所有患儿均有鼻塞感,伴有睡眠打鼾,经鼻咽侧位片及电子喉镜,CT 扫描诊断为腺样体肥大。健康儿童半年内无耳鼻咽喉部不适症状,经前鼻镜、间接鼻咽镜及电测听检查

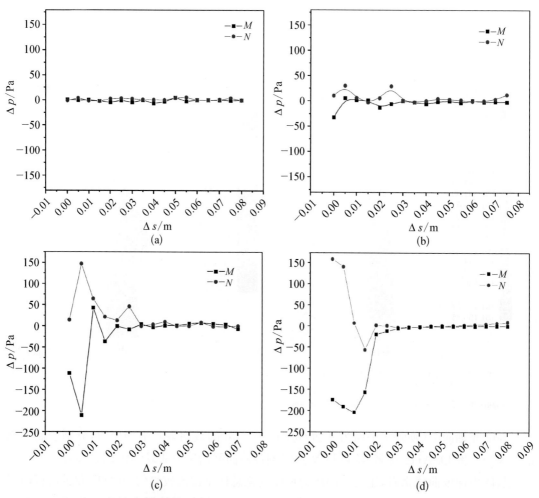

图 11 - 6 M 点和 N 点时刻各截面平均压力梯度曲线
(a)和(b)正常人;(c)和(d)鼾症患者

Figure 11 - 6 Average pressure gradient curve of the sections at the point "M" and "N"

未见耳鼻喉科异常体征。

建立模型:采用上述方法,建立儿童上呼吸道有限元模型。图 11 - 7(1)和(6)为选取的体现气流场特征的截面[21]中分别为正常儿童和 OSAHS 患儿的上呼吸道有限元模型,从(5)和(6)截面可以看出正常儿童的上呼吸道在鼻咽部横截面积相对于 OSAHS 患儿要大得多,而相对狭小的部分即是由于小儿腺样体肥大占据了上呼吸道的空间,致使上呼吸道变得狭窄。根据所建模型分别测得正常儿童与小儿 OSAHS 患者的(4)~(6)截面面积如表 11 - 1 所示。从中可以看出,在(4)位置的截面面积正常儿童相对于 OSAHS 患儿小,但是在(5)和(6)位置正常儿童的咽腔截面面积均小于 OSAHS 患儿,尤其在(6)位置的截面面积正常儿童要远小于 OSAHS 患儿。总体看来正常儿童的咽腔截面积变化比较小,OSAHS 患儿的咽腔截面积变化比较大,变化较大的咽腔截面会造成通过这个区域的气流压力差过大,产生较大气体流速,对咽腔壁产生冲击。

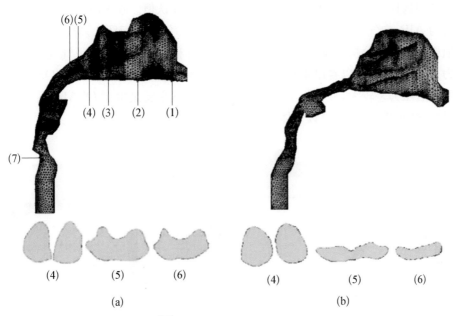

图 11-7 上呼吸道有限元模型[21]

(a) 正常儿童；(b) 小儿 OSAHS 患者

Figure 11-7 FE model of children upper airway

表 11-1 正常儿童与 OSAHS 患儿咽腔截面面积对比[21]

Table 11-1 Cross sectional area contrast of pharyngeal cavity for the health and OSAHS children

		截面(4)面积 /($\times 10^{-4}$ m²)	截面(5)面积 /($\times 10^{-4}$ m²)	截面(6)面积 /($\times 10^{-4}$ m²)
正常儿童	1	3.350	2.583	2.398
	2	2.869	2.221	2.483
	$\bar{x} \pm s$	3.109 5±0.340 1	2.402±0.256	2.440 5±0.060 1
OSAHS 患儿	1	5.150	1.100	0.563 4
	2	4.524	0.893	0.793 2
	3	4.661	1.319	0.676 4
	4	4.888	1.073	0.427 1
	5	4.952	1.247	0.535 7
	$\bar{x} \pm s$	4.835±0.246 3	1.126 3±0.165 7	0.599 2±0.140 1

边界条件：主控方程同前所述，在进行有限单元分析前，需要确定计算的边界条件。因儿童每次呼吸的潮气量与成人有所区别，所以根据脉冲振荡法(impulse oscillometry, IOS)正常预计方程式来确定 6～14 岁儿童呼吸潮气量[23]。计算出儿童每次呼吸的潮气量 Q，其他边界条件同前。

男性儿童：$Q = -0.506\ 5 + 2.599 \times \log^{身高}$

女性儿童：$Q = -0.106 + 2.614 \times 10^{-4} \times 身高 \times 年龄 - 8.844 \times 10^{-8} \times e^{年龄}$

数学模型选择 Standard k-ε 湍流模型,各因子取默认值。在 FLOTRAN 分析中,气流属性设置为 AIR,空气的密度为 $1.25\ \mathrm{kg/m^3}$,动力黏度系数为 $1.789\,4 \times 10^{-5}\ \mathrm{N \cdot s/m^2}$。

数值模拟结果及分析:图 11-8 给出了正常儿童和 OSAHS 患儿吸气气流量最大时的气体压力分布,从图中可以看出正常儿童整个上呼吸道的前后压力差较小,OSAHS 患儿上呼吸道的前后压力差较大,且变化主要集中在鼻咽部,这主要是由于 OSAHS 患儿的腺样体肥大,占据了呼吸道的空间,导致气体不能顺畅地通过,造成较高的压力差。

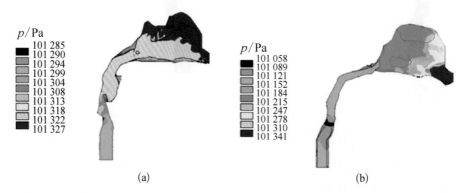

图 11-8 吸气气流量最大时气体压力[2]
(a) 正常儿童图;(b) OSAHS 患儿图
Figure 11-8 Pressure distribution at the moment of maximum airflow flux during inspiration, Left: healthy; right: children with OSAHS

对比健康儿童和 OSAHS 患儿在吸气气流量最大时刻的速度分布(见图 11-9 和图 11-10),可以看出健康儿童吸气时,速度最大值位于鼻前庭和喉前庭附近,最大速度值约为 $7\ \mathrm{m/s}$,鼻咽部速度比较均匀,为 $1.5\sim2.5\ \mathrm{m/s}$。患儿吸气时,速度最大值位于喉前庭处,最大速度值约为 $11\ \mathrm{m/s}$,在鼻咽部气道狭窄部位气流有先增大后减小的显著变化。

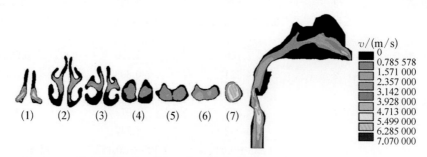

图 11-9 正常儿童吸气气流量最大时速度分布图[21]
Figure 11-9 Velocity distribution at the moment of maximum airflow flux during inspiration for the healthy children

鼻咽部狭窄是腺样体肥大患儿的基本特征,从数值模拟的结果来看,由于狭窄处的顺应性的增加,使得这部分的气体压力和速度梯度较正常儿童变化快,导致气道阻力的增加,加大呼吸时的负压,增加咽气道的可塌陷性,影响其开放与关闭的力量对比,从而引起打鼾、呼吸暂停等疾病。

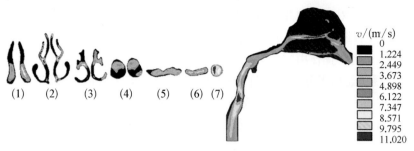

图 11 - 10　OSAHS患儿吸气气流量最大时速度分布图[21]

Figure 11 - 10　Velocity distribution at the moment of maximum airflow flux during inspiration for the children with OSAHS

11.4　鼻腔结构矫正术治疗 OSAHS 的生物力学研究与临床验证

临床上采用"鼻腔结构矫正术"作为治疗 OSAHS 的一种常用术式,而术后效果各家不一。应用生物力学方法,通过应用三维有限元数值模拟,研究成人 OSAHS 患者经"鼻腔结构矫正术"后的疗效和鼻、咽腔及软腭流固耦合数值模拟的变化特征,根据重建的三维有限元模型和流固耦合数值分析方法,研究上气道流场与软腭运动的相互作用,分析成人 OSAHS 患者术前、术后上气道气流流场和软腭固体场的变化特征;通过鼻腔气道流场数值模型特征分析及软腭后区气流与软腭流固耦合的数值分析,阐述"鼻腔结构矫正术"治疗不同程度的 OSAHS 临床效果不同的解释。

11.4.1　不同阻塞程度的成人 OSAHS 患者生物力学模型建立

临床资料:志愿者 4 例,均为 2010 年 4 月—2010 年 11 月大连医科大学附属第二医院耳鼻喉科住院手术治疗的阻塞性睡眠呼吸暂停低通气综合征患者。其中病例 1、2、3 为男性,年龄为 34～56 岁;病例 4 为女性,63 岁。主要临床症状:明显的鼻阻塞病史,睡眠打鼾,睡眠时伴憋气,有憋醒,张口呼吸,晨起头痛,白天嗜睡等;体征:均存在鼻中隔偏曲、鼻甲肥大、鼻腔气道狭窄的情况,其中病例 2 除上述体征外还可见中鼻道少量脓涕,窦口鼻道复合体周围引流不畅。4 例病例均术前进行多导睡眠呼吸监测并确诊为 OSAHS 患者,其中 1、2 病例为轻度 OSAHS,3、4 病例为重度 OSAHS。术前对 4 例病例行上气道 CT 扫描。均行鼻腔结构矫正术。病例 1、3、4 的鼻腔结构矫正术为:鼻中隔偏曲矫正术,双下鼻甲骨折外移及黏膜部分切除术;病例 2 的鼻腔结构矫正术为:鼻中隔偏曲矫正术、双侧上颌窦、筛窦、额窦开放术及双下鼻甲外移术。术后 3～5 个月对这 4 例病例进行跟踪随访复查,4 例患者鼻阻塞症状均有明显的改善。病例 1、2 术后鼻塞症状明显减轻,睡眠打鼾情况较术前改善,睡眠憋气、憋醒、晨起口干、头痛、嗜睡等症状明显改善;两例重度 OSAHS 患者病例 3、4 术后鼻腔通气改善良好,但睡眠打鼾、呼吸暂停、低通气等症状无明显的改善。同时对这 4 例病例进行多导睡眠呼吸监测复查和术后上气道 CT 扫描复查,并根据术前、术后 CT 数据按前述方法建立三维有限元模型并进行分析。

PSG：PSG 是诊断 OSAHS 的"金标准"[24-26]，4 例患者均在入院时进行了 PSG 检查，并确诊为 OSAHS 患者。操作由同一有经验的医师完成。

CT 扫描：受试志愿者分别于术前 1～2 天及术后 3～5 个月进行螺旋 CT 扫描，并确保所有受检者检查当天未使用鼻腔血管收缩剂。志愿者在受试前在室温环境下(18～25℃)静坐休息 30 min，以排除环境、温度、湿度和运动等对鼻腔黏膜的影响。清除鼻腔分泌物后，进行螺旋 CT 扫描。分别取患者屏气时行冠状位和水平位 CT 扫描。冠状位：范围自前鼻孔至咽后壁，层间距为 1 mm；水平位：范围自颅底至声门下缘，层间距为 1 mm。取骨窗，窗宽：1 350 HU，窗位：450 HU。

三维模型建立：应用 MIMICS10.01 软件，将所获得的 DICOM 格式的 CT 影像学图像导入软件，对其设定一定的阈值，加以"蒙皮"处理，使得气道及气道边界被很好地识别。确定阈值后，对所有的 CT 影像学图像一一进行修改，去除非目标结构，保留目标结构——鼻、咽腔气道，并光滑气道边缘，最后经计算机模拟生成鼻、咽腔三维图像模型。用同样的方法调节 CT 图像的灰度值，识别软腭的范围，对 CT 图像进行修改，保留目标结构——软腭，进一步生成软腭的三维图像模型。为了便于数值模拟，在确定软腭两侧的边界问题时，以不超过两侧下鼻道的宽度为准。

有限元分析 ANSYS 软件计算：将生成的鼻、咽部三维实体模型导入到 ANSYS 软件中。根据软腭的实际解剖结构和计算需要，在软腭的两侧重建 4 对腭帆肌肉：腭帆提肌、腭帆张肌、腭舌肌、腭咽肌。如图 11 - 11 所示，对所建立的三维实体模型进行网格剖分，生成三维有限元模型[26]。

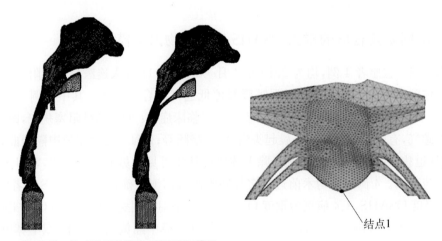

结点1

图 11 - 11　病例 1 鼻、咽腔及软腭的三维有限元模型
Figure 11 - 11　Case 1 3D element model of nasal pharyngeal space and soft palate

首先设定边界条件：根据成人真实的生理数据确定边界条件。在呼吸的过程中，前鼻孔处与外界相通，在前鼻孔处设定为一个标准大气压，上气道壁设定为无滑移条件(上气道壁面 3 个方向流场流速 $v=0$)，出口声门处(面积为 S)设定速度边界条件为 $v_{出口}=u/S$。软、硬腭交界面及软腭周围 4 对肌肉端点均设定为固定位移条件。采用间接耦合的方法模

拟手术前后患者在正常呼吸时(气体流率为 $u = 628$ ml/s)鼻、咽腔的气流特征和软腭的运动特征。在计算中两个物理场耦合计算分析,进行多次迭代直到求解满足收敛精度,流体场及固体场的计算结果均趋于稳定后计算结束。根据相关文献报道[25],假设模型中的固体软组织部分为均质、各向同性的线弹性材料,软组织部分的材料属性设定为:软腭的弹性模量为25 kPa,泊松比为0.42;腭帆肌肉的弹性模量为980 kPa,泊松比为0.45。控制方程与10.4节式(10-7)~式(10-10)相同。

11.4.2 临床检测及数值计算结果

多导睡眠呼吸监测结果(见表11-2)。

表11-2 4例患者术前、术后多导睡眠呼吸监测结果[26]
Table 11-2 The patients of PSG result of Preoperative and postop

病例	性别	术前 PSG(AHI)	术后 PSG(AHI)	术前最低 SaO_2	术后最低 SaO_2
1	男	8.6 平卧位: 24.5	0.9	90%	98%
2	男	6.7	1.2	71%	98%
3	男	67.1	50.5	64%	60.5%
4	女	75.1	68.3	22%	31%

病例1为轻度 OSAHS,平卧时呈中度 OSAHS;病例2为轻度 OSAHS;病例3、4为重度 OSAHS。鼻腔结构矫正术后3~5个月随访情况,PSG复查,病例1、2的 AHI 由术前的轻-中度(轻度:5<AHI<20;中度:21<AHI<40)改善为单纯性鼾症(AHI<5),血氧饱和度明显提高,呼吸暂停、低通气症状消失,根据杭州会议标准[27],判定病例1、2疗效为治愈;病例3的 AHI 较术前降低了24.7%,微觉醒指数由9.7降为4.5;病例4的 AHI 较术前降低了9%,微觉醒指数由54.6降为23.4;判定病例3、4的鼻腔结构矫正手术对治疗鼻阻塞有效,但对治疗 OSAHS 效果不显著。

根据三维重建模型测量鼻、咽腔气道:在 MIMICS10.01 软件所建立的三维模型上,取中鼻道前端同一层面,测量术前、术后病例1、2、3中鼻道前端、下鼻道、总鼻道3个部位气道宽度的均值,观察患者鼻腔结构矫正手术后,鼻腔气道宽度在数值上的改变情况(见表11-3),3例病例鼻腔结构矫正手术后,左右两侧的鼻腔气道均明显扩大;定量地描述了3例患者左右两侧鼻腔较术前扩大程度。这与患者术前鼻塞明显、术后鼻腔通气改善的情况相吻合。

表11-3 病例1、2、3鼻腔气道的测量(单位: mm)[26]
Table 11-3 Case 1、2、3 nasal airway measure (unit: mm)

			中鼻道前端	下鼻道	总鼻道
病例1	左侧	术前	1.35	1.86	0.93
		术后	2.50	3.87	2.88
	右侧	术前	0.93	2.11	1.10
		术后	2.35	3.11	3.34

（续表）

			中鼻道前端	下鼻道	总鼻道
病例 2	左侧	术前	1.43	1.23	1.32
		术后	4.69	1.99	3.91
	右侧	术前	1.10	0.91	1.49
		术后	4.90	4.12	2.41
病例 3	左侧	术前	1.32	1.78	1.12
		术后	3.54	3.04	3.11
	右侧	术前	1.26	1.12	2.05
		术后	2.55	3.48	3.17

三维重建模型的数值分析

压强场：以病例 1 和病例 3 为例，观察两例患者鼻、咽部气道压强场的变化特征（见表 11-4）。

表 11-4 病例 1、3 吸气期术前、术后不同部位的压强场（单位：Pa）

Table 11-4 Case 1、3 pressure of Preoperative and postop when inspiration (unit：Pa)

		鼻阈区	鼻咽部	悬雍垂后部气道	声门区
病例 1	术前	−13	−57	−130	−165
	术后	−6（−54％）	−17（−70％）	−73（−44％）	−85（−48％）
病例 3	术前	−21	−24	−140	−41
	术后	−15（−29％）	−12（−50％）	−226（+61％）	−47（+15％）

如图 11-12[26]所示，以吸气期为例，由鼻阈区经鼻咽部、软腭后区至下咽部的气压数值

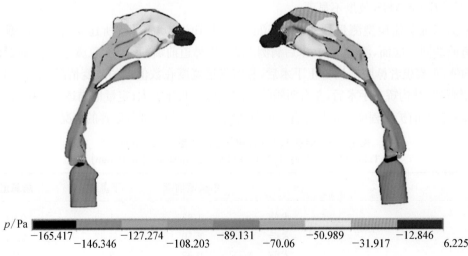

p/Pa
−165.417　−146.346　−127.274　−108.203　−89.131　−70.06　−50.989　−31.917　−12.846　6.225

图 11-12 病例 1 术前吸气期上气道压强分布云图[26]

Figure 11-12 Case 1 pressure of Preoperative when inspiration

分布逐渐递减。如图 11 - 12 和图 11 - 13 所示,病例 1 术前两侧鼻腔压强的分布区域不同,术后两侧鼻腔的压强分布相似;病例 2 在上气道压强场的分布规律与病例 1 是相似的,术前两侧鼻腔压强梯度分布不同,在术后两侧鼻腔压强梯度的分布较为相似,且吸气期主要的高压强区域集中在鼻阈区附近。病例 3 术前两侧鼻腔压强梯度分布相似,鼻咽部至悬雍垂后部气道和声门区的压强差增大。

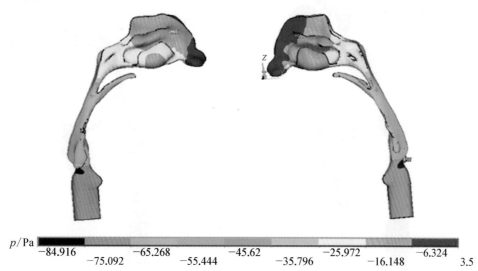

图 11 - 13　病例 1 术后吸气期上气道压强分布云图[26]

Figure 11 - 13　Case 1 pressure of postop when inspiration

流速场:在病例 1、2、3 流速场中,气流流经软腭后区时气流流速的变化。如图 11 - 14 和图 11 - 15 所示,病例 1 术后软腭后区气流的最大流速降低,鼻咽部术前气流流向较紊乱,术后气流走向较规则;病例 2 数值模拟流速场的分布规律与病例 1 是较相似的;病例 3 术后软腭后区的最大流速较术前有所增大,鼻咽部位气流流向手术前后变化不大。

壁面剪切力:呼气期气道壁面剪切力的分布趋势与吸气期相似。因此,以吸气期为例来说明病例 1、病例 3 患者壁面剪切力的分布特征(见表 11 - 5)。

表 11 - 5　病例 1、3 吸气期术前、术后不同部位的壁面剪切力(单位: Pa)[26]

Table 11 - 5　Case 1、3 wall shearing force of Preoperative and postop when inspiration (unit: Pa)

		中鼻道前端	腭咽区	声门区
病例 1	术前	0.396	0.508	0.433
	术后	0.173(−56%)	0.357(−30%)	0.226(−48%)
病例 3	术前	0.304	1.021	0.411
	术后	0.126(−59%)	1.392(+36%)	0.355(−14%)

病例 1 术前、术后上气道主要存在 3 个高剪切力区:鼻阈区附近、腭咽区附近、声门区附近。术后最高壁面剪切力较术前减小了 30%,且腭咽区壁面剪切力变化趋势较术前减缓。

在壁面剪切力的区域分布上观察,病例1术前鼻中隔偏曲区域出现了很高的壁面剪切力,且变化趋势较为剧烈;而在偏曲对侧鼻腔,自前鼻孔至鼻道后端出现了大范围的高壁面剪切力区,这与患者鼻中隔偏曲及长时间鼻塞导致的偏曲对侧下鼻甲出现代偿性肥大的鼻腔自适应改变有关。

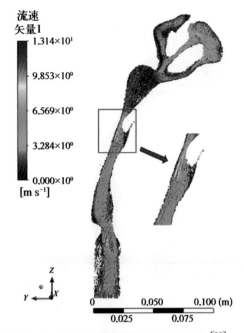

图 11 - 14　病例1术前软腭后区流速矢量云图[26]

Figure 11 - 14　Case 1 posterior part of soft palate's flow rate of Preoperative

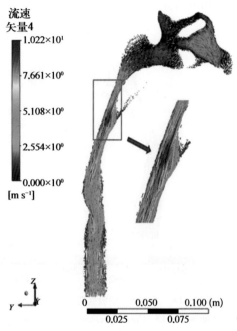

图 11 - 15　病例1术后软腭后区流速矢量云图[26]

Figure 11 - 15　Case 1 posterior part of soft palate's flow rate of postop

病例3术前上气道出现3个壁面剪切力较高的区域:鼻阈后至中鼻道前端区域、腭咽区附近、声门区附近,最高壁面剪切力出现在腭咽区附近;术后患者上气道的壁面剪切力仅在腭咽区附近出现了峰值,且较术前增大了36%。

固体场,软腭的位移:

取病例1、病例3观察患者软腭悬雍垂尖部的位移情况,如表11-6所示。

表 11 - 6　病例1、病例3腭垂尖部的位移(单位: $\times 10^{-6}$ m)[26]

Table 11 - 6　Case 1、3 displacement of the point of uvula (unit: $\times 10^{-6}$ m)

		病例1	病例3
吸气期	术前	94.480	24.697
	术后	89.214	44.890
呼气期	术前	778.61	39.710
	术后	306.57	135.80

在呼吸两期,病例1、病例2术后腭垂尖部位移减小;病例3腭垂尖部位移有所增大。

病例 1 术后软腭后区阻力、上气道阻力、软腭后区占上气道阻力的百分比均减小;病例 3 术后上述各指标均明显增大(见表 11-7)。

表 11-7　病例 1、病例 3 吸气期术前术后气道阻力(单位: Pa/(L·S))[26]
Table 11-7　Case 1,3 airway resistance of Preoperative when inspiration (unit: Pa/(L/S))

		软腭后区气道阻力	上气道阻力	软腭后区占上气道阻力百分比
病例 1	术前	116.2	262.7	44.2%
	术后	45.9	135.4	33.9%
病例 3	术前	172.0	355.1	48.4%
	术后	339.2	433.1	78.3%

11.4.3　鼻腔气道流场数值模型特征分析

在正常人上气道中,自前鼻孔至鼻咽部为鼻腔气道,这一气道段中,在距前鼻孔约 2 cm 的部位有一生理性狭窄区域,称为鼻阈区,此区域在正常解剖结构中为鼻腔最狭窄的部位。由于鼻肺反射神经调节作用的存在,使得在呼吸过程中,保证肺的有效扩张和收缩,对呼吸起到调节作用。Ulyanov[28] 提出了鼻腔"生理桥"(鼻阈、下鼻甲和与之相对应的鼻中隔共同形成的结构)的概念,指出这一区域能够合理地分配进入鼻腔气道的气流,并产生鼻腔正常的生理功能,当"生理桥"这一结构发生异常时,上述的生理功能都将受到影响,从而引起鼻腔疾病的发生并可累及到下呼吸道,Ulyanov 认为应该手术矫正鼻腔结构,尤其是"生理桥",来纠正鼻腔的空气动力学,这与对存在鼻阻塞的 OSAHS 患者进行鼻腔结构矫正术来矫正鼻腔异常解剖结构的理念是相吻合的。上气道中自鼻咽部至悬雍垂后区气道一气道段在解剖位置上与其前方的软腭相毗邻,气流在流经这一气道段时通过流固耦合界面会对软腭产生力的作用,使软腭发生运动;同时,软腭运动也会反作用于气道内气流,使气道内气流动力学发生改变。因此,基于这一力学变化,应用 ANSYS12.0 软件对所建立的鼻、咽腔及软腭的三维有限元模型进行流固耦合数值分析,定量地描述 OSAHS 患者鼻腔结构矫正术前/术后鼻、咽腔及软腭流固耦合的变化特征。

在建立 3 例患者上气道及软腭的三维有限元模型后,应用流固耦合的方法对其进行数值分析。对病例 1 和病例 3 分别进行详细讨论如下:病例 1 存在鼻塞、鼻中隔偏曲、下鼻甲肥大等异常的鼻腔解剖结构,考虑其术前两侧鼻腔压强场、壁面剪切力分布的不同和压强差的不一致与患者鼻中隔偏曲较明显且由于病程较长、鼻腔功能发生了自适应性改变[29]、偏曲对侧的下鼻甲发生了代偿性肥大有关。气流在流经气道横截面积小的部位,其阻力增大,通气减小,为了保证通气的有效,人体会反射性地增加通气量,增大在偏曲部位两端的压力差值。在正常人鼻腔压力场的分布中,由于鼻阈为鼻腔最狭窄的区域,因此,在鼻阈处的压强差约占整个鼻腔气道压强差的 58.78%[29]。而病例 1 的鼻腔压强分布并不符合这一规律,考虑其为鼻中隔偏曲、下鼻甲代偿性肥大的患者,由于鼻腔结构异常改变,鼻中隔偏曲较重,该部位气道狭窄明显,那么鼻阈处最狭窄区域会被偏曲部位所替代,则会在偏曲部位形成较大的压强差并在压强分布上发生改变。术后 5 个月,对病例 1 进行随访,复查上气道 CT,可见鼻中隔位置基本居中,鼻腔气道明显宽敞,术后吸气期两侧鼻腔压强场分布较为均匀,压强差较术前减小,两侧鼻阈处的压强差符合正常人鼻腔气流场(约占整个鼻腔气道的 60％)的特点;在壁面剪切力方面看,患者术后两侧鼻腔壁面剪切力的分布区域较为相似,考虑患者术后两侧鼻腔气道增宽,鼻腔结构矫正手术效果满意。在对病例 2 鼻腔气道的三维有限元模型数值分析中,可以看到与病例 1 较为相似的气道流体动力学分布特征和手术前后的变化趋势,通过结合该患者症状、体征、CT 扫描图像和三维有限元数值分析结果可以判定这两例患者在接受鼻腔结构矫正术后缓解鼻阻塞的方面疗效是确切的。

病例 3 术前除明显的 OSAHS 症状外,还存在鼻阻塞症状,鼻道气道狭窄、鼻中隔右侧下端有一小的棘状突起,下鼻甲肥大,经鼻腔结构矫正手术后,鼻阻塞明显缓解。在呼、吸两期,病例 3 两侧鼻腔的压强场、壁面剪切力的分布规律相似,结合患者的 CT 扫描图像考虑该患者鼻中隔偏曲的程度并不严重,但由于患者两侧鼻阈处的压强差仅占整个鼻腔的压强差的 29％,这显然与正常人群的压强分布规律是不相符的。病例 3 两侧鼻腔在中鼻甲、下鼻甲前端出现了一个较高的壁面剪切力波动,结合其 CT 扫描图像,可发现该患者虽然鼻中隔偏曲的程度并不严重,但鼻甲肥厚,鼻腔气道狭窄,这即是导致该患者鼻阻塞的主要原因。术后病例 3 鼻阈区的压强差约占整个鼻腔压强差的 51.6％,与正常人的鼻腔压强分布特点相符合,同时患者两侧鼻腔壁面剪切力的分布趋势相似,无明显波动和峰值出现,患者鼻腔通气改善良好,说明病例 3 通过鼻腔结构矫正术使鼻腔达到正常通气功能。

11.4.4 软腭后区气流与软腭流固耦合的数值分析

以吸气期为例,在对病例 1、病例 2 流固耦合数值分析中,术前、术后在软腭后区均出现了整个上气道壁面剪切力场的峰值,但术前此区域壁面剪切力的变化趋势较术后急剧。术后最高壁面剪切力的数值明显降低,软腭后区压强差减小,软腭后区的气流流速明显减小,由于上述原因,使得作用在软腭上的作用力均有减小,在一定程度上会减小软腭在口咽部空间内的位移。通过对病例 1、病例 2 软腭位移场的模拟分析中也可看到,术后软腭腭垂尖部位移减小,软腭后区最狭窄区域前后径术后明显增宽。有学者提出由于鼻腔通气不佳,在吸气时可使咽腔产生负压状态,从而引起软腭及咽腔周围软组织的塌陷和软腭震动[30]。结合病例 1、病例 2 PSG 结果,由术前的轻-中度 OSAHS 转变为单纯性鼾症,其术后睡眠时呼吸暂停、低通气的情况均明显改善,患者睡眠时由张口呼吸转变为闭口经鼻呼吸,晨起口干症状消失。病例 1、病例 2 在鼻腔结构矫正手术后,鼻腔通气改善,上气道阻力减小,软腭后区占上气道阻力的比例也减小,使气流进入气道后受到的阻力减小,睡眠时张口呼吸转变为闭口经鼻呼吸,增强了鼻肺反射的神经调节功能,增强了下气道的扩张和换气功能;同时,张口呼吸的状态转变为闭口呼吸后可以使颏舌肌、舌骨肌等肌肉的位置发生变化,减轻睡眠时舌后坠的发生和程度,从而使口咽部气道更加通畅;鼻腔通气改善后,软腭后区气道段的压强差、气流流速、壁面剪切力减小,使得作用在软腭的作用力减小,从而使软腭发生的位移减小,减小了吸气时咽腔产生的负压状态,使软腭的震动和咽腔软组织的塌陷减轻,间接地增大了软腭后区气道的宽度,气流通过上气道时更加的通畅,减小了在睡眠过程中呼吸暂停的可能和低通气的发生,改善 OSAHS 的症状。

在对病例 3 软腭后区这一气道段气流场的研究中,术后压强差和气流流速均增大,使得这一气道段的气道阻力较术前也明显增大。术前该患者在中鼻甲前端、软腭后区、声门区均出现了较高的壁面剪切力区;而术后,软腭后区仍出现高壁面剪切力区,且峰值较术前增大了 36%;在软腭位移场的模拟分析中可见术后软腭的位移增大;在对气道阻力的研究中,软腭后区所占上气道阻力较术前明显增大,因此气流进入气道后,虽然鼻腔气道通畅,但软腭后区气流阻力增大,气流在软腭后区受到的阻力明显大于术前,这与该患者术后 PSG 的结果所示 OSAHS 治疗效果不佳是相一致的。有研究表明在重度 OSAHS 患者大多存在上气道多平面结构的阻塞,以鼻腔、鼻咽部、腭-咽平面和舌-咽平面阻塞者常见[31],因此考虑病例 3 为重度 OSAHS,术前其上气道存在多个平面的阻塞因素(鼻腔平面和腭咽平面)。鼻腔结构矫正术解除该患者鼻阻塞的疗效是明显的,可以很好地改善鼻腔通气状况,使鼻腔气流场数值分析趋于正常化,但是由于术后软腭后区气道阻力占上气道阻力的比例明显增大,气流进入气道后在软腭后区受阻,由于软腭后区压强差、气流流速、壁面剪切力均较术前增大,从而使软腭受到的作用力增大,在一定程度上增大了软腭位移,使软腭后区气道宽度减小,因而患者 OSAHS 的呼吸暂停、低通气症状改善不佳,术后治疗效果不佳。这与一些学者报道的在对重度 OSAHS 患者的治疗策略中单纯的鼻腔手术是不能彻底解决 OSAHS 临床症状的结论是相吻合的[32]。

在 OSAHS 患者中,约有 44% 的人群存在着鼻腔的狭窄性因素,鼻阻力较正常人明显增加[33]。鼻阻力增大而引发的鼻阻塞对 OSAHS 的发生发展起到了关键的作用,是鼾症和 OSAHS 发病的一项危险因素。因此,在对 OSAHS 的外科治疗中,很多学者开始逐渐重视鼻腔手术在 OSAHS 治疗中的探讨。韩德民等认为鼻阻塞是上气道阻塞的源头性因素,并针对解决这一源头性问题,应用鼻腔扩容技术来降低上气道通气的前阻力,纠正并改善咽腔塌陷,恢复正常通气功能[34]。也有文献报道,单纯的鼻部手术对轻度的以鼻阻塞为主的 OSAHS 患者是有效的[35,36],它可以缓解其 OSAHS 的症状、改善睡眠质量、减少觉醒次数和时间、提高血氧饱和度、改善鼾声等,并且在 OSAHS 的预后和预防中也起到了较为重要的作用。越来越多的学者认为鼻腔结构矫正术是 OSAHS 治疗中的一个组成部分,它可以改善因鼻阻塞平面而引发的 OSAHS 患者的症状。但是,对于阻塞平面在咽部的重度 OSAHS 患者,有文献报道其术后的 AHI 并无明显的下降[37],手术效果并不理想,从上述 4 例病例鼻腔结构矫正手术后 OSAHS 的预后情况也说明对于 OSAHS 患者的诊疗方案需要进行个性化评估和定制。胡海文等在探讨鼻腔手术对于重度 OSAHS 患者治疗作用中认为,对于重度 OSAHS 患者来说,手术方式虽然不是决定性因素,但是,可以间接地提高分期手术的有效率,也降低了在手术过程中由于气道狭窄等原因引起的窒息等术后并发症的风险性[32],而且鼻腔手术在改善患者术后 CPAP 治疗的顺应性[37]方面也具有一定的治疗意义。

因此,在治疗以鼻腔阻塞平面为主的轻-中度 OSAHS 患者,干预鼻腔结构阻塞的治疗策略是可行的。而对于合并鼻阻塞症状的多平面阻塞因素并存的 OSAHS 患者,单一的鼻腔结构矫正术的效果是不确切的。通过生物力学数值分析的方法来研究 OSAHS 并进行术前个性化评估对其治疗方案的选择是有必要的。

在对 OSAHS 患者治疗效果的判定上,多导睡眠呼吸监测和有限元数值分析结果在趋势上相吻合。基于 CT 图像对成人 OSAHS 患者的鼻、咽腔及软腭三维有限元模型的建立和流固耦合数值分析对 OSAHS 患者术前阻塞平面的识别、疗效判定以及制订 OSAHS 外科治疗方案和疗效的评估具有参考价值。数值分析技术应用于 OSAHS 的研究为临床提供定量的、可分析的平台,是一种有效的、值得推荐的、可以继续探讨的方法。

在未来的研究中,可以通过扩大样本量,以期发现 OSAHS 患者上气道流体场与软腭固体场的变化特征,在对 OSAHS 患者术前个性化评估,重点阻塞平面的识别和判定等方面进行更多的研究。

11.5　儿童 OSAHS 气道特征的数值模型

儿童 OSAHS 是儿童睡眠时发生的完全性或部分性上呼吸道阻塞性疾病。其病因包括腺样体和/或扁桃体肥大、肥胖、慢性鼻窦炎、鼻腔狭窄、舌体肥大等,其中腺样体和/或扁桃体肥大是儿童 OSAHS 最常见的病因。目前,儿童 OSAHS 的诊断尚没有特异性较强的方法,亦无法对其进行量化分析,而成人 OSAHS 诊断标准并不完全适用于儿童。声反射鼻腔测量(acoustic rhinometry, AR)是近 20 年来逐渐普及的测量鼻腔及鼻咽腔几何形态、横截面积和容积的方法。该技术是目前唯一的非介入性气道检测手段,具有无创、重复性好及价廉的特点,并且只需简单配合,对儿童尤为适用。

11.5.1　儿童 OSAHS 病例及检测仪器的选择

选取 2005 年 4 月—2006 年 3 月在大连医科大学附属二院耳鼻喉科住院的患儿,随机选择 35 例病例,其中男 24 例,女 11 例。年龄 3~10 岁,平均年龄 5.75 岁。其中腺样体肥大患儿 28 例,病程 1 个月~5 年。主要临床表现:打鼾 28 例,张口呼吸 23 例,睡眠呼吸暂停 9 例,鼻塞 10 例,有分泌性中耳炎病史 2 例,有慢性扁桃体炎病史 7 例。其余 7 例是以其他疾病入院的患儿,追问无鼻病病史,无睡眠打鼾,无张口呼吸,无鼻塞。

AR 为美国 Hood 公司生产的 eccovision 型声反射鼻腔测量系统。利用声波反射原理,通过对鼻腔及鼻咽腔反射回的声波信号进行分析、处理,显示其几何形态、横截面积和体积的变化。

该仪器主要由两部分构成:① 声波管及鼻探头:声波管包括声音发生器及传音筒,负责发出声波并接收声波反馈信号;② 微机:负责对资料的收集及分析处理。基本原理:声波管发出的声波经鼻探头进入鼻腔及鼻咽腔,随其横截面积的不同产生相应的反射,其反射信号及发生率由传音筒记录放大并传入微机,经微机分析处理,确定距前鼻孔不同距离为函数的鼻腔及鼻咽腔横截面积,同时可显示鼻腔不同节段处的容积。该仪器可测得距前鼻孔0~12 cm 范围内的鼻腔及鼻咽腔横截面积、容积。

11.5.2 儿童 OSAHS 的临床检查要点

对 35 例儿童行鼻咽侧位片检查,采用吸气期鼻咽侧位投照,下颌略抬高,以减少下颌支与鼻咽腔重叠。X 线管中心取外耳道口前、下各 2 cm 处。鼻咽侧位片示腺样体位于蝶鞍底和枕骨斜坡外面,呈条状软组织,表面光滑,或呈波浪形,前端不超过翼板前缘。

测量方法:参照邹明舜方法测量,图 11-16 为腺样体测量方法。取腺样体下缘最凸出点 B 至枕骨斜坡颅外面切线 EF 间的垂直距离 AB,为腺样体的厚度(A)。C 点为翼板根部和斜坡颅外面连接点,D 点为硬腭后上端,C 和 D 间距(即 CD 线)为鼻咽腔宽度(N)。线段 AB/CD 即得 A/N 比率值。

应用声反射鼻腔测量系统对 35 例儿童进行测量。受试者鼻腔没有喷血管收缩剂,在受检前 15min 进入检查室(室温 18~25℃,相对湿度 40%,本底噪声小于 20 dB)静坐准备,以排除湿度、温度、运动及噪声等对鼻腔黏膜测量的影响。测试前指导受试者熟悉测试过程,取得其良好配合。测量时受试者取坐位,选择与受

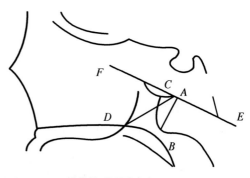

图 11-16 腺样体-鼻咽腔比率
线段 EF 为枕骨斜坡的颅外平面作平行线。B 点为腺样体最凸出点,线段 AB 为 B 点向线段 EF 作的垂直线,代表腺样体的厚度(A),C 点为翼板基底,D 点为硬腭后端,线段 CD 为鼻咽腔的宽度(N)[38]

Figure 11-16 Ratio of adenoid-pharyngonasal cavity

试者前鼻孔大小相适应的鼻探头,注意将鼻探头与前鼻孔完全紧密连接,同时不可用力过大改变鼻翼形态,并指导受试者屏气。确定 0~12 cm 为鼻腔及鼻咽腔范围,并根据对儿童及少年正常声反射鼻测量曲线的分析,以距前鼻孔 6.0 cm 处作为鼻腔及鼻咽腔的分界点。

测试所得参数包括:最小横截面积(minimal cross-sectional area,MCSA)、鼻腔最小横截面积到前鼻孔的距离(distance of the minimal cross-sectional area from the nostril,DMCA)、鼻腔容积(nasal volume,NV)、鼻咽腔容积(nasopharyngeal volume,NPV)、鼻阻力(nasal resistance,NR)。

为了确保测量的准确性,每个受试者每侧鼻腔均重复测试 3 次以上,且检查者为同一个人,最终根据以上结果取其平均值。

统计方法:采用 SPSS13.0 统计软件对计量资料进行单因素方差分析,用 LSD 及 S-N-K 两种方法进行组内两两比较。p 值<0.05 认为差异具有统计学意义。

11.5.3 儿童 OSAHS 气道特征数值模型结果

从受试者年龄及性别分布(见表 11-8)可见儿童 OSAHS 主要发生于学龄前,5~6 岁为疾病高峰年龄。

表 11-8　各年龄及性别分布[38]

Table 11-8　The disposition by age ang sex

年　龄	正常儿童			OSAHS 患儿		
	男	女	总	男	女	总
3	0	0	0	1	1	2
4	0	0	0	3	1	4
5	2	1	3	5	2	7
6	2	0	2	5	4	9
7	0	0	0	3	1	4
8	0	0	0	1	1	2
9	1	0	1	0	0	0
10	0	1	1	0	0	0

鼻咽侧位片检查结果：根据我国学者邹明舜等的报道，将 A/N 分为 3 组，分别为 $A/N \leqslant 0.60$、$0.60 < A/N \leqslant 0.70$、$A/N > 0.70$，各组人数统计结果如表 11-9 所示。

表 11-9　按 A/N 比率分组所得各组人数[38]

Table 11-9　The number of people by A/N

A/N	男	女	总　数
$\leqslant 0.60$	6	2	8
$0.61 \sim 0.70$	5	3	8
> 0.70	13	6	19

声反射鼻腔测量检查结果：曲线横坐标代表距前鼻孔的距离，纵坐标代表距前鼻孔不同距离处的横截面积。横坐标 O 点为前鼻孔位置，O 点以前表示声波管及鼻探头内径的横截面积，此段平直固定，O 点以后表示鼻腔及鼻咽腔的横截面积。此曲线图后段低平，见于鼻咽部增生性疾病患者，本例为腺样体肥大患儿（见图 11-17）。另外，此曲线上有 4 个切迹，分别位于 1.0 cm、3.5 cm、6.1 cm、8.4 cm 处。根据声反射鼻腔测量计测得各参数平均值如表 11-10 所示。

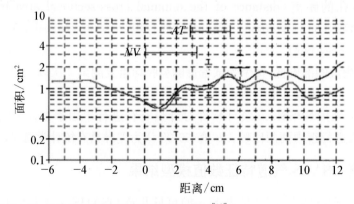

图 11-17　腺样体肥大患儿声反射鼻腔测量曲线[38]

Figure 11-17　The acoustic reflex of nasal of children with adenoid hypertrophy

表 11 - 10 按 A/N 比率分组所得各参数的平均值[38]

Table 11 - 10 general average by A/N

A/N	$\leqslant 0.60$	$0.61 \sim 0.70$	> 0.70
MCSA/cm^2	0.448 3	0.585 0	0.509 0
DMCA/cm	1.334 3	1.030 9	1.051 1
NR/(cmH$_2$O/$L/M \cdot S$)	4.717 7	5.156 3	7.644 8
NV/cm^3	9.902 3	8.820 6	8.437 6
NPV/cm^3	25.990 7	17.041 3	12.585 3

根据 A/N 比率分组后,用 SPSS13.0 软件进行统计分析。其中 MCSA、DMCA、NR 三组间无差异,NPV 三组间有显著性差异;NR 随 A/N 比率的增大而增加;NV、NPV 随 A/N 比率增大而下降(见图 11 - 18)。

11.5.4 儿童 OSAHS 及其临床诊断特征

儿童睡眠呼吸暂停(sleep apnea,SA)分为阻塞性睡眠呼吸暂停(obstructive sleep apnea,OSA)、中枢性睡眠呼吸暂停(centra sleep apnea,CSA)和混合性睡眠呼吸暂停(mixed sleep apnea,MSA)。低通气(hypopnea)定义为口或鼻气流信号峰值减少 50%,通常伴有低氧血症、高碳酸血症。最常见的是 OSAHS。

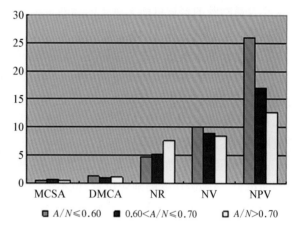

图 11 - 18 按 A/N 比率分 3 组,各组间 MCSA、DMCA、NR、NV 及 NPV 5 个参数对比[38]

Figure 11 - 18 MCSA、DMCA、NR、NV and NPV by A/N

儿童 OSAHS 特点:儿童 OSAHS 主要发生于学龄前,发病高峰年龄为 5~6 岁,此时儿童在生长代谢、呼吸生理、夜间觉醒节律等方面与成人有极大的差异,故儿童 OSAHS 在病因学、临床表现、诊断标准、治疗及预后有一定的特殊性。

儿童鼻道气流阻力高,扁桃体和/或腺样体肥大易导致上气道狭窄,膈肌升高幅度小,肋骨相对水平;在小婴幼儿,呼吸肌发育不成熟,会影响儿童呼吸系统的功能;儿童代谢率高,近乎成人的 2 倍,婴儿的肺泡通气量:功能残气量之比为 5:1(成人仅为 1.5:1),另外,儿童对低氧血症的反应性低。所以,儿童易发生低氧血症和二氧化碳潴留。

腺样体肥大引起儿童 OSAHS 的解剖基础:腺样体位于鼻咽顶后壁,蝶骨体底和枕骨斜坡颅外面的一团淋巴组织,是吸入性和摄入性抗原最早接触部位,是呼吸道第一道防御门户。近代免疫研究表明,这些淋巴器官在婴幼儿早期具有产生淋巴细胞的功能。因而,不主张在儿童期内轻易摘除腺样体和扁桃体,否则会减弱鼻咽部和咽部的局部免疫反应。

腺样体在儿童时期有一过性生理肥大,在 15 岁左右达到成人形态。Fujioka[39] 等对 1 398 例(生后 1.5 月~15 岁婴幼儿、儿童)腺样体进行 A/N 比率测定的研究,证明腺样体在

5岁时最大（A/N比率平均值为0.588），6～12岁时其大小约为鼻咽腔的一半，以后逐渐萎缩，15岁时达到成人大小，约占鼻咽腔1/3左右。故Fujioka等认为A/N比率>0.59为腺样体肥大的指标。但考虑到腺样体在儿童生长的不同年龄的生理变化，故我国学者邹明舜等认为当A/N比率小于0.60属正常范围，在0.61～0.70属中度肥大，A/N比率大于0.70属病理性肥大。

在该组研究中，志愿者年龄分布于3～10岁，但主要为5～6岁儿童，与腺样体肥大发病高峰年龄一致，也进一步证明了腺样体肥大是儿童OSAHS的主要病因。按以上标准分为3组，即$A/N \leqslant 0.60$、$0.60 < A/N \leqslant 0.70$与$A/N > 0.70$。

目前，儿童OSAHS常用的诊断方法：由腺样体肥大引起的儿童OSAHS，其腺样体的大小及鼻咽腔的容积目前无量化的诊断标准。评估儿童的鼻腔及鼻咽腔气道几何形态亦比较困难。

儿童的临床表现多由父母讲述，即使细心的父母也未必能完全描述出儿童的真实病情。且儿童患者呼吸暂停少而维持时间短，不易被发现。常规检查方法如前鼻镜、鼻内窥镜、纤维鼻咽镜等检查方法可直观地为临床医师提供患儿鼻腔及鼻咽腔的真实情况。但是，易使儿童产生恐惧感，不能很好地配合，而且有一定的创伤性，检查结果往往不如人意，使其临床应用不能达到满意的效果。

鼻测压法由于操作技术复杂，重复性差，特别是配合要求高，限制了它的应用，而且不能判断鼻腔、鼻咽腔病变的确切位置，也不适合鼻腔完全阻塞的患者。核磁共振及CT检查因其费用较高，且不适于鼻腔黏膜状态的判定，也限制了它们的临床应用。

目前关于儿童OSAHS的PSG参数设置及诊断标准尚有争议，由于儿童的呼吸节律较快，3～4 s的阻塞性呼吸暂停即可出现血氧饱和度下降，PSG的参数设置与成人不同，否则会造成漏诊。所以成人OSAHS的PSG诊断标准不适于儿童。

鼻咽侧位片检查简便、快捷、经济，亦可直观地观察鼻咽腔的通气情况，使其临床应用较为广泛。但鼻咽侧位片如投照部位不准确，如头颅位置不侧、矢状面与胶片不平、过仰、中心线偏移等，肥大的腺样体不能充分显示或模糊不清，都可造成X线检查的误诊、漏诊，且X-ray有一定的辐射，使得有些家长仍有顾虑。

声反射鼻腔测量（acoustic rhinometry，AR）因为具有检查迅速、重复性好、准确度高、无创伤性、几乎不需要受检者配合等优点，而使它成功应用于儿童鼻腔及鼻咽腔几何形态学的研究。

11.5.5 AR在儿童OSAHS的应用

AR是近年来应用于临床的一种反映鼻腔通气状况的客观检查方法。利用声波反射原理，对鼻腔及鼻咽腔反射回的声波信号进行分析、处理，显示其几何形态、横截面积和体积的变化。它不仅适用于静态指标的测量，由于其采集速率高达5次/秒，故也可实施上气道特性的动态观察。

AR的研究历史与现状：声反射技术最早应用于下气道的检测，Hilberg[40]等于1989年最早介绍了声反射用于鼻腔测量。Hoffstein[41]等对声反射技术的重复性、准确性和变异性进行分析评价,得出:声反射技术是截至目前唯一的无创、精确,既具有较好的重复性又价廉的上气道面积测量方法。

国内外学者做了大量工作证明声反射技术是研究气道生理和病理特性的良好工具,能快速提供气道的解剖几何形态。应用该技术不仅能完成鼻腔及鼻咽腔最小横截面积的测量,且能够精确定位。也就是说检测过程实际上也是鼻腔及鼻咽腔几何形态的绘制过程。

目前,AR 已广泛应用于鼻腔生理和病理状态的研究以及各种鼻腔及鼻咽腔疾病的检测中,通过评价鼻腔几何形态的变化,在临床应用上对鼻腔、鼻咽腔疾病的诊断、手术方式的选择及术后疗效的判定都有重要意义。

临床上 AR 已用来检测鼻中隔矫正术、下鼻甲切除术、腺样体切除术、鼻息肉切除术等手术前后鼻腔、鼻咽腔几何形态的变化。在基础研究方面,AR 已用来观察鼻腔生理状态,如鼻腔黏膜对减充血剂、体位改变、鼻激惹剂的血管反应、鼻周期等。实践证明,声反射鼻腔测量在研究鼻腔生理、病理状态,临床辅助诊断、指导治疗、判断预后方面具有重要的实用价值及潜在的研究价值。

然而,声反射鼻腔测量的临床应用仍然存在争议。国外文献报道大多肯定了 AR 在测量鼻腔及鼻咽腔几何形态方面的准确性[42],国内对 AR 的临床应用研究亦多认为其测试结果准确可靠,有临床应用价值[43,44]。但仍有学者认为其操作方法尚缺乏标准化,结果的可重复性较低[45,46]。存在争议的原因可能是因为各种族之间鼻腔外形及大小存在很大差异。那么在选择志愿者时需要我们观察外鼻形态,得出鼻指数,从而加以区别。为排除种族差异影响,选取的志愿者均为本地出生儿童。

AR 在儿童腺样体肥大的应用研究:Elbrond[47]等研究 20 例腺样体肥大患儿发现,腺样体摘除术后用水排除法测得的腺样体体积与声反射鼻测量计所测得的术前术后 NPV 差值存在显著相关($p=0.005$)。其中 1 例 8 岁女患儿术后测得腺样体体积为 6 cm³,而经声反射鼻测量计所测得的术前术后 NPV 增长数值也恰好为 6 cm³。提示可以应用声反射鼻测量计测量鼻咽腔容积以判断腺样体肥大患儿疾病程度,减少不必要的腺样体摘除术。国内学者王轶鹏[48]等亦得出同样结论。储洪娟[38]按 A/N 比率分组,测得各组间 NPV 差值有统计学意义,进一步证明了声发射鼻腔测量计可应用于腺样体肥大儿童鼻咽腔通气状况的评估。待进行大样本研究得出各组 NPV 参考值范围,将对探讨腺样体摘除术手术指征具有重要的参考价值。

AR 对儿童 OSAHS 的诊断价值:文献[38]测得所有志愿者 AR 曲线均呈现后段低平,且随着 A/N 比率的增大,低平趋势更明显(见图 11-19～图 11-21)。

曲线上有 4 个切迹,Riechelmann[49]等对 3～6 岁儿童进行了声反射鼻腔测量的研究,发现鼻声反射曲线第一个切迹处对应于鼻阈,第 2 个切迹对应于下鼻甲前端。Djupesland 和 Lyholm[50]亦得出同样结论。Kim[51]等经研究认为第 3 个切迹代表后鼻孔位置,第 4 个切迹在儿童代表腺样体,成人无此切迹。所有志愿者检测的曲线于 6～12 cm(代表鼻咽腔)均有一明显切迹,即为第 4 切迹:腺样体的位置。

MCSA 是鼻腔横截面积最狭窄部位,正常情况下这一部位应局限于鼻腔前部的鼻瓣区,即相当于鼻瓣的位置。鼻瓣区是鼻腔前部的狭窄区域,主要作用是形成鼻气道阻力和限制

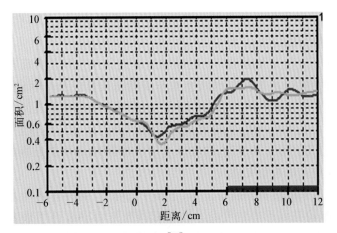

图 11 - 19　$A/N \leqslant 0.60$ AR 曲线[38]

Figure 11 - 19　$A/N \leqslant 0.60$ AR curve chart

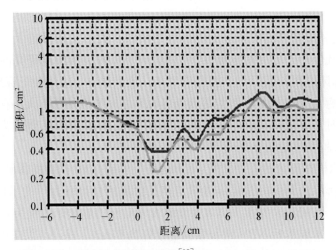

图 11 - 20　$0.60 < A/N \leqslant 0.70$ 曲线[38]

Figure 11 - 20　$0.60 < A/N \leqslant 0.7$ AR curve chart

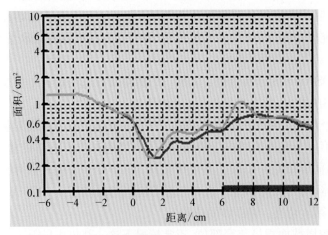

图 11 - 21　$A/N > 0.70$ 曲线[38]

Figure 11 - 21　$A/N > 0.70$ AR curve chart

通过鼻腔的气流量。长期以来国内外学者对鼻瓣区的位置存在许多争议。Haight[52]等认为鼻瓣区的位置不位于由软骨构成的鼻前庭内,而是局限在靠近下鼻甲前端的狭窄区域内。上述 $A/N \leqslant 0.60$ 组即正常儿童组,DMCA 范围为 1.020 0～1.620 0 cm,该部位即为"鼻瓣"所在位置,但其是否位于下鼻甲前端的狭窄区域尚有待进一步研究。而腺样体肥大患儿组(包括 $0.60 < A/N \leqslant 0.70$、$A/N > 0.70$ 两组)其 DMCA 亦在鼻瓣位置,与正常儿童间均无显著性差异。上述测得 MCSA 总的平均值范围为 0.448 3～0.585 0 cm²,与王轶鹏[48]等测得的 0.192～0.915 cm² 及李晓明(1991 年)应用鼻测压计测得的过人鼻腔有效横截面积值(5～16 岁)为 0.40±0.12 cm²。

随着腺样体的增大,堵塞后鼻孔,使得鼻腔气流逐渐减少,从而引起鼻腔黏膜的血管反应,终导致下鼻甲增生肥厚,进一步加重鼻塞。因此,随着腺样体增大,A/N 比率随之增大,所测得的鼻腔容积(NV)逐渐减小,而鼻阻力(NR)呈逐渐增加的趋势。AR 可以用于对腺样体肥大患儿鼻腔情况做出初步评价,而以 NV 和 NR 作为评估鼻腔通气情况的主要参考指标。

Marques[54]等曾研究腺样体肥大患儿腺样体摘除术前、术后以及正常儿童之间 MCSA、DMCA、NV 之间各参数的关系,得出腺样体肥大患儿术前、术后各参数间均有显著相关性。然而腺样体肥大患儿术前与正常对照组或者腺样体肥大患儿术后与正常对照组间各参数无显著性差异,上述测量结果得出正常儿童和腺样体肥大患儿各参数间亦无显著性差异,与该结论相同。

王轶鹏[48]等对 30 例腺样体肥大患儿手术前、手术后行 AR 检查测量 NPV,并与正常对照值比较,手术前、手术后与正常对照比较均有显著性差异,而手术后 NPV 值亦略低于正常对照值。上述根据 A/N 比率分组,各组间 NPV 均有显著性差异,与该结论相同。因此,声反射鼻腔测量可以用于由腺样体肥大引起的儿童 OSAHS 鼻咽腔容积的定量分析。从而应用于儿童腺样体肥大的筛查工作。

AR 可以通过测量 NPV 评估 OSAHS 患儿腺样体的大小以及鼻咽腔通气情况,是儿童 OSAHS 鼻咽腔量化分析的良好工具。进一步研究需要进行大样本统计分析,得出根据 A/N 比率所分各组的 NPV 参考值范围,真正达到量化分析的目的。

从临床角度来看,声反射鼻腔测量曲线可帮助医师客观、定量判定鼻腔、鼻咽腔病变的程度并估计保守和(或)手术治疗的效果。但是,AR 所测得的结果必须与临床表现、前鼻镜或鼻内窥镜等检查结果协同考虑、综合评估,因为不同的疾病可产生类似的曲线。

11.6 口腔正畸治疗儿童 OSAHS 的生物力学研究

由于儿童 OSAHS 发病隐匿,且受限于儿童表达能力差,未引起家长重视,从而无法得到及时的临床干预治疗。这类患儿由于长期缺氧,至十岁以上,常合并牙颌面畸形,如腭骨高拱、牙列不齐、后牙反合,甚至鼻中隔偏曲等(见图 11 - 22),进一步加重打鼾症状。对于这类患儿,可采用口腔正畸法进行牙颌面畸形矫正并同时缓解儿童 OSAHS 症状。其治疗机制主要是，口腔矫治器(oral apphance，OA)能够利用机械矫形力使下颌向前上移位、抬高软腭、使舌根前移，使上气道中腭咽至喉咽部分的解剖结构发生变化，扩大或稳定其容积，从而缓解咽部阻塞引起的OSAHS。但是，口腔正畸在治疗儿童OSAHS方面是否能达到与手术治疗相同的治疗效果尚无文献报道和临床相关证据。

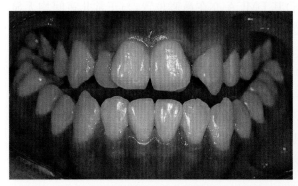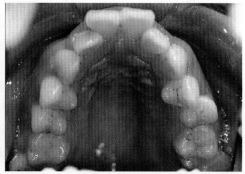

图 11 - 22　OSAHS患儿体征，左：前牙拥挤，后牙反合；右：硬腭高拱[53]

Figure 11 - 22　The symptoms of OSAHS patients，left：Anterior teeth crowding，posterior teeth crossbite；right：High arched palate

　　赵西宁[53]通过对儿童OSAHS口腔正畸治疗前后以及模拟腺样体切除手术后的上气道气流场进行对比分析，评价口腔正畸对由腺样体肥大引起的儿童OSAHS的治疗效果，进一步评估这类儿童行口腔正畸后是否仍需进一步行腺样体切除术。

11.6.1　大龄OSAHS患儿上气道生物数值模型的建立

　　选取1例典型的OSAHS合并腺样体肥大11岁男童作为志愿者，其治疗前临床表现为鼻塞伴夜眠打鼾、张口呼吸、上课注意力不集中，偶伴憋醒等症状；体征：表情略迟钝，牙列不齐，后牙反合，上颌牙弓较窄，腭弓高拱(见图 11 - 22)。耳鼻喉科专科检查：鼻咽部粉红色橘瓣块状隆起，堵塞大部分后鼻孔；纤维鼻咽镜检查见：鼻咽顶部及口咽后壁可见橘瓣样淋巴组织阻塞后鼻孔。影像学检查：通过CT扫描重建得到该患儿鼻咽部侧位CT影像，在正中矢状位上测量治疗前的腺样体厚度与鼻咽气道截面积，测得 $A/N > 70\%$，符合腺样体诊断标准。回访结果：患者经口腔正畸治疗结束后2年，针对患者OSAHS症状缓解情况，通过问卷调查的方式进行电话回访。

　　采集该患者经口腔正畸治疗前和经口腔正畸治疗9个月后的上气道CT医学影像。采集设备：德国KaVo公司生产的锥形束CT。患者取坐位，上下唇自然闭合，不吞咽，平静呼吸，对受试者进行上气道连续扫描，范围自鼻尖至声门下，扫描条件为120 kV、5 mA，曝光时间16.9 s，层厚及层间距均为0.2 mm。锥形束CT机获得的影像数据为DICOM格式图像，图像矩阵大小：400×400，立体像素大小均为0.4 mm。

　　通过CT数据资料，对该患儿的上气道结构包含鼻、咽、喉至声门，进行三维数值重建，并进行网格划分。通过网格无关性验证，当网格数大于165万以上时，计算结果与网格数无关。上述建立的上气道模型，其口腔正畸治疗前、治疗后节点数分别为92万、88万，单元数分别为 544 万、520 万;在口腔正畸治疗后模型基础上去掉腺样体部分,作为腺样体手术三维数值模型,其模型节点数为 96 万,单元数为 566 万。

应用 Fluent 软件对几个模型的上气道气流场进行数值分析,选用 k-ε 湍流模型、SIMPLEC 算法进行求解。假设上气道气流场具有不可压缩性,整个上气道边界壁视为刚性体。控制方程和边界条件的设定与第 10 章中相同。

11.6.2　口腔正畸前后及模拟手术上气道内气流场模拟结果

测量口腔正畸治疗前后的三维数值模型,可知会厌以上至舌咽下界的气道最狭窄平面位于腺样体所在的鼻咽及腭咽后部;口腔正畸治疗后,患儿咽腔最小截面积由 154.8 mm^2 增加到 224.28 mm^2,腭咽上界至舌咽下界的咽腔容积由 12.2 cm^3 增加到 22.5 cm^3,舌咽下界至会厌下界最狭窄部位直径由 14.96 mm 增加到 16.26 mm。

几个模型从鼻尖至口咽的压差均明显降低,吸气相总体压差(Δp)由治疗前 41 Pa 降为治疗后的 25 Pa,"术后"则降为 12 Pa。口腔正畸治疗前,患者上气道的压强变化梯度主要集中在鼻阈区、中鼻道和腺样体所在鼻咽顶部至腭咽下界之间的区域,压强最低点位于腺样体所在区域;口腔正畸治疗后,腺样体所在区域压强梯度略减小;"术后"该区域压强变化最为明显,压强梯度明显降低(见图 11-23)。

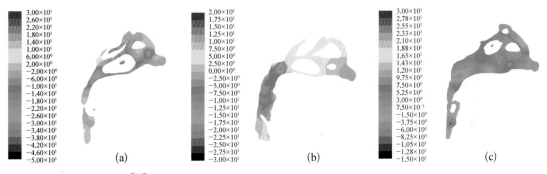

图 11-23　上气道压强场[53]
(a) 口腔正畸治疗前;(b) 口腔正畸治疗后;(c)"术后"
Figure 11-23　Pressure field in upper airway

几个上气道模型中,最高流速按口腔正畸治疗前、治疗后及"术后"的顺序逐渐降低。口腔正畸治疗前压强梯度变化明显的区域流速变化也很明显,上气道高流速区主要集中在腺样体所在区域,鼻咽部最大流速为 15.0 m/s。口腔正畸治疗后,此区域最大流速变为 10.5 m/s,且高流速区相比治疗前减小。"术后"此区域最大流速降为 6.09 m/s,且高流速区几乎消失(见图 11-24)。

11.6.3　口腔正畸前后及模拟手术治疗效果分析

根据 OSAHS 患儿口腔正畸治疗前的上气道模型可知,该患儿上气道最狭窄区位于腺样体所在的鼻咽至腭咽后部,上气道压强梯度较高区域、上气道负压最低区域与上气道高流

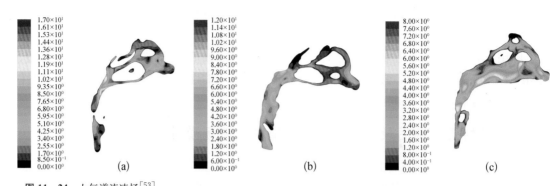

图 11-24   上气道流速场[53]
(a) 口腔正畸治疗前；(b) 口腔正畸治疗后；(c) "术后"

Figure 11-24   Velocity field in upper airway

速区主要位于这个区域。根据该患儿上气道形态特征、压强场及流速场的结果可以得出结论，其阻塞平面位于腺样体所在的鼻咽至腭咽后部。

OA 对儿童 OSAHS 的治疗效果首先表现为主观症状的改善，如夜眠打鼾、张口呼吸、睡眠呼吸暂停及日间疲倦等症状减轻，通过对受试者进行治疗后回访得知，患者口腔正畸治疗后主观感觉鼻塞症状缓解。这是由于选用的矫治器利用机械矫形力使上颌牙弓增宽，从而增大鼻底的面积，使下鼻道及总鼻道的鼻腔容积增大，气流通过下鼻道及总鼻道时鼻腔阻力降低。

正常情况下，儿童腺样体位于鼻咽顶部，腺样体增生肥大时可阻塞后鼻孔甚至腭咽后部。应用口腔矫治器治疗后可缓解由腺样体肥大引起的腭咽后部的狭窄，但腺体的阻塞依然存在，从上气道模拟的结果可以看出口腔正畸治疗对于 OSAHS 有一定的缓解作用，其机理是矫治器可以将下颌骨及舌骨向前上移位，进一步通过抑制上颌骨生长或改变其生长方向及刺激下颌骨生长的方式纠正错𬌗、反𬌗，在改善上下颌间关系的同时，使上气道舌后和腭后间隙增加，即增大了咽腔体积，部分缓解腺样体肥大引起的腭咽后部阻塞。口腔正畸治疗对于由于舌根后坠、舌体肥大、悬雍垂及软腭肥大松弛引起的儿童 OSAHS 具有一定治疗作用。从口腔正畸后模拟"腺样体切除手术"的数值模型结果可以看出，腺样体所在的口咽部低压区消失，最大流速明显降低，而鼻腔气流场及压强场较正畸治疗后却无明显变化。说明"腺样体切除术"后，鼻咽部阻塞得以彻底解除，该部位气流通气状况明显改善。所以口腔正畸治疗对于腺样体肥大引起儿童 OSAHS，口腔正畸治疗后仍需进一步行腺样体切除术，彻底解除鼻咽部阻塞。

上述建立的大龄儿童口腔正畸上气道气流场数值模拟所得的结果与患者临床表现相一致；可作为口腔矫治器对儿童 OSAHS 治疗效果的评估的新的研究方法。口腔矫治器可扩大腭咽至舌咽的上气道容积，降低上气道狭窄区域的气流阻力，有助于保持上气道的气流通畅，在口腔矫形的基础上对儿童 OSAHS 有一定的治疗作用。对于腺样体肥大引发的儿童 OSAHS 的患儿，口腔正畸后应进一步行腺样体切除。

（唐媛媛　曲慧　郭燕　赵西宁）

参考文献

[1] Ayappa I, Rapoport D M. The upper airway in sleep：physiology of the pharynx[J]. Sleep Med Rev, 2003, 7(1)：9 - 33.

[2] 曹艳,陈克敏.阻塞性睡眠呼吸暂停低通气综合征上气道的多层螺旋 CT 研究[J].中华放射学杂志,2004,38(9)：967 - 970.

[3] Suratt P M, Dee P, Atkinson R L, et al. Fluoroscopic and computed tomographic features of the pharyngeal airway in obstructive sleep apnea[J]. Am Rev Respir Dis, 1983, 127(4)：487 - 492.

[4] Haponik E F, Smith P L, Bohlman M E, et al.Computerized tomography in obstructive sleep apnea：Correlation of airway size with physiology during sleep and wakefulness[J].Am Rev Respir Dis,1983,127(2)：221 - 226.

[5] Riley R, Guilleminault C, Herran J, et al. Cephalometric analyses and flow-volume loops in obstructive sleep apnea patients[J]. Sleep, 1983, 6(4)：303 - 311.

[6] Dempsey J A, Veasey S C, Morgan B J, et al. Pathophysiology of sleep apnea[J]. Physiological Reviews, 2010, 90(2)：47 - 112.

[7] McNicholas W T. The nose and OSA：variable nasal obstruction may be more important in pathophysiology than fixed obstruction[J]. European Respiratory Journal, 2008, 32(1)：3 - 8.

[8] Friedman M, Maley A, Kelley K, et al. Impact of nasal obstruction on obstructive sleep apnea [J]. Otolaryngology — Head and Neck Surgery, 2011, 144(6)：1000 - 1004.

[9] Won C, Li K K, Guilleminault C, et al. Surgical treatment of obstructive sleep apnea：upper airway and maxillomandibular surgery [J]. Proceedings of The American Thoracic Society, 2008, 5(2)：193 - 199.

[10] 叶京英.阻塞性睡眠呼吸暂停低通气综合征的外科治疗策略[J].中华耳鼻咽喉头颈外科杂志,2006,41(02)：81 - 84.

[11] Elshaug A G, Moss J R, Southcott A M, et al. Redefining success in airway surgery for Obstructive Sleep Apnea：A meta analysis and synthesis of the evidence[J]. Sleep, 2007, 30(4)：461 - 467.

[12] 韩德民.睡眠呼吸障碍疾病外科治疗的思考——论结构和功能与症状的相关性[J].中华耳鼻咽喉头颈外科杂志,2007,42(2)：81 - 82.

[13] 叶京英,王小轶,韩德民,等.中老年女性阻塞性睡眠呼吸暂停低通气综合征的社区调查[J].中华耳鼻咽喉头颈外科杂志,2005,40(8)：611 - 617.

[14] Marin J M, Soriano J B, Carrizo S J, et al. Outcomes in patients with chronic obstructive pulmonary disease and obstructive sleep apnea：the overlap syndrome[J]. American Journal of Respiratory and Critical Care Medicine, 2010, 182：325 - 331.

[15] 李增惠.中国数字化虚拟人体的科技问题——香山科学会议第 174 次学术讨论会综述[J].科技政策与发展战略,2002,(2)：35 - 38.

[16] 于申,刘迎曦.人上气道生物力学模型的研究进展[J].医用生物力学,2010, 25(3)：157 - 162.

[17] Partinen M, Jamieson A, Guilleminault C, et al. Long-term outcome for obstructive sleep apnea patients：Mortality [J]. Chest, 1988, 94(6)：1200 - 1204.

[18] Flemons W W. Obstructive Sleep Apnea[J]. The New England Journal of Medicine, 2002, 347(7)：498 - 504.

[19] 蔡晓岚,刘洪英,范献良,等.儿童阻塞性睡眠呼吸暂停低通气综合征的诊断[J].中华耳鼻咽喉科杂志,2003,38：161 - 165.

[20] 鲍一笑.儿童阻塞性睡眠呼吸暂停低通气综合征[J].临床儿科杂志, 2006, 24(12)：1021 - 1024.

[21] 于驰.咽腔三维模型建立及其生物力学特性研究[D].大连：大连理工大学,2007：56 - 102.

[22] Messner A H, Pelayo R. Pediatric sleep-related breathing disorders[J]. American journal of otolaryngology, 2000, 21(2)：98 - 107.

[23] 郑劲平,李敏然,安嘉颖,等.广州地区 382 名健康学龄儿童脉冲振荡肺功能的测定[J].中华儿科杂志,2002,40(4)：225 - 229.

[24] Li K K, Powell N B, Riley R W, et al. Radiofrequency volumetric reduction of the palate：An extended follow-up study[J]. Otolaryngol Head Neck Surg, 2000, 122(3)：410 - 414.

[25] Pan X, Qian Y, Yu J, et al. Biomechanical effects of rapid palatal expansion on the craniofacial skeleton with cleft palate：a three-dimensional finite element analysis. [J]. The Cleft Palate-Craniofacial Journal, 2006, 44 (2)：149 - 154.

[26] 孙宇.成人 OSAHS 手术前后鼻、咽腔及软腭的流固耦合数值分析[D].大连：大连医科大学,2011.

［27］ 中华医学会耳鼻咽喉科学分会，中华耳鼻咽喉科杂志编委会.阻塞性睡眠呼吸暂停低通气综合征诊断依据和疗效评定标准暨悬雍垂腭咽成形术适应证(杭州)［J］.中华耳鼻咽喉科杂志,2002,37(6)：403-404.

［28］ Uliyanov Y P. Variants of nasal aerodynamics［J］. Otolaryngol Head Neck Surg,1998,119(2)：152-3

［29］ 孙秀珍,唐媛媛,刘迎曦,等.鼻中隔偏曲者鼻腔结构自适应改变的特征分析［J］.中华耳鼻咽喉头颈外科杂志,2008,43(5)：351-354.

［30］ Steven W, Barthel M D, Marshall S. Snoring,obstructive sleep apnea and surery［J］. Medical Clinics of North America, 1999, 83(1)：85-96.

［31］ 袁英,潘新良,李学忠,等.重度阻塞性睡眠呼吸暂停低通气综合征的多平面外科治疗［J］.临床耳鼻咽喉科杂志,2006,20(11)：502-504.

［32］ 胡海文,李靖,陈菲菲,等.改良悬雍垂腭咽成形术和鼻部手术治疗重度阻塞性睡眠呼吸暂停低通气综合征［J］.中国耳鼻咽喉颅底外科杂志,2010,16(4)：273-276.

［33］ Lofaso F, Coste A, Ortho M P, et al. Nasal obstruction as a risk factor for sleep apnoea syndrome［J］.Eur RespirJ,2000,16(4)：639-643.

［34］ 韩德民,臧洪瑞.鼻腔扩容技术［J］.中国医学文摘(耳鼻咽喉科学),2009,24(4)：197-198.

［35］ 胡海文.鼻部相关手术对治疗阻塞性睡眠呼吸暂停低通气综合征的有效性［J］.临床耳鼻咽喉头颈外科杂志,2007,21(8)：346-348.

［36］ 刘咏红,陈建伟.鼻部手术对阻塞性睡眠呼吸暂停综合征治疗的意义［J］.云南医药,2009,30(2)：151-153.

［37］ 殷善开,易红良.阻塞性睡眠呼吸暂停低通气综合征手术治疗的现状［J］.内科理论与实践,2009,4(5)：394-399.

［38］ 储洪娟.声反射鼻腔测量对儿童OSAHS临床诊断的应用研究［D］.大连：大连医科大学,2006.

［39］ Fujioka M, Young L W, Girdany B R. Radiographic evaluation of adenoidal size in children：adenoidal-nasopharyngeal ratio［J］. AJR Am J Roentgenol, 1979, 133(3)：401-404.

［40］ Hilberg O, Jackson A C, Swift D L, et al. Acoustic rhinometry：evaluation of nasal cavity g eometry by acoustic reflection［J］. J Appl Physial, 1989, 66(1)：295-303.

［41］ Hoffstein V, Fredberg J J. The acoustic reflection technique for non-invasive assessment of upper airway area［J］. Eur Respir J, 1991, 4(5)：602-611.

［42］ Min Y G, Jang Y J. Measurements of cross-sectional area of the nasal cavity by acoustic rhinometry and CT scanning［J］. Laryngoscope, 1995, 105(7)：757-759.

［43］ 王继群,张涛,练兵.广东地区青年人鼻声反射正常参数的测试［J］.临床耳鼻咽喉科杂志,1999,13(2)：64-65.

［44］ 吴建,孙爱华,杨毓梅,等.鼻声反射在肥厚性鼻炎中的应用［J］.临床耳鼻咽喉科杂志,2001,15(增刊)：12-13.

［45］ Tomkinson A, Eccles R. Asoustic rhinometry：do we need a standardized operating procedure？［J］. Clin Otolaryngol Allied Sci, 1996, 21(3)：284-287.

［46］ Harar R P, Kalan A, Kenyon G S. Improving the reproducibility of acoustic rhinometry in the assessment of nasal function［J］. ORL J Otorhinolaryngol Relat Spec, 2002, 64(1)：22-25.

［47］ Elbrond O, Hilberg O, Felding J U, et al. Acoustic rhinometry, used as a method to demonstrate changes in the volume of the nasopharynx after adenoidectomy［J］. Clin Otolaryngol Allied Sci, 1991, 16(1)：84-86.

［48］ 王轶鹏,郑军,董震,等.声反射鼻测量曲线类型及其临床应用［J］.Clin J Otorhinolaryngo, 1998, 33：228-231.

［49］ Riechelmann H, O'Connell J M, Rheinheimer M C, et al. The role of acoustic rhinometry in the diagnosis of adenoidal hypertrophy in pre-school children［J］. Eur J Pediatr, 1999, 158(1)：38-41.

［50］ Djupesland P G, Lyholm B. Technical abilities and limitations of acoustic rhinometry optimised for infants［J］. Rhinology, 1998, 36(3)：104-113.

［51］ Kim K, Kang J H. Acoustic rhinometric evaluation of nasal cavity and nasopharynx after adenoidectomy and tonsillectomy［J］. Int J Pediatr Otolaryngol, 1998, 44(3)：215-220.

［52］ Haight J S, Cole P. The site and function of the nasal valve［J］. Laryngoscope, 1983, 93(1)：49-55.

［53］ 赵西宁.儿童OSAHS口腔正畸后上气道气流场数值模拟及特征分析［D］.大连：大连医科大学,2017：7-12.

［54］ Marques V C,Anselmo-Lima W T. Pre-and postoperative evaluation by acoustic rhinometry of children submitted to adenoidectomy or adenotonsillectomy［J］. Int J Pediatric Otorhinolaryngology, 2004,68(3)：311-316.

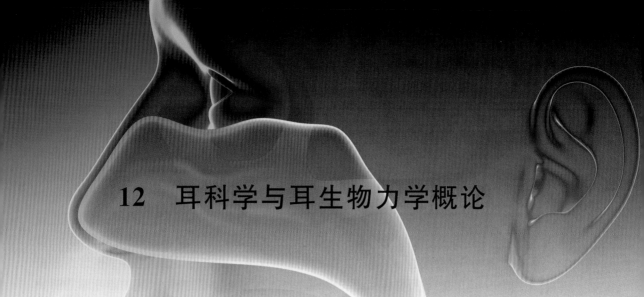

12　耳科学与耳生物力学概论

耳科学(otology)主要是研究耳及听觉与平衡系统各器官的解剖、生理和疾病,是一门人体中解剖结构最小,生理功能最复杂的一门科学。在耳鼻咽喉科学发展历史中,耳科学是最早形成的二级学科,在耳鼻咽喉生物力学研究中,耳的生物力学是最早开始运用其中的。

12.1　耳科学发展史

耳科学的早期发展史,可以追溯到公元前 2500 年。古埃及 Edwin Smith Surgical Papyrus(前 3000—前 2500)中描述颞骨外伤及其对听觉的影响是已知涉及耳科学的最早的科学记载。公元前 500 年,Alcmaeon 发现咽鼓管的存在,公元前 450 年 Empedocles 就注意到了声音由空气振动到达耳部,公元前 400 年 Hippocrates 首次提出鼓膜是听觉器官的一部分,公元前 382—公元前 322 年 Aristotle 指出耳蜗是与外耳相对应的内耳部分,公元前 121—公元前 199 年 Galen 将迷路(labyrinth)一词用于内耳,并注意到了听神经与脑组织相联系。1683 年 Duverney 在其论文中第一次将耳部疾病按解剖结构分类,并按解剖、生理和病理分别讨论,被称为"耳科学之父(father of otology)"。1815—1866 年,Toynbee 系统研究颞骨解剖及其临床与病理的联系,称耳科史上第一人,他研究了 2 000 个颞骨标本,出版了经典专著《耳部疾病》(*Disease of the Ear*)。在 18—19 世纪,欧洲出现独立的耳科。如 Politzer(1835—1920)在维也纳建立了第 1 个在当时最为著名的大学耳科医院并开展了大量开创性的工作。科学技术的进步极大地推动了现代医学及耳科学的发展,尤其是自 20 世纪 50 年代开始,欧美诸国相继建立了耳科医院、耳科研究所及听觉中心。大学已建立了听觉与言语病理学系,极大地促进了耳科学的发展和完善。

12.2　医学耳科学的范畴与特点

耳科学领域涉及听觉、平衡觉及面神经的发育、解剖、生理与病理,包括疾病的诊断、治疗和预防。耳部位于颅底,解剖关系较为复杂。由于解剖上它与上、下、左、右邻近器官以至全身诸系统的联系非常紧密,又因科学技术的日益进步,医学各科都在相互渗透和促进,从而拓展了耳科学的范畴。目前，耳科学已逐渐分支出耳显微外科、耳神经外科、侧颅底外科、听力学及言语科学、平衡科学以及耳和颅面整形外科等亚学科。

耳科学的主要特点表现为耳与鼻咽喉诸器官在解剖和功能上的密切联系及与全身各系统的有机联系，主要体现在：① 解剖结构上的相互沟通：耳、鼻、咽、喉、气管及食管彼此有相互协调的通道，各器官黏膜相互延续；② 生理上相互关联：如言语的形成依赖于对听觉信号的刺激进行模仿，依照听觉信号进行监测和校正自身发声；平衡的保持依赖于前庭半规管系统的信号反射；③ 病理上相互影响：如鼻咽部疾病可影响咽鼓管功能（如腺样体肥大、鼻咽癌等），继而可导致分泌性中耳炎；婴幼儿重度感音神经性聋可导致聋哑症；④ 诊断上相互参考：如中耳的疾病常需要鼻咽部的检查以查找病因；前庭性眩晕疾病的诊断常需听力学检查结果以助鉴别；⑤ 治疗上相互辅助：如治疗中耳炎常需治疗鼻腔和鼻咽部疾病以改善咽鼓管功能等等。

耳与整个机体有着广泛而紧密的联系。例如，心血管疾病可出现耳鸣；系统性自身免疫性疾病可出现耳聋、突发性聋；与血管疾病有关、椎动脉供血不足出现的眩晕等，均为全身疾病影响耳部的表现；而中耳炎引起的各种颅内、外并发症，是耳部疾病影响机体其他器官的例证。因此，学习和从事耳科学专业者，必须具有整体观念，以期在对疾病的诊治和观察中，由局部考虑到全面，又由全面联系到局部，使局部与整体密切结合，以利疾病得以正确诊治。

在中国，传导性听力损失是一种常见的听觉疾病。外耳道或中耳结构病变都会使传导通路受损从而引起听力下降。随着耳科学和生物力学及生物工程学的发展，出现了许多恢复患者听力的新方法和新器械，产生了许多新的研究思路，其进一步提高则依赖于对中内耳结构传声功能的生物力学特性的深入研究。

12.3　关于耳科学与生物医学工程学

人体耳部结构生物力学模型研究属于生物力学的研究范畴，而生物力学是生物医学工程学的重要分支。生物医学工程学研究是 21 世纪科学界的研究热点，相较于力学、数学等经典的科学学科来说，它是一门相对新兴的边缘学科，直到 20 世纪 60 年代初才在国外形成了独立的学科。1958 年在巴黎召开了第一次国际性会议，成立了国际医学生物工程学联合会（International Federation for Medical and Biological Engineering，IFMBE）。1963 年开始出版会刊 *Medical and Biological Engineering*。1973 年通过了 3 年举行一次学术大会的计划。20 世纪 70 年代初，生物医学工程学被引入我国，发展十分迅速。1980 年 11 月，第一次全国生物医学工程学术大会在北京召开了，随即成立了中国生物医学工程学会。生物医学工程学的发展，正在不断促进着我国工学、医学现代化的进程。生物医学工程学是综合运用现代工程技术的相应理论和方法，从工程学的角度深入研究人体组织、器官的结构功能以及相互之间的关系，以解决医学中有关问题的工程学学科。透过生物医学工程这个名称，首先看出它是个工程学学科，这是因为它采用的相应理论和分析方法都属于工程学范畴；但与其他工程学学科不同之处在于其研究对象和应用领域是医学学科中的问题，它必须有医学科学的基础理论及结论的支持和验证。如,着装人体传质传热[1,2]、骨力学[3,4]、鼻腔流场分析[5-10]、上呼吸道流场模拟[11-14]、鼻腔医疗器械研究[15-17]和中耳结构生物力学模型,等等;两者之间的理论和技术的结合是医学工程研究领域中最精彩的内容之一,它的成果直接推动医疗卫生事业的发展,效果最明显、最迅速,所以特别受工程研究人员和医生的重视。

耳部结构力学研究是耳鼻咽喉科生物力学的重要组成,它研究耳部结构内声音通过外耳道收集,在鼓膜处转变为听骨链振动,最后引起内耳听觉刺激的过程。研究介质包括空气、固体材料及液体等,多种介质相互作用;涉及声学、结构、流体力学等多学科耦合;尺度从宏观到微观均有,这些研究在医学上的应用有着广阔的前景。将三维图像重构、计算生物力学与现代耳科基础理论和临床先进医疗检测技术相融合,发挥多学科交叉的优势,进行正常与病变耳部结构的研究。对耳科学理论深入研究,对为耳部结构病变导致的听力损伤的预测、临床诊断、预防和治疗寻求一种生物数值建模方法具有深远的临床意义。可以在耳科学的研究方面,减少大量动物和人体实验依赖,在一定程度上由计算机模拟所取代,是一条可行的新的科研途径。

近年,国内姚文娟[18]、刘迎曦、李生[19]等针对声音传导通路的中耳结构进行力学声学特性分析。将声学力学原理应用于研究中耳结构声音传导过程,通过数值模拟可以得到结构任何部位的位移和声压分布,可以更理性直观地指导健康人的听力系统保护,减少疾患,造福于人类,同时也有利于研究耳部疾病的发病机制,为患者康复提供帮助。人体耳部结构生物力学模型的研究,对于患者的听力恢复、医疗器械的优化、诊疗仪器功能的开发以及康复学的发展都有着重要的指导意义。

耳部结构是一个相对封闭的系统,包括外耳、中耳和内耳 3 部分,鼓膜位于外耳道末端,将中耳与外界隔离;同时,中耳腔通过咽鼓管与鼻腔相通,以此来平衡内外气压平衡;镫骨底板覆盖于前庭窗上,刺激内耳液体产生听觉感应。中耳介于外耳和内耳之间,是传导声音的主要器官,其尺寸细小、结构复杂,是本文主要研究的耳部器官结构。现有技术手段还无法准确无损地测试耳部结构的整体力学特性,只能观测有限的构件运动。相比传统的医学实验方法,有限元方法对复杂生物系统建模具有更多优势,可以全面模拟复杂几何形态、超微结构特征以及生物系统非同质性和各向异性的生物特性,研究细致的振动模式、压力分布以及系统中任何位置的力学行为。

12.4　中耳的生物力学研究及现状

中耳是一个非常细小、结构复杂的系统,它由鼓室、咽鼓管、鼓窦和乳突 4 部分构成,而鼓室是中耳的主要部分,其中有鼓膜、听骨、韧带、肌肉。由于在活体上很难随时无损测量反映中耳传导功能的一些参数,许多学者将尸体的中耳结构做相应处理,利用激光多普勒振动仪来测量实体尸源性中耳在受到外界刺激时,鼓膜和镫骨底板的各种振动参数。活体参数的测量主要通过动物实验来实现。为了更直观方便地模拟中耳,陆续出现了各种不同的理论模型。早期模拟中耳功能的模型有电路模型或参数堆模型[20,21],其他还有分析模型[22]以及多体模型等,都尝试探索正常及病变中耳的发病机制。虽然它们在特定的条件下起到很好的作用,但并非一直都能对结构复杂、包含一系列惯性组成成分的中耳系统起作用,反观有限元方法对复杂的生物系统建模就有很多优势。它可以全面地模拟复杂的几何形态、超微结构特征以及生物系统非同质性和各向异性的生物特性,研究细致的振动模式、压力分布以及系统中任何位置的力学行为,以及制作物理模型用于教学、手术设计等,这是分析方法做不到的。

中耳的结构特点使其在声音传递过程中起着非常重要的作用。声音首先经外耳道收集并传递至鼓膜,声能转换为机械能,引起鼓膜和听骨链振动,最后内耳感应振动,产生听觉。声音传递过程和传导性听力损失的修复在本质上都是力学特性的反应,因此可以利用计算力学的方法对其进行研究。活体测量中耳的传递功能存在诸多困难,但有限元方法则是一种强有力的工具。复杂生物系统的几何形态、超微结构特征及材料属性都可以利用有限元方法进行全面的研究。姚文娟[23]、刘迎曦、李生等[19]的研究基于活体采样,利用螺旋CT建立了相对完备的中耳有限元数值模型。数值模型包括外耳道、鼓膜、听小骨、肌肉韧带、中耳腔及内耳骨迷路。通过鼓膜和镫骨底板的位移模拟曲线和实验数据相比较验证了模型的有效性。同时镫骨速度传递函数的模拟曲线也落在了实验曲线范围之内。外耳道、鼓膜和中耳腔之间的声固耦合作用通过鼓膜的双壳模型得到了很好的解决。利用数值模型研究了外耳道、中耳腔和内耳对中耳声音传递的影响。外耳道形状改变、鼓膜病变、听骨链损伤及韧带关节病变对声音传递的影响。外耳道形状改变主要指外耳道狭窄和外耳道口闭锁。鼓膜病变包括鼓膜厚度、硬度及穿孔。锤骨柄、砧骨长脚和镫骨足弓受损则在听骨链损伤的范围内。韧带关节损伤主要指砧镫关节畸形、镫骨底板环状韧带钙化和锤骨前韧带钙化。利用中耳数值模型模拟上述临床病变,分析了模拟结果和临床病变的关系,并和部分病变的典型听力图做了比较。

建立了不同情况的临床耳科手术的预测数值模型。耳科手术主要目的就是通过去除病变来改善患者的听力。但是,耳科手术是一个复杂的过程,其结果依赖于外科医生的经验以及相关的因素。因为医生之间的差异,治疗结果很难预测。利用数值模型预测了鼓膜置管和听骨链重建等临床治疗对声音传递的影响。尽管数值模型简化了手术条件,但计算结果仍能给临床医生提供有意义的数据参考。

导致耳部结构疾病的原因有很多种,传导损伤主要体现在外耳和中耳传导结构变位或结构材料变异。建立中耳结构数值模型,对声音在耳部结构中的传递过程进行数值分析,使人们形象而又定量的认识由于耳部病变造成的声音传递的变化,从而了解患者耳部结构病变部位对听力水平的影响,对该类疾病发病机制、发生发展过程的探讨具有重要的理论和临床指导意义。

最早Funnel等[24]及Ladak等[25]报道了第1例模拟猫鼓膜的中耳有限元模型,加上惯性以及阻尼效应,还有镫骨底板和耳蜗对鼓膜模型的阻抗作用,三维的有限元模型逐渐发展起来。Lesser等[26]报道了人鼓膜及锤骨的二维横截面有限元模型,并分析了鼓膜和锤骨在统一负重下的静态位移。接着Lesser等[27]和Williams等[28]在人鼓膜的有限元模型上测试了固有频率中几个鼓膜参数的影响,以及不同移植物的位置对重建听骨链的机械影响。

Wada 等报道了三维的有限元模型,包括外耳道、中耳腔、听骨链和肌肉韧带等,研究了在正常耳和病变中耳压力传导及宽广频率范围内听骨链的振动模式[29]。Beer 等的有限元模型利用了激光扫描显微技术,具有更准确的中耳几何形态,并组成不同的分部模型去研究中耳动力学行为[30]。Prendergast 等也报道了三维中耳模型,结构包括鼓膜、听骨链及附着的软组织[31]。Gan 等建立了人中耳三维有限元模型,包括了外耳道、鼓膜、听骨、韧带和肌肉以及中耳腔等[32]。

相对而言,国内对耳部结构声学力学分析的详细研究较少。马芙蓉[33]等采用 17 例新鲜尸体颞骨标本,利用激光多普勒振动仪,在声刺激和不同强度的机械刺激下,研究了鼓膜和镫骨底板的运动。张官萍等[34]根据中国健康人体颞骨组织切片数据建立中耳三维有限元模型,分析中耳腔鼓室各组件的几何尺寸,并通过附带软件计算出各听骨的质量属性。姚文娟等[23]根据鼓膜在解剖学中表现出的力学特性,抽象出 6 条假设,并由此建立鼓膜力学模型,再由受迫阻尼振动原理和变分原理推导出鼓膜振动方程,并利用贝赛尔函数建立鼓膜位移与声压的关系,得到鼓膜位移的解析解。

Funnell 等首次使用猫中耳的组织切片重建听骨、砧骨后韧带、锤骨柄的有限元模型。但是,其报道并没有详细说明如何从一系列组织切片中产生三维界面,以及如何决定中耳各部分组织的空间位置及方位[35]。Takagi 等重建颞骨的三维结构,采用的方法是将每张组织切片投影到纸上并将其放大,然后将这些放大了的影像进行叠加、对齐,最后将这些叠加后的立体结构的轮廓数字化输入电脑[36]。显然,在这一过程中会产生不少的误差。Fujiyoshi 对猴中耳的重建与 Takagi 的方法相似,只是在组织切片准备上有所不同,而且使用显微镜电视录影将切片数字化然后用软件进行三维几何重建[37]。以上方法都意图尝试捕捉细致的几何结构信息并获得部分成功,但这些模型都没有应用商业性电脑辅助设计软件(CAD),从而未能进行更深入的声学及力学研究。

Beer 等报道了重建人中耳几何模型的方法,在这种方法中,先把中耳各组织包括锤骨、砧骨、镫骨及鼓膜从不同人的颞骨中分离出来,用激光扫描显微镜测量其几何尺寸,根据这些测量数据,产生了中耳各组件的几何模型。为了达到大小统一,进行了比例化处理,但仍不可避免条件的不一致性,因为这些组件是来源于不同人的颞骨,并且并不容易做到使各组件组装在正确的空间位置和方位上[38]。Weistenbofer 提出了一种"两步走"的方法重建人听骨几何模型。用角度校对仪器和投影仪将不同角度的听骨轮廓投影到纸上,然后人手画出这些轮廓并扫描入电脑,最后运用 AutoCAD 软件生成听骨的立体模型。然而,这种方法同样难以确定正确的空间位置及方位,而且几乎不可能用这种方法产生鼓膜的几何图像[39]。McAvoy 使用磁共振技术确定人外耳道等几何数据[40]。Kelly 将听骨链从颞骨中分离出来经 μCT 扫描获得听骨的截面图像,所得的这些图像数据通过 ANSYS 有限元软件包制作中耳三维有限元[41]。Sun 等提出根据正常人中耳的组织切片,使用 CAD(Solidworks)软件建立人中耳的有限元立体模型,而不是普遍采用的有限元模型建模方法[42]。CAD 的立体模型可支持更深入的工程学应用,不仅可用于有限元分析和多体力学分析,还可用于制造物理模型。而且这种方法对体积小、几何构造复杂的结构更有优势,所产生的光滑界面能更准确地代表三维物体,软件容易获取,并使用"曲线适配"及"表面光滑"技术提高模型表面质量和立体模型的几何准确性。可能出现的错误主要来自组织切片的制作过程和切片的图像化过程[43]。

综上,国内外研究主要应用切片来获取个体或整体结构的断面数据,然后利用 CAD 软件建立几何模型,这种方法主要数据来源为尸体,这样难免在处理样本过程中出现误差,并且切片对尸源要求高,周期长,风险大,不利于大样本研究;尸源性模型对于器官的研究有较大的作用,但其研究的局限性较大,离体后组织器官的变形也较大,必然给分析研究带来不便;耳部器官空间结构复杂,用单一方向的切片断层图像建立整体模型比较困难。基于切片的一些不足,Decraemer[44]等利用高分辨率 CT 无损研究了离体听骨链的三维重建,但仅包括听骨链且并未进行计算分析;Abel[45]等利用听骨链的核磁共振图像建立了包括鼓膜和听骨链在内的有限元模型,并研究了砧骨病变对传声的影响,但结构中并未包括外耳道和中耳腔;Lee 等[46]利用高分辨率 CT 建立了包括鼓膜和听骨链在内的有限元模型,研究了鼓膜修补对传声的影响,结构中也未包括外耳道和中耳腔。随着螺旋 CT 技术的发展,在临床上可以直接获取活体样本的中耳结构数据,此法对样本伤害小,而且能够保证中耳复杂的空间结构在活体状态下的相互关系,断层图片之间相对位置无须校准,而且可以重建任何方向的断层图像以此建立复杂的结构,这就为方便准确地研究中耳传声特性提供了一个有利的工具,但是截至目前所查资料,还未发现完备的中耳模型。

高质量的三维重建与扫描前的准备工作、扫描计划、扫描参数的合理设置、扫描时间及三维重建的方式有关。螺旋 CT 扫描速度快,可获得无间断的容积图像数据,它是形成高质量三维图像的关键。

12.5 内耳平衡系统功能与力学生物学

内耳又称迷路,埋藏于颞骨岩部,结构复杂而精细。依其解剖和功能分为前庭、半规管和耳蜗 3 个部分。从组织学上内耳又分为骨迷路与膜迷路,两者形状相似。膜迷路借助纤维束固定于骨迷路内,含有听觉与位觉感受器装置。骨迷路由致密的骨质组成。膜迷路含有内淋巴液,膜迷路与骨迷路之间充满外淋巴液,内、外淋巴系统互不相通。

内耳迷路、前庭神经、前庭神经核和前庭中枢及其所属径路共同组成前庭系统。日常生活中的各种活动无一不需要前庭系统的参与来保证人体动作的准确和平衡。维持平衡就是使身体在空间保持适宜的位置。在日常生活中,人体主要依靠前庭、视觉和本体感觉这 3 个系统的共同协调作用来维持身体的平衡。这些系统的外周感受器感受身体位置、运动以及外界的刺激,向中枢发送神经冲动,经中枢信息处理后,传出指令到达相应的运动神经核,通过各种反射性运动,来维持身体在空间位置保持适宜的位置,即是维持平衡。如果这 3 个系统中有一个系统发生功能障碍,在代偿功能出现后,依靠另外 2 个系统的正常功能尚可使人在一般的日常生活中维持身体平衡。倘若这 3 个系统中有 2 个系统发生功能障碍,则在日常生活中难以维持身体平衡。例如,前庭功能障碍的患者在黑暗环境中或闭目行走常感不稳,这是前庭系统和视觉系统皆不能提供信息于中枢神经系统之故。

其中,生物力学在前庭系统维持平衡功能的过程中起主要作用。前庭系统外周部分由内耳终器的两部分组成:半规管和耳石器。半规管主要感受角加速度的刺激。每个膜半规管内充满内淋巴液,被壶腹嵴顶阻断。毛细胞之纤毛埋于嵴顶内,当头位处于静止状态时,嵴顶两侧的液压相同,嵴顶位停于中间位置(静息位)。壶腹嵴管侧及椭圆囊侧的神经纤维与4个前庭神经中不同的部位联系。当头部承受角加速度作用时,膜半规管的内淋巴液因惯性作用发生反旋转方向的流动,因而推动嵴顶顺着内淋巴流动的方向倾倒,直接牵引埋于嵴顶内的感觉纤毛弯曲,刺激感觉毛细胞,后者再把这种物理刺激通过介质的释放转变为化学刺激,经过突触传递给前庭神经末梢,形成神经电活动传入各级前庭中枢,引起综合反应,维持身体平衡。

球囊斑和椭圆囊斑构造相同,都有耳石膜,故两者又合称耳石器官。其主要功能是感受直线加速度,维持人体静态平衡。因为囊斑毛细胞的纤毛在耳石膜中,耳石膜的表面有位觉砂,位觉砂的比重明显高于内淋巴液。当头部进行直线加速度运动时,位觉砂依反作用的方向移位,使毛细胞的纤毛弯曲而引起刺激。毛细胞具有换能装置,通过化学介质把物理性刺激转换为神经动作电位,沿神经纤维传入到前庭各级中枢,以感知各种头位变化,并引起相应的反应。

由于前庭系统是感知头位和头位变化的器官,当头部和身体运动产生的加速度刺激了前庭感受器后,就可引起眼球、颈肌和四肢肌反射运动来保持身体平衡。可见前庭系统首先感知身体的空间位置却不能直接维持身体平衡,它是通过反射性地调整姿势达到新的平衡;但同时也说明前庭系统在维持身体平衡中起着先导作用。因此前庭系统功能的正常对维持身体平衡、适应生存和清晰的视觉至关重要。前庭系统功能异常及病理变化是诱发眩晕的重要原因。对前庭功能的检查和评定已成为诊断各种眩晕病症的必要手段。当前庭神经系统发生病变,或前庭神经受到非生理性刺激时,机体将发生各种异常反应,出现各种前庭功能障碍(眼球震颤)、主观空间定位障碍(眩晕)等,还会使自主神经系统功能异常而出现恶心、呕吐、面色苍白、心悸、唾液增加、出汗等症状。对于一些特殊职业人员如宇航员、飞行员、海员以及体操、花样滑冰、跳水、跳伞等运动员,他们需要具备高度的平衡功能。

眩晕是机体对空间关系的定向感觉障碍或平衡感觉障碍,是一种运动幻觉。患者感觉外界物体或自身在旋转、移动或摇晃。据统计,眩晕的患病率为5‰,在神经内科门诊以眩晕为主诉而就诊者占5%~10%,在耳鼻喉科门诊占7%。此外,老年眩晕是妨碍其健康和影响其日常生活的重要因素。随着我国人口老龄化的进程加快,老年人平衡障碍的发病率也日渐增高,65岁以上老年人眩晕发生率女性高于男性。居家老年人有50%~60%出现过眩晕症状,老年门诊眩晕患者占81%~91%。眩晕成为临床常见症状,严重影响了人们的日常生活。

运动病指因运动而引起的一种综合征,包括眩晕、出汗、恶心、呕吐、流涎增加、打呵欠及全身不适等一组症状。运动病常常因前庭系统刺激而引起,但也可由视觉刺激(如持续的视动刺激)所产生。太空病是运动病的一种,也就是在太空中由头部主动运动所引起。现代观点认为,太空病的产生是由于耳石器与半规管信号的误配以及耳石器与视觉信号间的误配所至。因为在太空中缺乏地心引力,故在太空中头部运动刺激耳石器传入神经的信号与在地球上运动时的信号不同。此外,飞行错觉在飞行员中发生率很高,而在飞行事故特别是一等事故中,严重飞行错觉是重要原因。大约有50%的宇航员和太空飞行员在进入太空后出现太空病,空间错觉发生率高达88%,但大多数人在2～3天内可适应。

然而眩晕症因涉及多个学科,许多医生对该病的诊疗一直感到困惑。主要有以下3个因素。① 内耳埋藏位置深,体积细小,导致实验方法受到限制,相关前庭疾病病因的研究发展缓慢;② 前庭疾病不能通过临床现有的影像手段(如螺旋CT、核磁共振成像)直接检查,而是通过前庭眼动、前庭脊髓反射间接反映前庭功能状态;③ 前庭常见疾病(如梅尼埃病等)的病因和发病机制尚不明确,对于前庭疾病的治疗多限于对症。基于以上原因,很多眩晕患者得不到适当的诊断和治疗。

由于前庭系统组织结构、功能作用极其复杂,有很多没被认识,必须引入新思想、新技术、新方法,从组织结构到功能及细胞、分子水平到整体水平,从基础研究到临床实践开展跨学科研究才能使前庭功能检查技术真正成为临床眩晕病症、各种平衡功能障碍评定的有价值手段。

目前前庭功能检查对识别前庭系统功能是否异常,其准确性可达80%以上,但在定侧和定位上的诊断还缺乏可靠及有效的手段。前庭功能检查时至今日,之所以得不到临床上的广泛应用,除了检查项目多、费时外,关键是其对定位、定侧评定缺乏特异性。传统的前庭功能检测方法有很多缺点。如低频低速旋转试验因其频率范围远低于人类自然运动下的频率范围,很难反映真实功能状态;变温试验只能检测水平半规管,而对垂直半规管功能的检测尚存在争议等。这是当前前庭功能检测研究的主攻方向。

然而,内耳的结构与生理机制中的生物力学问题无处不在。在人体中,维持平衡和正常定向两项功能的实现依赖于前庭系统、视觉系统以及本体感觉三者的协调作用;其中位于内耳的半规管和耳石器构成了外周前庭系统。当机体受到外界刺激,比如变速运动、环境温度变化等激励,内耳迷路中的淋巴液和平衡感受器等将产生复杂的力学行为,继而通过平衡感受器将外界刺激转化为化学信号,经过突触传导转化为神经冲动,并传递至中枢进行信息处理。中枢处理后传出指令到达相应的运动神经核,形成各种反射性运动,使得身体在空间保持适宜的位置,维持体态平衡。沈双[47]等依据生物力学基础,在国内率先研究了内耳平衡系统功能的力学生物学特性,研究建立了内耳系统生物力学数值模型。本书详细描述了前庭和半规管的生物力学建模过程,详细介绍了内耳平衡器官功能特异性的生物力学基础。分别介绍内耳膜迷路成像和几何重建的基本思路、半规管生物力学模型和耳石器官生物力学模型;同时,刘迎曦、沈双等[48,49]对Bast瓣膜作用机理的生物力学研究在医学耳科学理论中有突破性发现。

从根本上讲,前庭系统疾病的主要症状——眩晕的发病机制、定位诊断以及鉴别诊断并未得到解决,更缺乏行之有效的治疗策略。眩晕仍然是临床医生感到困惑的问题。生物力学研究的介入有利于深层探讨眩晕疾病与组织病理的相关性,多学科合作综合处理眩晕、加强基础研究、提高前庭功能检测的定位、定性诊断敏感性,寻找有效治疗方法,也是今后努力的方向。

12.6 耳科生物力学研究前景

1914 年和 1961 年，Robert Bárány 和 Georg vonBékésy 分别以阐明前庭终器的生理和病理以及在发现耳蜗听觉生理机制方面的突出贡献，而各自荣获诺贝尔生理或医学奖（Nobel Prize in Physiology or Medicine）。此后的近 40 年来，耳科学领域在基础研究和临床医学生物学方面的重大进展包括：① 耳声发射及毛细胞能动性现象的探讨，提示耳蜗在声能的处理过程中存在主动耗能过程（active process）；相关的研究结果促成耳蜗主动微机械观点的建立，补充了 Békésy 行波学说的被动过程（passive process）之不足，而耳将声发射现象的检测应用于临床，为鉴别感音性聋与神经性聋提供了一种有价值的方法；② 电子耳蜗言语处理技术的改进及电子耳蜗植入的推广，使成千上万的深度感音神经性聋患者及聋哑儿童不同程度地恢复了听觉及言语功能；电子脑干植入的应用为双侧听神经瘤患者恢复听力带来了希望；③ 耳聋的分子生物学研究已定位 50 余个遗传性聋基因，某些获得性聋如药物中毒性聋、老年性聋、噪声性聋、自身免疫性聋等疾病研究亦获不同的进展；④ 听觉与言语病理学研究的建立与听觉与言语康复工作的规范开展。而上述诸方面如果有耳的生物力学研究参与将产生不可估量的快速的进步和突破。

随着科学技术的飞速发展，分子生物学、生物物理学、力学生物学、计算机及光电子科学等高新技术的发展与交叉应用，将促进耳科学迅速发展。展望 21 世纪，耳科学亦可望在耳聋基因诊断与治疗、眩晕的诊断与综合康复治疗、听力系统的计算机数值模型建立与临床应用、耳及颅底计算机三维导航微创与功能外科、内耳的微显微外科、外耳整形组织工程技术和新材料及新一代人工感觉器官的应用等方面取得突破性进展，而耳的生物力学研究也必将在国家的支持和同道们的努力下取得显著业绩和突破。

（孙秀珍　关庆捷）

────────── 参 考 文 献 ──────────

［1］李凤志.织物中热、质传递建模及着装人体数值仿真[D].大连：大连理工大学,2004.

［2］Li F Z, Li Y, Liu Y X, et al.Numerical simulation of coupled heat and mass transfer in hygroscopic porous materials considering the influence of atmospheric pressure[J]. Nurmerical Heat Transfer Part B：Fundamentals, 2004, 45(3)：249 - 262.

［3］赵文志,刘迎曦,张军.基于动物实验的应力与股骨近端生长关系的生物力学模型[J].医用生物力学,2008,23(1)：70 - 75.

［4］刘迎曦,张军,赵文志,等.基于快速生长期大鼠在不同应力环境中活骨实验的骨适应生物模型数字量化研究[J].生物医学工程学杂志,2006,23(2)：318 - 321.

［5］孙秀珍,唐媛媛,刘迎曦,等.鼻中隔偏曲者鼻腔自适应改变的特征分析[J].中华耳鼻咽喉头颈外科杂志,2008, 43(5)：351 - 354.

［6］孙秀珍,于申,刘迎曦,等.鼻腔结构的三维重建与气体流场数值模拟[J].生物医学工程学杂志,2006,23(6)：1162 - 1165.

［7］苏英锋,孙秀珍,刘迎曦.鼻腔气流流场研究[J].国际耳鼻咽喉头颈外科杂志,2007,31(2)：73 - 76.

［8］刘迎曦,孙秀珍,张军,等.人体鼻腔三维模型流场数值模拟与特征尺寸的研究[J].医用生物力学,2006,21(增刊)：

150 – 151.

[9] 于申,刘迎曦,孙秀珍.湍流状态下鼻腔的几何尺寸与鼻腔阻塞系数的关系[J].计算力学学报,2008,25(4):459 – 463.

[10] Zhang J, Liu Y X, Sun X Z, et al.Computational fluid dynamics simulations of inspiratory airflow in CT – based human nasal cavity and its characteristic dimension study[J].Acta Mechanica Sinica, 2008, 24(2): 223 – 228.

[11] 刘迎曦,于驰,孙秀珍,等.正常人咽腔气体流场数值模拟[J].大连理工大学学报,2007,47(3):317 – 321.

[12] 孙秀珍,刘迎曦,于驰,等.OSAHS患者和正常人软腭与上呼吸道流场流固耦合数值模拟[J].医用生物力学,2006,21(增刊):152 – 153.

[13] 孙秀珍,于驰,刘迎曦.人体上呼吸道三维有限元重建与流场数值模拟[J].航天医学与医学工程,2006,19(2):129 – 133.

[14] Sun X Z, Yu C, Wang Y F, et al.Numerical simulation of soft palate movement and airflow in human upper airway by fluid-structure interaction method[J].Acta Mechanica Sinica,2007,23(4):359 – 367.

[15] 孙秀珍,于申,刘迎曦,等.应用于功能性内窥镜鼻窦手术后引流器的工作原理分析[J].医用生物力学,2007,22(2):160 – 164.

[16] 刘迎曦,于申,孙秀珍.一种新型鼻用塞固器的力学原理分析[J].力学与实践,2008,30(1):70 – 74.

[17] Yu S, Liu Y X, Sun X Z, et al. Influence of nasal structure on the distribution of airflow in nasal cavity[J]. Rhinology, 2008, 46(2):137 – 143.

[18] 姚文娟,陈懿强,叶志明,等.耳听力系统生物力学研究进展[J].力学与实践,2013,35(6):1 – 10.

[19] 刘迎曦,李生,孙秀珍.人耳传声数值模型[J].力学学报,2008,40(1):107 – 113.

[20] Feng B, Gan R Z. Lumped parametric model of the human ear for sound transmission[J]. Biomech Model Mechanobiol, 2004, 3(1):33 – 47.

[21] 刘伟,李栋,朱云平,等.信号转导网络的生物信息学分析[J].中国科学C辑:生命科学,2008,38(11):999 – 1006.

[22] Kringlebotn M. Network model for the human middle ear. Scandinavian Audiology[J], 1988, 17(2):75 – 85.

[23] 姚文娟,李武,黄新生,等.耳膜振动方程的建立与求解[J].振动与冲击,2008,27(3):63 – 66.

[24] Funnell W R J, Laszlo C A. Modeling of the cat eardrum as a thin shell using the finite-element method[J].J Acoust Soc Am, 1978, 63(5):1461 – 1467.

[25] Ladak H M, Funnell W R J. Finite-element modeling of the normal and surgically repaired cat middle ear[J].The Journal of the Acoustical Society of America,1996,100(1):933 – 944.

[26] Lesser T H, Williams K R. The tympanic membrane in cross section:a finite element analysis[J].J Laryngol Otol, 1988,102(3):209 – 214.

[27] Lesser T H, Williams K R, Blayney A W. Mechanics and materials in middle ear reconstruction[J]. Clin Otolaryngol, 1991,16(1):29 – 32.

[28] Williams K R, Blayney A W, Lesser T H. A 3 – D finite element analysis of the natural frequencies of vibration of a stapes prosthesis replacement reconstruction of the middle ear[J]. Clin Otolaryngol,1995,20(1):36 – 44.

[29] Wada H, Metoki T. Analysis of dynamic behavior of human middle ear using a finite method[J]. The Journal of the Acoustical Society of America, 1992, 92(6):3157 – 3168.

[30] Beer H J, Bornitz M, Hardtke H J, et al.Modeling of components of the human middle ear and simulation of their dynamic behaviour[J]. Audiology & Neuro-Otology, 1999, 4(3 – 4):156 – 162.

[31] Prendergast P J, Ferris P, Rice H J, et al. Vibro-acoustic modeling of the outer and middle ear using the finite element method[J]. Audiology & Neuro-Otology, 1999, 4(3):185 – 191.

[32] Gan R Z, Sun Q, Feng B, et al. Acoustic-structural coupled finite element analysis for sound transmission in human ear-pressure distributions[J]. Medical Engineering & Physics, 2006, 28(5):395 – 404.

[33] 马芙蓉,Linder T,Huber A,等.新鲜颞骨模型建立在中耳传声机制研究中的作用[J].中国耳鼻咽喉头颈外科,2005,12(6):359 – 361.

[34] 张官萍,巫爱霞,戴朴,等.中耳三维有限元模型的建立与中耳实体模型质量属性分析[J].中华耳鼻咽喉头颈外科杂志,2007,42(5):357 – 361.

[35] Funnell W R, Khanna S M, Decraemer W F. On the degree of rigidity of the manubrium in a finite element model of the cat eardrum[J]. J Acoust Soc Am, 1992, 91(4 Pt1):2082 – 2090.

[36] Takagi A, Sando I. Computer — aided three-dimensional reconstruction:a method of measuring temporal bone structures including the length of the cochlea[J]. Ann Otol Rhinol Laryngol, 1989, 98(7 Pt1):515 – 522.

[37] Fujiyoshi T, Mogi G, Watanabe T, et al. Undecalcified temporal bone morphology:a methodology useful for gross

to fine observation and three-dimensional reconstruction[J]. Acta Otolaryngol Suppl, 1992, 49(3): 7 - 13.

[38] Beer H J, Bornitz M, Drescher J, et al. Finite element modeling of the human eardrum and applications, in Middle ear mechanics in research and otosurgery[M]. H. KB, Editor. Department of Oto-Rhino-Laryngology, Dresden: Dresden University of Technolog, 1996: 40 - 47.

[39] Weistenhöfer C, Hudde H. Determination of the shape and inertia properties of the human auditory ossicles[J]. Audiology and Neurotology, 1999, 4(3 - 4): 192 - 196.

[40] McAvoy G J. The development of a vibro- acoustic model of the human ear[M]. Dublin: Universtiy of Dublin, 1995.

[41] Kelly D J, Prendergast P J, Blayney A W. The effect of prosthesis design on vibration of the reconstructed ossicular chain: A comparative finite element analysis of four prostheses[J]. Otology & Neurotology, 2003, 24(1): 11 - 19.

[42] Sun Q, Chang K H, Dormer K J, et al. An advanced computer — aided geometric modeling and fabrication method for human middle ear[J]. Med Eng Phys, 2002, 24(9): 595 - 605.

[43] Gan R Z, Feng B, Sun Q. Three-dimensional finite element modeling of human ear for sound transmission[J]. Annals of Biomedical Engineering, 2004, 32(6): 847 - 859.

[44] Decraemer W F, Dirckx J J J, Funnell W R J. Three-dimensional modelling of the middle-ear ossicular chain using a commercial high-resolution X - Ray CT scanner[J]. Journal of the Association for Research in Otolaryngology, 2003, 4(2): 250 - 263.

[45] Abel E W, Lord R W, Mao C. Finite-element modeling the reconstruction of the ossicular chain with an anatomically shaped incus prosthesis[M]. In Middle ear mechanics in research and otology, K. Gyo and H. Wada, Editors. Singapore: World Scientific, 2004: 145 - 152.

[46] Lee C F, Chen J H, Chou Y F, et al. Optimal graft thickness for different sizes of tympanic membrane perforation in cartilage myringoplasty a finite element analysis[J]. Laryngoscope, 2007, 117(4): 725 - 730.

[47] 沈双,赵扬,孙秀珍.数值模拟前庭系统膜迷路的生物力学响应[J].医用生物力学,2010,25(3):169 - 174.

[48] 沈双,孙秀珍,刘迎曦.人内耳前庭系统膜迷路流固耦合数值模拟[J].力学学报,2010,42(3):415 - 421.

[49] 沈双.内耳前庭半规管平衡机制生物力学模型研究[D].大连:大连理工大学,2013.

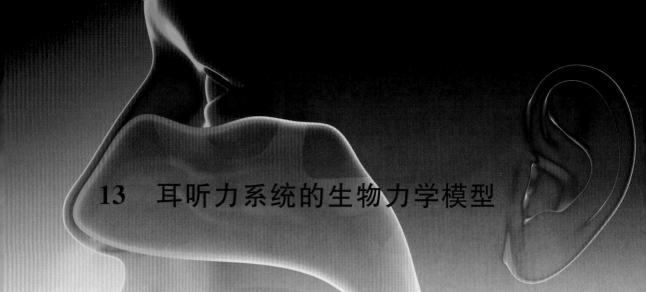

13　耳听力系统的生物力学模型

人耳听力系统是一个典型的在声波激励下的高度非线性流-固耦合的生物动力学系统。主要由外耳道、中耳和内耳组成。外耳的功能是收集声音信号并传递到中耳的鼓膜;中耳的功能是声音传导,即通过鼓膜带动听骨链运动将声音信号转变为机械振动;内耳的功能是感受声音,即通过流体动力波及多结构的非线性流-固耦合作用把振动转变成听神经纤维的脉冲发放,由此传到中枢。本章通过建立气导生物力学模型,从力学角度对耳听力系统的传音和感音机理以及某些病变机理进行研究。

13.1　听觉相关应用解剖及生理

耳由外耳、中耳和内耳 3 部分组成。耳是位听觉感受器,主要结构位于颞骨体内[1]。

13.1.1　外耳解剖

外耳包括耳廓及外耳道:耳廓借肌肉、韧带、软骨和皮肤附着于头颅两侧的颞部。耳廓大部分为软骨支架,被覆软骨膜和皮肤,仅耳垂由脂肪与结缔组织构成。外耳道外侧 1/3 为软骨部,内侧 2/3 为骨部,成人长 2.5～3.5 cm,略呈"S"形弯曲(见图 13-1)。软骨部皮肤富有毛囊和皮脂腺,并含有耵聍腺,易发生耳疖。外耳的神经来源主要有下颌神经的耳颞支,分布于外耳道前半部,故牙痛等可放射至外耳道;迷走神经耳支,分布于外耳道后半部,刺激外耳道皮肤可引起反射性咳嗽。

13.1.2　中耳解剖

中耳由鼓室、鼓窦、乳突和咽鼓管组成。

鼓室为一含气空腔,以鼓膜紧张部的上下缘为界,将其分为上、中、下 3 部分。鼓室有 6 个壁:① 外壁:主要为鼓膜。鼓膜为略向内凹入、呈椭圆形、半透明的薄膜。正常鼓膜有鼓膜脐、锤骨柄、光锥等解剖标志。② 内壁:即内耳外侧壁,有鼓岬、前庭窗、蜗窗、外半规管凸、面神经管突等重要解剖标志。③ 前壁:有咽鼓管的鼓室口。④ 后壁:面神经垂直段在此通过,上部有鼓窦入口。⑤ 上壁:又称鼓室盖,与颅中窝的大脑颞叶分隔。⑥ 下壁:为一薄骨板,将鼓室与颈静脉球分开。鼓室内有 3 块听骨,即锤骨、砧骨和镫骨,借韧带与关节相

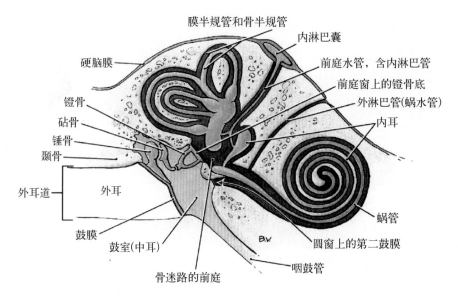

图 13-1 耳的组成及分布

Figure 13-1 Ear component

连构成听骨链。咽鼓管起自鼓室前壁下部,止于鼻咽部,为沟通鼓室与鼻咽的通道。其外 1/3 为骨部,内 2/3 为软骨部。软骨部静息时闭合,仅在吞咽或打呵欠时开放。开放时外界空气进入鼓室,保持鼓膜内外压力平衡。小儿咽鼓管较成人而言具有平、短、宽的特点,鼻咽部的感染容易经咽鼓管向中耳蔓延引起化脓性中耳炎。鼓窦为鼓室后上方的含气腔,向前经鼓窦入口与鼓室相通,向后通乳突气房,上方以鼓窦盖与颅中窝相隔。乳突腔内含许多形态不一,且相互连通的气房,其内为无纤毛黏膜覆盖。根据乳突气房发育程度不同分为气化型、板障型、硬化型和混合型。

13.1.3 内耳解剖

内耳又称迷路,解剖结构复杂,包括骨迷路和膜迷路,两者形态相似(见图 13-2),膜迷路位于骨迷路内,两者之间充满外淋巴,膜迷路内充满内淋巴。内外淋巴互不相通。骨迷路由致密的骨质构成,分为耳蜗、前庭和半规管 3 部分。耳蜗形似蜗牛壳,由中央的蜗轴和周围的骨蜗管组成。骨蜗管围蜗轴旋转 2.5～2.75 周,骨蜗管内自上而下有 3 个管腔,即前庭阶、中阶和鼓阶。前庭阶和鼓阶的外淋巴通过蜗孔相通,中阶即膜蜗管。

前庭位于耳蜗与半规管之间,其后上部有 3 个骨半规管的 5 个开口,其外侧为鼓室内壁的一部分,上有前庭窗和蜗窗。骨半规管:位于前庭的后上方,为 3 个呈弓状弯曲的骨管,彼此相互垂直,依其所在位置,分别称为外骨半规管、前骨半规管和后骨半规管。膜迷路可分为膜蜗管、椭圆囊、球囊和膜半规管,各部相互连通。椭圆囊与球囊内分别有椭圆囊斑和球囊斑,感受位觉,亦称位觉斑。在膜蜗管基底膜上有螺旋器(Corti 器),是由内、外毛细胞、支柱细胞和盖膜等组成,为听觉感受器的主要部分。

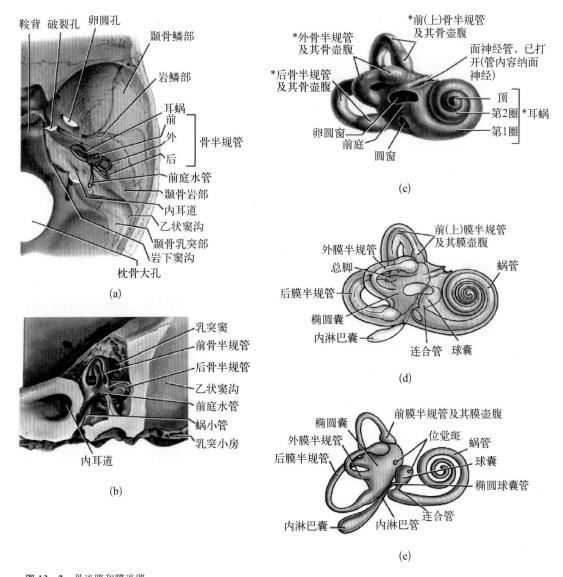

图 13‑2　骨迷路和膜迷路
（a）上面观；（b）后上面观；（c）前外侧面观；（d）前外侧面观；（e）前外侧面观。＊ 等同于其形成物的壁
Figure 13‑2　Osseous labyrinth and membranous labyrinth

13.1.4　外耳生理

　　外耳包括耳廓和外耳道。外耳主要功能是将自由声场的声波传播到鼓膜。外耳对空气介质传播来的声音有两个方面的影响：其一是对某些频率段的声波有增压作用；其二是有助于声源定位。此外，外耳道尚可保护中耳结构免受损伤。头颅犹如声场中的一个障碍物。头颅可通过对声波的反射作用而产生声压增益效应，反射波在头的声源侧集聚而产生更强的声场，该现象称障碍效应（baffle effect）。声压增益的大小既与头围和波长的比值有关，也与声波入射方位角有关。耳廓不仅可收集声波到外耳道，它还对声压有增益效应。实验表明，耳甲可使频谱峰压点在 5.5 kHz 的纯音提高 10 dB 的增益。耳廓边缘部亦对较宽频谱范

围的声波有 1～3 dB 的增益效应。外耳道是声波传导的通道,其一端为鼓膜所封闭。根据物理学原理,一端封闭的圆柱形管腔对波长为其管长 4 倍的声波起最佳共振作用。人的外耳道长约 2.5 cm,其共振频率的波长为 10 cm,按空气中声速 340 m/s 计算,人的外耳道共振频率应为 3.4 kHz,由于外耳道的内侧端为具有弹性的鼓膜封闭,并非坚硬的界面;外耳道实为呈 S 形的弯曲管道,而非圆柱形直管;加之耳廓的共振效应及头颅和耳甲等部位对声波的反射、绕射等效应,因此外耳道的实际共振频率尚需进行修正。在人类,声源定位最重要的线索是声波到达两耳时的强度差(interaural intensity difference, IID)和时间差(interaural time difference, ITD)。头颅可通过障碍效应和阴影效应(shadow effect,指波长与头颅大小相比相对较短的声波,从头颅侧方到达一耳时,该声波在头颅区域范围内被阻断,导致对侧耳声压减小的现象)而产生耳间强度差,协助声源定位。耳廓尚可通过对耳后声源的阻挡和耳前声源的集音而有助于声源定位。

13.1.5　中耳生理

中耳的主要功能是将外耳道内空气中的声能传递到耳蜗的淋巴液。这种由气体到液体的声能转换是通过鼓膜与听骨链的振动来耦联的。声波从一种介质传递到另一种介质时透射的能量取决于这两种介质声阻抗(acoustic impedance)的比值。当两种介质的声阻抗相等时,这两种介质之间的声能传递最有效,两种介质声阻抗相差愈大,则声能传递效能愈差。水的声阻抗大大高于空气的声阻抗。空气与内耳淋巴液的声阻抗相差约 3 800 倍,当声波由空气传到淋巴液时约有 99.9% 的声能被反射而损失掉,仅约 0.1% 的声能可透射传入淋巴液中,故在空气-液体界面的传递中,约损失了 30 dB 的声能。中耳的主要功能则是通过阻抗匹配作用,使液体的高声阻抗与空气的低声阻抗得到匹配,从而可将空气中的声波振动能量高效地传入内耳淋巴液体中去。这种功能是通过鼓膜和听骨链作为声波变压增益装置来完成的。鼓膜的振动形式、鼓膜的振动频率一般与声波一致,但其振动形式则因声音的频率不同而有差异。当频率低于 2 400 Hz 的声波作用于鼓膜时,整个鼓膜以鼓沟上缘切线(锤骨前突与外侧突的连线)为转轴而呈门式振动。鼓膜不同部位的振幅大小不同,以锤骨柄下方近鼓环处振幅最大。在低频声(比如<1 kHz)刺激时,鼓膜呈杠杆式振动;而在高频率时,鼓膜振动形式比较复杂,鼓膜呈分区段式振动,有相当面积区域的鼓膜振动未能被传送到锤骨柄。鼓膜的增压效应声波作用于鼓膜,通过听骨链之镫骨足板作用于前庭窗。根据水力学原理(hydraulic mechanism),若不考虑微量机械摩擦损耗,则作用于鼓膜上的总压力应与作用于前庭窗上的总压力相等。由于鼓膜的面积大大超过镫骨足板的面积,故作用于镫骨足板(前庭窗)单位面积上的压力大大超过作用于鼓膜上的压力。根据 Békésy 的测量,人的鼓膜面积约为 85 mm^2。由于鼓膜周边嵌附于鼓沟内,其有效振动面积约为其实际面积的 2/3,即鼓膜的有效振动面积约为 55 mm^2。而镫骨足板面积约为 3.2 mm^2,即作用于鼓膜的声压传至前庭窗膜时,单位面积压力增加了 17 倍。也就是说,在不考虑弧形鼓膜杠杆作用的前提下,鼓膜通过水力学原理可使传至前庭窗的声压提高 17 倍。此外,由于鼓膜振幅与锤骨柄振幅之比为 2∶1,鼓膜的弧形杠杆作用可使声压提高 1 倍。鼓膜-听骨链的单窗传导效应声波传播至前庭窗和蜗窗之间的相位差(时差)对能否有效刺激内耳 Corti 器有很大的影响。

13.1.6 中耳肌肉的生理

中耳肌肉包括：鼓膜张肌和镫骨肌。从解剖学角度来看，两者收缩时作用力的方向相拮抗：鼓膜张肌收缩时向前向内，使鼓膜向内运动；而镫骨肌收缩时向后向外，使镫骨足板以后缘为支点，前部向外跷起而离开前庭窗。在受外界声或其他种类刺激时，可诱发中耳肌肉的反射性收缩，由声刺激引起的该反射活动称为中耳肌肉的声反射（acoustic reflex）。后者习惯上在人体常仅指镫骨肌反射（stapedius reflex）。鼓膜张肌的声反射阈一般比镫骨肌反射阈高 15～20 dB。镫骨肌反射的反射弧分为同侧声反射弧和对侧声反射弧两条路径，同侧声反射弧是指声刺激经中耳达耳蜗，耳蜗毛细胞兴奋性信号经由螺旋神经节双极细胞（1级神经元）的中枢突传至耳蜗腹核（2 级神经元），耳蜗腹核神经元轴突部分经斜方体至同侧面神经运动核的内侧部、部分经斜方体至同侧内上橄榄核再传至同侧面神经运动核内侧部，面神经运动核神经元的轴突形成面神经，分出镫骨肌支支配同侧镫骨肌。对侧声反射弧是指第 1、2 级神经元传导路径与同侧声反射弧相同，同侧耳蜗腹核神经元轴突，经同侧内上橄榄核至对侧面神经运动核，再经对侧面神经及镫骨肌支支配对侧的镫骨肌。因此，声刺激一侧耳可引起双侧耳的声反射。镫骨肌反射阈值在语言频率范围，正常人耳的镫骨肌反射阈值为 70～80 dBSL（感觉级），而且同侧耳镫骨肌反射阈值平均比对侧耳低 5 dB。此外，双耳给声比单耳给声刺激诱发声反射的反射阈值低。在有重振（recruitment）的感音性聋患者中，声反射阈提高的幅度比听阈上升的幅度要小，即诱发声反射所需的声音强度感觉级比正常人要小，故根据听阈与反射阈值之间的差值可以判断有无重振及其程度。有研究认为两者阈值差小于 60 dB 者，表示有重振现象（Metz 重振试验）。此外，耳蜗以上部位病变者，其声反射阈值提高，有时声反射丧失。在耳科正常人及感音性聋患者，500～1 000 Hz 持续强声所引起的镫骨肌反射，在刺激开始后的 10 s 内收缩强度无明显衰减。而蜗后病变的耳聋患者因有病理性适应现象，镫骨肌收缩的强度衰减很快，衰减到开始收缩时的幅值的一半所需的时间称半衰期。Anderson 报道，蜗后病变者的镫骨肌反射半衰期在 6 s 以内。故镫骨肌反射的强度与持续时间对听神经病变的早期诊断有一定价值。

13.1.7 咽鼓管的生理

咽鼓管作为在正常情况下连接鼓室和咽部的唯一通道，它的主要功能有 4 个：① 保持中耳内外压力平衡的作用。当鼓室内气压与外界大气压保持平衡时，有利于鼓膜及中耳听骨链的振动，维持正常听力。调节鼓膜两侧气压平衡的功能由咽鼓管完成。咽鼓管骨部管腔为开放性的；而软骨部具有弹性，在一般情况下处于闭合状态。当吞咽、打哈欠及偶尔在咀嚼与打喷嚏时，通过腭帆张肌、腭帆提肌及咽鼓管咽肌的收缩作用瞬间开放。其中腭帆张肌起主要的作用。当鼓室内气压大于外界气压时，气体通过咽鼓管向外排出比较容易；而外界气压大于鼓室内压时，气体的进入则比较困难。不同条件下咽鼓管开放所需的压力有异。② 引流中耳分泌物的作用。鼓室黏膜及咽鼓管黏膜的杯状细胞与黏液腺所产生的黏液，可借咽鼓管黏膜上皮的纤毛运动，而不断地向鼻咽部排出。③ 防止逆行性感染的作用。正常人咽鼓管平时处于闭合状态，仅在吞咽的瞬间才开放，来自鼻腔的温暖、洁净、潮湿的空气在鼻咽与口咽隔离的瞬间经过一个无菌区——咽鼓管再进入中耳。咽鼓管软骨部黏膜较厚，黏膜下层中有疏松结缔组织，使黏膜表面产生皱襞，后者具有活瓣作用，加上黏膜上皮的纤毛运动，可防止鼻咽部的液体、异物等进入鼓室。④ 阻声和消声作用。在正常情况下，咽鼓管的闭合状态可阻隔说话、呼吸、心搏等自体声响的声波，经鼻咽腔、咽鼓管而直接传入鼓室。在咽鼓管异常开放的患者，咽鼓管在说话时不能处于关闭状态，这种阻隔作用消失，声波经异常开放的咽鼓管直接传入中耳腔，产生自听过响(autophonia)症状。此外，呼吸时引起的空气流动尚可通过开放的咽鼓管自由进入中耳腔而产生一种呼吸声，这种呼吸声还可掩蔽经外耳道传导的外界声响。此外，正常的咽鼓管还可能有消声作用。由于咽鼓管外 1/3 段(咽鼓管骨部)通常处于开放状态，呈逐渐向内(向软骨部)变窄的漏斗形，且表面被覆部分呈皱襞状的黏膜，这些解剖结构特征在某种程度上类似于吸声结构。咽鼓管鼓室段的上述结构特征有利于吸收因圆窗膜及鼓膜振动所引起的鼓室内的声波。

13.1.8　耳蜗的听觉生理

耳蜗由一条骨性的蜗管围绕一锥形的蜗轴盘绕 2.5～2.75 周所构成。膜性蜗管是一条充满内淋巴的盲管；而前庭阶和鼓阶内充满外淋巴，两者可以在蜗顶处通过蜗孔相互交通。声波的感受器官：Corti 器位于基底膜上。Corti 器外毛细胞的纤毛顶端嵌入盖膜之中，而内毛细胞的纤毛与盖膜没有直接的接触。基底膜的内侧端附着于骨螺旋板的鼓唇，而盖膜之内侧端附着于骨螺旋板的前庭唇，故两者振动时的运动轴不同。人的基底膜长度约为 31.5 mm，但其宽度则自耳蜗底周至耳蜗顶周逐渐增宽。在近镫骨处基底膜的宽度约 0.04 mm，至蜗孔处宽度约达 0.5 mm。毛细胞的长度自耳蜗底周至耳蜗顶周逐渐变长。因此，Corti 器的质量可随毛细胞长度的增加而增加。当声音作用于鼓膜上时，声波的机械振动通过听小骨传递到前庭窗，这种振动随即引起耳蜗外淋巴液及耳蜗隔膜的振动。耳蜗隔膜(cochlear partition)是指耳蜗中将前庭阶与鼓阶分开的结构，由前庭膜和基底膜构成其边界，其间有 Corti 器及黏性液体(主要为内淋巴)。上述由前庭窗传入内耳的声波所引起的耳蜗外淋巴液及耳蜗隔部的振动使耳蜗液体向圆窗位移，它导致在基底膜产生一个位移波，这种位移波由耳蜗底部向顶部运行。当某种频率的声波刺激耳蜗时，耳蜗隔膜随声波的刺激以行波的形式振动。行波起始于镫骨处并向着耳蜗顶部的方向传导，行波的振幅在行波向耳蜗顶部移行的过程中逐渐增大，振幅在相应频率区达最大后，随之迅速衰减。行波的速度在行波向耳蜗顶部移行的过程中逐渐减慢，故行波的相位随着传导距离的增加而改变，其波长亦逐渐减小，但在耳蜗隔部上任何点的振动频率都与刺激声波的频率相同。随着声波刺激频率的增加，耳蜗隔部的最大振幅部位向耳蜗底部移动。此即声音在耳蜗内传播的一个重要特点：高频声音刺激引起耳蜗隔部振动的最大峰值位于耳蜗的底部，而低频声音刺激引起耳蜗隔部振动的最大峰值位于耳蜗的顶部。基底膜调谐曲线的锐度(sharpness)与动物耳蜗的生理状态有关，在生理状态下，基底膜表现出某种程度的带通滤波器(bandpass filter)的特性，基底膜振动呈非线性，对声音刺激更敏感。当由声音刺激而产生耳蜗隔部上下振动时，盖膜和基底膜分别以骨螺旋板前庭唇和鼓唇为轴上下位移。这样，盖膜和网状层之间产生一种相对的辐射状位移，亦即剪切运动(shearing motion)。盖膜与网状层之间的剪切运动可引起外毛细胞静纤毛弯曲。而内毛细胞的静纤毛则可随着盖膜与网状层之间淋巴液的液流而弯曲。毛细胞纤毛的弯曲可引起毛细胞兴奋,从而诱发机械-电的换能过程。产生于盖膜和网状层之间的侧向(基底膜横轴方向)的相对位移称辐射(横向)剪切(radial shear)。此外,还有一种沿基底膜纵轴方向的位移产生纵向剪切(longitudinal shear)。毛细胞顶部表皮板相当于可变电阻。当基底膜振动时,产生于盖膜与网状层之间的剪切运动使毛细胞静纤毛弯曲或偏转,改变毛细胞顶端的膜电阻而调制进入毛细胞的电流,后者产生感受器电位。在毛细胞顶端的跨膜电位差为 $120\sim150$ mV。这个电位差可视为电源或电池。毛细胞转导过程如下:正的蜗内电位和负的毛细胞胞内静息电位共同构成跨过毛细胞顶部膜的电压梯度,耳蜗隔部的运动引起毛细胞静纤毛弯曲,后者通过牵引静纤毛之间的横向连接而使静纤毛离子通道开放,离子(主要是 K^+ 离子)顺着电压梯度进入毛细胞,引起毛细胞去极化,后者引起毛细胞释放化学递质而兴奋听神经纤维。听神经的主要功能是将耳蜗毛细胞机-电转换的信息向听觉系统各级中枢传递。单根听神经纤维对纯音的反应在没有其他刺激时,听神经纤维对一个纯音的刺激总是表现为兴奋性的反应,从不出现抑制反应。单根听神经纤维具有带通滤波的特性。而且不同的听神经纤维有不同的特性频率。单根听神经纤维对短声的反应短声(click)持续时间短,频谱能量较宽。听神经纤维对短声的反应亦显示其频率选择性。一个纯音的存在可影响听神经纤维对另一个纯音刺激的反应。如果恰当安排某两种纯音的频率和强度,则第 2 种纯音能抑制或压制听神经纤维对第 1 种纯音的刺激反应,该现象称为双音压制(two-tone suppresion)。当环境中存在其他声音刺激时,人体就对某一特定的听力降低,这就是声学上的掩蔽现象。

13.1.9 听觉中枢生理

与听觉中枢有关的结构除螺旋神经节及听神经外,尚包括蜗神经核、上橄榄核、斜(一方体)听核、觉外皮侧层下丘各系核级、神下经丘核、团内及侧听膝觉状皮体层和生听理觉皮层等。

蜗神经核神经元的调谐曲线在频率选择性方面与听神经类似,仅后腹核的"给声"反应细胞的调谐曲线较宽。蜗神经核神经元对单音刺激可表现为兴奋和抑制两种不同的效应,故调谐曲线既可为兴奋反应的阈值,亦可为抑制反应的阈值。上橄榄核复合体生理上橄榄核复合体(superior olivary complex,SOC)由 4 个亚核组成。实验表明,上橄榄内侧核以及外侧核细胞可识别双耳传来的声信号中的强度差和时间差。提示上橄榄核复合体可对声音信息进行处理,在声源定位方面起着重要的作用。外侧丘系核(nucleus of the lateral lemniscus)区域的细胞反应类型与上橄榄核内冲动传入区域细胞的反应特性类似。下丘(inferior colliculus)神经元的排列有明显的频率分布特征,并可分辨声信号的耳间时间差和强度差。故在处理声音信息以及进行声源定位方面也起着非常重要的作用。内侧膝状体在听觉传导通路中,内侧膝状体(medial geniculate body)是大脑听觉皮质以下的最高一个神经核团,它的神经元投射到听觉皮质。内侧膝状体多数神经元为双耳敏感性,对双耳间声信息的时间差和强度差敏感。内侧膝状体神经元调谐曲线的宽窄变化较大,某些神经元对单个纯音成分不反应,但对复杂声较敏感。大脑听觉皮层与听觉传导通路中其他神经核团的神经元一样,听觉皮质神经元对双耳传入冲动的反应可表现为双耳兴奋性,或一耳兴奋性,而另一耳呈抑制性。这些神经元在处理传入信息、进行声源定位方面可能起重要的作用。

13.2　正常耳声固耦合数值模拟

对于人体中耳生物力学模型的研究,前期的准备性工作是从临床上挑选志愿者,并获取他们的医学 CT 图像;中期工作包括选择适当的建模工具,采用恰当的重建方法,从点连线,再成面,最后建体的顺序重构出中耳结构的几何模型,并根据现实耳部结构的情况对模型进行必要的修正,运用适合的声固耦合分析软件对中耳结构进行数值模拟;后期工作为对位移场、声压场结果进行总结分析,找出耳部病变和听力损伤之间的联系。

研究建立人中耳有限元数值模型所依托的基础性材料是由大连医科大学附属第二临床医院 CT 室所提供的志愿者医学 CT 图像。将 CT 图像的二维信息重组建立三维的有限元模型,必须熟悉一种或者几种三维重建的理论和方法,选取了最适合基于医学 CT 图像重建三维计算机模型的方法,并依照这种方法建立模型,将对最终建立人体耳部生物力学模型,起到事半功倍的效果。

耳部的三维几何结构模型建立完成之后,选取适当的数值方法,设定适当的边界条件,分析计算这些模型内位移场、声压场等数值信息。选择的分析软件是基于有限元法的大型商业计算分析软件 ANSYS。

13.2.1　基于 CT 医学图像人体中耳结构边界信息数字化

应用表面重建的建模方法建立人体中耳结构模型[2,3],即将志愿者通过螺旋 CT 扫描获得实体信息(人体头部是多材质组织组合,CT 扫描可使骨质、软组织、腔体等不同区域的密度变化显示出来),然后利用数学软件 MATLAB 和通用的大型有限元分析软件 ANSYS,对 CT 扫描图像进行处理,得到耳部结构的三维实体模型。该模型具有空间结构与解剖形态良好的相似性、测量准确度高、单元划分精细、模型可任意旋转观察、切割及调整、重复使用性好等特点;可在工程软件中模拟声音在中耳结构中的传播计算。

原始数据来源于 1 例健康志愿者(男性,25 岁,右耳),无任何听力损伤病史。志愿者耳部结构即作为本书研究正常数值模型的原始信息,并作为其他相关研究的基础。在大连医科大学附属第二临床医院 CT 室对志愿者的耳部结构进行扫描,扫描设备是德国西门子公司生产的多层螺旋 CT。最后应用 CT 机自带的商业软件将所获取的 DICOM 影像学数据转化为 BMP 格式的图像。

志愿者取仰卧体位进行轴位扫描,扫描层厚 0.6 mm,重建层厚 0.1 mm,滤波函数 U70u,窗宽 2 500 HU,窗位 480 HU。轴位 CT 数据很难全部显示耳部复杂结构,因此应用仪器自带软件重建矢状位及镫骨斜位影像数据;外耳道重建采用矢状位 CT 数据,镫骨重建采用镫骨斜位 CT 数据,剩余部分采用轴状位 CT 数据。

采用 CT 扫描耳部结构的断层图像,应用 MATLAB 软件将图像数字化,提取轮廓边缘坐标,通过自编制的程序来判断边界,然后轮廓边缘点拟合为封闭的轮廓线,以轮廓线形成面,最后进行三维实体重建。由于采用了矢状位和轴状位两种 CT 重建方式,为了建立整体耳部结构的模型,需将各个部分连接起来,最后即形成整体的耳部结构。具体过程如下:

(1) 选取 CT 断层扫描的位置。选取的基本原则应该是:不损失、不歪曲生物结构的形状结构尺寸信息,并尽量减少所用图片数,要注意采样到台阶、尖点、局部顶、局部底、最大直径处、最小直径处等关键位置,以及一些过渡位置。

(2) 轮廓边缘坐标的提取。首先提取边界轮廓线,CT 图像是一种二维灰度图像,应用 MATLAB 软件将图像数字化,根据图像分辨率的大小形成一个相应的矩阵,矩阵中的每一个数代表图像中相应点的灰度值,通过自编程序来判断边界,完成 CT 图像边界的判定后再根据适当的比例将其还原为实际的尺寸。

(3) 轮廓线的选取。将生成的轮廓边缘数据转为大型工程数值模拟软件 ANSYS 可以识别的文件,并导入 ANSYS 中形成点阵。由于一张脑部 CT 图像包含了整个头部的断面信息,除耳部结构外还含有其他腔体以及 CT 图像自身的某些标记,这些都会影响边界点的选择,因此还需要进行适当边界选取处理。

(4) 实体模型的生成。当完成一个人所有的 CT 图像的边界判别后,得到了大量三维空间的点的坐标信息;将这些坐标点写成有限元分析软件 ANSYS 的命令文件格式读入 ANSYS,使这些边界点在 ANSYS 中形成点阵,然后将线连成面,最后形成体,完成对中耳结构的三维几何体重建。最后施加合适的边界条件和荷载进行网格剖分,形成最终三维有限元数值模型。图 13-3 以外耳道为例介绍了建模的流程。

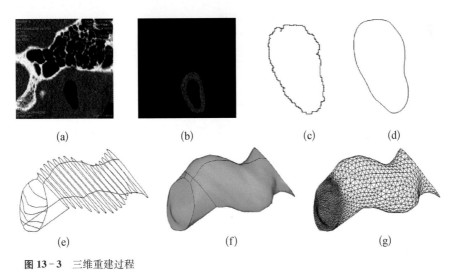

(a)　　　　　　(b)　　　　　　(c)　　　　　　(d)

(e)　　　　　　(f)　　　　　　(g)

图 13-3 三维重建过程
Figure 13-3 Process of three-dimensional reconstruction

以上的重建方法是针对不同组织在 CT 图像中显示的灰度的不同特点,容易判断腔体的边界,按像素判断,就单层图像来讲,逼近边界的效果很好[3,4]。

13.2.2　正常耳数值模型建立

　　数值模型包括外耳道、鼓膜、听骨链、韧带/肌肉和内耳骨迷路等[3]，如图 13-4(a)～(d)所示。图 13-4(e)～(f)显示了外耳、中耳及内耳间的相互连接。外耳道、中耳腔和内耳骨迷路用声场单元 FLUID30 剖分，单元数为 143 405，节点数为 28 671；鼓膜用壳单元 SHELL63 剖分，单元数为 3 578，节点数为 1 890；其余用固体单元 SOLID45 剖分，单元数为 36 270，节点数为 8 126。

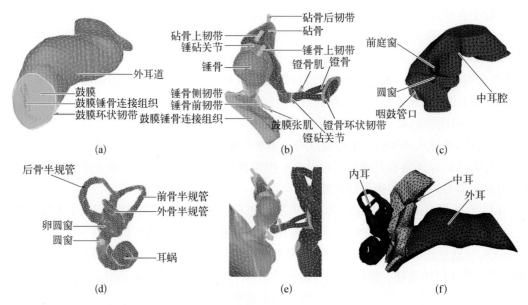

图 13-4　正常耳数值模型
(a)～(d) 耳部结构有限元模型；(e)和(f) 结构之间的连接
(a) 外耳道和鼓膜；(b) 鼓膜和听骨链；(c) 中耳鼓室；(d) 内耳
Figure 13-4　The numerical model of a normal ear

　　与声场耦合的结构动力学方程：

$$M\ddot{u} + C\dot{u} + Ku = f + Rp \tag{13-1}$$

式中：M、C、K、R 分别为质量矩阵、阻尼矩阵、刚度矩阵、耦合矩阵；u、p 分别为位移向量、耦合面上的声压向量；f 为结构载荷向量。

　　与结构耦合的声学方程：

$$M^p\ddot{p} + K^p p = -\rho_0 R^T \ddot{u} \tag{13-2}$$

式中：M^p、K^p、R 分别为声场流体的质量矩阵、刚度矩阵、耦合矩阵；p、$\ddot{u}$ 分别为声压向量、耦合面上的加速度向量；ρ_0 为声场流体介质密度。

　　边界条件：外耳道口或鼓膜外侧施加 105 dB(3.56 Pa)均匀声压；锤骨上韧带、锤骨前韧带、锤骨侧韧带、砧骨上韧带、砧骨后韧带、鼓膜张肌、镫骨肌、鼓膜环状韧带及镫骨环状韧带外侧端所有自由度约束为零；鼓膜、听骨链表面及镫骨底板为声固耦合边界。声波的反射特性通过边界上设置吸声系数来描述，吸声系数为吸收能量和入射能量的比值，数值模型各个壁面的吸声系数分别为：鼓膜 0.007；外耳道壁 0.02；中耳腔壁 0.04；听骨链表面 0.04；韧带和肌肉表面 0.02；骨迷路 0.04[5]。

对结构进行谐响应分析，确定中耳结构在承受随时间按正弦规律变化的声压荷载时的稳态响应，计算结构在 200～8 000 Hz 频率范围内的响应，并得到位移响应值对频率的曲线，以此来分析中耳结构在正常和病变情况下的位移曲线变化。

边界条件：数值模型中，鼓膜用壳单元划分，当不考虑中耳腔影响时，单层壳单元适合于模拟状况。如果考虑中耳腔的作用，此时鼓膜两侧均为空气腔，由于鼓膜厚度很薄，在激励作用下，鼓膜两侧的位移相同，但声压明显不同。若仅用一层壳单元划分鼓膜，则鼓膜两侧的声压值相同，无法模拟实际情况。有文献[4]用固体单元划分鼓膜避免了单层壳单元的不足，用双层壳单元来划分鼓膜[3]，同样能避免单层壳单元的弊端，并且相对于固体单元来说，数量少，精度高。下面通过一个有解析解的算例与各种网格划分的数值模拟解比较情况。当使用双层壳单元时，其弹性模量和密度均为实际值的一半，厚度保持不变。在 ANSYS 中将两层壳单元重合点的 3 个位移自由度和 3 个旋转自由度设为同步，压力、自由度各自作用。

本节算例摘自文献[5]。算例为一正方形薄板，四周固定，中心施加一力荷载（见图 13 - 5）。具体几何尺寸和施力荷载如表 13 - 1 所示。对其进行静力分析和模态分析，将各自模拟结果相互比较，结果如表 13 - 2 和表 13 - 3 所示。从表 13 - 2 可以看出，当壳单元和固体单元尺寸一致为 1 mm 时，双层壳单元和单层壳单元的精度相差无几。而固体单元的精度则明显低于前两者。分别将单元尺寸提高到 0.5 mm 时，固体单元的精度明显升高，但壳单元的精度还是高于固体单元。综上所述，双层壳单元和单层壳单元有几乎相同的模拟精度，并且所用单元数量少；而固体单元较少时，误差明显很大，只有用足够多的单元才能达到一定精度，和壳单元相比，达到相同的计算精度，所用单元多，提高了计算量。所以选取双层壳单元来模拟鼓膜两侧腔体的真实状态[3]，鼓膜两侧位移和旋转自由度相同，但是两侧的声压值可以不同，这已经满足了实际鼓膜两侧的位移声压情况。

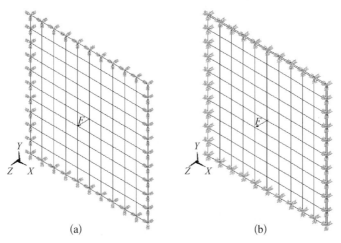

(a) (b)

图 13 - 5 固定板有限元模型[3]
（a）壳单元；（b）固体单元

Figure 13 - 5 The finite element model of plate with fixed boundary

表 13 - 1　模　型　属　性[5]

Table 13 - 1　Properties of the model

弹性模量/Pa	3.2×10^7
泊松比	0.45
密度/(kg/m³)	1 200
厚度/mm	0.1
尺寸/mm	10×10
力/N	0.001

表 13 - 2　解析解和数值解比较[5]（单元尺寸为 1 mm）

Table 13 - 2　Comparison between numerical solution and analytic solution

	解析解	单层壳	Error/%	双层壳	Error/%	固体单元	Error/%
位移/mm	0.191 1	0.194 64	1.8	0.194 64	1.8	0.141 89	25.8
共振频率/Hz	283.06	281.07	0.7	281.07	0.7	327.98	15.87
	577.36	571.53	1	571.53	1	723.49	25.31
	577.36	571.53	1	571.53	1	723.49	25.31
	851.77	835.38	1.9	835.38	1.9	1 259.5	47.86
	1 035.02	1 022.7	1.2	1 022.7	1.2	1 400.2	35.28

表 13 - 3　解析解和数值解比较（单元尺寸为 0.5 mm）

Table 13 - 3　Comparison between numerical solution and analytic solution

	解析解	单层壳	Error/%	双层壳	Error/%	固体单元	Error/%
位移/mm	0.191 1	0.192 47	0.7	0.192 47	0.7	0.186 08	2.6
共振频率/Hz	283.06	282.52	0.2	282.52	0.2	287.07	1.42
	577.36	575.73	0.28	575.73	0.28	592.97	2.7
	577.36	575.73	0.28	575.73	0.28	592.97	2.7
	851.77	846.90	0.57	846.90	0.57	887.80	4.2
	1 035.02	1 031.5	0.34	1 031.5	0.34	1 082.9	4.6

　　数值模型各部分材料结构属性和声学属性如表 13 - 4、表 13 - 5 和表 13 - 6 所示。表 13 - 4 和表 13 - 5 所列实验数据为众多实验的集合，由于无法进行活体测量，实验样本为离体新鲜组织。离体组织首先被冰冻，进行相关保鲜处理，使其组织特性尽量接近活体状态；且在冷冻后 6 天内进行试验，以保证所测结果接近材料的真实特性。总之，参数选择的目的，是要求有限元模型与实验及正常生理状态的区别尽量减少。表 13 - 6 中内耳液体假定为水的声学性质。听小骨泊松比为 0.3[6]；鼓膜、韧带、肌肉泊松比为 0.45。瑞利阻尼系数分别为：$\alpha = 0 s^{-1}$ 和 $\beta = 0.000\ 1\ s$[7]。鼓膜厚度为 0.05 mm[8]。

表 13 - 4 耳部结构材料属性[9,10]
Table 13 - 4 Material properties of ear components

	$\rho/(kg/m^3)$	E/Pa
鼓膜	1.2×10^3	3.2×10^7
锤骨	2.55×10^3（锤骨头） 4.53×10^3（锤骨颈） 3.70×10^3（锤骨柄）	1.41×10^{10}
砧骨	2.36×10^3（砧骨体） 2.26×10^3（砧骨短突） 5.08×10^3（砧骨长突）	1.41×10^{10}
镫骨	2.2×10^3	1.41×10^{10}
锤砧关节	3.2×10^3	1.41×10^{10}
砧镫关节	1.2×10^3	6.0×10^5
鼓膜锤骨连接组织	1.0×10^3	4.7×10^9

表 13 - 5 韧带肌肉的材料属性[10,11]
Table 13 - 5 Material properties of ligaments and tendons

韧带与肌肉	E/Pa	韧带与肌肉	E/Pa
鼓膜环状韧带	6.0×10^5	砧骨后韧带	6.5×10^5
锤骨上韧带	4.9×10^4	镫骨环状韧带	2.0×10^5
锤骨侧韧带	6.7×10^4	鼓膜张肌	2.6×10^6
锤骨前韧带	2.1×10^6	镫骨肌	5.2×10^5
砧骨上韧带	4.9×10^4		

表 13 - 6 耳部结构声学属性[3]
Table 13 - 6 Acoustic properties of ear components

	密度/(kg/m³)	声速/(m/s)
空 气	1.21	340
内耳淋巴液	1 000	1 400

13.2.3 模型校核

Kurokawa[12]等用多普勒振动仪采集了 6 例新鲜颞骨样本鼓膜脐部和镫骨底板中部的振动位移曲线,位移方向与镫骨底板垂直;其实验条件为在鼓膜外侧施加 105 dB(3.56 Pa)均匀声压,声压频率为 200~8 000 Hz,且不考虑内耳淋巴影响。利用数值模型,暂不考虑外耳道、中耳腔和内耳液体,如图 13 - 6 所示,使数值模型结构和文献[12]实验中的样本结构相似。利用图 13 - 6 数值模型计算在实验条件下的谐响应分析;分别提取鼓膜脐部与镫骨底

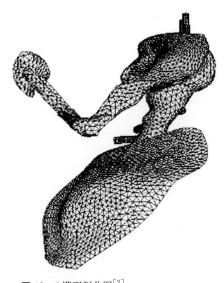

图 13-6 模型剖分图[3]

Figure 13-6 The meshed model

板中部垂直于镫骨底板方向的位移曲线,模拟结果和实验结果的比较如图 13-7 所示。由图 13-7 分析可得:鼓膜和镫骨的位移曲线在频率小于 800 Hz 时变化幅度小,且总体呈缓慢上升趋势;当频率大于 800 Hz 时,鼓膜和镫骨底板位移幅值转而呈不断下降趋势;镫骨底板位移幅值小于鼓膜位移幅值;李生[3] 所建数值模型和文献[12] 实验模型在相同边界条件和激励下,谐响应分析频率为 200~8 000 Hz,鼓膜和镫骨底板位移振幅幅值相近,变化趋势相似。

鼓膜和镫骨底板位移振幅测量是国内外中耳力学研究者普遍采用的参数标准。除此之外,许多学者还通过间接参数镫骨速度传递函数(stapes velocity transfer function, SVTF)来研究中耳的声音传递功能。下面利用数值模型计算镫骨速度传递函数,来验证模型的可靠性。

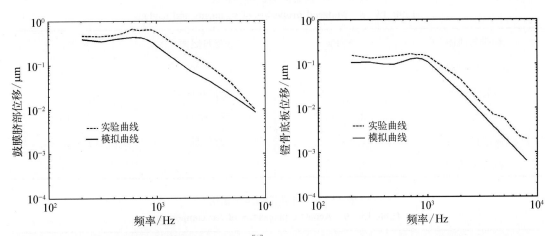

图 13-7 鼓膜和镫骨位移曲线计算值和实验值比较[3]

Figure 13-7 Comparison of the finite element model-predicted displacements curves at the tympanic membrane and at the stapes footplate with the experimental data

Aibara[13] 等同样用多普勒振动仪采集了 11 例新鲜颞骨样本镫骨速度传递函数(SVTF)曲线,以此表征中耳声传递功能。镫骨速度传递函数为镫骨底板速度和鼓膜脐部压力的比值。通过图 13-6 的数值模型计算声压为 105 dB、频率范围为 200~8 000 Hz 的谐响应分析。由数值模拟结果提取鼓膜脐部压力 p_{TM} 和镫骨底板位移 D,根据式(13-3)计算数值模型的 SVTF 曲线。计算结果和实验结果比较如图 13-8 所示,SVTF 值在低频阶段上升,高频阶段下降,在 $f = 800$ Hz 附近出现峰值,数值模拟结果基本落在实验值的范围之内。

$$\text{SVTF} = \frac{\upsilon}{p_{\text{TM}}} \qquad \upsilon = 2\pi f D$$

$$(13 - 3)$$

式中，υ 为镫骨底板速度；p_{TM} 为鼓膜脐部声压值；f 为频率；D 为镫骨底板位移值。

文献[3]选取 3 个反映传声功能的参数作为考察所建数值模型有效性的依据，分别为：鼓膜脐部位移、镫骨底板位移和镫骨底板速度传递函数。通过数值模型计算结果和文献实验数据的比较可以看出，计算结果和实验数据的变化趋势相似，其幅值也在可接受范围之内，所以文献[3]所建的中耳结构有限元数值模型的计算结果是可靠的，可以利用此模型来进行耳部传声功能的相关研究。

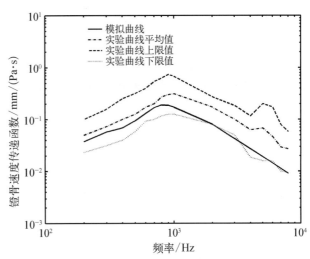

图 13 - 8　镫骨速度传递函数计算值和实验值比较[3]

Figure 13 - 8　Comparison of the stapes footplate velocity transfer function between the finite element model-predicted result and the experimental data

13.2.4　外耳及中耳生物数值模型

由于外耳结构中只包含外耳道和耳廓，整体结构比较简单，因此可以直接建立相应的数值模型。本节中结合耳解剖的相关知识，并参考 Gan 等人外耳道有限元模型的相关尺寸[2]，几何参数为：外耳道的长度取 30 mm，外耳道口处半径为 5.00 mm；1/3 处半径为 4.0 mm；靠近鼓膜处半径为 4.5 mm。外耳道气体的声学属性为：外耳道空气的声音速度取 340 m/s，密度取 1.21 kg/m³，空气的阻尼系数取为 0.001[14]，如图 13 - 9～图 13 - 11 所示。

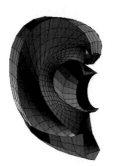

图 13 - 9　耳廓有限元模型[15]

Figure 13 - 9　Finite element model of auricular

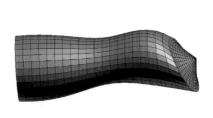

图 13 - 10　外耳道有限元模型[15]

Figure 13 - 10　Finite element model of external auditory canal

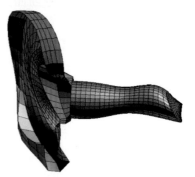

图 13 - 11　外耳有限元模型[15]

Figure 13 - 11　Finite element model of outer ear

通过的数值模型模拟外耳道在传声过程中所起到的作用，发现在 $f = 1\,000$ Hz 时，外耳道对声压增益不明显，从外耳道口到鼓膜，声压仅增加 0.4 Pa 左右，近似认为声压是均匀分布的;当 $f = 3\,400$ Hz 时,由于外耳道的盲腔声学特性,在共振频率附近声压由外耳道口 3.56 Pa 升高到鼓膜处的 12 Pa,增益大约为 11 dB。

中耳结构超细微紧密、边界条件多样复杂,对于中耳的观测技术也随着时代发展。早期传统的方法是利用解剖学及实验手段对中耳的传力行为进行观测研究,主要通过对鼓膜施加人工激励,观察中耳一些位置的力学数据,从而获得对正常或病变中耳传声机制的初步认识。随着影像学技术的进步,人们应用 MRI 或 CT 扫描获取人生理状态下的上中耳解剖结构数据,并根据获得的数据构建扩大比例的实体模型,使得实验易于观察,也为进一步研究具有活性生理状态下的中耳力学行为提供了基础。之后许多学者运用激光多普勒震动仪测量[16]尸体中耳在外界激励下的鼓膜与镫骨底板的各种震动参数,也对一些动物[17]进行实验获得活体的参数。到 20 世纪末至 21 世纪初,以 Gan 等为代表的一些学者对中耳的传导振动力学参数进行了系统的试验测试,Gan 等[6]对人体新鲜颞骨样本在 90 dB(0.632 Pa)及 105 dB(3.56 Pa)纯音声压(频率范围 200～8 000 Hz 内)测量得到中耳的鼓膜凸、镫骨在垂直于镫骨底板方向上的位移数据,这些实验研究为数值模型准确性验证提供了第一手资料。

20 世纪 60 年代随着计算机技术的发展,以及交叉学科理念的深入,基于有限元法研究耳生物结构成为研究的新趋势。有限元法的原理主要是将所研究物体离散成有限个单元,建立单元质量和刚度矩阵,之后装配成整体质量和刚度矩阵,引入边界条件,求出在各种载荷作用下的节点位移和单元应力,从而刻画出研究对象的整体力学特征。

最早于 20 世纪 70 年代,Funnell 等[18]首次运用有限元建立了猫的耳膜模型,模型中采用弹簧和阻尼来表示镫骨底板及耳蜗对耳膜的阻抗作用。之后,通过猫中耳的组织切片,建立鼓膜的三维模型[19],并着重对锤骨柄进行了改进,确定了锤骨柄的材料系数(杨氏模量 2×10^{11} Pa 等)。通过模型分析了鼓膜的刚度、厚度以及听小骨和耳蜗的负载对鼓膜振动模式、频率响应的影响。Lesser 等[20]最早利用有限元方法研究人耳力学特性,他们建立了关于人耳膜和锤骨的二维横断面的有限元模型,分析了耳膜和锤骨的静态位移。随后 Lesser 等通过变换有限元模型的耳膜参数(弹性模量等),对固定频率外力作用下的模型进行了一系列的分析,包括不同移植物的位置对听骨链重建后听力的影响。Wada 等建立了包含鼓膜、3 个听小骨(锤骨、砧骨、镫骨)的人中耳有限元模型,并讨论了鼓膜的约束条件[21]。之后通过实验测量了中耳肌腱的力学属性[15],并通过分析对比现有的中耳有限元模型及正常、病理中耳的组织切片,对模型不断改进,建立了包括外耳道、中耳腔、听骨链、肌肉韧带的有限元模型[22],并首次采用鼓环抗扭刚度的弹性边界条件,讨论了正常人中耳和病变中耳声音传导以及听骨链振动情况及定声压下不同频率时耳膜振动情况。

CT 技术和核磁共振成像技术的引入,为更加精确的人耳数值模型提供了基础。20 世纪末,Beer 等[23]首先报道了利用激光扫描显微镜测量中耳(包括鼓膜、锤骨、砧骨及镫骨)的尺寸,重建了比较准确的人中耳几何模型,为以后学者利用有限元方法建立精确的中耳三维有限元模型提供基础。之后,Abel 等[24]利用磁共振获得听骨链图像,利用该图像测量听骨尺寸,建立人中耳有限元模型。Prendergast 等[25]通过 CT 扫描的方式建立了较简单的三维中耳有限元模型,并分析了耳膜及听小骨的振幅以及振动速率研究。Beer 等[26]通过激光扫描技术建立了更加准确的中耳有限元模型,并将该模型分为具体的几个组分来分别研究其动力学行为,分析包括听小骨和耳膜的振幅及应力等。Kelly 等[27]将听骨链从颞骨中分离出来经 CT 扫描获得听骨的截面图像,中耳各韧带和肌肉的位置等则参照解剖教科书,建立了中耳三维有限元模型。21 世纪,Sun 等[28]基于正常人中耳的组织切片提出了一种基于人颞骨组织学切片准确建立中耳形体几何模型的方法,使用 CAD 软件建立人中耳的有限元立体模型。Gan 等[29]通过组织切片建立了包含韧带和肌肉的人中耳三维有限元模型并进行动力学计算分析。2007 年,Gan 等[30]建立了包括外耳道、鼓膜、听骨、韧带和肌肉、中耳腔以及拉直简化的耳蜗模型(包含鼓阶、前庭阶和基底膜)的完整人全耳三维有限元模型,并用该模型进行了声-固-液耦合计算,做出了一定的频率响应分析,得出了直形基底膜的一些振动特性。与以往的 FEM 模型相比,Gan 的模型贡献在于:① 由计算机集成的正常人三维中耳模型解剖结构完整,支持多种常用工程分析软件,便于深入分析;② 把人中耳有限元分析和激光多普勒干涉测量结合在一起,用于人中耳的动态分析。基于正常人耳的 CT 扫描建立中耳的有限元模型成为快速有效的建模方法。刘迎曦等[31]、姚文娟等[15]、Liu 等[32]利用 CT 扫描先后建立较为完整的中耳有限元模型,并进行了流固耦合动力学分析。

鼓膜生物模型的主要几何参数:耳膜边缘为 9 mm×8 mm,侧视顶角为 135°,圆锥体高度 1.5 mm,面积 83.4 mm²,厚度 0.1 mm,鼓膜周围连接 0.5 mm 宽的鼓膜环韧带。鼓膜数据与实测数据比较如表 13-7 所示。

表 13-7　有限元模型的几何属性[2,17,18]
Table 13-7　Geometric properties of finite element models

鼓　　膜	文献[3]模型	RONG.Z GAN	已发表的数据
沿柄状体向的直径/mm	9	10.86	8.0～10.0(Gray,1918)
垂直柄状体的直径/mm	8	9.24	7.5～9.0(Helmholtz,1863)
圆锥体高度/mm	1.5	1.46	2.0(Siebenmann,1897)
表面积/mm²	83.4	72.01	55.8～85.0(Keith,1918;Békésy,1941)
厚度/mm	0.08～0.1	0.05～0.10	0.1（Helmholtz,1863),0.04～0.075(Kirikae 1960)

结合耳解剖的相关知识,基于复旦大学医学院附属中山医院对健康志愿者右耳 CT 扫描所得的图像(使用 GE lightspeed VCT 64 排螺旋 CT 机。扫描参数:准直 0.625 mm,球管旋转时间 0.4 s,重建层厚 0.625 mm,间隔 0.5～0.625 mm),中耳听骨链和软组织的 CT 图像如图 13-12～图 13-14 所示,图中颜色较深区域为中耳空腔,空腔包围的白色区域为部分听小骨。

图 13-12 和图 13-14 为中耳结构 10 μm 精度的 CT 扫描图,从图上不仅可以看出高密度的组织,如听小骨和周围颞骨,还可以看到中耳的软组织(包括韧带、肌腱)。图 13-13 为耳腔内锤骨韧带及肌腱 CT 图(从前向后观测中耳腔)。图 13-14 为砧骨镫骨韧带及肌腱 CT 图(从上向下观测中耳腔)。

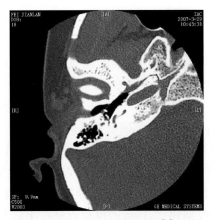

图 13-12 中耳结构的 CT 扫描图[3]

Figure 13-12 CT scan of the middle ear structure

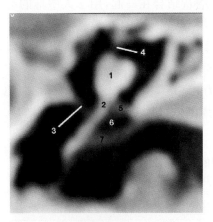

图 13-13 锤骨韧带及肌腱 CT 图[3]

1—锤骨头;2—锤骨颈;3—鼓膜张肌;4—锤骨上悬韧带;5—锤骨侧韧带;6—鼓膜;7—鼓膜环韧带

Figure 13-13 CT scan of malleus ligaments and tendons

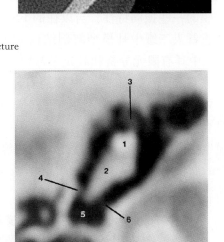

图 13-14 砧骨镫骨韧带及肌腱 CT 图[3]

1—锤骨头;2—砧骨;3—锤骨前韧带

Figure 13-14 CT scan of ligaments and tendons of incus and stapes

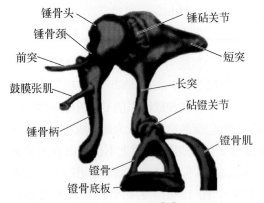

图 13-15 听骨链的 CT 合成图[21]

Figure 13-15 CT scan of ossicular chain

通过进一步处理,自编程序将 CT 扫描图像数值化,以 DICOM 格式存储后导入到图像处理软件 MATLAB 中,以一定的灰度阀值分割出骨头部的外轮廓线,合成后的图片如图 13-15 所示。

几何数据如表 13-8 所示,对于大部分的韧带及肌腱组织的几何尺寸部分取自以前文献资料中的数据[2],软组织的几何数据如表 13-9 所示。

表 13 - 8 听骨链有限元模型的几何属性[2,33]
Table 13 - 8 Geometry of the FEM of ossicular chain

听骨链结构名称	模 型	Gan R Z	已发表的数据
锤骨			
鼓膜凸至侧突/mm	4.6	4.71	5.8(Stuhlman,1937)
锤骨整个长度/mm	8.35	8.11	7.6～9.1(Bast & Anson,1949)
锤骨头直径/mm	2.5	2.40	2.2～2.7
锤骨颈厚度/mm	0.75	—	—
锤骨质量/mg	23.97	20.42	23～27(Stuhlman,1937)
砧骨			
砧骨长突长度/mm	6.5	6.02	7.0(Stuhlman,1937)
砧骨短突长度/mm	5.0	4.58	5.0(Stuhlman,1937)
砧骨上部厚度/mm	1.0	—	1.0(Rolf,2008)
砧骨中心厚度	1.0	—	1.0(Rolf,2008)
砧骨长短突处直径/mm	0.5	—	0.5(Rolf,2008)
砧骨质量/mg	26.21	26.47	25～32(Stuhlman,1937)
镫骨			
镫骨高/mm	3.2	2.66	2.5～4.0(Stuhlman,1937)
镫骨头直径/mm	0.5	—	0.5(Rolf,2008)
镫骨头长度/mm	1.0	—	1.0(Rolf,2008)
镫骨底板长度/mm	2.8	2.64	2.64～3.36(Wever & Lawrence30)
镫骨底板宽度/mm	1.5	1.32	0.7～1.66(Helmholtz,1863)
镫骨底板厚度/mm	0.25	—	0.25(Rolf,2008)
镫骨质量/mg	2.64	1.93	2.05～4.35(Wever & Lawrence30)

表 13 - 9 软组织的几何属性[29,34]
Table 13 - 9 Geometry of soft tissues

软组织	(直径/宽度)/mm		长度/mm	
	有限元模型	Beer 等人	有限元模型	Beer 等人
鼓膜环韧带	0.2	—	取鼓膜边长	—
鼓膜张肌	0.85	1.00	2.83	3.90
锤骨上悬韧带	0.50	0.70	1.65	1.40
锤骨前韧带	0.70	0.70	2.60	2.80
锤骨侧韧带	0.25	0.25	0.74	0.89
砧骨上悬韧带	0.50	—	0.34	—
砧骨后韧带	0.80	—	0.37	—
镫骨肌	0.37	—	0.54	—
镫骨环韧带	0.20	—	取底板周长	—

鼓膜的杨氏模量和密度取自 Wada 等 1996 年公布的数据[34]，紧张部：$3.5×10^7$ Pa；松弛部：$10×10^7$ Pa；鼓膜环韧带：$0.6×10^6$ Pa；密度均取 $1.20×10^3$ kg/m^3。

听骨链有限元模型的材料属性如表 13-10 所示，软组织有限元模型的材料属性如表 13-11 所示。中耳各部分结构泊松比均取 0.3，结构阻尼系数取 0.4，流体的黏度为 0.001 N·S/m^2，阻尼系数取 0.000 1 $s^{[29]}$。

表 13-10　中耳听骨链有限元模型的材料属性[34,35]
Table 13-10　Material properties of the FEM of middle ear's ossicular chain

听骨链结构	密度/(kg/m^3)	已发表的数据	杨氏模量/Pa	已发表的数据
锤骨头	$2.55×10^3$	Kirikae, et al	$1.41×10^{10}$	Herrmann, et al
锤骨颈	$4.53×10^3$	Kirikae, et al	$1.41×10^{10}$	Herrmann, et al
锤骨柄	$3.70×10^3$	Kirikae, et al	$1.41×10^{10}$	Herrmann, et al
砧骨体	$2.36×10^3$	Kirikae, et al	$1.41×10^{10}$	Herrmann, et al
砧骨长脚	$5.08×10^3$	Kirikae, et al	$1.41×10^{10}$	Herrmann, et al
砧骨短突	$2.26×10^3$	Kirikae, et al	$1.41×10^{10}$	Herrmann, et al
镫骨	$2.2×10^3$	Kirikae, et al	$1.41×10^{10}$	Herrmann, et al
锤-砧关节	$3.2×10^3$	Sun, et al	$1.41×10^{10}$	Sun, et al
砧-镫关节	$1.2×10^3$	Sun, et al	$0.6×10^6$	Wada, et al
鼓膜紧张部	$1.2×10^3$	Wada, et al	$3.5×10^7$	$2.0×10^7$ Békésy, et al
鼓膜松弛部	$1.2×10^3$	Wada, et al	$1.0×10^7$	$4.0×10^7$ Kirikae, et al

表 13-11　软组织有限元模型的材料属性[34]
Table 13-11　Material properties of the FEM of soft tissues

软组织	杨氏模量/MPa	
	有限元模型	已发表的数据
鼓膜环韧带	0.6	0.6(Wada, et al)
锤骨前韧带	10	2.1(Gan, et al)
锤骨侧韧带	6.7	6.7(Gan, et al)
锤骨上悬韧带	4.9	4.9(Gan, et al)
鼓膜张肌	8.7	7(Gan, et al),2.6(Wada, et al)
砧骨上悬韧带	4.9	4.9(Gan, et al)
砧骨后韧带	6.5	6.5(Gan, et al)
镫骨肌	5.2	5.2(Wada, et al)
镫骨环韧带	0.2	0.2(Wada, et al)

网格及单元：划分为 360 个 4 节点四边形(Quad4)面单元，节点数 360。已发表的文献中，对鼓膜划分时多采用三角形单元。众所周知，四边形单元比三角形单元精度高，在现代

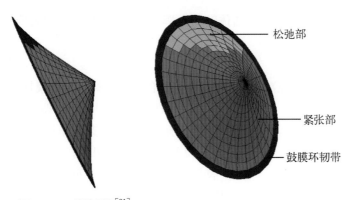

图 13 - 16　鼓膜网格[21]

Figure 13 - 16　Mesh of the tympanic membrane

有限元计算中,划分网格时,大多提倡采用四边形单元。鼓膜单元材料属性定义为二维壳体单元(2D - SHELL),如图 13 - 16 所示。

中耳有限元模型的网格划分为:① 鼓膜-锤骨连接体:264 个节点,135 个 8 节点六面体(Hex8)单元,单元属性定义为 Solid;② 听小骨-韧带-肌腱:6 254 个节点,60 个 8 节点六面体(Hex8)单元和 26 567 个 4 节点四面体(Tet4)单元,单元属性定义为 Solid,中耳的有限元模型如图 13 - 17 所示。

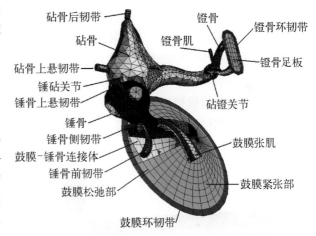

图 13 - 17　中耳有限元模型[21]

Figure 13 - 17　Finite element model of middle ear

13.3　中耳生物力学解析模型

13.3.1　概述

随着科技的发展,很多学者开始从理论的角度,通过解析方法研究中耳的力学特性。代表性的工作有利用边界积分法建立基底膜的数学物理方程、耳腔气体扩散偏微分方程,分析各运动参数对传声的影响,并由中耳腔压力变化来判断中耳疾病。姚文娟等人基于解析方法推导了鼓膜振动方程。基于变分原理,采用分离变量法及贝塞尔函数对控制方程求解得到鼓膜和听骨位移的解析解,提出了一种检验人工听骨力学性质的解析方法。基于无网格方法,并结合有限元模拟对鼓膜传导振动进行了分析。结果表明:无网格方法在生理性非均匀介质模拟计算中是可行的,并且相对有限元模拟,无网格方法对鼓膜振幅分析是更为有效的。此外,其还利用力学原理通过遗传算法和神经网络算法求解得到耳生物材料的弹性模量,为无法通过实验测试的病变活体结构力学参数的反演提供了简捷有效的方法。

13.3.2 鼓膜的振动方程

基本假定和计算简图,① 鼓膜各向同性,符合胡克定律;② 鼓膜韧带环为鼓膜的铰支座;③ 声波对鼓膜作用为均压;④ 听骨链与鼓膜是面接触,如图 13-18 所示,对鼓膜支持作用相当于弹性支座,与鼓膜连接处位移连续转角相等;⑤ 无阻尼稳态强迫振动;⑥ 鼓膜与中耳腔组成密封空间。

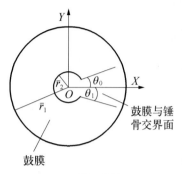

图 13-18 鼓膜简图[36]

Figure 13-18 Sketch of tympanic membrane

依据鼓膜在解剖学中表现出的力学性质,抽象出 6 条假设,并由此建立鼓膜力学模型,将鼓膜简化为薄板,如图 13-18 所示。

由受迫阻尼振动原理和变分原理推导出鼓膜振动方程;并利用贝赛尔函数建立鼓膜位移与声压的关系,如式(13-4),根据边界条件得到鼓膜位移的解析解,由此得到鼓膜位移的三维图像(见图 13-19),其结果不但与他人的试验数据和数值模拟的数据吻合(见图 13-20),而且所得到的最大应力及应变区域与临床中鼓膜穿孔部位完全吻合[36]。

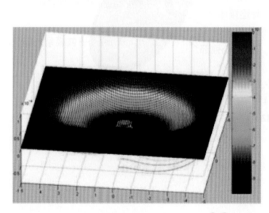

图 13-19 90 dB 鼓膜位移图(单位:mm)[36]

Figure 13-19 Displacement of tympanic membrane under 90 dB (Unit: mm)

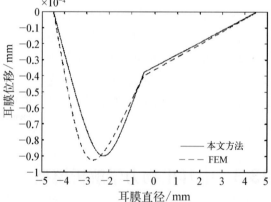

图 13-20 在 90 dB 下 $Y=0$ 处的鼓膜位移(单位:mm)[36]

Figure 13-20 Displacement of tympanic membrane at $Y=0$ under 90 dB (Unit: mm)

$$w = \sum_{m=0}^{n} \left[c_{1m} I_m(\lambda r) + c_{2m} K_m(\lambda r) + c_{3m} J_m(\lambda r) + c_{4m} Y_m(\lambda r) \right]$$

$$(c_{5m} \cos m\theta + c_{6m} \sin m\theta) - \frac{p}{a^4 D} \tag{13-4}$$

式中,$\lambda = \sqrt[4]{\dfrac{\rho \omega^2 h - \dfrac{B}{V}}{D}}$,$D = \dfrac{Eh^3}{12(1-v^2)}$,$I$、$K$、$J$、$Y$ 为 Bessel 函数,c_1、c_2、c_3、c_4、c_5、

c_6 为常数。ρ 为鼓膜密度；ω 为声压频率；W 为鼓膜位移；B 为中耳腔体积模量；V 为中耳腔体积；p 为鼓膜上的声压力；E 为弹性模量；h 为鼓膜厚度；v 为泊松比。

13.3.3　人工听骨力学模型

基本假定：① 人工鼓膜各向同性，符合胡克定律；② 人工外耳道对人工鼓膜支撑为铰支撑；③ 声波对人工鼓膜作用为均压；④ 人工听骨与人工鼓膜是面接触，如图 13-21 所示；⑤ 无阻尼稳态强迫振动；⑥ 人工听骨只发生刚体位移，即听骨与人工鼓膜接触处位移等于听骨与人工前庭窗膜的位移。

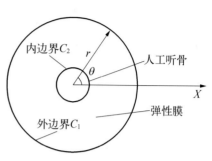

图 13-21　鼓膜力学模型[37]
Figure 13-21　Mechanical model of tympanic membrane

根据 6 点假设把中耳机械模型转化为中耳力学模型，如图 13-21 所示。

由变分原理及贝赛尔函数推导出人工鼓膜位移与声压的关系如下：

$$w = c_1 J_0(\sqrt{\lambda^2}\, r) + c_2 Y_0(\sqrt{\lambda^2}\, r) + c_3 I_0(\sqrt{\lambda^2}\, r) + c_4 K_0(\sqrt{\lambda^2}\, r) - \frac{p}{\lambda^4 D} \quad (13-5)$$

式中，$\lambda = \sqrt[4]{\dfrac{\rho \omega^2 h}{D}}$，$D = \dfrac{Eh^3}{12(1-v^2)}$，$J_0$、$Y_0$、$I_0$、$K_0$ 为 Bessel 函数，c_1、c_2、c_3、c_4 为待定常数。E 为弹性模量；h 为鼓膜厚度；v 为泊松比；p 为某 t 时刻圆窗膜上的声压力；ω 为声压频率；w 为鼓膜的位移。根据边界条件和补充条件可以求得 c_1、c_2、c_3、c_4 的值。通过图 13-22～图 13-25 的对比可知所得传声行为数据结果与试验吻合，为客观评价人工听骨的传声性能提供了理论依据[37]。

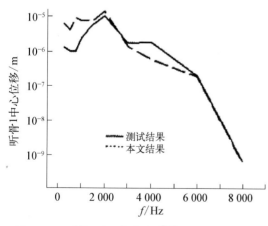

图 13-22　听骨 1 中心位移对比[37]
Figure 13-22　Comparison of central displacement of ossicular chain 1

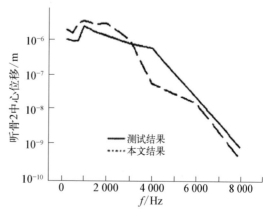

图 13-23　听骨 2 中心位移对比[37]
Figure 13-23　Comparison of central displacement of ossicular chain 2

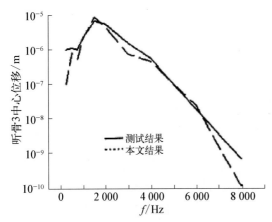

图 13-24　听骨 3 中心位移对比[37]

Figure 13-24　Comparison of central displacement of ossicular chain 3

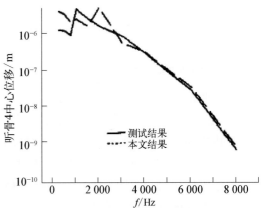

图 13-25　听骨 4 中心位移对比[37]

Figure 13-25　Comparison of central displacement of ossicular chain 4

13.3.4　基于无网格方法的鼓膜传导振动无网格

在临床的鼓室听力检查中,鼓膜在强静力载荷下的变形显著。此时,线弹性材料的本构关系就不能够应用到数值模型上,因而采用修正后的 Mooney-Rivlin 能量函数推导鼓膜本构关系,能量函数如下:

$$W = C_{10}(\bar{I}_1 - 3) + C_{01}(\bar{I}_2 - 3) + \frac{k}{2}(J - 1)^2 \tag{13-6}$$

其中:

$$\bar{I}_1 = I_1 I_3^{-1/3} = I_1 J^{-2/3} \tag{13-7}$$

$$\bar{I}_2 = I_2 I_3^{-2/3} = I_2 J^{-4/3} \tag{13-8}$$

式中,W 为应变能;C_{10}、C_{01} 为材料常数;k 为体积模量;J 为体积变化率;I_1、I_2、I_3 为张量不变量。

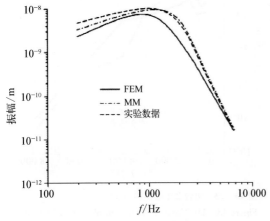

图 13-26　紧张部形心振幅(50 dB)[38]

Figure 13-26　Central displacement of tense part under 50 dB

图 13-26～图 13-28 为 3 种不同方式所测得的鼓膜紧张部形心振幅随频率变化的对比示意图。从图中可以看出,当荷载低时,与实验数据相比有限元法的误差较大,特别是在频率处于 1 000～4 000 Hz 时;然而无网格方法所得数据与实验数据相近。这说明无网格方法比有限元方法更适合模拟鼓膜。证明了无网格方法计算分析生理性非均匀材料-鼓膜结构的有效性和准确性。同时相对有限元模拟,无网格方法对于鼓膜振幅的分析是更为有效的[38]。

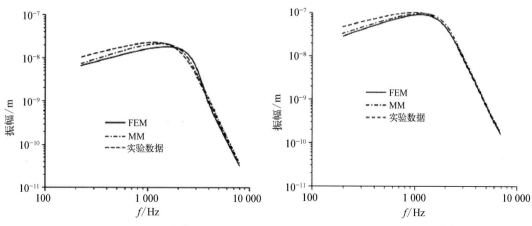

图 13 - 27　紧张部形心振幅(70 dB)[38]

Figure 13 - 27　Central displacement of tense part under 70 dB

图 13 - 28　紧张部形心振幅(90 dB)[38]

Figure 13 - 28　Central displacement of tense part under 90 dB

　　本章基于活体采样,将有限元方法和螺旋 CT 相结合,建立外耳和中耳三维有限元数值模型,叙述了耳听力系统生物力学模型的演变过程,详细给出了外耳、中耳的生物力学模型以及相关的研究成果。从 20 世纪下叶至今,耳生物力学模型,从实验到解析及数值模型均得到快速发展,相关的研究已取得长足的进展,但存在许多问题亟待进一步探索和突破。内耳研究表明,科学家通过实验发现的许多现象,其发生的机理目前尚不明确。因此,内耳耳蜗感声系统中,宏观支撑结构——基底膜的能量传递机制、微观结构毛细胞主动产生动力的机制、淋巴液动力波与多结构联动作用对产生力的影响、柯蒂器对声刺激的敏感性和频率选择性的机制、基底膜二次振动的机制等等问题均亟待探索,而真实地刻画这些超微复杂、组织材料各异的多尺度的多结构耦合联动作用需要我们建立更贴切、高精度的多尺度及多物理场的计算分析模型;同时毛细胞感受力的机制,两者的二次效应等等问题均亟待进一步探索。

(姚文娟　孔慧　别旭　刘璟)

参考文献

[1] Grant.解剖学图谱[M].上海:上海科学技术出版社,2011.

[2] Gan R Z, Feng B, Sun Q. Three-dimensional finite element modeling of human ear for sound transmission[J]. Annals of Biomedical Engineering, 2004, 32(6): 847 - 859.

[3] 李生.人中耳结构与损伤的数值模拟基础研究[D].大连:大连理工大学,2009:1 - 125.

[4] Beer H J, Bornitz M, Hardtke H J, et al.Modeling of components of the human middle ear and simulation of their dynamic behaviour[J].Audiology & Neuro-Otology,1999,4(3 - 4):156 - 162.

[5] Szilard R. Theory and analysis of plates:classical and numerical methods[M]. New Jersey:Prentice-Hall, 1974.

[6] Gan R Z, Feng B, Sun Q. Three-dimensional finite element modeling of human ear for sound transmission[J]. Annals of Biomedical Engineering,2004,32(6):847 - 859.

[7] Sun Q. Computer-integrated finite element modeling and simulation of human middle ear[D]. Oklahoma:The University of Oklahoma, 2001.

[8] Kirikae I. The structure and function of the middle ear[M]. Tokyo:University of Tokyo Press, 1960.

［9］ Speirs A D，Hotz M A，Oxland T R，et al. Biomechanical properties of sterilized human auditory ossicles［J］. Journal of Biomechanics，1999，32(5)：485－491.

［10］ Sun Q，Gan R Z，Chang K H，et al. Computer-integrated finite element modeling of human middle ear［J］. Biomechanics and Modeling in Mechanobiology，2002，1(2)：109－122.

［11］ Koike T，Wada H，Kobayashi T. Modeling of the human middle ear using the finite-element method［J］. The Journal of the Acoustical Society of America，2002，111(3)：1306－1317.

［12］ Kurokawa H，Goode R L. Sound pressure gain produced by the human middle ear［J］. Otolaryngol Head Neck Surgery，1995，113(4)：349－355.

［13］ Aibara R，Welsh J T，Puria S，et al. Human middle-ear sound transfer function and cochlear input impedance［J］. Hearing Research，2001，152(1－2)：100－109.

［14］ 姜泗长,顾瑞.临床听力学［M］.北京：北京医科大学中国协和医科大学联合出版,1999.

［15］ Willi U B. Middle-ear mechanics：the dynamic behavior of the incudo-malleolar joint and its role during the transmission of sound［D］. ZÄurich：University Hospital，2003.

［16］ Rodt T. Virtual endoscopy of the middle ear：experimental and clinical results of a standardised approach using multi-slice helical computed tomography［J］. Eur Radiol，2002，12(7)：1684－1692.

［17］ Funnell W R，Laszlo C A. Modeling of the cat eardrum as a thin shell using the finite-element method［J］. J Acoust Soc Am，1978，63(5)：1461－1467.

［18］ Funnell W R，Khanna S M，Decraemer W F. On the degree of rigidity of the manubrium in a finite element model of the cat eardrum［J］. J Acoust Soc Am，1992，91(4)：2082－2090.

［19］ Lesser T H，Williams K R，Blayney A W. Mechanics and materials in middle ear reconstruction［J］. Clin Otolaryngol，1991，16(1)：29－32.

［20］ Wada H，Metoki T，Kobayashi T. Analysis of dynamic behavior of human middle ear using a finite-element method ［J］. J Acoust Soc Am，1992，92(6)：3157－3168.

［21］ 姚文娟,李武,付黎杰,等.中耳结构数值模拟及传导振动分析［J］.系统仿真学报,2009,21(3)：651－665.

［22］ 李兵.基于整个听力系统的人工听骨数值模拟及动力分析［D］.上海：上海大学,2012：14－15.

［23］ Beer H J，Bomitz M，Drescher J，et al. Finite element modeling of the human eardrum and application［C］. In：Proceedings of the Intenational Workshop on Middle Ear Mechanics In Reasearch and Otosurgery，Dresden，Germany，1996.

［24］ Abel E W，Lord R M，Mills R P. Magnetic resonance micro imaging in the measurement of the ossicular chain for finite element modeling［C］. In：Proceedings of the 20th Annual International Conference of the IEEE Engineering in Medicine and Biology Society，Hong Kong，China，1998.

［25］ Prendergast P J，Ferris P，Rice H J，et al. Vibro-acoustic modeling of the outer and middle eat using the finite element method［J］. Audiol Neuro-Otol，1999，4(3－4)：185－191.

［26］ Beer H J，Bornitz M，Hardtke H J，et al. Modeling of components of the human middle ear and simulation of their dynamic behaviour［J］. Audiol Neuro-Otol，1999，4(3－4)：156－162.

［27］ Kelly D J，Prendergast P J，Blayney A W. The effect of prosthesis design on vibration of the reconstructed ossicular chain：a comparative finite element analysis of four prostheses［J］. Otol Neurotol，2003，24(1)：11－19.

［28］ Sun Q,Chang K H，Dormer K J,et al. An advanced computer — aided geometric modeling and fabrication method for human middle ear［J］. Med Eng Phys，2002,24(9)：595－605.

［29］ Gan R Z,Sun Q，Drer R K Jr，et al. Three-dimensional modeling of middle ear biomechanics and its applications［J］. Otol Neurotol，2002，23(3)：271－280.

［30］ Gan R Z，Reeves B P，Wang X. Modeling of sound transmission from ear canal to cochlea［J］. Annals of Biomedical Engineering，2007，35(12)：2180－2195.

［31］ 刘迎曦,李生,孙秀珍.人耳传声数值模型［J］.力学学报,2008,40(1)：107－113.

［32］ Liu H G，Ta N，Rao Z S. Numerical modeling of human middle ear biomechanics using finite element method［J］. Journal of Donghua University，2011，28(2)：115－118.

［33］ Chen H Y，Okumurab T，Emura S，et al. Scanning electron microscopic study of the human auditory ossicles［J］. Annals of Anatomy，2008，190(1)：53－58.

［34］ Wada H，Koike T，Kobayashi T. Middle ear mechanics in research and otosurgery［C］. In：Proceedings of the International Workshop on Middle Ear Mechanics，Dresden，Germany，1996.

［35］ Wada H,Metoki T,Kobayashi T.Analysis of dynamic behavior of human middle ear using a finite-element method

[J]. J Acoust Soc Am, 1992, 92(6)：3157 - 3168.

[36] 姚文娟,李武,黄新生,等.耳膜振动方程建立与求解[J].振动与冲击,2008,27(3)：63 - 66.

[37] 姚文娟,李武,李晓青.检验人工听骨力学性质的解析方法[J].力学学报,2009,41(2)：216 - 221.

[38] 李武,姚文娟,李晓青.基于无网格方法的耳膜传导振动分析[J].振动与冲击,2009,28(2)：92 - 95.

14 耳平衡功能的生物力学模型

　　机体维持平衡和正常定向两项功能的实现依赖于前庭系统、视觉系统及本体感觉三者的协调作用来完成。其中位于内耳的半规管和耳石器构成了外周前庭系统。当机体受到外界刺激,如变速运动、环境温度变化等激励,内耳迷路中的淋巴液和平衡感受器等将产生复杂的力学行为,继而通过平衡感受器将外界刺激转化为化学信号,经过突触传导转化为神经冲动,并传递至中枢进行信息处理。中枢处理后传出指令到达相应的运动神经核,形成各种反射性运动,使得身体在空间保持适宜的位置,维持体态平衡。

　　本章依据生物力学建模的过程,分别介绍内耳膜迷路成像和几何重建的基本思路、半规管生物力学模型、耳石器官生物力学模型和 Bast 瓣膜作用机制的生物力学研究,研究的基本框架如图 14 - 1 所示。

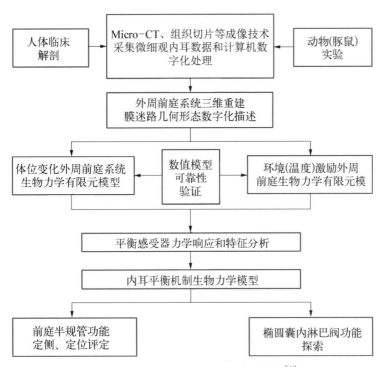

图 14 - 1　内耳前庭半规管平衡机制生物力学模型研究框架[1]

Figure 14 - 1　The frame for studying the balance mechanism of vestibular semicircular canals in the inner ear using a biomechanical model

14.1　内耳平衡功能相关解剖及生理

在日常生活中,人体主要依靠前庭、视觉和本体感觉这3个系统的外周感受器感受身体位置、运动及外界的刺激,向中枢传送神经冲动,经平衡中枢信息整合处理后,传出指令达相应的运动神经核,通过各种反射性运动,维持身体在空间适宜的位置,亦即维持平衡。

14.1.1　维持平衡功能的3个信息系统

前庭感受器感受头的运动及头位相对于重力方向的信号:半规管壶腹嵴感受头的旋转运动,即感受头部角加速度运动刺激;而耳石器(otolith organs)感受头部直线加速度运动刺激。重力也属于一种直线加速度运动,当头倾斜时,耳石器可感受头部相对于重力方向的改变。因此,可将所有作用于人体、并可引起前庭平衡反应的外力,分为角加速度运动和直线加速度运动两大类。视觉感受器主要提供头部相对于环境物体位置的变化以及头部相对于周围物体运动的信息。这些信息有助于中枢神经系统确定从耳石器传入的信号是由头部相对于重力方向的倾斜刺激而引发,还是因头部线性运动刺激所产生的。而体感系统通过位于肌腱、关节和内脏的本体感受器,感受身体的位置和运动,以及身体各部位的相对位置和运动。比如,体感信息可帮助中枢神经系统区别头部旋转的信号是头部相对于颈部的运动所刺激而产生,还是由躯体在腰部的弯曲所引起。因此,身体平衡的维持是由前庭系统、视觉系统以及本体感觉系统三者传入信息与平衡整合中枢相互协调来完成的。如果这3个系统中有任何一个系统发生功能障碍,在代偿功能出现后,依靠另外两个系统的正常功能尚可使人在一般的日常生活中维持身体平衡。倘若这3个系统中有2个系统发生功能障碍,则在日常生活中难以维持身体平衡。例如,前庭功能障碍的患者在黑暗环境中或闭目时行走常感不稳,此乃前庭系统和视觉系统皆不能向中枢神经系统提供信息之故。就维持平衡功能而言,上述3个系统中以前庭系统最为重要。

14.1.2　前庭解剖生理

前庭感受器包括3个半规管、椭圆囊和球囊。实验观察到,在生理性刺激时,毛细胞顶部表皮板电阻的变化与静纤毛的弯曲角度有关。兴奋性刺激引起毛细胞膜电位的电压变化称启动电位,后者引起毛细胞释放神经递质,作用于传入神经末梢,调节传入神经的排放率,前庭传入神经纤维形成神经电活动传入各级前庭中枢。因此,毛细胞参与机械—电转导过程。膜半规管管腔内充满内淋巴。内淋巴在膜壶腹处为一弹性结构膜,壶腹嵴帽所阻断。前庭毛细胞之纤毛埋于嵴帽内。半规管主要感受正负角加速度的刺激。当头位处于静止状态时,嵴帽两侧的液压相等,壶腹嵴帽处于中间位置。在正或负加速度的作用下,膜性半规管内的内淋巴因惰性或者惯性作用产生逆旋转方向或者顺旋转方向的流动。故壶腹嵴帽可随内淋巴的流动而倾斜位移,继之使埋于嵴帽内的毛细胞纤毛倾斜位移而刺激毛细胞,实现机械—电转换功能。

半规管的排列特征是人体每个半规管皆形成直径为 6.5 mm 的 2/3 周弧形管。可感受空间任何方向（平面）的角加（减）速度。而且当头部在空间任何一个平面上做旋转运动时，都将引起两侧与运动平面平行的半规管的综合反应，若角加速度平面与各半规管平面都不平行，则所引起的反应将随作用于各半规管的分力而定。当半规管随角加速度运动而旋转时，管中的内淋巴液在运动初期时由于惰性作用，其运动落后于旋转的管壁，即在角加速度刚刚开始的一段时间内，内淋巴相对于半规管来说，是处于逆旋转方向的流动状态；随后由于管壁摩擦力的带动，内淋巴才逐渐顺旋转方向流动；当半规管从角加速或角恒速运动变为角减速运动时，内淋巴又因惯性作用，在一段时间内仍以较大速度顺原旋转方向流动。在上述情况下，因壶腹嵴始终都是随着角加（减）速度的方向运动着的，故内淋巴必将从一侧或另一侧冲击随半规管旋转的壶腹嵴，使壶腹嵴帽发生偏斜、在壶腹嵴上作切线式位移。壶腹嵴帽相对于毛细胞表皮板平面的偏斜和位移所产生的剪切力作用于顶端埋于嵴帽的毛细胞纤毛，使毛细胞纤毛偏斜弯曲，启动毛细胞转导过程。当内淋巴流动停止或变为恒速运动时，壶腹顶可依靠其自身的弹性而逐渐回复到正常位置。壶腹嵴帽完全回复到正常位置后，刺激亦告终止，此时身体即使仍处于恒速运动状态中，壶腹嵴顶并不发生偏斜或位移，换言之，壶腹嵴帽不能感受恒速运动。

椭圆囊和球囊又称耳石器。其主要功能是感受直线加速度运动的刺激，由此引起位置感觉、反射性地产生眼球运动以及体位调节运动等，维持人体静平衡。当人体直立时，椭圆囊斑感受左、右方向直线加速度运动的刺激，以及前后方向直线加速度运动的刺激。球囊在这种体位时则感受头-足轴向直线加速度运动的刺激，以及前后方向直线加速度运动的刺激。在直线加速度运动（包括重力）作用下，由于耳石膜中耳石的比重远重于其周围的内淋巴的比重，其惰性引起耳石膜发生逆作用力方向的位移，通过在耳石膜与囊斑毛细胞表皮板之间产生的剪切力牵引毛细胞纤毛，引起毛细胞纤毛弯曲，从而启动毛细胞转导过程。耳石器毛细胞机械—电换能转导过程与半规管大致相同，最后通过调节传入神经纤维的电活动而向各级前庭中枢传导。直线加速度刺激耳石器可反射性地产生眼球运动和体位调节运动。耳石器受刺激引起的眼球运动可使头部运动时眼球向相反方向移动，这在保持视觉清晰方面有重要意义，而耳石器受刺激时的体位调节是通过改变四肢肌张力来调整身体的姿势和体位，这在维持身体平衡方面有重要作用。

14.1.3 前庭与大脑皮质的联系

近年来研究发现，前庭皮层通路至少有三级突触：① 前庭神经核；② 丘脑；③ 大脑皮质。电刺激人体上雪氏回以及下顶内沟（intraparietal）可引起旋转感或身体不平稳感。前庭感受器受刺激后，通过各级中枢及其投射的联系，可引起眩晕、眼震、平衡失调、倾倒以及自主神经反应。当前庭系统发生疾病时，可以出现上述症状。病变发生在前庭神经核以下者，因病理性刺激均先上传到前庭神经核，继而影响到所有上述各传导束，故可产生全部前庭异常反应，如眩晕、眼震、平衡失调、错指物位、呕吐等；或者产生近于全部的前庭异常反应，此乃各种前庭反应的阈值有所不同之故。这种情况，称前庭反应协调（vestibular harmony）。病变发生在前庭神经核以上者，则因很难使所有的传导束都受到影响，故可只出现一部分前庭异常反应，而另一部分前庭反应仍保持正常，称前庭反应分离（vestibular dissociation,或 vestibular disharmony),上述两种情况对于前庭系统病变的定位诊断很有帮助。对于持续存在或反复给予的刺激,前庭系统出现反应性降低或消失的现象,称疲劳(fatigue)。前庭习服(vestibular habituation)指前庭系统由于受到一系列相同的刺激所表现为反应性逐渐降低或衰减的现象。前庭适应(vestibular adaptation)指前庭眼反射系统对任何改变了的刺激,进行相应的调整,以获得最佳的前庭眼反射反应。单侧迷路功能急性丧失所引起的症状可在数日至数周内消失,大多数人在一个月以内可正常工作,这就是迷路功能丧失后的代偿(compensation)现象。机体受到复杂而有节律的综合刺激时,中枢神经系统即可将这种传入的前庭冲动作为母型加以复制,以便加以对抗和控制。在刺激消失后,这种前庭冲动的复制尚可保留数小时至数日,以致外来刺激虽已消失,机体还存在着与受刺激时相似的前庭反应。运动病(motion sickness)指因运动而引起的一种综合征,包括眩晕、出汗、恶心、呕吐、流涎增加、打呵欠,以及全身不适等一组症状。运动病常因前庭系统受刺激而引起,但也可由视觉刺激(如持续的视动刺激)所产生。太空病(space sickness)是运动病的一种,乃在太空中由头部主动运动所引起。

14.2　耳平衡器官成像与几何重建

14.2.1　CT 成像与重建

内耳是一个双层迷路结构,通常认为内外淋巴液的力学性能与水非常相似,即密度 $\rho =$ $1\,000$ kg/m^3[2,3],内外淋巴液之间通过膜迷路分隔开来,膜迷路的厚度为 $15\sim 50$ μm 不等[4]。依据计算机断层扫描(computed tomography,CT)成像的原理,所测得的 CT 值将反映组织器官的密度。只有当组织器官的密度具有可鉴别性,CT 成像才能把这些物质分辨出来。临床上常规 CT 成像或者实验室 Micro‐CT(微 CT)成像不能直接分辨出内外淋巴液空间,由此可判断出膜迷路的密度和嵴顶的密度与内外淋巴液的密度接近。因为采用Micro‐CT 成像方法对内耳进行成像,可以在不破坏样本的情况下,清晰显示样本的内部结构,且比临床常规 CT 空间分辨率高千倍,分辨率可达 $0.5\sim 2$ μm,因而可以较好地显示内耳骨迷路结构。根据 Micro‐CT 成像的原理,Hullar 等[5]构建出了一例南美栗鼠的骨半规管,我们也在北京航空航天大学生物与医学工程学院实验室的帮助下,构建了 1 例豚鼠骨迷路模型,如图 14‐2 所示。

然而,众所周知,平衡感受器和听觉感受器的功能机制均与内淋巴液和感受器之间耦合作用的力学行为显著相关,因此对内耳平衡感受器功能机制进行生物力学研究时有必要获得膜迷路的几何形态信息。尽管 Micro‐CT 成像不能直接将膜迷路从骨迷路中分辨出来,但是吴彩琴[6]的研究发现,通过改变膜迷路壁面的密度之后,再行 Micro‐CT 成像分析,即可分辨出骨迷路和膜迷路,同时可以分辨出内外淋巴液空间。操作过程简要如下:首先麻醉实验动物,采用心脏灌流的方法进行固定,断头,迅速取出听泡,继续使用固定液浸泡12 h,采用缓冲液冲洗 $2\sim 3$ 次,再将听泡浸泡于 2% 四氧化锇(osmium tetroxide,OsO$_4$),

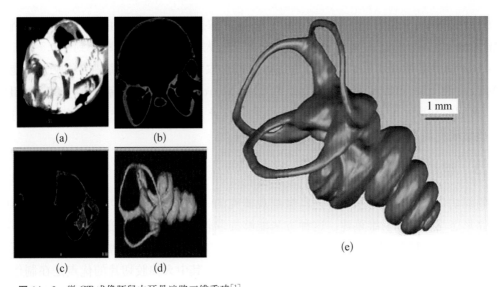

图 14-2 微 CT 成像豚鼠内耳骨迷路三维重建[1]
(a) 标本；(b) 微 CT 成像；(c) MIMICS 体重建；(d) 重建几何模型；(e) Geomagic 光滑处理几何模型
Figure 14-2 The three-dimensional reconstruction for the inner ear osseous labyrinth of a guinea pig using micro-CT imaging

5 天后,置放于缓冲液中备用[6]。这一过程仅仅是在进行组织切片的基础上,经过 O_sO_4 浸泡这一特殊处理,使得膜迷路壁面灰度值增大,接近骨质的灰度值,从而可区分骨迷路和膜迷路等结构,有效获得内外迷路的边界信息,继而通过三维重建的方法构建出内外迷路空间几何模型,如图 14-3 所示。可知,该种方法对于增大膜迷路的灰度阈值并且进行 Micro-CT 成像并不是很稳定,3 个半规管壶腹部位和椭圆囊的重建均相对粗糙,但是该项研究提示了一种新的思路[7]。Micro-CT 成像方法相对于组织切片等方法,可以快速精准定位,并且不会破坏内耳迷路结构,如果能够有效稳定地增大或减小膜迷路壁面 CT 阈值,或许能够成为实验室内耳成像研究的一种有效方法。

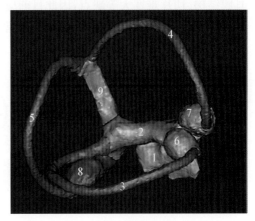

图 14-3 Micro-CT 成像前庭膜迷路几何重建[7]
1—球囊；2—椭圆囊；3—水平半规管；4—前半规管；5—后半规管；6—水平半规管壶腹；7—前半规管壶腹；8—后半规管壶腹；9—总脚
Figure 14-3 the geometrical reconstruction of a membranous vestibular labyrinth using micro-CT imaging

14.2.2 MRI 成像与重建

相对实验室研究来说,临床上常采用 1.5 T MRI 成像技术获取内耳骨迷路与膜迷路形态,辅助评定外周前庭系统的功能状态,国内外不乏类似报道[8,9]。但是,临床上这种方法成像的层厚比较大,空间分辨率受限,比如,西门子 1.5 T 超导 MRI 的层厚为 5～8 mm,间隔 6 mm,不足以获取内耳精细结构信息,使得用于外周前庭系统功能与力学行为关系的研究受到一定的限制。在实验室中,采用 7.0 T MRI 成像技术,成功获取了动物内耳骨迷路和膜迷路形态信息,相对 1.5 T MRI 成像,空间分辨率大大提高,扫描层厚减小到了 0.5 mm 或者更小[10]。由此可见,7.0 T MRI 成像方法将使得获取实验动物内耳精细信息成为可能。依据 MRI 成像原理,可以预测在实验室研究当中,Micro - MRI 技术将弥补临床普通 MRI 的不足,可同时获取精准且精细的内耳骨迷路和膜迷路形态信息,但是这个设备比较昂贵,用于实验室研究尚属少见。

14.2.3　组织切片成像与重建

组织切片技术是实验室用于内耳微细观研究的一种常见方法,也常用于内耳膜迷路和骨迷路形态学研究和三维重建。这种方法能够提取较完整的内耳解剖结构形态信息,缺点是制作周期长、过程复杂、定位效果差、误差大等。常见的组织切片方法有冰冻切片、石蜡切片和火棉胶切片等技术。这 3 种方法又各有优缺点。其中火棉胶切片的优点是在制作过程中,因为火棉胶的密度较大,能较好地保持内耳结构的完整性,防止制作过程中组织变形或倒塌。但是火棉胶切片的缺点是制作周期长、步骤烦琐、对季节与室温要求高、切片厚度大等等。石蜡切片在制作过程中因为使用的石蜡较火棉胶密度小、填充性不强、不足以维持内耳膜结构、切片难度大等缺点,因此目前应用较少。冰冻切片因制作周期短、切片薄等优点,目前应用广泛。图 14 - 4 给出了一例正常豚鼠内耳冰冻切片成像、图像处理并进行三维重

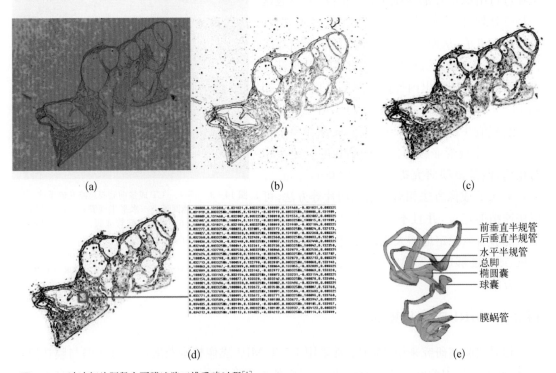

图 14 - 4　冰冻切片豚鼠内耳膜迷路三维重建过程[1]
(a) 原始图片;(b) 去色;(c) 去杂质;(d) 识别边界;(e) 三维重建

Figure 14 - 4　The three-dimensional reconstruction for the inner ear membranous labyrinth of a guinea pig using frozen sections

建的基本流程[1]。由图可知,由于在冰冻切片制作过程中,外定位效果差,导致后续几何重建过程十分困难,并且重建的效果也很差。

总之,通过影像手段首先获取内耳迷路和感受器精细和精准的形态信息,是构建外周前庭系统平衡机制生物力学模型的重要前提,也是临床相关疾病诊断的重要依据。

14.3 迷路液和平衡感受器的力学性能

内耳含有2种不同的细胞外液:内淋巴液和外淋巴液,通过膜迷路分隔开来。这种结构特征有2种作用。第一,外淋巴液为膜迷路提供力学保护环境,可以最大限度地减少内耳对大气压的敏感度,同时,内淋巴液与平衡感受器的运动形成耦合机制,使平衡感受器能够有效稳定地感受外界环境刺激[11]。第二,内淋巴液、外淋巴液以及细胞内液形成一个电化学梯度,这种电化学梯度对于毛细胞的机电转导作用是必要的,为平衡觉的实现提供生物物理环境。迷路液的2种功能通过调解机制可以控制内耳液体的离子梯度、离子运输以及液体的体积。具体而言,外淋巴液中 Na^+ 浓度高,K^+ 浓度低,且与脑脊液的化学成分相似。内淋巴液的离子成分与外淋巴液大不相同,通常 K^+ 浓度高于任何其他离子浓度。Ca^{2+}、K^+ 和 Na^+ 的具体浓度依物种而异,不同物种这些离子的浓度变化比较大[12]。

内外淋巴液的来源是不相同的。通常认为外淋巴液可能来自脑脊液或是来源于毛细血管的血液超滤液,而内淋巴液很可能是以分泌方式产生。膜迷路中的上皮细胞,比如蜗管外侧壁血管纹表面的细胞、壶腹嵴上皮中的某些柱状细胞等,都有可能参与分泌内淋巴液。

所有前庭感觉上皮细胞位于膜迷路的内表面,感觉上皮细胞的纤毛插入充满内淋巴液的管腔中,毛细胞的顶端紧密连接,如图 14－5和图 14－6 所示。相邻的支柱细胞构成一道屏障,将内外淋巴液分离开来,使得毛细胞的基底侧沐浴在外淋巴液当中,毛细胞的顶部沐浴在内淋巴液中,因而在毛细胞的顶面和基底面形成不同的电化学梯度。纤毛顶面(内淋巴液)的电化学梯度对于纤毛机电转换能至关重要,而基底面(外淋巴液)的电化学梯度对毛细胞调谐、突触传导和传出调控是至关重要的。

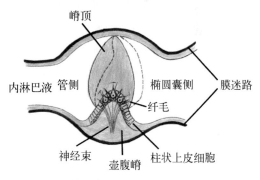

图 14－5 壶腹示意图
Figure 14－5 The sketch map of ampulla

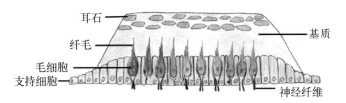

图 14－6 囊斑示意图
Figure 14－6 The sketch map of macula

内外淋巴液的力学性能与水非常相似,密度 $\rho = 1\ 000\ \mathrm{kg/m^3}$,黏度 $\mu = 0.85 \times 10^{-3}\ \mathrm{Pa \cdot s}$。Steer 等使用微黏度计观察到内淋巴液的黏度本质上在生理刺激范围内独立于剪切速率。所以,在所构建的生物力学模型中,内淋巴液的牛顿流体假设是合理的。另外,需要强调的是,半规管器官和耳石器官中的感觉毛细胞纤毛插入各向异性的含水黏多糖结构中,这种黏多糖结构的力学性能与耳蜗盖膜近似。需要注意的是,研究发现,如采用生物力学方法分析平衡器官或者听觉器官的频响反应,比如分析耳蜗和球囊受到声音刺激后的效应,此时,黏多糖的标准线性黏弹性模型假设,如开尔文模型,不能捕捉到这些材料的应力-应变行为[13]。通过测量半规管嵴顶的体积阻抗发现,这种情况下,更适合采用弹性近似模型来描述嵴顶的力学行为,而且尤其适合描述低频环境激励嵴顶的力学行为[14]。也就是说,在日常生活的频率范围内,嵴顶的力学性能较适合采用弹性近似模型来描述。McLaren[15] 等通过实验获取了一例蟾蜍进行正弦转动时($\pm 40°$,0.78 Hz)水平半规管嵴顶的位移响应,发现嵴顶的位移响应可以用标准的正弦函数进行拟合。这说明适当的体位变化刺激,嵴顶的材料力学行为尚处于线弹性阶段。因此,本章节所建立的外周前庭系统生物力学模型中将嵴顶描述为大位移小应变线弹性材料。

14.4 半规管生物力学模型

14.4.1 体位变化半规管生物力学模型

日常生活中,我们较多地受到体位变化的刺激,再通过外周前庭系统的感知,将体位变化激励转化为神经信号,进行方向编码,引起眼肌、颈肌和四肢肌的肌反射运动来保持身体平衡。因此采用生物力学的方法研究外周前庭系统的方向编码规律是很有必要的,也一直是这个领域研究的重点和热点。早在 20 世纪 20 年代,就已有学者建立了阶跃式头位变化单个半规管中内淋巴液流动的生物力学模型。但是,这个模型忽略了平衡感受器嵴顶的影响。随着研究的深入以及计算机技术的发展,逐渐建立出内淋巴液流动和平衡感受器变形复杂的耦合运动模型。比如经典的扭摆模型、有限元模型等。其中,有限元模型能够将外周前庭系统中的力学行为表达尽可能地接近实际情况。本节以有限元模型为例,介绍不同环境激励外周前庭系统生物力学模型的构建过程和主要结果。

在进行人内耳几何模型重建时,内耳形态信息的提取参照文献[16]。志愿者为健康女性,67 岁,无耳疾病史,无解剖结构异常。Ifediba[16] 等通过火棉胶组织切片的方法获取了志愿者右耳迷路的形态信息并且进行了几何重建,如图 14-7 所示。据此,志愿者右耳膜迷路的重建过程以及可靠性分析见参考文献[17]。根据左右耳的对称性构建出左耳膜迷路模型。所建立的模型包括 3 个半规管和椭圆囊。

在研究体位变化和环境温度变化内淋巴液和平衡感受器耦合运动规律时,将 Bast 瓣膜设置为闭合状态。此时,膜迷路上部自形成一密闭管道。因为在密闭管道中,受到有限元方法的限制,内淋巴液描述为微可压缩牛顿流体。同时,平衡感受器嵴顶描述为大位移小应变

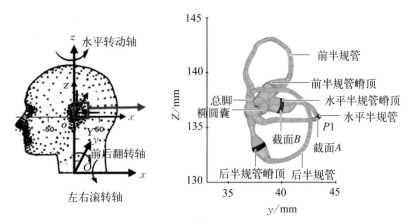

图 14-7　人右耳膜迷路上部几何重建[1]

Figure 14-7　The geometrical reconstruction for the superior pars of a human right inner ear membranous labyrinth

线弹性材料,膜迷路描述为厚度均匀的壳,厚度假设为 30 μm。

　　受到体位变化激励,因惯性力的影响,膜迷路包绕的内淋巴流动十分复杂。控制他们运动的方程为 Navier-Stokes 方程,即

$$\frac{\rho_0^f}{\kappa_f}\left(\frac{\partial p}{\partial t}+(\boldsymbol{v}-\boldsymbol{w})\cdot\nabla p\right)+\rho^f\nabla\cdot\boldsymbol{v}=0 \tag{14-1}$$

$$\rho_0^f\frac{\partial\boldsymbol{v}}{\partial t}+\rho_0^f(\boldsymbol{v}-\boldsymbol{w})\cdot\nabla\boldsymbol{v}-\nabla\cdot\boldsymbol{\tau}=\boldsymbol{f}^B \tag{14-2}$$

$$\rho^f=\rho_0^f\left(1+\frac{p}{\kappa_f}\right) \tag{14-3}$$

式中,f 表示液体区域,s 表示固体区域,ρ_0^f 表示压强为 0 时内淋巴液的参考密度,ρ^f 表示内淋巴液的密度,$\boldsymbol{\kappa}_f$ 为液体的体积模量,p 为压强,$\boldsymbol{v}$ 为流体速度张量,$\boldsymbol{w}$ 为网格速度,$\boldsymbol{\tau}$ 为流体应力张量,$\boldsymbol{f}^B$ 为单位体积力。内淋巴液的初始压强和参考压强设置为 0。基于牛顿流体假设,内淋巴液的应力张量 $\boldsymbol{\tau}$ 可以表示为

$$\boldsymbol{\tau}=-p\boldsymbol{I}+\mu_f(\nabla\boldsymbol{v}+\nabla\boldsymbol{v}^T) \tag{14-4}$$

式中,μ_f 为内淋巴液的动力黏度,$\boldsymbol{I}$ 为单位矩阵。

　　在体位变化的牵引下,同时在内淋巴液流动的驱动下,嵴顶的运动也是十分复杂的。总的来说,嵴顶与膜迷路壁面的运动将由 Navier 方程控制,即

$$\rho^s\frac{\partial^2\boldsymbol{d}}{\partial t^2}=\nabla\cdot\boldsymbol{\sigma}_s \tag{14-5}$$

式中,ρ^s 为密度,$\boldsymbol{d}$ 为位移张量,t 为时间,$\boldsymbol{\sigma}_s$ 为应力张量,可表示为

$$\boldsymbol{\sigma}_s=2\mu\boldsymbol{\varepsilon}+\lambda tr(\boldsymbol{\varepsilon})\boldsymbol{I} \tag{14-6}$$

式中，ε 为应变张量；I 为单位矩阵；μ 和 λ 为拉梅常数，可进一步用杨氏弹性模量 E 和泊松比 ν 表示：

$$\mu = \frac{E}{2(1+\nu)} \tag{14-7}$$

$$\lambda = \frac{\nu E}{(1+\nu)(1-2\nu)} \tag{14-8}$$

所有流固耦合界面（内淋巴液与嵴顶、膜迷路壁面以及椭圆囊内淋巴阀的交界面）满足无滑移边界条件，即满足位移和速度的连续性：

$$\boldsymbol{d}^{\mathrm{f}} = \boldsymbol{d}^{\mathrm{s}} \tag{14-9}$$

$$\frac{\partial \boldsymbol{d}^{\mathrm{f}}}{\partial t} = \frac{\partial \boldsymbol{d}^{\mathrm{s}}}{\partial t} \tag{14-10}$$

同时，液固耦合界面上应满足力的平衡条件：

$$\boldsymbol{n}^{\mathrm{f}} \boldsymbol{\tau}^{\mathrm{f}} = \boldsymbol{n}^{\mathrm{s}} \boldsymbol{\sigma}^{\mathrm{s}} \tag{14-11}$$

式中，n 为液固耦合界面单位外法线向量；$\boldsymbol{n}^{\mathrm{f}}$ 为流固耦合界面流体场侧的外法线向量；$\boldsymbol{n}^{\mathrm{s}}$ 表示流固耦合界面固体场侧外法线向量。

最终，通过有限元软件 ADINA（v8.7，ADINA R&D Inc.）构建体位变化膜迷路上部平衡机制的有限元模型。其中，内淋巴液、嵴顶和膜迷路壁面分别采用四面体流体单元、四面体固体单元和三角形壳单元进行网格剖分。所有材料属性均引自文献，如表 14-1 所示。受到细小纤维丝的牵拉作用，膜迷路壁面相对于骨迷路无较大的运动，因而膜迷路壁面的运动视为刚性，且与体位同步，作为数值分析的边界条件和载荷条件。在进行数值分析的过程中，引入任意欧拉-拉格朗日方法分别计算嵴顶和内淋巴液的运动。假设志愿者初始时刻静止，在进行水平正弦转动，峰值转速为 $25°/s$，频率为 2 Hz。为了避免不连续加载，提高数值解的稳定性，在第一个周期设定为渐进加载，如图 14-8 所示。每个周期划分 50 个时间迭代步，迭代步长为 0.01 s。每个时间迭代步内，分别采用位移和速度收敛准则，收敛容差为 0.001，而在流固耦合界面采用的收敛容差为 0.01。

表 14-1 材料属性
Table 14-1 Material properties

参　　数	值	参　考　文　献
内淋巴液参考密度	1 000 kg/m³	Rajguru S M [18]
内淋巴液动力黏度	0.000 85 Pa・s	Rajguru S M [18]
内淋巴液体积模量	2.07×10^9 Pa	
嵴顶密度	1 000 kg/m³	Kassemi M [1]
嵴顶杨氏模量	5 Pa	Selva P [19]
嵴顶泊松比	0.48	Selva P [19]

（续表）

参　数	值	参　考　文　献
膜迷路壁面厚度	30 μm	Rabbitt R D[4]
膜迷路壁面密度	1 000 kg/m³	
膜迷路壁面杨氏模量	900 Pa	Yamauchi A[20]
膜迷路壁面泊松比	0.499 9	Yamauchi A[20]

有限元网格剖分的密度将影响数值解的精度,首先需对模型进行网格敏度分析。由粗到细,先后采用 3 种不同的网格密度对模型进行剖分,离散密度分别为 200 μm(网格密度 1)、150 μm(网格密度 2)和 100 μm(网格密度 3),分别计算相同体位变化膜迷路上部的力学响应(水平正弦转动,±25°/s,2 Hz)。在水平半规管中选择横切面 A,如图 14-7 所示,分别提取上述 3 种网格密度计算获得该剖面沿一条直径方向的流体速度分布,如图 14-9 所示。可知采用最粗的网格密度,不能很好地求解出管道流的抛物线形速度剖面,而较细的 2 种网格密度可以较好地分析出来,并且两种网格密度计算出来的结果十分接近,最大相对误差小于 4%。因而本节将均基于网格密度 3 剖分后建立的有限元模型进行求解分析,如图 14-10 所示。

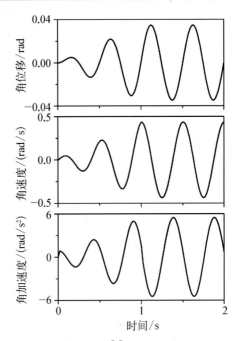

图 14-8　头转动载荷[1]

Figure 14-8　Head rotation loading

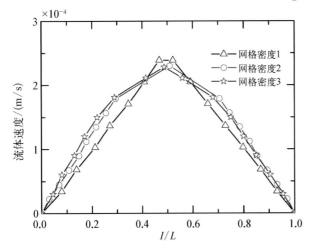

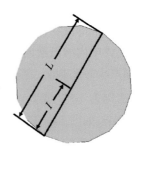

图 14-9　网格密度对流速计算结果的影响,速度剖面选取为沿着横截面 A 任意分布的一条直径[21]

Figure 14-9　Effects of the spatial grid resolution on calculated velocity profile for an arbitrary line of section A in the flow

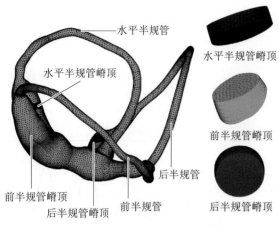

图 14 - 10 右耳膜迷路上部有限元网格剖分[1]

Figure 14 - 10 Finite element mesh of the pars superior of the right membranous labyrinth

临床上常借助于前庭眼反射等神经通路间接地评估前庭的功能状态,到目前为止,尚不能直接量化评估。因此,要对数值模拟结果进行可靠性分析是比较困难的。与以往研究结果相比较,发现可以从以下几个角度进行验证。首先,由于惯性,半规管中的内淋巴液流动与角加速度方向相反,如图 14 - 11 所示,这与 Boselli[21] 等的研究结果相同。此外,根据数值结果,可以推导出雷诺数(Reynolds number)和 Womersley number 最大分别为 9 和 0.614,根据这些指标可以推断出半规管中的内淋巴液流动为层流,管道中每个横断面的流速按照抛物线型分布,且流速与压力梯度近似同相。经过计算的数值解与预期结果相同,如图 14 - 9 和图 14 - 11 所示,因而可以验证这个有限元模型是可靠的。

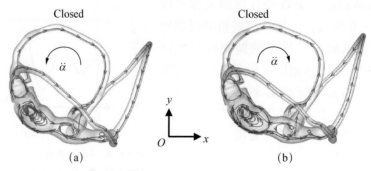

图 14 - 11 流线图(改自文献[22])
(a) 头部向右侧转动;(b) 头部向左侧转动
Figure 14 - 11 The flow pattern

内淋巴液的流动方向和速度大小等将决定感受器换能的大小。Ewald 第一定律指出,水平半规管中内淋巴液向壶腹流动时,水平半规管嵴顶产生较强刺激,内淋巴液远离壶腹流动时,则产生较弱刺激。前半规管和后半规管所受刺激的强弱情况与水平半规管相反。强弱刺激比例为 1∶2 或 2∶3[23]。在感受器两侧内淋巴液流动的驱动下,嵴顶的力学行为表现十分复杂,如图 14 - 12 所示。嵴顶各点的振幅和相位沿轴向和径向变化。每个嵴顶的形变响应与其两侧的内淋巴液压强密切相关。以水平半规管嵴顶及其两侧压强为例。分别选取水平半规管嵴顶椭圆囊侧表面节点 $P3$ 和管侧表面节点 $P6$,两点位置如图 14 - 13 所示。一个周期内这两点处的压强如图 14 - 14 所示,并且定义这两点的压强差 Δp 为

$$\Delta p = P3 - P6 \tag{14 - 12}$$

节点 $P3$ 和 $P6$ 的膨胀压强 p_0 定义为

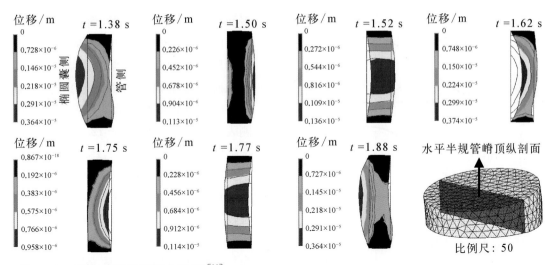

图 14 - 12 嵴顶一个纵剖面位移响应云图[22]
$t_1=1.38$ s,$t_2=1.47$ s,$t_3=1.53$ s,$t_4=1.63$ s,$t_5=1.72$ s,$t_6=1.79$ s,$t_7=1.88$ s

Figure 14 - 12 Time sequences of the displacement contour plots for a section of the right HC cupula within a period, t1~t7 are defined as 1.38 s, 1.47 s, 1.53 s, 1.63 s, 1.72 s, 1.79 s, 1.88 s, respectively

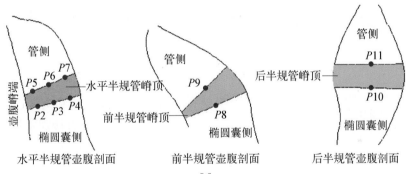

图 14 - 13 右耳 3 个半规管壶腹剖面视图[1]

Figure 14 - 13 Profiles of three semicircular canal ampullae

$$p_0=(P3+P6)/2 \qquad\qquad (14-13)$$

由图 14 - 14 可知,当节点 $P3$ 和 $P6$ 的压强差为正时,两点的膨胀压强为负;两点的压强差为负时,这时膨胀压强为正。分别提取 $t=1.38$ s、$t=1.47$ s、$t=1.53$ s、$t=1.63$ s、$t=1.72$ s、$t=1.79$ s 和 $t=1.88$ s 7 个时刻两点的压强、压强差和膨胀压强值,归纳于表 14 - 2 中。可知,在 $t=1.38$ s、$t=1.47$ s、$t=1.79$ s 和 $t=1.88$ s 四个时刻,节点 $P3$ 和 $P6$ 处的压强为负,$P3$ 和 $P6$ 的压强差为正,膨胀压强为负。根据式(14 - 4),内淋巴液的压强为正时,贡献给嵴顶应力为负。因此,在这些时刻两侧的正压强差使得嵴顶向椭圆囊侧偏转,而负膨胀压强将使得嵴顶膨胀。在这两种形变的共同作用下,水平半规管嵴顶椭圆囊侧表面向椭圆囊侧的形变增强,而管侧表面向椭圆囊侧的形变减弱,如图 14 - 15 所示。相反,在 $t=1.53$ s、$t=1.63$ s 和 $t=1.72$ s 3 个时刻,节点 $P3$ 和 $P6$ 处的压强为正,$P3$ 和 $P6$ 的压强差为负,膨胀压强为正。因此,在这些时刻两侧的负压强差使得嵴顶向管侧偏转,而正膨胀压强将使得嵴顶压缩。在这两种形变的共同作用下,水平半规管嵴顶椭圆囊侧

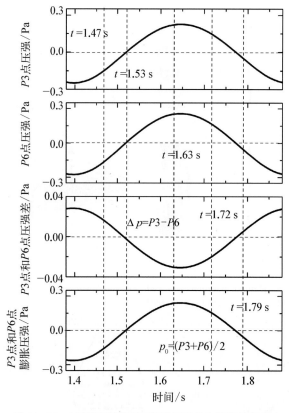

图 14 - 14 水平半规管嵴顶两侧的压强差和膨胀压强(Δp 表示压强差,p_0 表示膨胀压强)[1]

Figure 14 - 14 The transcupular pressure and the dilational pressurure generated across the horizontal semicircular canal cupula

表面向管侧的形变增强,而管侧表面向管侧的形变减弱。由于嵴顶同时受到两侧的压强差和膨胀压强的影响,因此沿着轴向的形变幅值和相位是变化的,且所有时刻椭圆囊侧表面的形变要强于管侧表面的形变,如图 14 - 12 所示。$P3$ 的振幅比 $P6$ 大约 2.31 μm,$P3$ 的相位相对于头转动速度约提前 1.57 rad,相对于头转动角位移约提前 3.14 rad,且 $P3$ 的相位较 $P6$ 的相位约提前 1.01 rad。

若要建立出外周前庭系统的力学行为与平衡机制的量化关系,需要选择合适的力学参数,这是进行生物力学研究的目标和关键。在进行实验研究时,由于受到实验条件的限制,嵴顶的局部位移或者诱发的神经脉冲信号是常见的物理指标。以往研究发现,嵴顶位移响应与产生的神经脉冲信号呈正相关[24]。在对外周前庭系统进行数值模拟研究时,可以较全面考察嵴顶的运动规律和内淋巴液的流动规律,但是通常不能直接观察神经脉冲信号的规律。两种研究方法各有利弊,需要相互补充。同时,建立两种方法的量化关系又十分的困难,主要原因是实验室研究的初始头位和体位变化很难与数值模拟研究时完全对接起来。

表 14 - 2 水平半规管嵴顶两侧压强关系[1]

Table 14 - 2 The pressure relationship generated across the horizontal semicircular canal cupula

	P3 点压强 /Pa	P6 点压强 /Pa	P3 点和 P6 点 压强差/Pa	P3 点和 P6 点 膨胀压强/Pa
$t = 1.38$ s	−0.241 81	−0.269 62	0.027 81	−0.255 72
$t = 1.47$ s	−0.144 77	−0.160 63	0.015 86	−0.152 7
$t = 1.53$ s	0.029 99	0.035 7	−0.005 71	0.032 845
$t = 1.63$ s	0.222 17	0.252 48	−0.030 31	0.237 325
$t = 1.72$ s	0.140 89	0.160 15	−0.019 26	0.150 52
$t = 1.79$ s	−0.050 16	−0.055 33	0.005 17	−0.052 75
$t = 1.88$ s	−0.241 77	−0.269 64	0.027 87	−0.255 71

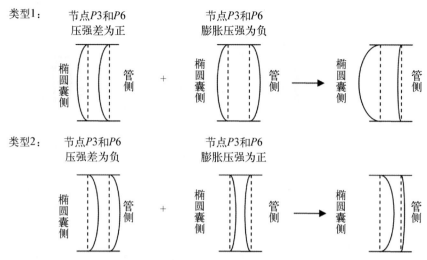

图 14-15　压强差和膨胀压强对嵴顶形变的影响[1]

Figure 14-15　The sketch map of the effect of the transcupular pressure and the dilational pressure on the cupular deflection

在现阶段的数值模拟研究中,嵴顶的位移响应和内淋巴液的速度和压强已经有过深入探究,但可惜的是,临床医生依然对眩晕症的临床评估、诊断、治疗和预防感到十分棘手。换句话说,数值分析的结果并没有很好地应用于临床实践。这个问题的症结在于数值分析的结果也相当的复杂,虽然有规律,但要将这些规律汇总,作为临床疾病诊断的一个判据还有很长的距离。

举例来说,图 14-16 给出了头进行水平正弦转动过程中嵴顶的位移云图。首先可知,嵴顶局部位移沿着径向和轴向在不断变化。沿径向,嵴顶中心处位移幅度最大,靠近四周边界时位移最小,同一横截面的变形运动几乎同步。沿轴向,嵴顶椭圆囊侧表面和管侧表面的运动不等幅度且不同步,其中,椭圆囊侧表面变形幅度较管侧表面大,椭圆囊侧表面节点位移响应振幅显示约 3.63 μm,管侧表面节点响应振幅仅约 1.3 μm,且椭圆囊侧表面节点较管侧表面节点响应相位约提前 57°。除此之外,同侧 3 个半规管嵴顶的位移响应规律也比较复杂,如图 14-17 所示。右耳水平半规管嵴顶和前半规管嵴顶响应的振幅均约 3.63 μm,但是后半规管嵴顶响应的振幅达到了近 8.7 μm。右耳水平半规管嵴顶与前半规管嵴顶响应相位相差约 36°,前半规管嵴顶响应与后半规管嵴顶响应相位相差约 158°。第三,左耳与右耳对称节点位移响应幅值相等,相位相差 180°,如图 14-17 所示。这些现象说明嵴顶在将外界环境刺激转化为生物电信号进行方向编码的过程中是十分复杂的,很难将这些力学响应与前庭神经通路结合起来,作为前庭功能评估的标准。

最新研究发现,嵴顶的体积变化率很可能作为一个纽带,将左右耳 3 对感受器嵴顶的换能编码规律连接起来。由图 14-18 可以看出,相对于嵴顶局部位移的无规则性,嵴顶体位移响应体现出了统一的模式。当半规管受到正弦体位变化刺激,3 对嵴顶体位移响应同样以相同的频率呈正弦规律变化。首先,左右耳对称嵴顶将同时膨胀或者收缩,且幅度相等。其次,水平半规管嵴顶和前半规管嵴顶膨胀或收缩幅值近似相等,但是较后半规管嵴顶响应幅值小,三者的比值恒定,近似为 1:1:1.88。任意时刻水平半规管嵴顶体位移与前半规管

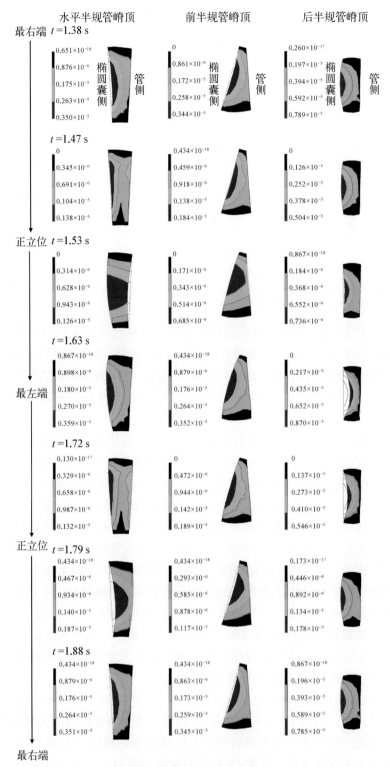

图 14 - 16 水平正弦转动不同时刻左耳嵴顶位移场分布[1]（单位：m）

Figure 14 - 16 Time sequences of cupular displacement fields in the left ear during head horizontal sinusoidal rotation（unit：m）

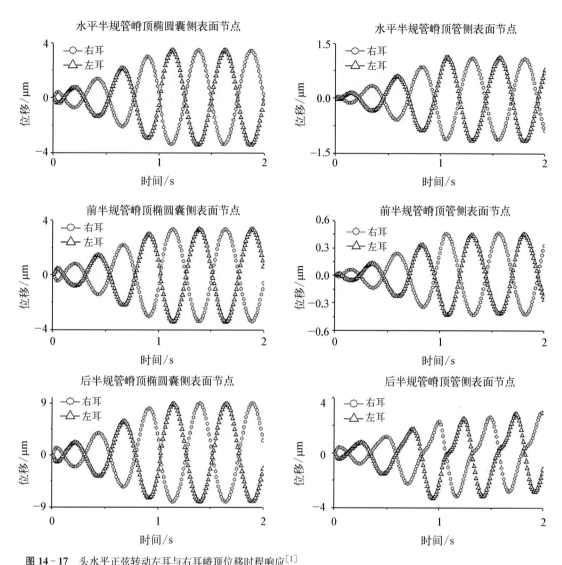

图 14 - 17 头水平正弦转动左耳与右耳嵴顶位移时程响应[1]

Figure 14 - 17 Time histories of cupular displacement in the left and right ear during head horizontal sinusoidal rotation

嵴顶体位移的比值为 $R1$,或水平半规管嵴顶位移与后半规管嵴顶体位移的比值为 $R2$,在体位移符号发生变化时,比值有突变。造成这种现象的原因是在这些时刻,嵴顶的体位移很小,导致比值的分母变小,从而产生了突变。更为重要的是,3 对嵴顶体位移响应相位变化规律彼此一致。水平半规管嵴顶和前半规管嵴顶体位移响应相位相等,较转动速度相位相差 119.4°,较后半规管嵴顶响应相位相差 180°。这些现象表明,外周前庭系统在进行换能编码的过程中,3 对嵴顶所扮演的角色是按照固定的模式进行的。其中,每个嵴顶体位移的幅值、频率和相位可以分别反映刺激角加速度的幅值、频率和相位。反过来,3 对半规管中,只要有一个发生了器质性或者功能性障碍,那必然会造成平衡失调的症状发生。当然,病态下3 对嵴顶的力学机制的研究还需要进一步开展。

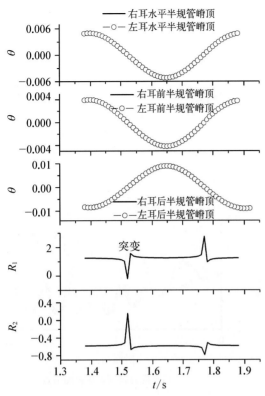

图 14 - 18 嵴顶体位移时程响应[25]

Figure 14 - 18 The time history of cupular volumetric displacement

14.4.2 环境温度变化半规管生物力学模型

环境温度变化可诱发前庭响应,Robert Barany 解释了这种现象产生的原因,是因为内淋巴液受热之后致使密度不均匀,在重力场中形成了自然对流,继而驱动嵴顶变形,感受器嵴顶再将温度刺激转化为神经信号,诱发眼震。Robert Barany 也因此获得了诺贝尔医学奖。时至今日,冷热水灌溉检查法(caloric test)为临床常用的评估前庭半规管功能的方法之一。一次临床检查基本步骤为:受试者仰卧,头抬高 30°,将冷水或热水(空气)注入外耳道鼓膜处,诱发内耳力学响应,同时记录眼震,间接评估前庭功能。前庭冷热水试验的优点是可用于评定单侧半规管的功能,具有重要的临床应用价值;缺点是因为冷热水刺激为非生理性刺激,患者的耐受性能差。此外,现有的临床常用检测方法中,主要是用来评定水平半规管的功能,针对前、后半规管功能的评估尚存在较大的争议。有的学者测得冷热水

试验过程中诱发了垂直相和扭转相眼震,但是不同学者估计前垂直半规管和后垂直半规管参与的比例不相同[26-28]。还有学者指出冷热刺激不能到达前垂直半规管,故不能将冷热试验作为评定前垂直半规管功能的方法[29]。造成争议的主要原因在于冷热试验的力学机制尚存在争议,整个外周前庭系统冷热试验的生物力学模型尚未建立。本节将采用有限元法建立膜迷路上部冷热试验的生物力学模型,数值模拟了不同体位冷热试验右耳 3 个半规管中的力学响应,这个模型同时分析了内淋巴液的自然对流和膨胀,以及嵴顶自身膨胀之间的相互作用。内耳几何模型的重建过程见第 14.3.1 节,用于冷热试验数值模拟右耳膜迷路几何模型和有限元网格剖分模型分别如图 14-19 和图 14-20 所示,椭圆囊内淋巴阀假设在整个试验过程中始终保持闭合状态。

实验研究发现,在外耳道口灌注高于或低于正常体温(37℃)7℃的水或气,在水平半规管距离颞骨最近的位置温度最先升高,且升高幅度最大,为 0.5~1℃[30,31]。通常冷水试验诱发的前庭响应高于热水试验[32]。一般来说,从外耳道灌注冷热水或气,会使得整个内耳的温度场重新分布,且随时间变化。但是 Kassemi 等[2,33]构建的冷热试验单个水平半规管有限元模型中,认为当在外耳道口持续灌注 44℃水或气时,从初始时刻开始,在水平半规管距离颞骨最近的位置持续施加 1℃的温度变化载荷,可以近似模拟热水试验前庭力学响应,较大地简化了数值模型。沈双等[30]根据 Kassemi 等[2,33]的简化模型,同样假设在水平半规管

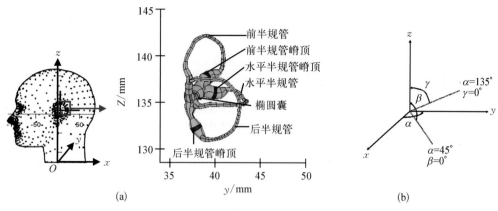

图 14-19 冷热试验人右耳膜迷路上部几何重建[30]

(a) 基于 Ifediba[16] 提供的几何参数重建人右耳膜迷路几何模型；(b) 重力方向所在平面示意图

Figure 14-19 The geometrical reconstruction used to the caloric test for the superior pars of a human right ear

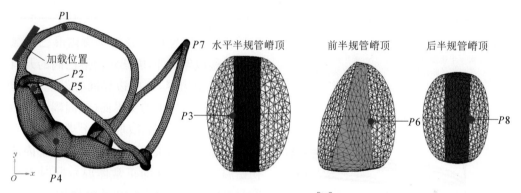

图 14-20 人内耳前庭系统膜迷路冷热试验数值模拟有限元网格剖分[30]

Figure 14-20 Finite element mesh of human vestibular membranous labyrinth used for the caloric test simulations

距离颞骨最近的位置施加 1℃ 或 −1℃ 的温度变化载荷，以分别模拟外耳道口灌注 44℃ 或 30℃ 水或气的冷热试验，加载位置如图 14-20 所示[30]。即热水试验时在加载位置施加的温度为 38℃，冷水试验时在加载位置施加的温度为 36℃。

受到温度变化的影响，内淋巴液将在自身的膨胀或收缩以及自然对流等的作用下开始产生相对流动，内淋巴液的流动满足质量、动量以及能量守恒。此时，内淋巴液视为微可压缩牛顿流体，其密度是温度的线性函数。上述方程的任意欧拉-拉格朗日形式如下：

$$\frac{\partial \rho^{f}}{\partial t} + \nabla \cdot (\rho^{f} \boldsymbol{v}) = 0 \tag{14-14}$$

$$\rho_{0}^{f} \frac{\partial \boldsymbol{v}}{\partial t} + \rho_{0}^{f} (\boldsymbol{v} - \boldsymbol{w}) \nabla \cdot \boldsymbol{v} = -\nabla p + \mu^{f} \nabla^{2} v + \rho \boldsymbol{g} \tag{14-15}$$

$$\rho_{0}^{f} c \frac{\partial T}{\partial t} + \rho_{0}^{f} c (\boldsymbol{v} - \boldsymbol{w}) \nabla \cdot T = k \nabla^{2} T \tag{14-16}$$

$$\rho^{f} = \rho_{0}^{f} [1 - \beta_{T} (T - T_{o})] \tag{14-17}$$

式中，ρ^f、v、p 和 T 分别表示内淋巴液的密度、速度、压强和温度。t 表示时间。μ^f、β_T、c 和 k 分别表示内淋巴液的动力黏度、热膨胀系数、热容以及热传导率。g 表示重力加速度，w 表示网格速度。内淋巴液的热传导系数、体积膨胀系数、参考密度、黏度等均参考文献[3]，热容假设与水相同[1]，材料属性如表 14－3 所示。

表 14－3　内淋巴液和嵴顶的物理属性[2,33]
Table 14－3　The physical properties of the endolymph and cupula

属　　性	值	属　　性	值
嵴顶密度/(kg/m³)	1 000	内淋巴液密度/(kg/m³)	1 000
嵴顶热导率/(W/(m・℃))	1.004	内淋巴液热导率/(W/(m・℃))	1.004
嵴顶比热容/(J/(kg・℃))	4 186	内淋巴液比热容/(J/(kg・℃))	4 186
嵴顶体积膨胀系数/(1/℃)	0.000 44	内淋巴液动力黏度/(Pa・s)	0.000 852
嵴顶杨氏模量/Pa	5	内淋巴液体积膨胀系数/(1/℃)	0.000 44
嵴顶泊松比	0.49		

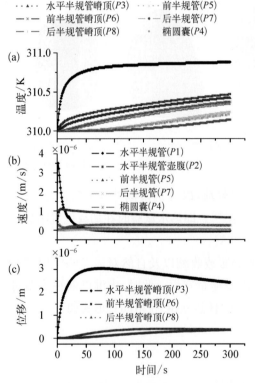

图 14－21　仰卧热水试验加载部位温度升高 1℃时膜迷路上部时间历程响应[30]
(a) 温度；(b) 内淋巴液速度；(c) 嵴顶位移。其中参考点 P1～P8 如图 14－20 所示
Figure 14－21　Time histories in the superior pars of membranous labyrinth when it is suffered from a hot supine caloric test with $\Delta T=1℃$

在膜迷路壁面以及椭圆囊内淋巴阀缘施加无滑移边界条件，椭圆囊内淋巴阀的开口处设置成自由边界，这些边界同时设置为绝热。在内淋巴液与嵴顶的交界面(流固耦合界面)，与结构方程耦合，两相耦合面上满足力的平衡和位移速度协调条件。初始时刻，整个内耳的初始温度为 37℃(即正常体温)，同时也是所有材料的参考温度。从初始时刻开始，在水平半规管距离颞骨最近的位置温度持续升高 1℃，或持续降低 1℃，温度载荷加载部位如图 14－21 所示。嵴顶的热传导满足能量守恒方程，与式(14－16)类似。自身的热膨胀使得产生热应变 ε_T，可用式(14－18)表示：

$$\varepsilon_T = \alpha_T(T - T_o) \qquad (14-18)$$

式中，α_T 为嵴顶的热膨胀系数。嵴顶的热传导系数、密度、热容以及热膨胀系数假设与内淋巴液相同，如表 14－3 所示。在内淋巴液流动和自身的热膨胀共同驱动下，嵴顶的运动可用式(14－19)表示如下：

$$\rho^s \frac{\partial^2 d}{\partial t^2} = \nabla \cdot \sigma_s \qquad (14-19)$$

式中，ρ^s 表示嵴顶的密度，σ_s 表示嵴顶的应力。假设嵴顶为线弹性材料,采用大变形小应变描述嵴顶的几何非线性。嵴顶的周边界完全约束,使得嵴顶与壶腹壁面之间是密封的。也就是说周边界的嵴顶位移设置为0。在嵴顶与内淋巴液的交界面(流固耦合界面),流体流动与结构的变形强耦合,在这些边界同样满足力的平衡和速度位移连续。嵴顶所有材料属性参考文献[2,33],如表14-3所示。有限元模型进一步通过有限元分析软件 ADINA(v8.7, ADINA R&D Inc.)构建。网格密度与14.3.1节敏度分析结果相同,最终用于数值分析的网格密度为 $100~\mu m$,如图14-21所示。

流体方程和固体方程通过逐步迭代法并行求解。总的求解时长为300 s,时间步长设置为1 s。在每个时间迭代步中,选取速度和位移收敛准则,收敛精度为0.001,流固耦合界面的收敛精度为0.01。

通过改变温度载荷条件可以分别模拟热水试验和冷水试验,改变重力加速度的方向可以模拟不同头位的冷热试验。这里重力加速度 g 设为 $9.8~\mathrm{m/s^2}$,重力加速度的方向尽量与3个半规管中的1个平行,以保证最大刺激1个半规管,同时最大抑制其他2个半规管。于是,若重力方向与 α 平面平行,这时使得重力尽可能地与水平半规管平行,最大刺激水平半规管,最大抑制前后半规管;若重力方向与 β 平面平行,则使得重力尽可能地与后垂直半规管平行,最大刺激后半规管,最大抑制水平和前半规管;若重力方向与 γ 平面平行,则使得重力与前半规管尽可能地平行,最大刺激前半规管,最大抑制水平和后半规管。

当在外耳道口持续灌注44℃水或气后,据临床医师判断,大约20 s后诱发眼震响应。依据简化假设,此时在水平半规管距离颞骨最近的位置有1℃的温度升高,并且假设持续 300 s[30]。图14-21分别给出了右耳不同位置温度时间历程响应、内淋巴液速度时间历程响应以及嵴顶位移时间历程响应。图14-22、图14-23和图14-24分别展示了不同时刻内耳温度场分布、内淋巴液流动以及嵴顶位移场分布规律。

结合图14-21和图14-22可知,当水平半规管距离颞骨最近的位置(加载位置)温度最先升高后,热能继而向四周扩散,距离加载位置越近,温度升高速度越快,且升高的幅度则越大。依次在水平半规管、水平半规管壶腹、水平半规管嵴顶、椭圆囊、前垂直半规管、前半规管嵴顶、后垂直半规管以及后半规管嵴顶选取参考点 P1~P8,如图14-20所示。根据各参考点与加载的距离,水平半规管、水平半规管壶腹、水平半规管嵴顶、前半规管嵴顶、椭圆囊、前半规管、后半规管嵴顶、后半规管中的参考点温度依次升高。由图14-21可以看出,水平半规管中选取的参考点 P1温度升高了约0.8℃,当加载300 s后,热传导几乎侵彻到整个半规管系统。此外,热能传导至某个位置时,会使得该处的温度迅速升高,之后温升速率逐渐缓和。

由公(14-17)可知,内淋巴液的温度升高使得内淋巴液的密度减小,同时内淋巴液微量膨胀。在仰卧体位,重力加速度方向与 $+X$ 轴方向平行。在自身的膨胀及自然对流的驱动下,水平半规管中的内淋巴液在 $t=1$ s 形成向壶腹流动,峰值流速为 $6.29~\mu m/s$,如图14-23所示。由于3个半规管通过椭圆囊彼此相通,因此在椭圆囊和前、后垂直半规管中也有较小的内淋巴液流动,其中椭圆囊中的内淋巴液形成离椭圆囊流动,两垂直半规管中的内淋巴液形成离壶腹流动。在内淋巴液流动的驱动下,水平半规管嵴顶向椭圆囊侧偏转,变形幅度约 $0.247~\mu m$,如图14-24所示。由于此时前后半规管嵴顶两侧的内淋巴液流动相反,对应嵴顶仅产生较小的膨胀变形,相对于水平半规管嵴顶的变形小3个数量级。

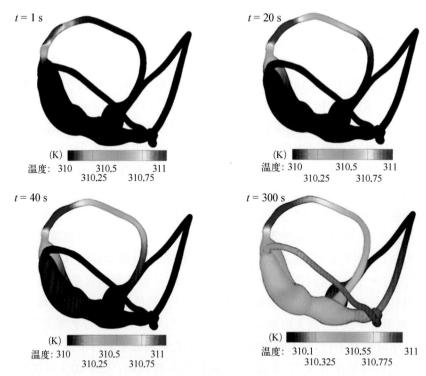

图 14-22 仰卧热水试验温度升高 1℃不同时刻温度场分布[30]

Figure 14-22 Time sequences of the temperature field during a hot supine caloric test with $\Delta T=1$℃

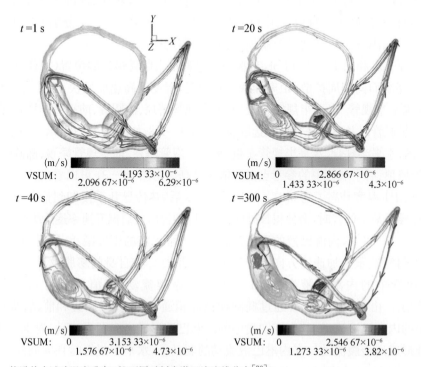

图 14-23 仰卧热水试验温度升高 1℃不同时刻内淋巴液流线分布[30]

Figure 14-23 Time sequences of the endolymph streamline during a hot supine caloric test with $\Delta T=1$℃

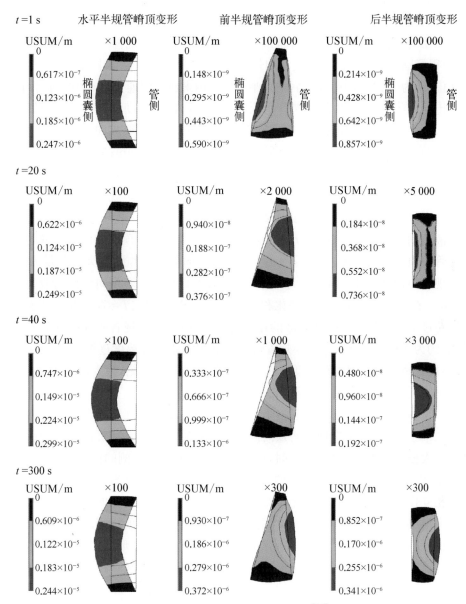

图 14 - 24 仰卧热水试验温度升高 1℃不同时刻崿顶位移场分布[30]

Figure 14 - 24 Time sequences of the cupular displacement field during a hot supine caloric test with $\Delta T = 1$℃

随着热能向四周扩散,水平半规管中的温度梯度减小,水平半规管中及椭圆囊中内淋巴液的流速逐渐减小,如图 14 - 21、图 14 - 22 和图 14 - 23 所示。当热能未传导至水平半规管壶腹部位之前,水平半规管壶腹部位的温度梯度仍然是增大的,在这个过程中,水平半规管壶腹部位的内淋巴液流速不断增大。但是当加载位置温度升高约 10 s 后,热传导至该位置,该处的温度梯度开始下降,这时,内淋巴液的流速也逐渐减小。水平半规管壶腹部位选取的参考点的流速最大约为 1.1 μm/s。尽管水平半规管中的内淋巴液流动比较复杂,但是由于这个过程中,水平半规管中的内淋巴液始终向壶腹流动,使得水平半规管崿顶不断向椭圆囊侧偏转。

约 20 s 后,热能通过水平半规管嵴顶传导至椭圆囊和前半规管嵴顶,椭圆囊中的温度梯度增大,使得椭圆囊中内淋巴液的流动加强。这时,最大流速主要集中在水平半规管壶腹和椭圆囊部位,约为 19.3 μm/s。前、后垂直半规管中内淋巴液流速仍远远小于水平半规管,但是由于热传导至前半规管中,前半规管嵴顶两端的内淋巴液流动均使得前半规管嵴顶向管侧偏转,与 $t = 1$ s 相比,后垂直半规管导管中淋巴液流动反向,形成向壶腹流动。在内淋巴液流动的驱动下,水平半规管嵴顶向椭圆囊最大偏移量为 2.49 μm;前垂直半规管嵴顶开始向管侧偏转,最大偏移量为 0.037 6 μm;后垂直半规管产生压缩变形。

约 40 s 后,模型受热范围继续扩大,继续向椭圆囊、前垂直半规管、后垂直半规管传播。水平半规管壶腹和椭圆囊附近流速最大约为 19.73 μm/s。与 $t = 20$ s 相比,后垂直半规管导管中淋巴液流动方向再次反向,与 $t = 1$ s 时相同,后半规管嵴顶两侧内淋巴液的流动均使得后半规管嵴顶向管侧偏转。此时,水平半规管嵴顶向椭圆囊侧的最大偏移量为 2.99 μm,前垂直半规管向管侧的最大偏移量为 0.133 μm,后垂直半规管嵴顶向管侧的最大偏移量为 0.019 2 μm。在内淋巴液流动不断强化和弱化相互作用下,约在 $t = 70$ s 时椭圆囊中内淋巴液的速度超过水平半规管中内淋巴液的速度,使得这时水平半规管嵴顶向椭圆囊侧的变形达到最大,约为 3 μm。之后,水平半规管嵴顶向椭圆囊侧偏转幅度逐渐减小。由图 14 - 21 可知,前半规管嵴顶向管侧偏转幅度最大约发生在 $t = 200$ s 时刻,最大值约为 0.4 μm,而后半规管嵴顶直到 300 s 时仍然在逐渐向管侧偏转。

到 $t = 300$ s 时,热传导已经贯穿整个半规管系统。水平半规管壶腹和椭圆囊附近流速最大约为 3.82 μm/s。水平半规管嵴顶向椭圆囊侧的最大偏移量为 2.44 μm,前垂直半规管向管侧的最大偏移量为 0.372 μm,此时,后垂直半规管嵴顶向管侧的偏移量为 0.341 μm。

如前所述,由于受到一系列因素的影响,比如温度梯度,3 个半规管和椭圆囊中内淋巴液的对流相互作用,使得 3 个半规管和椭圆囊中内淋巴液流动规律非常复杂。尤其对前后半规管中内淋巴液流动的影响较大。其中,如果前后半规管嵴顶两侧的内淋巴液流动方向相反,也就是说同时背离嵴顶流动,将使得嵴顶产生较小的膨胀形变;如果两侧的内淋巴液同时向嵴顶流动,将使得嵴顶产生较小的压缩形变。当水平半规管距离颞骨最近的位置温度升高后 20~40 s 以内,前后半规管嵴顶的力学响应相对来说非常小,相比水平半规管嵴顶的变形要小 2~3 个数量级,直到其两侧的内淋巴液流动使得嵴顶的变形强化之后,才开始产生较大的形变。将这种现象称为抑制效应[30]。前半规管嵴顶响应的潜伏时长约 20 s,后半规管嵴顶响应的潜伏时长约 40 s。过了潜伏期后,前后半规管嵴顶的力学响应增大。

冷热试验中头位对于内淋巴液的自然对流作用有较大影响。通常,临床标准试验头位为仰卧前倾 0.52 rad,使得水平半规管位于垂直位,同时最大激励水平半规管。为了探究头位的变化,对 3 个半规管冷热试验力学响应的影响,设计了 3 个平面(α、β 和 γ 平面)的冷热试验,并且假设头位分别在这 3 个平面转动,在数值模拟中可通过改变重力加速度的方向建立相应的有限元模型。

图 14 - 25 给出了 α 平面头位变化对内耳热水试验力学响应的影响。可知,热传导不随头位的变化而改变。其次,重力加速度方向在水平半规管所在平面变化时,对 3 个半规管中

内淋巴液流动和对应嵴顶的变形均有影响。当头位改变 3.14 rad,将使得水平半规管中内淋巴液的速度方向反向,但是响应幅度几乎不变;同时水平半规管嵴顶的变形方向反向,变形幅度几乎不变。由于这时重力方向不在前后半规管平面,前后半规管中内淋巴液流动与嵴顶变形不完全符合这个规律。第三,α 平面头位变化改变水平半规管嵴顶最大响应时间,但是几乎不改变前后半规管响应的潜伏时间和最大响应时间。也就是说,改变头位,自水平半规管距离颞骨温度开始升高后,前半规管嵴顶响应的潜伏时长仍然约为 20 s,后半规管嵴顶响应的潜伏时长仍然约为 40 s。第四,仰卧头位热水试验 (α=0 rad),几乎使得 3 个半规管中的力学响应均达到最大值。水平半规管嵴顶、前半规管嵴顶和后半规管嵴顶的最大变形分别为 3 μm、0.55 μm 和 0.34 μm。

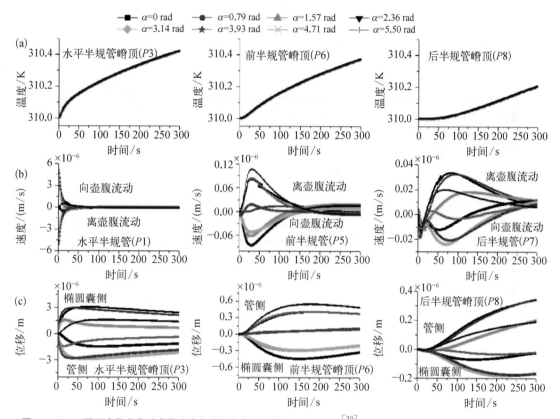

图 14-25 α 平面头位变化对冷热试验内耳力学响应的影响 (ΔT=1℃)[30]
(a) 温度;(b) 内淋巴液速度;(c) 嵴顶位移。其中参考点 P1~P8 如图 14-20 所示
Figure 14-25 The effects of head position on the inner ear caloric responses when the gravity is parallel to the plane α (ΔT=1℃)

图 14-26 和图 14-27 分别给出了 β 和 γ 平面头位变化对内耳热水试验力学响应的影响。其中,β=0 rad 所对应的重力方向与 α=0.79 rad 所对应的相同,γ=0 rad 所对应的重力方向与 α=2.36 rad 所对应的相同。在这两个平面的头位变化冷热试验内耳力学响应规律几乎与 α 平面相同。热传导仍然不随头位变化改变,前后半规管嵴顶响应的潜伏时长仍然分别约为 20 s 和 40 s。值得注意的是,尽管重力加速度方向尽量与垂直半规管平行,但是

这种头位下的冷热试验诱发的前后半规管嵴顶的最大变形并没有明显提高。β 平面试验,水平半规管嵴顶、前半规管嵴顶和后半规管嵴顶的最大变形分别为 $3~\mu m$、$0.51~\mu m$ 和 $0.56~\mu m$。γ 平面试验,水平半规管嵴顶、前半规管嵴顶和后半规管嵴顶的最大变形分别为 $1.9~\mu m$、$0.72~\mu m$ 和 $0.5~\mu m$。

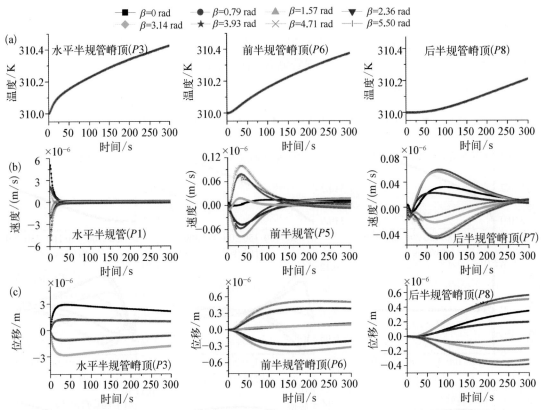

图 14-26 β 平面头位变化对冷热试验内耳力学响应的影响($\Delta T=1℃$)[30]
(a) 温度;(b) 内淋巴液速度;(c) 嵴顶位移。其中参考点 $P1 \sim P8$ 如图 14-20 所示

Figure 14-26 The effects of head position on the inner ear caloric responses when the gravity is parallel to the plane β ($\Delta T=1℃$)

通过生物力学模型研究发现,相对于水平半规管中的力学响应,前后半规管需要更长的灌注时间才能诱发较强的响应,其中前半规管响应的潜伏时间约为 20 s,后半规管响应的潜伏时间约为 40 s。由于临床试验时,通常灌注时间仅为 40 s,依据临床医师经验,前 20 s 使得热能传导至水平半规管距离颞骨最近区域,冷热水灌注 40 s 时前后半规管并没有受到较强的激励,所以临床冷热试法主要刺激水平半规管,诱发水平方向的眼震,也有临床医师推断传统冷热试验对垂直半规管的检查不可靠。同时,根据数值模拟结果可知,为了使前后半规管获得较强的刺激,试验时需要延长冷热水灌注时间。可以初步推断定侧检查前半规管的最佳灌注时长约 60 s,此时后半规管还未受到较强的激励[30]。定侧检查后半规管则需要更长的灌注时长。前后垂直半规管被有效激励后,诱发相应的垂直相眼震和扭转相眼震。由于延长灌注时间不会使水平半规管的刺激明显增强,因此可能不会给测试者带来多余的

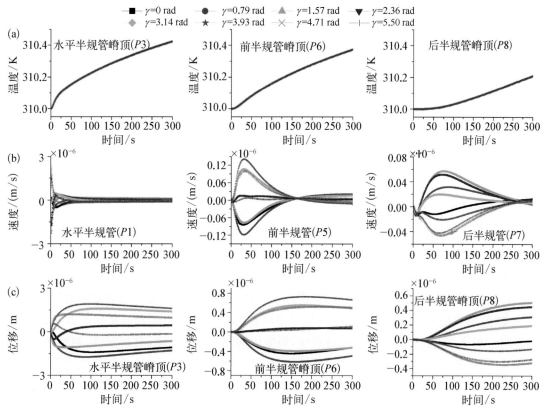

图14-27 γ平面头位变化对冷热试验内耳力学响应的影响(ΔT=1℃)[30]
(a) 温度;(b) 内淋巴液速度;(c) 嵴顶位移。其中参考点 P1～P8 如图 14-20 所示

Figure 14-27 The effects of head position on the inner ear caloric responses when the gravity is parallel to the plane γ (ΔT=1℃)

负面影响。同时,根据前后半规管响应潜伏时间不相同,可以进一步通过试验分别确定前后半规管的最佳灌注时间以及垂直相和扭转相眼震的特点,使得分别定侧检查 3 个半规管的功能成为一种可能。

14.4.3　Bast 瓣膜作用机制生物力学模型

Bast 瓣膜,又称椭圆囊内淋巴阀,位于椭圆囊球囊管在椭圆囊端的开口处,将膜迷路分隔成上部和下部两部分,如图 14-28 所示。Hofman 等通过荧光光学切片技术对豚鼠的椭圆囊内淋巴阀进行三维重建,发现豚鼠的椭圆囊内淋巴阀张开后成狭缝形状,开口处较长的边长约 100 μm[34]。到目前为止,Bast 瓣膜的功能仍然存在较大的争议。有的学者认为Bast 瓣膜只是膜迷路的一道屏障或者保持关闭,但是越来越多的研究发现 Bast 瓣膜是一个压力阀,其状态会随着两侧的压强差而变化。通常推测 Bast 瓣膜的运动模式有 2 种可能。第一,Bast 本人认为瓣膜缘绕着松散的基底转动使其可以张开或关闭。当椭圆囊中液体的内压升高,瓣膜缘向椭圆囊壁面运动,从而将瓣膜关闭[35],反之,使瓣膜张开。第二,与 Bast的观点恰好相反,认为由于受到椭圆囊内压的作用,瓣膜缘对侧的椭圆囊的壁面朝向或者远离刚度更大的瓣膜缘运动从而使得瓣膜关闭或者张开[36]。第二种观点为多数学者接受。

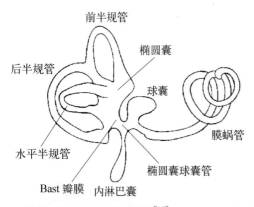

图 14-28 内耳膜迷路示意图[37]

Figure 14-28 The sketch map of the membranous labyrinth in the inner ear

对应于压力阀的功能,首先,瓣膜通常需要保持关闭,以维持膜迷路上部的内淋巴液体积正常;同时需要不时地张开,使得膜迷路上部多余体积的内淋巴液排出,并由内淋巴囊吸收;其次,膜迷路积水的程度将影响到瓣膜张开和闭合功能,从而影响膜迷路内淋巴液体积的调节功能,间接影响到内耳的平衡和听觉功能。因此,大部分研究发现 Bast 瓣膜处于闭合状态,但是也有学者在正常内耳和膜迷路积水内耳等动物模型中发现有张开的瓣膜。从理论的角度,Bast 瓣膜的状态将调节外周前庭系统的平衡功能,采用生物力学方法可以为此理论提供量化依据。

如图 14-29 所示,假设 Bast 瓣膜位于椭圆囊前壁内侧,张开方式为第二种。Bast 瓣膜从闭合到张开,并且张开程度不断增大,设计了 9 种不同的状态。当头绕垂直轴进行左右正弦转动时,膜迷路上部内淋巴液和平衡感受器嵴顶的耦合作用将随着瓣膜状态的变化而受到影响。本节在进行有限元建模的过程中,所采用的网格剖分方法、材料属性、初始条件、边界条件、载荷条件、网格敏度分析和数值模拟可靠性分析与 14.3.1 节体位变化膜迷路上部生物力学模型构建过程基本相同。不同的是,为了提高计算的精度,Bast 瓣膜开口处及四周将采用更细的网格密度进行剖分,并且假设在一次运动过程中,瓣膜的状态保持不变,与初始状态相同。瓣膜压力阀的表达,是通过设计 8 种不同的开口大小来进行的。毫无疑问,Bast 瓣膜这种简化模型势必会影响到数值分析的精度,但是不会影响对其功能的探究。

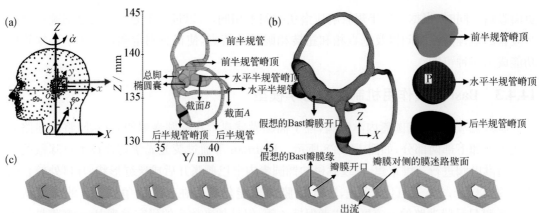

图 14-29 人右耳膜迷路上部和 Bast 瓣膜重建模型[22]

(a) 一例健康耳膜迷路重建模型;(b) 用于数值分析的有限元网格剖分;(c) Bast 瓣膜从闭合到逐渐张开的 9 种状态,这里假设膜迷路壁面远离瓣膜缘运动时张开

Figure 14-29 The recongstructed model for the superior pars of a human right ear membranous labyrinth and the Bast's valve

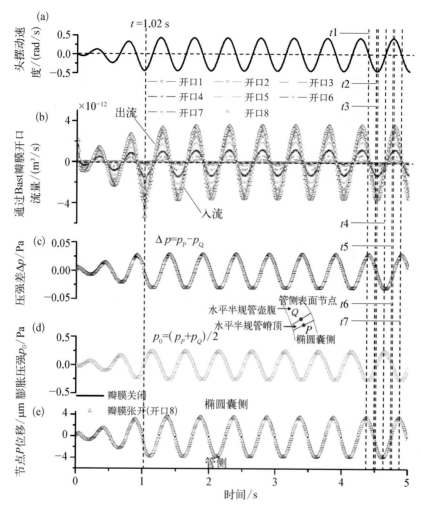

图 14-30 头水平正弦摆动(±0.44 rad/s,2 Hz)激励不同椭圆囊内淋巴阀状态内耳的时间历程响应,其中前 1 s 头渐进正弦摆动[22]

(a) 头摆动速度;(b) 通过椭圆囊内淋巴阀开口的体积流量,开口程度 1~8 如图 14-29 所示;(c) 水平半规管嵴顶椭圆囊侧表面节点 P 与管侧表面节点 Q 的压强差;(d) 节点 P 和 Q 的平均压强;(e) 节点 P 的位移

Figure 14-30 Time history responses in the inner ear to head horizontal sinusoidal rotation (±0.44 rad/s, 2 Hz) with a sinusoidal progressive rotation in the first second

由图 14-30 可知,开口面积越大,体位变化越急剧,进出膜迷路上部的内淋巴体积就越多,导致膜迷路上部的体积相对初始时刻的体积增大或者减小,从而影响内淋巴液与平衡感受器嵴顶的耦合作用,继而影响嵴顶的换能功能。总的来说,当头进行水平转动时,进出膜迷路上部的内淋巴体积主要影响椭圆囊和水平半规管中内淋巴液的流动,使得这些区域的内淋巴液流动增强或者减弱,如图 14-31 所示。进入膜迷路上部的内淋巴体积越多,相同体位变化,水平半规管嵴顶向管侧偏转增强,向椭圆囊侧偏转减弱;相反,从膜迷路上部流出的内淋巴体积越多,相同体位变化,水平半规管嵴顶向管侧偏转减弱,向椭圆囊侧偏转增强。

在一次正弦头位变化过程中,进出膜迷路上部的内淋巴体积是不均等的,如图 14-32 所示。当瓣膜开口面积比较小的时候(size1,size2),一个周期内,有更多的内淋巴体积从膜

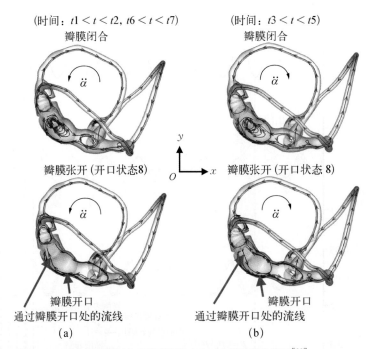

图 14-31 Bast 瓣膜闭合和张开到状态 8 时内淋巴液流线图[22]
（a）头转至右侧；（b）头转至左侧
Figure 14-31 The flow pattern for both the closed valve case and the opened one case（size 8）

迷路上部排出，导致膜迷路上部内淋巴体积减小，会使得膜迷路上部压强减小，从而 Bast 瓣膜会逐渐关闭，以保证膜迷路上部的内淋巴液不至于过量排出，而影响膜迷路上部的功能。随着瓣膜开口面积继续增大，一个周期内，会有更多的内淋巴体积进入膜迷路上部，导致膜迷路上部内淋巴体积不断积聚，膜迷路上部压强增大，积水程度加重，从而导致前庭功能紊乱，出现眩晕等平衡失调的症状。

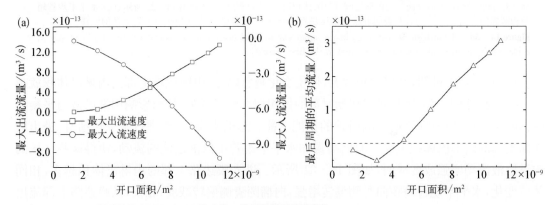

图 14-32 Bast 瓣膜的状态对通过开口的内淋巴体积流量的影响[22]
（a）峰值流量；（b）最后一个周期的平均流量
Figure 14-32 The effect of the UEV on the volume flux through the orifice

提取开口处压强,如图 14-33 所示。可知,Bast 瓣膜张开之后,开口内部和瓣膜四周形成一个压力梯度,开口和四周的压强是对立的。说明正常情况下,当内淋巴液从膜迷路上部往外流时,在瓣膜的四周形成一个正压,使得瓣膜有关闭的趋势,以至于膜迷路上部的内淋巴液体积不至于过多的流失。当内淋巴液流入膜迷路上部时,在瓣膜的四周形成一个负压,瓣膜无法关闭,导致过量体积的内淋巴液聚到膜迷路上部,膜迷路积水。同时,可以预测,当瓣膜功能异常时,如果瓣膜不能根据压力梯度调整自身的状态,就会造成膜迷路上部内淋巴体积过度流失或者过度积聚等现象,从而导致平衡功能失调。

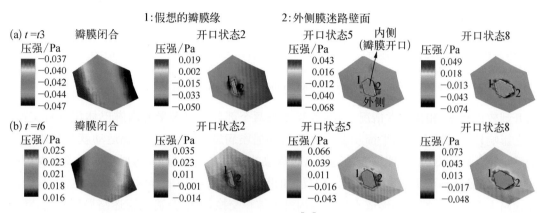

图 14-33 不同时刻 Bast 瓣膜的状态对阀四周压强分布的影响[22]
(a) $t=t_3$;(b) $t=t_6$,不同的开口状态见图 14-29

Figure 14-33 The effect of the UEV on the pressure distribution surrounding the valve orifice

关于 Bast 瓣膜的状态对嵴顶位移力学响应的影响如图 14-34 所示。以水平半规管嵴顶椭圆囊侧表面 P 点为例,且定义瓣膜开口与瓣膜闭合之间相对位移变化率 $d_r(d_r=(d_{开口}-d_{闭合})/d_{闭合}\times100\%)$。$t_4$ 时刻,瓣膜完全关闭时,P 点向管侧偏转程度为 3.61 μm,瓣膜张开到 size 8 时,这时通过开口流入膜迷路上部的总体积为 6.59×10^{-13} m^3,P 点向管侧偏转增大到 3.82 μm,相对于瓣膜完全关闭时的情况变化了 6%。t_7 时刻,瓣膜完全关闭时,P 点向椭圆囊侧偏转程度为 3.54 μm,同样当瓣膜张开到 size 8 时,这时通过开口流入膜迷路上部的总体积为 9.44×10^{-14} m^3,P 点向椭圆囊侧偏转减小到 3.53 μm。当头经过正立位时,瓣膜开口后的位移变形相对于闭合时影响最大。其中 $t=1.74$ s 时刻,瓣膜开口为 1 时相对位移变化 1.8%,开口为 8 时相对位移变化 37%。

为了使得瓣膜的状态不至于影响到外周前庭系统的平衡功能,Bast 瓣膜的开口面积需要保持到适宜的大小,不能太大,也不能太小。一方面,要保证膜迷路上部过度积聚的内淋巴体积排出交由内淋巴囊吸收,另一方面,要保证不会因为张开面积过大,而导致膜迷路上部过度积聚而加重积水程度。这种现象可以部分由研究证实。Hofman 等重建了一例鸽子张开的 Bast 瓣膜,发现张开面积约为 120 $\mu m\times10$ μm,这个大小为设计的最小的开口面积。当然,因为鸽子的内耳比人的内耳要小很多,因此预估鸽子的 Bast 瓣膜可能也比人的瓣膜要小[1]。

通过生物力学模型研究可以发现,如果因为疾病导致膜迷路上部积水,Bast 瓣膜被迫使

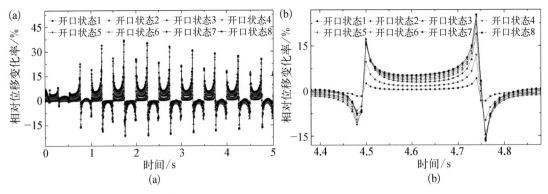

图 14-34 Bast 瓣膜开口状态对嵴顶位移的影响[22]
(a) 节点 P 的相对位移 u_r 时间历程曲线,其中相对位移定义为开口之后节点 P 的位移相对于闭合状态时节点 P 的位移,即 $u_r = (value_{open} - value_{closed})/value_{closed} \times 100\%$;(b) 为一局部放大示意图

Figure 14-34 The effect of the Bast's valve opening on the cupular displacement

张开到较大程度,相比正常情况,会导致膜迷路两个部分有更多量的内淋巴体积进行交换,也会影响外周前庭系统的平衡功能。因此当梅尼埃病患者在发病时,如运动就会加剧眩晕的感觉,本节所介绍的机理可能是造成这种现象的原因之一。通常,梅尼埃病患者在发病期间,需要静卧以不至于加重眩晕感。相反,如果 Bast 瓣膜的功能异常,在日常生活中,因为膜迷路上部和膜迷路下部形成不均等的内淋巴体积交换,可能会造成膜迷路局部积水,随着积水程度不断加重,有可能诱发梅尼埃病的发生。

总之,Bast 瓣膜介于膜迷路上部和下部之间,它的功能很可能对内耳的平衡功能和听觉功能都起着重要的作用,显然不可忽视这个重要结构在内耳功能机制中的作用。为了进一步研究它的功能机制,有必要建立一个更加完整的内耳膜迷路生物力学模型,来做进一步探究。

14.5 运动病与前庭系统

运动病包括晕车、晕船、晕机等,它所产生的各种不适给人们的生活带来了极大的不便。研究发现,运动病与前庭系统有着密切的联系。前庭系统是人体感知体位及环境变化的主要器官,对人体自身的平衡感和空间感起关键作用,是平衡系统的重要组成部分。前庭器官位于内耳迷路中,内耳的位置在耳朵的最深处,都包裹颞骨内,结构极其复杂。前庭器官有两个部分:半规管和前庭。半规管可以分为前半规管、水平半规管、后半规管[37]。前庭包括椭圆囊和球囊。其中,半规管的功能是感受外界角加速度的刺激;球囊和椭圆囊都有一层耳石膜,总称为耳石器官,其主要功能是感受直线加速度刺激[38]。例如,当人在电梯中或者在行进中的车上时,即使是闭上眼睛,也能够感觉到电梯的升降运动,以及汽车运行产生的加速、减速、转弯,这就是半规管系统和耳石器官感知到的人体运动。前庭系统中前庭神经可以将前庭器官感知到的身体的空间位置、各种直线或者角加速运动等信息以"神经冲动的形式发向前庭中枢",前庭中枢将这些信息经过与本体感觉和视觉信息的整合、加工等处理后,发送神经信号到达相应的神经系统以维持人体的视觉稳定和体态平衡,保证人在运动过程中也能有清晰的视觉,并可以保持身体直立[39]。其中,当人体体位发生变化时,前庭可以检测体位变化信息并将其传递给眼睛,由此产生与头部转动方向相反的眼动,这样就能维持视网膜成像的稳定。当前庭系统功能异常、出现疾患或受到过度的外界刺激时,前庭会发出错误的体位信息传递至眼睛,从而导致患者出现错误的眼动。当前庭所感知的人体体位与视觉观察出现反复的不一致时,人就会产生眼球震颤、眩晕等症状。已有科学证明,眼动系统与前庭系统之间有着密切的联系[39],所以临床上通过刺激前庭产生眼球震颤来间接反映前庭功能状态。

前庭眼动系统是一个通过刺激前庭将会诱发出眼震反应的反射系统。这个反射系统主要发生在半规管、眼动核、前庭核、脑桥以及前庭神经等前庭器官之间。其具体的反射结构如图 14 - 35 所示。其中半规管对角速度比较敏感,当机体头部受到角速度 θ 刺激时,半规管内部的淋巴液流动到半规管底部

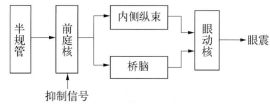

图 14 - 35　前庭眼动系统反射图[5]

Figure 14 - 35　Reflex image of vestibular eye movement system

的壶腹脊,从而诱发出与 θ 有关的神经脉冲,此脉冲将会传输到前庭核内部。前庭核接收到这些信息后,通过内侧纵束到眼动核引发眼球震动。

14.5.1　前庭系统功能评估及其研究进展

前庭系统功能的评估方法一般是前庭功能检查方法。前庭功能检测包含自发性前庭反应检测、前庭眼动系统功能检测、视眼动系统功能检测等[40]。临床上依靠特定的检查方法来了解前庭功能的状态,是否出现异常,是否有病变,以及出现病变的位置、类型、严重程度等,根据检查结果对眩晕患者进行相应的诊断和治疗。前庭系统功能评估主要是对半规管功能状况进行检查评估,其中,临床上主要采用冷热试验和旋转试验作为检查方法,通过前庭眼动反射来产生诱发性眼球震颤,并分析其眼震电图来间接检查前庭功能状态。

冷热试验是通过改变内耳环境温度来诱发眼震,并分析诱发性眼震的各项参数,临床上主要是依据眼震的慢相角速度,来间接评价前庭半规管的功能。而旋转椅试验是通过电动转椅的旋转而使人体头部产生角加速度来诱发眼震,并分析诱发性眼震的各项参数来间接评价前庭半规管的功能。旋转椅实验相比于冷热实验具有检查方法简单、刺激量精确、可重复性好、患者反应轻等优点[41]。

目前,大多数研究者对于运动病的研究都是针对动物建立实验模型,如大鼠旋臂实验模型、小鼠旋臂试验模型、家猫试验模型、金鱼晕动实验模型等,很少针对人体建立模型。然而如大鼠,小鼠类的啮齿类动物跟人体的生理功能存在不同,不会产生与人体类似的胃肠道反应,因此在运动病产生的过程中,这些啮齿动物没有呕吐症状,这将影响对运动病严重程度的判定,也限制了运动病研究的发展。同时由于医学研究缺乏其他学科的支持,特别是缺乏与信息学科的支持,在运动病建立模型的过程中,针对运动病的评定准则需要通过主观去评定,可能存在一定的误差,运动病发病机理的研究一直未能深入地开展。为了深入研究运动病,大连理工大学团队和大连医科大学团队进行了合作,针对人建立了前庭眼动系统模型,

并对晕车实验者和不晕车实验者进行了旋转椅实验,得出相应的实验数据。为后续深入研究运动病发病机理做了一系列的铺垫工作。

14.5.2 旋转椅实验

旋转椅试验是常用的半规管功能检查法,一般在电动转椅上进行。旋转椅试验是通过电动转椅的旋转而使人体头部产生角加速度来诱发眼震,此时前庭眼反射将会产生,从而引发眼球运动,并分析诱发性眼震的各项参数来间接评价前庭半规管的功能。临床上采用的实验方式有加速度刺激实验、急停实验和摆动实验。由于急停实验产生的冲击非常大,会使实验者感到不适,不利于实验的进行;而摆动试验由于产生的角速度是正弦信号,获取的眼震信号分析比较困难;因此对实验者进行加速度刺激实验。

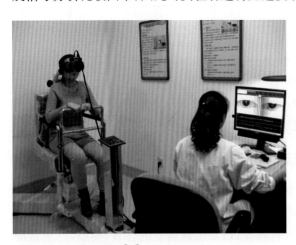

图 14 - 36 旋转椅实验[41]
Figure 14 - 36 Rotating chair test

1) 实验器材与对象

实验器件:采用由上海继德教学实验器械厂研发的电动前庭功能转椅(S1059型)。同时利用自制的眼动跟踪系统录制红外眼动视频,通过软件设备获得眼动曲线,提取出眼震信号特征(见图 4 - 36)。

实验对象:选取 20 位志愿者,其中女性 13 人,男性 7 人,并对其编号。年龄主要分布在 23～26 岁。同时要保证实验者视动功能和听力功能方面均正常,排除这些因素对实验的影响,以确保实验的准确性。

现在国内外受到普遍认可的是 Graybiel 准则[40],它是目前评价运动病的常用方法。对实验者进行问卷调查,主要包括是否晕车、对哪些交通工具比较敏感、哪种情况下最容易引发运动病等情况。最终将 20 位志愿者分为晕车组(9 人)和非晕车组(11 人)。其中晕车的志愿者产生运动病症状大部分与坐车时的急刹车、车上的气味等有关。其详细结果如表 14 - 4 所示。从表中可以看出,本次旋转椅实验虽然是采取的小样本实验,但是样本的分布比较广泛,晕车、不晕车实验者都包含,同时不同诱发因素产生的晕车实验者也包含在此次 20 名志愿者内,说明选取的对象是合理的,由此得出的结果有一定的参考价值。

表 14 - 4 晕车问卷调查报告[41]
Table 14 - 4 Survey report about motion sickness

编号	晕车情况	哪种交通工具容易晕车	哪种刺激容易晕车
1	晕车	公共汽车、出租车	气味、急刹车
2	不晕车	无	无
3	不晕车	无	无
4	不晕车	无	无

（续表）

编号	晕车情况	哪种交通工具容易晕车	哪种刺激容易晕车
5	晕　车	出租车	气味、通气性
6	晕　车	汽车	颠簸
7	晕　车	出租车、大巴	气味、急刹车
8	晕　车	出租车、大巴	气味、急刹车
9	不晕车	无	无
10	晕　车	出租车、公交车	气味、刹车、颠簸
11	不晕车	无	无
12	不晕车	无	无
13	不晕车	无	无
14	不晕车	无	无
15	晕　车	出租车、大巴、公交车	气味、空腹、急刹车
16	不晕车	无	无
17	不晕车	无	无
18	晕　车	大巴	气味、空腹
19	晕　车	出租车、大巴、公交车	急刹车、颠簸
20	不晕车	无	无

2）实验流程

（1）让试验者坐在电动旋转椅上，并把眼动跟踪系统硬件中的发射设备固定在旋转椅上。

（2）让试验者头部保持前倾30°，使半规管位于水平位置，并佩戴红外视频眼罩，睁眼的同时保持头脑的清醒。

（3）观察试验者在安静状态下的眼动情况，保证没有自发性眼震的产生。

（4）将 6～26 r/min 划分为 10 组，以这 10 组固定的转速旋转椅子，每组都旋转一分钟，从而保证前庭系统进入稳定的状态，然后使转椅缓慢停止，并且用眼动跟踪系统记录下产生的眼动视频。

由于眼动跟踪系统采用了红外技术，因此整个实验都在黑暗的环境中进行。同时为了保证实验的准确性，排除试验者因为身体状态等原因的影响，对每一个实验者都将进行两次实验。第 1 次实验后大约过两周的时间，再对同一实验者进行第 2 次实验。

3）实验结果处理与分析

获取减速过程中实验者左眼的眼动视频，对红外眼图进行预处理、图像分割、瞳孔中心定位以及眨眼闭眼检测与消除等操作后，得到眼动跟踪曲线，从眼动曲线中提取眼震信号特征，得到慢相角速度。通过不同的加速度刺激获得了不同的眼震信号，就可以提取出不同的

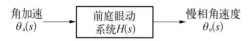

图 14-37 前庭眼动系统[41]

Figure 14 - 37 Block diagram of vestibular eye movement system

慢相角速度，因此建立了前庭眼动系统模型，如图 14-37 所示。

两组实验者受到 6~26 r/min 的转速产生的不同角加速度的刺激后，他们的慢相角速度的平均值如表 14-5 所示。

表 14-5 不同转速下的慢相角速度[41]

Table 14 - 5 Nystagmus slow phase velocity under different speed

转速/(r/min)	晕车组/rad	不晕车组/rad
6	3.207 4	3.431 6
8	19.647 8	5.038 6
10	6.353 6	6.467 7
12	7.641 2	6.947 7
14	7.106 0	7.048 6
16	9.724 3	7.605 5
18	10.956 6	8.922 4
20	10.577 8	9.833 6
24	13.013 2	10.335 3
26	13.881 1	12.233 1

根据实验结果数据，以 6~26 r/min 转速停止后产生的角加速度为横坐标，以刺激前庭系统获得眼震信号提取出的慢相角速度为纵坐标，采用最小二乘法在 MATLAB 软件中进行曲线拟合，得到了如图 14-38 所示结果。

从图中可以分析出，随着角加速度的改变，慢相角速度表现为类指数的函数形式。从生理上分析，这个函数形式与神经元的响应函数也比较一致。而且，每个实验者在受到相同角加速度刺激后，他们的慢相角速度是不同的。说明每个实验者的抗晕能力只与自身状态有关。在没有受到任何持续抗晕训练的情况下，实验者保持身体状态正常

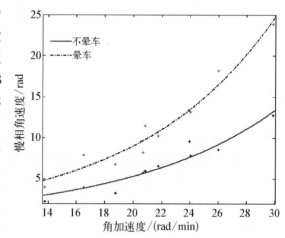

图 14-38 晕车与非晕车拟合对比曲线[41]

Figure 14 - 38 Curve fitting of motion sickness and no motion sickness

不变时，可以认为实验者的抗晕能力是不变的。因此，在两次旋转椅实验中认为每个实验者的抗晕能力是不变的，进而引入抗晕系数，并建立前庭眼动系统模型：

$$\theta_e(a) = A_1 e^{\frac{a}{T}} \tag{14-20}$$

式中，a 表示角加速度；$\theta_e(a)$ 表示慢相角速度；而 T 为所要求的模型参数，即抗晕系数，T 只与实验者自身身体状态有关。

根据在 MATLAB 软件中拟合的曲线，可通过 MATLAB 求出上式(14-20)的模型参数 T。表 14-6 为 20 名实验者在两次旋转椅实验中的模型参数 T。

表 14-6 前庭眼动系统模型参数[41]
Table 14-6 Parameters vestibular eye movement system model

序号	Test 1	Test 2	平均值	方差
1	9.727	9.765	9.746	0.000 7
2	11.950 3	13.592 4	12.771 3	1.348 2
3	11.636 0	119.949 9	13.292 9	5.490 9
4	9.302 3	13.238 0	11.270 1	7.744 8
5	8.857 4	7.256 9	8.057 1	1.280 8
6	6.242 2	7.418 4	6.830 3	0.691 7
7	3.653 6	3.337 7	3.495 6	0.049 8
8	3.695 5	3.241 5	3.468 5	0.103 0
9	16.377 4	18.132 4	14.254 9	1.540 0
10	8.896 7	9.794 3	9.345 5	0.402 8
11	15.959 1	15.593 3	15.776 2	0.066 9
12	119.310 2	119.896 4	119.603 3	0.171 8
13	12.738 8	13.529 9	13.134 3	0.312 9
14	10.786 3	10.681 5	10.733 9	0.005 4
15	8.190 0	7.727 9	7.958 9	0.106 7
16	12.127 0	13.315 5	12.721 2	0.706 2
17	119.972 3	13.896 6	119.434 4	0.578 5
18	8.315 5	9.737 0	9.026 2	1.010 3
19	8.912 6	9.049 7	8.981 1	0.009 3
20	13.157 8	12.484 3	12.821 0	0.226 8

从表 14-6 可以看出，旋转椅实验的方差 $\delta < 1.55$，两次实验数据相对比较稳定，说明旋转椅实验是具有可重复性的。当然，实验中难免出现误差，对于序号为 3 和 4 的实验者，方差相对来说比较大，这可能是由于实验者自身的身体状态等原因造成的，对实验结果产生了一定的影响。

对比所做的调查问卷与所获得的模型参数 T，发现对于晕车组与不晕车组实验者，T 值存在一定的差异，说明每个实验者的抗晕系数是有差异的。不晕车组实验者的 T 值比晕车实验者的 T 值明显要大。本次实验中，晕车组实验者的 T 值均小于 10，而不晕车组实验者的 T 值均大于 10。说明在本次实验中，实验者的 T 值超过 10，即为不晕车。进一步可推断前庭眼动系统模型参数值可以成为判别运动病的一个简单有效的标准。在以后的研究中，可以通过更多的样本实验去研究该模型参数值，进一步验证该模型参数作为判别运动病的一个标准是否合理。如果合理，则可以进一步精确地得到晕车与不晕车的临界值。

人内耳前庭系统在维持身体平衡中起着先导作用。但是由于内耳埋藏位置深，结构复杂而精细，导致前庭常见疾病的病因和发病机制尚需明确，前庭功能检查定侧和定位上的诊断还缺乏有效手段，前庭疾病的治疗多限于对症。通过对豚鼠内耳结构三维重建，根据一例正常人内耳前庭半规管结构的数据，对其几何结构进行三维重建，采用有限元法对该半规管内淋巴液-嵴顶耦合系统进行了模态分析，进一步证实生物力学因素在内耳前庭系统行使平衡功能的过程中起着重要作用，其中前庭半规管感受头位有角运动依赖于管中内淋巴液的流动和嵴顶形变之间的相互作用和一个机电传导过程。将力学的基本原理与方法应用于人内耳前庭系统结构与平衡机制的相关性研究，可为探讨眩晕病症与内耳结构的相关性，提高前庭功能检查定侧、定位诊断敏感性，寻找有效治疗方法等提供定量依据。

（沈双　刘文龙　关庆捷　别旭）

参考文献

［1］ 沈双.内耳前庭半规管平衡机制生物力学模型研究［D］.大连：大连理工大学，2013.

［2］ Kassemi M, Deserranno D, Oas J. G. Fluid-structural interactions in the inner ear［J］. Computers and Structures, 2005,83(2-3): 181-189.

［3］ Steer R W, Li Y T, Young L R, et al. Physical properties of the labyrinthine fluids and quantification of the phenomenon of caloric stimulation［C］. in Third Symposium on the Role of Vestibular Organs in Space Exploration. Ames: NASA, 1967.

［4］ Rabbitt R D, Damiano E R, Grant J W. Biomechanics of the semicircular canals and otolith organs, in The vestibular system［M］. Highstein S M, Fay R R, Popper A N, Ed. Springer, 2001: 153-201.

［5］ Hullar T E, Williams C D. Geometry of the semicircular canals of the chinchilla［J］. Hearing research, 2006, 213(1): 17-219.

［6］ 吴彩琴.内淋巴积水豚鼠前庭器的形态变化及外膜半规管力学建模与分析［D］.上海：复旦大学，2012.

［7］ Wu C, Yang L, Hua C, et al. Geometrical and volume changes of the membranous vestibular labyrinth in guinea pigs with endolymphatic hydrops［J］. ORL J Otorhinolaryngol Relat Spec, 2013, 75(2): 108-116.

［8］ Counter S A, Damberg P, Aski S N, et al. Experimental fusion of contrast enhanced high-field magnetic resonance imaging and high-resolution micro-computed tomography in imaging the mouse inner ear［J］. Open Neuroimag J, 2015, 9(1): 7-12.

［9］ 韩卉,孟庆玲,柏亚,等.15例成年国人内耳膜迷路及内耳道MRI最大密度投影三维重建图像的解剖学研究［J］.解剖学报,2005,36(2): 200-203.

［10］ Hsiao C J, Jen P H, Wu C H. The cochlear size of bats and rodents derived from MRI images and histology［J］. Neuroreport, 2015, 26(8): 478-482.

［11］ Yamauchi A, Rabbitt R, Boyle R, et al. Relationship between inner-ear fluid pressure and semicircular canal afferent nerve discharge［J］. Journal of the Association for Research in Otolaryngology, 2002, 3(1): 26-419.

［12］ Ghanem T A. Semicircular canal fluid compartment morphology, ionic composition, and regulation in the oyster toadfish［M］. Opsanus Tau, 2002.

［13］ Abnet C C, Freeman D M. Deformations of the isolated mouse tectorial membrane produced by oscillatory forces［J］. Hear Res, 2000, 144(1-2): 29-46.

［14］ Rabbitt R, Yamauchi A, Boyle R, et al. How endolymph pressure modulates semicircular canal primary afferent discharge［J］. Annals of the New York Academy of Sciences, 2001, 942(1): 313-321.

［15］ McLaren J W, Hillman D E. Displacement of the semicircular canal cupula during sinusoidal rotation ［J］.

Neuroscience，1979，4(12)：2001－2008.

[16] Ifediba M A, Rajguru S M, Hullar T E, et al. The role of 3－canal biomechanics in angular motion transduction by the human vestibular labyrinth[J]. Annals of Biomedical Engineering, 2007, 35(7)：1247－1263.

[17] 沈双,孙秀珍,刘迎曦.人内耳前庭系统膜迷路流固耦合数值模拟[J].力学学报,2010,42(3)：415－421.

[18] Rajguru S M, Ifediba M A, Rabbitt R D. Three-dimensional biomechanical model of benign paroxysmal positional vertigo[J]. Annals of biomedical engineering, 2004, 32(6)：831－846.

[19] Selva P, Oman C M, Stone H A. Mechanical properties and motion of the cupula of the human semicircular canal[J]. Journal of Vestibular Research, 2009, 19(3)：95－110.

[20] Yamauchi A, Rabbitt R D, Boyle R, et al. Relationship between inner-ear fluid pressure and semicircular canal afferent nerve discharge[J]. Journal of the Association for Research in Otolaryngology, 2002, 3(1)：26－419.

[21] Boselli F, Obrist D, Kleiser L. Vortical flow in the utricle and the ampulla：a computational study on the fluid dynamics of the vestibular system[J]. Biomechanics and Modeling in Mechanobiology, 2013, 12(2)：335－348.

[22] Shen S, Sun X, Yu S, et al. Numerical simulation of the role of the utriculo-endolymphatic valve in the rotation-sensing capabilities of semicircular canals[J]. Journal of Biomechanics, 2016, 49(9)：1532－1539.

[23] Ewald J R. Physiologische Untersuchungen ueber das Endorgan des Nervus octavus[M]. Bergmann, 1892.

[24] Rabbitt R D, Breneman K D, King C, et al. Dynamic displacement of normal and detached semicircular canal cupula[J]. Journal of the Association for Research in Otolaryngology, 2009, 10(4)：497－509.

[25] 沈双,郑庆印,孙秀珍,等.数值模拟人双耳感受体位变化的机制[J].医用生物力学,2017,32(1)：8－14.

[26] Aoki S, Arai Y, Yoda K, et al. A head-tilt caloric test for evaluating the vertical semicircular canal function[J]. Acta oto-laryngologica, 2009, 129(11)：1226－1231.

[27] Aoki S, Arai Y, Ide N, et al. Clinical significance of vertical component of caloric response including its second phase in vertiginous patients[J]. Acta oto-laryngologica, 2007, 127(11)：1142－1149.

[28] Aw S, Haslwanter T, Fetter M, et al. Contribution of the vertical semicircular canals to the caloric nystagmus[J]. Acta oto-laryngologica, 1998, 118(5)：618－627.

[29] Ichijo H. Does the superior semicircular canal receive caloric stimulation？ [J]. American journal of otolaryngology, 2012, 33(6)：718－722.

[30] Shen S, Liu Y, Sun X, et al. A biomechanical model of the inner ear：numerical simulation of the caloric test[J]. Scientific World Journal, 2013, 2013(2013)：160205.

[31] Cawthorne T, Cobb W. Temperature changes in the perilymph space in response to caloric stimulation in man[J]. Acta oto-laryngologica, 1954, 44(5－6)：580－588.

[32] Keck W, Thoma J. Conduction of thermal stimuli in the human temporal bone[J]. Archives of oto-rhino-laryngology, 1988, 245(6)：335－339.

[33] Kassemi M, Oas J, Deserranno D. Fluid-structural dynamics of ground-based and microgravity caloric tests[J]. Journal of Vestibular Research, 2005, 15(2)：93－107.

[34] Hofman R, Segenhout J M, Wit H P. A Bast-like valve in the pigeon？ [J]. European Archives of Oto-Rhino-Laryngology, 2009, 266(9)：1397－1401.

[35] Bast T H. The utriculo-endolymphatic valve and duct and its relation to the endolymphatic and saccular ducts in man and guinea pig[J]. The Anatomical Record, 1937, 68(1)：75－97.

[36] Hofman R, Segenhout J M, Buytaert J A N, et al. Morphology and function of Bast's valve：additional insight in its functioning using 3D－reconstruction[J]. European Archives of Oto-Rhino-Laryngology, 2008, 265(2)：153－157.

[37] 田勇泉,孙爱华,李源,等.耳鼻咽喉科学[M].北京：人民卫生出版社,2001.

[38] 赵扬.建立内耳宏观生物力学模型的基础研究[D].大连：大连医科大学,2010.

[39] Herdman S J, Clendaniel R. Vestibular rehabilitation[M]. FA Davis, 2014.

[40] 吴子明,张素珍.前庭功能检查与选择[J].中华耳科学杂志,2013,11(3)：397－400.

[41] 彭彬彬.运动病发病机理及其诊断方法的研究[D].大连：大连理工大学,2015.

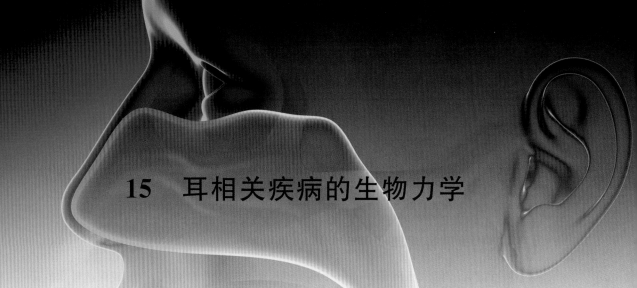

15　耳相关疾病的生物力学

人的双耳位于头部两侧的颞区。由外耳、中耳、内耳构成。它的主要功能依赖两个重要器官完成：一个是接受外界传入声音的听觉器官——耳蜗和与它连接的听神经（又称耳蜗神经）；另一个是协助身体维持平衡的器官——前庭和半规管，与它们相连的是前庭神经。当外耳、中耳传音机构发生病变时，声音传入内耳就会发生障碍，会发生传导性耳聋；当耳蜗螺旋器病变，不能将声音变为神经兴奋或神经及其中枢途径发生障碍，不能将神经兴奋传入，就会发生感音神经性聋；前庭和半规管的病变可引发耳源性眩晕。本章重点通过对外耳、中耳及内耳生物力学模型的研究，探讨耳部病变的生物力学发生机理。

15.1　耳部疾病

耳部疾病导致耳部结构功能改变，直接影响人体听力健康及平衡功能，因其发病部位机理的不同，可以导致多种临床症状，有些疾病甚至可严重威胁生命健康[1]。

15.1.1　鼓膜穿孔

鼓膜位于外耳道深处，在传音过程中起重要作用。鼓膜创伤常因直接外力或间接外力作用所致，患者可感突然耳痛、耳出血、耳闷、听力减退、耳鸣。气压伤时，还常因气压作用使听骨强烈震动而致内耳受损，出现眩晕、恶心、混合性听力损伤。耳镜检查可见鼓膜多呈裂隙状穿孔，穿孔边缘及耳道内有血迹或血痂，颞骨骨折伴脑脊液漏时，可见有清水样液渗出。听力检查为传导性听力损失或混合性听力损失。可同时造成听骨链中断者，听力检查时可表现为明显的传导性听力损失。发病后尽早应用抗生素预防感染，嘱患者切勿用力擤鼻涕，保持耳内干燥。一般伤后3～4周穿孔可自行愈合，也有更长者，较大穿孔不愈合者可行鼓膜修补术。

15.1.2　分泌性中耳炎

分泌性中耳炎是以中耳积液及听力下降为主要特征的中耳非化脓性炎性疾病。本病与机械性或非机械性的阻塞导致的咽鼓管、"黏液纤毛输送系统"功能障碍有关；此外还有变态反应学说、免疫反应学说、神经能性炎症机制学说、胃-食管反流学说等。该病主要症状：

① 听力下降;② 耳痛;③ 耳内闭塞感;④ 耳鸣。纯音听阈测试示传导性听力损失。听力损失一般以低频为主,但由于中耳传音结构及两窗阻抗的变化,高频气导及骨导听力亦可下降。少数患者可合并感音神经性听力损失。声导抗测试:平坦型(B 型)是分泌性中耳炎的典型曲线,负压型(C 型)示鼓室负压,咽鼓管功能不良,其中部分中耳有积液。可在无菌操作下做鼓膜穿刺术而确诊。原则上采取清除中耳积液,控制感染,改善中耳通气、引流,以及治疗相关疾病等综合治疗。

15.1.3　慢性化脓性中耳炎

慢性化脓性中耳炎(chronic suppurative otitis media)是中耳黏膜、骨膜或深达骨质的慢性化脓性炎症。病变不仅位于鼓室,还常侵犯鼓窦、乳突和咽鼓管。本病很常见。临床上以耳内长期间断或持续性流脓、鼓膜穿孔和听力下降为特点;检查可见鼓膜穿孔,大小不等,可分为中央性和边缘性两种:纯音听阈测试示传导性或混合性听力损失,少数可为重度感音性听力损失。颞骨高分辨率 CT 扫描显示:炎症主要局限于鼓室黏膜者,乳突多为气化型,充气良好。若有骨疡,黏膜增厚或肉芽生长等病损时,则气房模糊,内有软组织影,此时乳突多为板障型或硬化型。治疗原则为控制感染,通畅引流,清除病灶,恢复听力,消除病因。保守治疗无效,CT 示乳突病变明显者,应作乳突开放＋鼓室成形术。中耳炎症已完全吸收,遗留鼓膜紧张部中央性穿孔者,可行单纯鼓室成形术。

15.1.4　耳聋

耳聋为人耳听觉功能损失的总称。人体听觉系统中的传音、感音或分析综合部位的任何结构或功能障碍,都可表现为听力不同程度减退,人们习惯把轻者称为重听(hypoacusis:hard of hearing),把重者称为聋(deafness:hearing loss)。重度先天性聋或婴幼儿期失去听力者,无从接受言语信号,更无自身言语反馈,如无特殊训练,终将成为聋哑(deafmutism);在言语形成之后失去听力者,称为语后聋(postlingual deafness)。

按病变性质和部位分类,可分为器质性聋(organic deafness)和功能性聋(functional deafness)两大类。器质性聋可按病变部位分为传导性聋(conductive deafness)、感音神经性聋(sensorineural deafness)和混合性聋(mixed deafness)3 种。感音神经性聋可细分为感音性聋(sensory deafness)(因其病变部位在耳蜗,又称为耳蜗性聋(cochlear deafness),及神经性聋(nervous deafness)(因病变部位在耳蜗以后的诸部位,又称为蜗后聋(retrocochlear deafness))。功能性聋因无明显器质性变化,又称精神性聋(psychogenic deafness)或癔症性聋(hysterical deafness)。

应根据病因、病变的部位、性质和范围确定不同的治疗方法,在确定咽鼓管功能及耳蜗功能正常后,大多数的传导性聋,可以经过耳显微外科手术重建听力。因各种原因不能手术者,可佩戴助听器。感音神经性聋的治疗原则是恢复或部分恢复已丧失的听力,尽量保存并利用残余的听力。具体方法如下:① 药物治疗;② 助听器(hearing aid);③ 人工耳蜗植入器(cochlear implant)是精密的电子仪器,包括植入体及言语处理器两部分,是当前帮助极重度聋人获得听力,获得或保持言语功能的良好工具,语前极重度者,应在言语中枢发育最佳阶段或之前植入,语后聋者应在失去听觉之后尽早植入。

15.1.5 梅尼埃病

梅尼埃病(Ménière disease)是一种原因不明的、以膜迷路积水为主要病理特征的内耳病。其发生机制主要是内淋巴产生和吸收失衡。基本病理表现为膜迷路积水膨大。典型的梅尼埃病症状包括发作性眩晕,波动性、渐进性耳聋,耳鸣以及耳胀满感。纯音听力图早期为上升型或峰型(低、高频两端下降型,峰值常位于 2 kHz 处)、晚期可呈平坦型或下降型。临床常用甘油试验是通过减少异常增加的内淋巴而检测听觉功能的变化,协助诊断。梅尼埃病的诊断主要依靠翔实的病史、全面的检查和仔细的鉴别诊断,在排除其他可引起眩晕的疾病后,可做出临床诊断。由于病因及发病机制不明,目前多采用以调节自主神经功能、改善内耳微循环,以及解除迷路积水为主的药物综合治疗或手术治疗以及前庭康复治疗。

15.1.6 良性阵发性位置性眩晕

良性阵发性位置性眩晕(bening paroxysmal positional vertigo,BPPV)是由体位变化而诱发症状的前庭半规管疾病。临床上表现为头部运动在某一特定头位时诱发短暂的眩晕伴眼球震颤。本病发病突然,患者在头位变化时出现强烈旋转性眩晕,常持续于 60 s 之内,伴眼震、恶心及呕吐。症状常发生于坐位、躺下,或从躺卧位至坐位时,或出现于在床上翻身时,患者常可察觉在向某一头位侧身时出现眩晕,常于睡眠中因眩晕发作而惊醒。整个发作的病程为数小时至数日,个别可达数月或数年。

虽然,BPPV 是一种有自愈倾向的疾病,但其自愈的时间有时可达数月或数年,严重的可致工作能力丧失,故应尽可能地进行治疗。① 抗眩晕药。桂利嗪(脑益嗪)或氟桂利嗪、异丙嗪(非那根)等有一定的效果。② 头位变位管石复位法。常用方法为 Epley(1992)管石微粒复位法(canalith particle repositioning procedure)等。③ 其他前庭康复治疗训练。④ 手术疗法。如上述疗法无效,且影响生活工作质量者,可行后壶腹神经切断术或半规管阻塞术。

15.2 外耳道疾病的力学生物学特性

外耳道是声波传导的通路,一端开口,一端终止于鼓膜。根据物理学原理,它作为一个共鸣腔的最佳共振频率在 3 000~4 000 Hz;这样的声音由外耳道传到鼓膜时,在共振频率附近其强度可以增强 10~15 dB,上述物理现象在本书第 13 章 2.4 节中已从数值模拟角度进行了阐述。根据临床上外耳道病变的特征,通过修改正常中耳结构的有限元模型,来模拟外耳道局部狭窄、全局狭窄及外耳道口局部闭锁等 3 种外耳道的结构变化对声音传递的影响。在整个有限元模型中,除外耳道出现异常外,其他结构均假定为正常结构,在外耳道口施加 105 dB 的声压荷载,计算模型为 200~8 000 Hz 范围内的谐响应分析。

15.2.1 外耳道局部狭窄的有限元模型建立与分析

外耳道中的耵聍或异物占据外耳道的部分空间,造成外耳道局部狭窄,耵聍或异物大小不同造成的狭窄程度也不同,如图 15-1 所示。通过将数值模型中外耳道结构去除一部分,以此来模拟外耳道由于耵聍或异物占据而造成局部狭窄的情况。本节主要讨论在外耳道不同程度局部狭窄的情况下,声音在中耳系统中的传递受到的影响。分别提取鼓膜脐部及镫骨底板中部位移的振幅曲线;并分别绘制外耳道声压在 1 000 Hz 和共振频率处的分布图。将计算结果和正常外耳道的计算结果相比较,以此找出局部狭窄对中耳传声的影响。

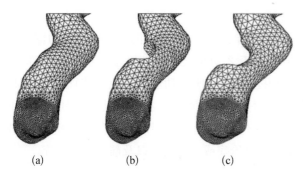

图 15-1 外耳道局部狭窄有限元模型[2]
(a) 正常外耳道;(b) 局部狭窄Ⅰ;(c) 局部狭窄Ⅱ
Figure 15-1 The finite element model of the ear canal with local stenosis

外耳道局部狭窄导致位移振幅在 2 000～6 800 Hz 间降低,狭窄程度越大,幅值越低;频率在 6 800 Hz 以上时,位移幅值升高,狭窄程度越大,幅值越高;在其他频率段位移幅值没有明显的变化。外耳道的共振频率从 3 400 Hz 降低到 3 200 Hz,随着狭窄程度增大,振幅在共振频率处的增益降低。临床上正常人的听力级在 15 dB 以内,听力级值越高,听觉损失越大;当外耳道局部狭窄时,其低频听力级仍正常,但高频听力级出现了不同程度的升高。镫骨底板位移降低主要在高频,与听力图中高频听力下降相吻合。

声压在正常和狭窄外耳道中均为近似均匀分布,从外耳道口到鼓膜外侧,声压值变化不大。从外耳道口到鼓膜处的声压值,由于外耳道的共鸣作用,在共振频率处出现不同程度的增强,正常外耳道使声压由 3.5 Pa 增至 12 Pa,而狭窄外耳道增强作用减弱,声压分别由 3.5 Pa 增至 8.1 Pa 和由 3.5 Pa 增至 7.5 Pa。

综上所述,由于临床病变造成的外耳道局部狭窄对声音在中耳传递的影响主要在高频,且在共振频率附近尤为明显,位移和声压幅值均有所降低。如局部狭窄仅为外耳道异物造成,并没有引起器质性病变,则经医生取出后,听力即可恢复。如外耳道局部狭窄并伴有器质性病变,则需在医生诊断后进行相应的临床治疗,以免加重听力损伤。

15.2.2 外耳道整体狭窄

外耳道整体狭窄是临床上一种常见的发育畸形。主要表现为外耳道横截面积变小。通过等比例缩小正常模型外耳道体积,使其缩小为原来的 80% 和 60%,来模拟不同程度的畸形,但是长度不变,且其余结构正常。

不同整体狭窄度对鼓膜脐部和镫骨底板位移幅值的影响,如图 15-2 所示:当频率在 1 500 Hz 以上时,位移振幅降低,且狭窄程度越大,振幅值越低;在其余频率段位移振幅变化比较小;共振频率变化不大,位移幅值在共振频率处增益下降明显。

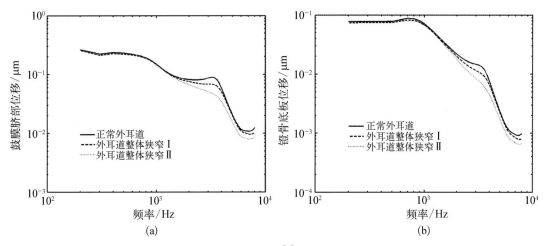

图 15 - 2 外耳道整体狭窄对鼓膜(a)和镫骨(b)位移的影响[2]

Figure 15 - 2 The effects of the global stenosis on tympanic membrane

$f = 1\,000$ Hz 时,正常外耳道和整体狭窄外耳道的声压变化不大。鼓膜处的声压增强幅度由于外耳道截面积变小而降低,从 12 Pa 分别降至 9 Pa 和 6 Pa。

经以上分析可以看出,外耳道整体狭窄对鼓膜和镫骨底板位移及外耳道声压值的影响也主要集中在高频部分,低频部分影响不大。外耳道整体狭窄往往是由于发育不全造成的,如不及时治疗会对小儿语言学习能力造成不良影响,以致语言发育迟缓,吐字不清。

15.2.3 外耳道口局部闭锁

临床上,外耳道组织物增生会导致外耳道口变小,造成外耳道口局部闭锁。我们通过改变外耳道口声压荷载的接收面积,来模拟不同程度的局部闭锁情况,其余结构正常,如图 15 - 3 所示,声压荷载分别施加在面 $A1(65.2\ \text{mm}^2)$、$A2(12.6\ \text{mm}^2)$ 和 $A3(3.14\ \text{mm}^2)$。

外耳道口不同程度闭锁对鼓膜脐部和镫骨底板位移幅值变化趋势的影响:比较正常外耳道和局部闭锁 I 的振幅曲线可得,位移振幅在 1 000 Hz 以下变化不大;在 1 000~3 200 Hz 频率段和 6 200~8 000 Hz 频率段,位移振幅升高;在 3 200~6 200 Hz 频率段,振幅降低。比较局部闭锁 I 和局部闭锁 II 振幅曲线可得,位移振幅在 1 000 Hz 以下变化不大;在 1 000~2 600 Hz 频率段和 6 200~8 000 Hz 频率段,位移振幅升高;在 2 600~6 200 Hz 频率段,振幅降低;而且随着声压作用面积减小,在 7 600 Hz 处出现了第二共振频率。第一共振频率由 3 400 Hz 分别降为 3 000 Hz 和 2 400 Hz。

1 000 Hz 处,外耳道口面积变化对

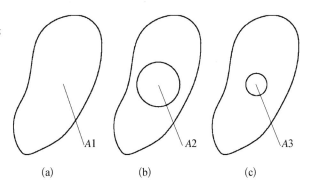

图 15 - 3 外耳道口局部闭锁有限元模型

(a) 正常外耳道口;(b) 外耳道口局部闭锁 I;(c) 外耳道口局部闭锁 II

Figure 15 - 3 The finite element model of the local atresia of the canal entrance

外耳道声压变化仍近似为均匀分布。在各自共振频率处,由于外耳道的增益作用,当外耳道口面积变小时,鼓膜处声压增益值降低,由 12 Pa 分别变为 10 Pa 和 8 Pa。

外耳道口面积变小对鼓膜和镫骨底板位移及外耳道声压分布影响还是主要集中在高频,且变化更为复杂。由于面积变小,共振频率出现明显降低的趋势。因此在临床上对不同原因造成外耳道口变小,应及时处理,以此来恢复外耳道正常的生理功能。

15.3 中耳疾病的力学生物学特性

15.3.1 概述

数值方法对中耳的研究不再局限于对鼓膜、听骨链振动模式或者其他正常耳动力学参数的模拟和验证,进而深入到对病变耳及其治疗方法的模拟和研究。

2004 年,Gan 等[3]通过切片建立了人耳结构三维有限元模型,并模拟分析了听骨关节和鼓膜病变对声音传导影响。2008 年,刘迎曦等人根据健康志愿者右耳完整的 CT 数据建立了包括外耳道、鼓膜、听骨链、中耳韧带、肌肉以及内耳液体在内的有限元模型,真实完整地再现了人耳复杂结构及边界约束,利用模型进行了外耳、中耳和内耳的声固耦合分析模拟,分析了鼓膜的厚度、刚度变化及砧镫关节硬度对鼓膜和镫骨底板振动的影响。研究了外耳道、砧镫关节和内耳液体对传声机制的影响,他们的研究表明:外耳道对鼓膜和镫骨位移的影响主要是在高频阶段使位移幅值有所提高,对低频阶位移幅值影响较小;砧镫关节弹性模量变化以及内耳淋巴液对鼓膜和镫骨底板位移曲线都有一定的影响[4,5]。

随后,Liu 等[6]利用有限元建立包含外耳道、中耳腔、鼓膜、听骨链、各韧带、各肌腱、耳蜗在内的全耳模型,对该模型进行一定的谐响应分析,模拟了听骨链病变对人耳的影响。2010年,黄新生等[7]利用有限元方法和力学原理研究了中耳积液对声音传导的影响。发现中耳积液会导致鼓膜凸和镫骨底板的振幅减少,使得传入内耳的能量减弱,导致听力损失。从力学原理分析出中耳积液造成传导性耳聋疾患的病变机制,为耳临床医学提供新的研究视角。2011 年,Zhang 等[8]通过实验方法和有限元方法对人中耳的砧镫关节进行了机械力学性能实验研究和有限元模拟分析。研究的结果发现砧镫关节的机械性能直接影响了人中耳的声音传导特性。

由于数值模拟可通过仿真模拟复杂几何形态、超微结构特征以及系统中生物组织材料的非匀质性和各向异性,研究结构的振动模式以及系统中任何位置的生物力学行为。因此其研究成果也大量地运用于临床应用上。Vard 等[9]利用不考虑中耳腔结构的有限元模型研究了鼓膜置管对鼓膜震动及应力的影响以及鼓膜置管的尺寸特征对于传声的影响。刘迎曦、孙秀珍、李生[10]在其基础上考虑了中耳腔的影响,使其更符合实际情况。Gan 等[11]利用有限元方法建立了包含外耳气体、中耳结构和中耳腔气体的有限元模型,并模拟分析了鼓膜穿孔对中耳传输特性的影响。结果发现:中耳腔声压的变化不仅与穿孔的形状、位置有关,而且对频率的反应也很大。刘迎曦、李生等[12]通过数值模拟确定了鼓膜与锤骨接触的边界区域是鼓膜最容易穿孔部位,并模拟了鼓膜穿孔对于中耳传声的影响。同时研究了锤骨固定对人耳传声影响,结果表明锤骨固定使鼓膜和镫骨底板振动减弱,对锤骨的振动模式也有比较明显的影响。预测了锤骨柄及镫骨小腿的缺损对人耳传声的影响[6]等。

2009 年,姚文娟等[13]基于临床 CT 扫描数据建立了中耳有限元模型,并应用动力学的传导振动原理,对中耳结构进行数值计算分析,得到鼓膜振幅分布及听骨链结构的应力场。分析并得到鼓膜与锤骨接触的边界区域是鼓膜最容易穿孔部位;砧镫骨关节的邻近区域是听骨链结构最容易破坏部位。该结论与临床统计的中耳易病变位置相吻合。此研究从力学机理解释了中耳的病变机理,可为耳临床医学提供新的研究视角。之后,姚文娟等[14]基于 CT 扫描数据,通过自编 C++程序读取 CT 数据中体单元建立人耳结构几何模型,研究了听骨韧带、肌腱硬化和切除以及人工镫骨置换对声音传导的影响,模拟病变耳的计算结果可从力学角度解释病变对声音传导的影响,为病变耳治疗提供参考。2010 年,姚文娟等[7]利用有限元方法和力学原理研究了中耳积液对声音传导的影响。发现了中耳积液会导致鼓膜凸和镫骨底板的振幅减少,使得传入内耳的能量减弱,导致听力损失。从力学原理分析出中耳积液造成传导性耳聋疾患的病变机理,为耳临床医学提供新的研究视角。

鼓膜是声波从外耳道传至中耳的主要媒介,从 20 世纪末开始,发现在鼓膜上存在细菌生物膜。

Homøe 等[15]研究发现慢性化脓性中耳炎的反复发作与细菌生物膜有关系。Post 等[16]发现在慢性分泌性中耳炎和复发性中耳炎中都出现了细菌生物膜和绿脓杆菌菌株,其都是形成细菌生物膜的主要成分。因此,基于细菌生物膜对于中耳炎反复感染的顽固性的影响。姚文娟等人建立了包含细菌生物膜的中耳数值模型,分析了在细菌生物膜的成长阶段,细菌生物膜的厚度变化和面积变化对人耳听力造成的影响[20]以及细菌生物膜沿环向分布和纵向分布不同情况对人耳听力造成的影响[17]。

15.3.2 细菌生物膜的人耳有限元模型分析

细菌生物膜厚度 T 可取 0.2 mm,分布形状取类似于蘑菇状,面积 S 为 5.76 mm²[21]。由于目前没有实验测出鼓膜上细菌生物膜的各种材料参数,因此参照一般细菌生物膜参数取值,生物膜的材料参数参考文献[18]。生物膜弹性模量 E 取 4E-5 MPa,密度取 29.7 kg/m³。对细菌生物膜建模后,将其定义为二维膜结构(2D-membrane),划分为 112 个四节点四边形(Quad4)单元,如图 15-4 所示。

边界条件:① 在外耳道口分别施加 80 dB(0.2 Pa)和 90 dB(0.632 Pa)面压强,模拟纯音声压的刺激作用(100~10 000 Hz);② 软组织(包括鼓膜张肌、锤骨上悬韧带、锤骨前韧带、锤骨侧韧带、砧骨上悬韧带、砧骨后韧带、镫骨肌)与颞骨连

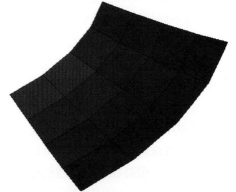

图 15-4　细菌生物膜有限元模型[20]
Figure 15-4　The finite element model of bacterial biofilm

接处视为固定约束;③ 鼓膜环韧带外边缘视为固定约束;④ 镫骨底板环韧带外边缘视为固定约束;⑤ 前庭窗、圆窗外边缘视为固定约束;⑥ 外耳道壁及内耳骨迷路壁设为相对刚性壁;⑦ 鼓膜、镫骨底板及环韧带设为流固耦合面。为了研究鼓膜上的细菌生物膜厚度和面积对人耳听力的影响,对细菌生物膜不同声压下厚度对镫骨底板的影响进行了分析。

此外,细菌生物膜原面积 S 为 5.76 mm²,为了研究细菌生物膜在成长阶段面积发生变化对人耳听力的影响,将细菌生物膜的面积分别增加至 $S_1 = 7.2$ mm² 和 $S_2 = 8.63$ mm²,在不同声压下对具有不同面积的细菌生物膜的人耳有限元模型进行频率响应分析。

研究发现:在不同声压相同的频率段,细菌生物膜的厚度变化对人耳听力的影响是相同的。细菌生物膜厚度或面积增加都会使人耳听力下降,厚度增加在低频时比高频时下降更多,而面积增加则刚好相反[17]。

15.3.3　鼓膜病变对传声影响的生物力学特性

1) 鼓膜厚度对传声的影响

鼓膜是外耳和中耳的分界面,主要起声音传导和防御保护作用。临床许多中耳疾病如中耳炎会累及鼓膜,使其厚度增加,这将使患者听力有不同程度下降。数值模型中,鼓膜用壳单元划分,通过改变壳单元的厚度常数来实现鼓膜不同厚度对声音传递的影响。正常鼓膜厚度为 0.05 mm。假定鼓膜因病变增厚以后,厚度变为 0.1 mm 和 0.2 mm 两种形态。通过对正常模拟与病变模型计算结果的对比,以此来分析鼓膜厚度对声音传递的影响。在外耳道口施加 105 dB 均匀声压,计算频率范围为 200~8 000 Hz 的谐响应分析。

鼓膜厚度不同对鼓膜和镫骨底板位移幅值的影响不同。鼓膜增厚时,鼓膜脐部位移幅值在整个频率段内均明显降低,且鼓膜越厚,振动幅值越小;镫骨底板位移幅值的变化主要体现在 1 000 Hz 以下,幅值随厚度增加而降低,在共振频率附近,振幅值则随厚度增加而增加,但是变化幅度没有低频时明显;鼓膜厚度对外耳道共振频率影响不大。

如图 15-5 所示,为频率 1 000 Hz 时,正常鼓膜的最大位移出现在鼓膜右上部,幅值为 0.4 μm 左右;鼓膜厚度为 0.1 mm 时,位移振幅最大幅值位于右上部,幅值为 0.22 μm;鼓膜厚度为 0.2 mm 时,鼓膜位移振幅分布图的两个峰值分别在右上部和左下部,幅值为 0.13 μm 左右;从不同鼓膜厚度位移振幅图最大峰值比较来看,厚度越薄,最大峰值幅值越大,且出现的位置随厚度变化有所变化。

正常鼓膜的最大位移出现在右下部和左下部,幅值为 0.28 μm;鼓膜厚度为 0.1 mm 时,振幅最大值出现在右下部,幅值为 0.18 μm;鼓膜厚度为 0.2 mm 时,振幅最大值主要出现在下部和右上部一小部分,幅值为 0.1 μm;振幅最大值也是随厚度增加而减小。

鼓膜厚度对声音的传递影响比较大,且在低频部分尤为明显。临床上,中耳炎、一些外用滴耳药或鼓膜重建等均可导致鼓膜厚度变化,因此在临床治疗过程中,能使患者在治疗结束后鼓膜厚度保持在一个合适的厚度对听力的恢复有重要意义。

2) 鼓膜硬度对传声影响

临床上中耳炎会导致鼓膜钙化,咽鼓管异常开放会导致鼓膜松弛,而且这两类鼓膜疾病非常普遍,都会不同程度地影响患者的听力。硬化和松弛都会引起鼓膜硬度的变化,可通过

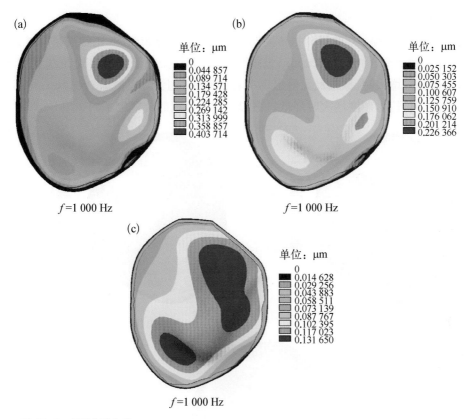

图 15-5 鼓膜位移分布
(a) 正常鼓膜;(b) 厚度为 0.1 mm;(c) 厚度为 0.2 mm[2]

Figure 15-5 Displacement distribution in the tympanic membrane

改变数值模型中鼓膜的弹性模量来模拟临床上鼓膜硬化和松弛两种病变。鼓膜正常弹性模量为 3.2×10^7 Pa;假定鼓膜硬化和松弛后的弹性模量分别为 3.2×10^8 Pa 和 3.2×10^6 Pa。利用数值模型分别对上面两种病变进行数值模拟;在外耳道口施加 105 dB 均匀声压,计算频率范围为 $200 \sim 8\,000$ Hz 的谐响应分析[2]。

鼓膜硬度变化可影响鼓膜和镫骨底板位移曲线。鼓膜硬度减小使鼓膜位移幅值增大,频率在 3 000 Hz 以下时尤为明显;镫骨底板的位移幅值则因鼓膜硬度减小而降低,特别是频率大于 500 Hz 时;共振频率由 3 400 Hz 增至 3 600 Hz,鼓膜位移在共振频率处振幅稍有升高,镫骨底板位移在此处的幅值则明显降低。鼓膜硬度增加则引起鼓膜位移在整个频率段内均降低;镫骨底板位移振幅的变化以 1 400 Hz 为界分为两段,频率小于 1 400 Hz 时,位移幅值降低,频率大于 1 400 Hz 时,位移幅值升高;共振频率由 3 400 Hz 降为 3 200 Hz,鼓膜共振频率幅值降低,镫骨底板共振频率幅值升高。

频率是 1 000 Hz 时,正常鼓膜的最大位移出现在鼓膜右上部,幅值为 0.4 μm 左右;鼓膜弹模减小时,位移振幅最大幅值位于右下部,幅值为 1.2 μm;鼓膜弹模增大时,鼓膜位移振幅分布图的两个峰值分别在右上部和右下部,幅值为 0.16 μm 左右;从不同鼓膜硬度位移幅值比较来看,硬度减小时,位移最大幅值升高;硬度增大,位移最大幅值则减小,且出现的位置随厚度变化有所变化。

图 15-6 为频率是 1 000 Hz 时,不同厚度鼓膜的位移分布云图,正常鼓膜的最大位移出现在右下部和左下部,幅值为 0.28 μm;鼓膜弹模减小时,振幅最大值出现在右下部,幅值为 0.4 μm;鼓膜弹模增大时,振幅最大值出现在右中部和右上部,幅值为 0.14 μm;位移最大幅值在硬度减小时升高,硬度增大时降低。振幅最大值出现的位置也不同。

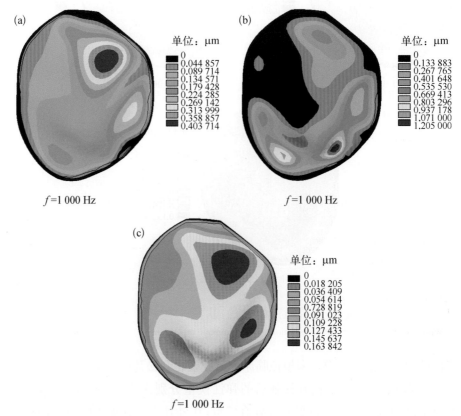

图 15-6 鼓膜位移分布[2]
(a) 正常鼓膜;(b) 弹模: 3.2×10^6 Pa;(c) 弹模: 3.2×10^8 Pa
Figure 15-6 Displacement distribution in the tympanic membrane

鼓膜硬度变化对声音在鼓膜和镫骨底板之间的传递影响比较明显,都会导致一定程度的听力损伤。但在患病初期,由于鼓膜硬度变化不大,症状不明显,因此应定期进行听力检查,及早发现,及早治疗。

3) 鼓膜穿孔对传声的影响

鼓膜位于外耳道与中耳腔之间,具有集音和扩音作用,对听觉的产生有极其重要的作用;鼓膜可保护内耳圆窗膜,使之不受音波过分的干扰而损伤;鼓膜也能保护中耳,如果鼓膜破裂穿孔,细菌容易直接侵入中耳腔内而发生中耳炎。自身发育或外伤都可导致鼓膜穿孔,同时在治疗中耳炎过程中为平衡中耳气压,也会人为将鼓膜穿孔放置通气装置。

在所建有限元模型的基础上,在不同位移将鼓膜人为去掉一部分,以此来研究不同穿孔位置相同穿孔面积对声音在中耳传递中的影响。穿孔面积均为 0.97 mm²;正常鼓膜面积为

69.5 mm²。在外耳道口施加 105 dB 均匀声压,计算频率范围为 200～8 000 Hz 的谐响应分析。

在不同位置穿孔情况下鼓膜和镫骨底板位移幅值亦随之改变。从比较结果看,由于鼓膜穿孔,鼓膜和镫骨位移幅值在 4 000 Hz 以下时下降比较明显。例Ⅲ穿孔位置的鼓膜位移响应曲线在 1 000～4 000 Hz 段有较低幅值;例Ⅰ穿孔位置的镫骨位移响应曲线在 1 000 Hz 以下时有较低幅值;共振频率由 3 400 Hz 增至 3 800 Hz。总体来看,鼓膜穿孔位置的改变对声音在中耳的传递有影响但并不显著,且趋势基本一致。

比较穿孔尺寸与临床听力,讨论同一位置不同尺寸穿孔对声音传递的影响。发现穿孔的中心位置相同,穿孔面积分别为 0.97 mm²、3.66 mm² 和 7.97 mm²;正常鼓膜面积为 69.5 mm²。在正常数值模型基础上分别去除穿孔位置相应部分,分别模拟 3 种不同穿孔情况,以此来分析相同位置不同面积的穿孔对中耳声音传递的影响。在外耳道口施加 105 dB 均匀声压,计算频率范围为 200～8 000 Hz 的谐响应分析。

鼓膜同一位置不同穿孔尺寸对鼓膜和镫骨底板位移幅值的影响不同。不同尺寸的穿孔使鼓膜和镫骨底板的位移幅值降低,特别是 4 000 Hz 以下时,趋势尤为明显,而且穿孔尺寸越大,幅值越低;随着穿孔尺寸的增大,位移曲线共振频率依次由 3 400 Hz 增至 3 600 Hz、4 400 Hz 和 4 600 Hz,位移共振幅值依次减小。由此可见,穿孔尺寸对中耳系统声音传导有显著影响,穿孔尺寸越大,声音衰减越严重。全频段位移降低对应患者听力在低、高频均出现了损伤,且低频听力损伤尤为严重,这也与位移在低频变化幅度大相对应;而且从不同穿孔大小的听力图可以看出,穿孔越大,听力级越高,听力损伤越严重,对应的镫骨底板位移越小,听力损失越大。

当鼓膜穿孔时,声音在穿孔处发生衍射现象,声音通过穿孔进入中耳腔,直接作用于镫骨底板使其发生振动。在穿孔面积为 7.97 mm² 情况下,将听骨链从模型中去除,以此来研究衍射声波对镫骨底板的影响并和听骨链存在时相比较。从计算结果来看,听骨链去除后,衍射声波使镫骨底板振动,但位移和听骨链存在时相比可以忽略不计。由此可知,衍射声波因缺少了听骨链的传递,直接作用于镫骨底板,但对镫骨底板位移影响很小。

图 15-7 为正常鼓膜和穿孔鼓膜位移分布在 1 000 Hz 时的比较图。正常鼓膜位移最大幅值出现在右上部,幅值为 0.4 μm;例Ⅰ穿孔时,鼓膜位移最大幅值仍位于鼓膜右上部,幅值为 0.32 μm;例Ⅱ穿孔时,在穿孔的右上方孔边缘处出现了位移最大幅值,幅值为 0.2 μm;例Ⅲ穿孔时,位移最大幅值出现在孔边缘下方,幅值为 0.19 μm;随着鼓膜穿孔尺寸增大,位移幅值最大值逐渐降低。

正常鼓膜位移最大幅值出现在右上部和左下部,幅值为 0.28 μm;例Ⅰ穿孔时,位移最大幅值主要集中在右下方和左下方,幅值为 0.2 μm;例Ⅱ穿孔时,位移最大幅值出现在右下方,幅值为 0.14 μm;例Ⅲ时,位移最大幅值位于右下方孔的边缘处,幅值为 0.09 μm;鼓膜共振位移最大幅值也是随着穿孔尺寸的增大而降低。

4) 鼓膜穿孔的数值模拟[13]

边界条件:① 外耳:考虑了处于正常听力范围内 3 种不同的外界声压: 50 dB、70 dB 和 105 dB,将其作为均布力施加在鼓膜上;② 中耳:锤骨和砧骨连接的部位采用八节点的六面体接触单元,由于锤骨和砧骨在低频率声音作用下两部分不产生相对滑动,所以在它们之间保留部分刚结单元,以更好地模拟声音在两个骨头之间的传递,对于砧骨和镫骨连接采用八节点六

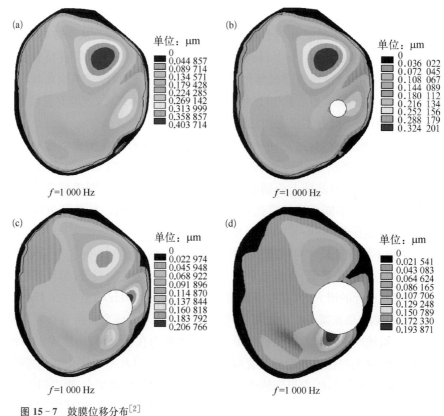

图 15-7 鼓膜位移分布[2]
(a) 正常鼓膜;(b) 例Ⅰ;(c) 例Ⅱ;(d) 例Ⅲ
Figure 15-7 Displacement distribution in the tympanic membrane

面体接触面单元;③ 内耳:根据耳蜗中液体的特殊性能——假设其具有可压缩性,采用沿镫骨运动方向,且具有一定弹性系数的弹簧单元来模拟液体对镫骨底板运动的阻尼作用。

为了保证所得结果的精确度,在网格划分时,听小骨、韧带均采用八节点的六面体实体单元划分,因此在建立模型的时候,对韧带的模拟,大都采用不规则的六面体来模拟。在远听小骨端采用固定约束;鼓膜的环向韧带的模拟采用了具有弹性的四节点的壳体单元划分,沿鼓膜周向分布;对于镫骨环向韧带,由于其具有一定的伸缩性质,所以模型中采用了弹簧单元且沿镫骨底板周向均匀分布。

基于听骨链结构的受力分析,选取了砧骨和镫骨底板之间 6 个截面的应力场,给出50 dB在 892 Hz 下的各个截面上的应力分布。

由鼓膜结构振幅可知,鼓膜松弛区域的振幅要比紧张区域的振幅大,这是紧张区域存在纤维层的缘故。对于鼓膜大部分区域来说,振幅相对较小;鼓膜和锤骨接触边界区域为鼓膜结构最薄处,其振幅要比鼓膜大部分区域大,最大振幅出现在鼓膜突(umbo)下部。砧骨长脚段内其应力分布基本相同,随着截面接近镫骨底板其应力不断增大。在镫骨头与砧骨长脚的连接处其应力分布曲线出现多个高峰值并达到极值。

鼓膜结构中,鼓膜和锤骨接触的边界区域为鼓膜易穿孔部位,特别是鼓膜突下部为最容易穿孔部位。听骨链结构中,沿着砧骨长脚,越接近镫骨底板其应力越大,在镫骨头与砧骨长脚的连接区域应力出现高度集中并达到最大,因此,砧镫骨关节的邻近区域为听骨链结构最容易破坏部位。该结论与临床统计的中耳病变位置相吻合。

15.3.4 听骨链病变对传声影响的生物力学特征

声波振动鼓膜时,同时带动锤骨柄,并牵动听骨链,通过镫骨足板振动,从而使内耳液体发生波动,产生听觉。这一传声过程是声波由外耳到内耳的重要途径,听骨链的损伤和缺失会造成传导性听力下降。

锤骨柄附着在鼓膜上,是鼓膜收集外界声音振动后牵连听骨链振动的部位。在声音传递过程中起着非常重要的作用。在外伤情况下,可能导致锤骨柄断裂脱落,给患者听力造成影响。本节在正常数值模型基础上将锤骨柄去除一部分来模拟临床锤骨柄断裂脱落的病症,如图 15-8 所示。

锤骨柄损伤可影响鼓膜脐部和镫骨底板中部位移振幅。锤骨柄损伤使鼓膜位移振幅升高,当频率小于 3 000 Hz 时,位移曲线变得相对比较平滑;镫骨底板位移幅值因锤骨

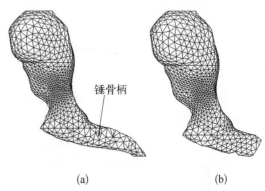

锤骨柄

(a)　　　　　　　(b)

图 15-8 锤骨柄损伤有限元模型[2]
(a) 正常锤骨;(b) 锤骨柄损伤
Figure 15-8 Finite element model of malleus handle defect

柄损伤而降低,整个频率段的降低幅度比较均匀;位移共振频率稍微由 3 400 Hz 升高为 3 600 Hz。

图 15-9 为 1 000 Hz 时锤骨位移分布比较图,正常锤骨时,锤骨位移振幅最大值位于锤骨柄末端,幅值为 0.14 μm;当锤骨柄损伤部分脱落时,位移振幅最大值出现于剩余锤骨柄部分的末端,幅值为 0.09 μm。

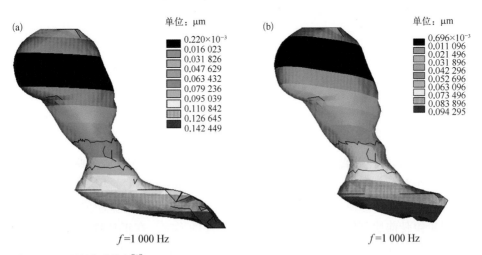

(a)

单位: μm
■	0.220×10⁻³
	0.016 023
	0.031 826
	0.047 629
	0.063 432
	0.079 236
	0.095 039
	0.110 842
	0.126 645
	0.142 449

f=1 000 Hz

(b)

单位: μm
■	0.696×10⁻³
	0.011 096
	0.021 496
	0.031 896
	0.042 296
	0.052 696
	0.063 096
	0.073 496
	0.083 896
	0.094 295

f=1 000 Hz

图 15-9 锤骨位移分布[2]
(a) 正常锤骨;(b) 锤骨柄损伤
Figure 15-9 Displacement distribution in the malleus

在正常锤骨情况下,振幅位移最大值位于锤骨柄末端,幅值为 $0.03~\mu m$;锤骨柄损伤使位移振幅最大值位于剩余锤骨柄部分末端,幅值为 $0.017~\mu m$;锤骨柄位移分布相似,只是幅值有所降低。

砧骨通过锤砧关节和砧镫关节分别和锤骨镫骨相连接,组成声音传导的通路。由于发育不足的影响,砧骨可能会出现不同程度的畸变,导致听力不同程度的损伤。本节主要讨论砧骨长脚畸变的情况,正常情况下,砧骨长脚为骨组织结构,发育畸形的砧骨长脚将会被一些软组织代替。利用数值模型,将砧骨长脚的弹性模量从 1.41×10^{10} Pa 降低至 1.41×10^{8} Pa,以此来模拟畸形传导通路对声音传递的影响。

砧骨长脚骨组织和软组织对鼓膜脐部和镫骨底板中部位移振幅的影响。当长脚为软组织时,鼓膜位移幅值变化不大,仅在 $1~000 \sim 3~000$ Hz 频率段之间有小幅升高;镫骨底板位移振幅则在整个频率段内均降低,但在 $1~000 \sim 3~000$ Hz 频率段内降幅较小;位移振幅共振频率变化不大,仍为 $3~400$ Hz。

图 15 - 10 为频率在 $1~000$ Hz 时,骨组织和软组织的砧骨长脚的位移幅值比较图。由图分析可知,两种组织结构的砧骨位移幅值分布近似,最大值均出现在砧骨长脚底部,但软组织结构的幅值稍低。

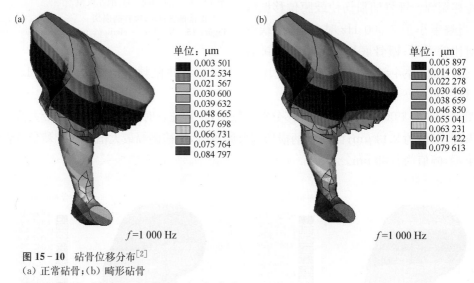

图 15 - 10 砧骨位移分布[2]
(a) 正常砧骨;(b) 畸形砧骨
Figure 15 - 10 Displacement distribution in the incus

正常砧骨位移最大振幅出现在砧骨长脚底部;畸形砧骨位移最大振幅也位于长脚底部,但位置相对靠上,同时在砧骨顶部也出现一个最大振幅,且最大振幅幅值略小于正常砧骨。

镫骨有 4 个部分:底板、前足弓、后足弓和镫骨头。镫骨头通过砧镫关节与砧骨长脚连接。镫骨底板覆盖在前庭窗上,封闭内耳的液体,同时将外界声音振动传递到内耳,引起听觉感应。讨论镫骨前后足弓分别缺损时,对声音传递的影响。在正常数值模型的基础之上,分别将镫骨前足弓和后足弓去除,以此来模拟临床上足弓缺如的情况。

前后足弓分别缺损对鼓膜和镫骨底板位移幅值变化的影响:前后足弓缺损对鼓膜脐部位移振幅影响不大。前足弓缺损使镫骨前部位移降低,后足弓缺损使镫骨前部位移升高。

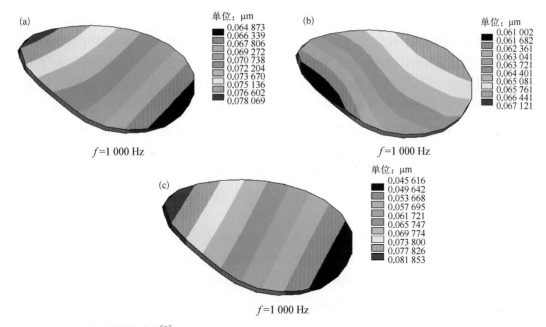

图 15 - 11 镫骨底板位移分布[2]

(a) 正常镫骨;(b) 前足弓缺损;(c) 后足弓缺损

Figure 15 - 11 Displacement distribution of the stapes footplate

图 15 - 11 为频率 1 000 Hz 时,镫骨底板位移振幅分布图。正常镫骨时,镫骨底板最大振幅值出现在底板前部,幅值为 0.078 μm;前足弓缺损时,振幅最大值出现在镫骨底板后部偏上位移,幅值为 0.067 μm;后足弓缺损时,振幅最大值出现在镫骨底板前部,振幅为 0.082 μm。

正常镫骨时,底板最大振幅位于底板前部,振幅为 0.014 8 μm;前足弓缺损时,底板位移振幅最大值位于底板后部,振幅为 0.015 4 μm;后足弓缺损时,位移最大振幅位于底板前部,振幅为 0.018 6 μm,且镫骨底板后部大部分位移较小。综上所述,在足弓缺损的情况下,鼓膜位移变化不大,但镫骨底板位移在足弓存在的部分,位移振幅加强,缺失足弓的部分位移振幅减弱。

砧镫关节对传声影响及与临床听力图比较可知,听骨链通过两个关节连接,锤砧关节连接锤骨和砧骨,国内外学者普遍认为其为僵硬关节;砧镫关节连接镫骨和砧骨,对高强度声音的缓冲作用是在临床上得到一致认可的。本节讨论砧镫关节中断对中耳声音传递的影响。砧镫关节中断是临床上听骨链中断的一种,病症表现为砧镫关节缺失,取而代之是一些纤维,这势必造成声能传递的损失。数值模型中,通过降低砧镫关节弹性模量来模拟砧镫关节中断,正常砧镫关节弹模为 6×10^5 Pa,纤维组织的弹模假定为 1×10^4 Pa。在鼓膜外侧施加 105 dB 均匀声压,计算频率范围为 200~8 000 Hz 的谐响应分析。

砧镫关节弹性模量变化对鼓膜和镫骨底板位移曲线的影响:砧镫关节硬度减弱,鼓膜在频率 1 000 Hz 以下时,振幅明显增加,在 1 000~3 000 Hz 频率段内有小幅降低,其余频率段变化甚微;镫骨底板位移则在整个频率段内大幅降低。可能的解释为,关节硬度降低使得传导到镫骨底板的能量减少,故使鼓膜振幅增加,镫骨底板位移振幅明显降低。

砧镫关节病变患者的听力级在低、高频均出现明显的升高,患者听力损失严重,特别在低频阶段损失更严重;镫骨底板位移也相应出现了明显的降低,而且在低频阶段位移幅值变化较明显。

镫骨底板环状韧带一边连接前庭窗和镫骨周边,和镫骨底板共同作用,将内耳封闭,使内耳液体不外漏。Kringlebotn利用集中参数模型研究表明镫骨底板环状韧带限制了鼓膜和镫骨底板的振动幅度。本节利用所建有限元模型研究了镫骨底板韧带硬化对声音传递的影响,通过提高韧带的弹性模量来模拟硬化的临床情况,其值由 2×10^5 Pa 提高至 6×10^6 Pa。在外耳道口施加 105 dB 均匀声压,计算 $200 \sim 8\,000$ Hz 谐响应分析。

环状韧带硬化的影响下,鼓膜脐部和镫骨底板中部位移振幅亦发生变化。当韧带硬化时,鼓膜脐部位移振幅在 $1\,600$ Hz 以下降低,在 $1\,600$ Hz$\sim 3\,000$ Hz 频率段内小幅升高,其余频率段影响比较小;韧带硬化对镫骨底板位移的影响比较明显,使之在整个频率段均降低,尤其是在 $3\,000$ Hz 以下。

镫骨底板环状韧带硬化限制了镫骨底板的活动度,失去传音功能,使听力减退,产生耳聋、耳鸣、眩晕等症状,随着年龄的增大,镫骨底板环状韧带会逐渐硬化从而导致不同程度耳聋。

锤骨前韧带对传声影响,锤骨固定的临床病症为锤骨前韧带硬化,在数值模型中将锤骨前韧带弹性模量由 2.1×10^6 Pa 扩大为 2.1×10^{10} Pa,以此来模拟锤骨固定对中耳声音传递的影响。在外耳道口施加 105 dB 均匀声压,计算频率 $200 \sim 8\,000$ Hz 范围内的谐响应分析。

锤骨固定对鼓膜和镫骨底板振动位移的影响:计算结果显示锤骨前韧带硬化使鼓膜位移幅值减低,且主要集中在 $1\,400$ Hz 以下;镫骨底板位移振幅则在 $2\,000$ Hz 以下时,幅值降低。

锤骨前韧带硬化有时独立发病,有时伴有其他部位的耳硬化症,尽管在临床不多见,但随着医疗服务水平的提高,也逐步引起了国内外学者及临床医生的重视。

15.3.5　听骨链韧带硬化的生物力学特征

边界条件:在外耳廓中心施加声音激励(考虑处于听力范围内 50、70 和 150 dB 3 种不同的外界声压),外耳道采用声场单元。锤骨和砧骨连接以及砧骨和镫骨连接的部位增设 8 节点的六面体接触面单元,以更好地模拟声音在两个骨头之间的传递。听骨链采用固体单元,中耳腔采用声场单元。内耳骨迷路采用声场单元。为了保证所得结果的精确度,韧带、肌肉都采用不规则的六面体单元,在远听小骨端采用固定约束。鼓膜的环向韧带的模拟采用具有弹性的四节点的壳体单元划分,沿鼓膜周向分布。对于镫骨环向韧带,由于其具有一定的伸缩性质,故采用弹簧单元。

听骨韧带、肌腱硬化引起中低频率段镫骨位移减小,高频阶段变化不明显。硬化韧带的位置对镫骨振幅的影响不同,如锤骨上悬韧带硬化引起镫骨振幅减小的幅度大于锤骨侧韧带,锤骨上悬韧带硬化对镫骨振幅影响大于砧骨上韧带硬化的影响,在所有的韧带和肌腱中,与镫骨运动方向相同的韧带和肌腱的硬化对镫骨振幅的影响最大。说明上悬韧带是中耳结构的主导约束,而同运动方向的韧带对振动的约束又最大。

锤骨、砧骨上悬韧带切除,锤骨韧带切除在低频率下镫骨振幅变大(改变了原来正常耳的生物力学环境),高频下镫骨振幅不发生改变,而砧骨韧带切除在低频率及高频下镫骨振幅均不发生改变,说明在传导结构中锤骨韧带的约束作用强于砧骨韧带。

硬化韧带的位置不同对镫骨振幅的影响不同,如锤骨上悬韧带硬化引起镫骨振幅减小的幅度大于锤骨侧韧带,锤骨上悬韧带硬化对镫骨振幅影响大于砧骨上韧带硬化的影响,在所有的韧带和肌腱中,与镫骨运动方向相同的韧带和肌腱的硬化对镫骨振幅的影响最大。说明上悬韧带是中耳结构的主导约束,而同运动方向的韧带对振动的约束又最大。此外,由于听骨韧带硬化将增大约束听骨的振动而导致听力下降,而韧带切除不影响听力。

15.3.6 中耳积液的生物力学特征

边界条件:外耳道口边缘单元各方向位移为零;外耳道口处气体受均布声压激励;连接听骨链的韧带另一端面上节点各方向位移为零;鼓膜环韧带外边缘节点各方向位移为零;前庭窗、圆窗外边缘节点各方向位移为零;鼓膜、镫骨底板为流-固耦合界面;听骨链与积液接触表面为流-固耦合界面。

研究在不同声压激励下(50 dB～0.006 32 Pa、70 dB～0.063 2 Pa、90 dB～0.632 Pa)中耳积液对声音传导的影响进行了分析,积液范围从液体刚到达鼓膜下端,至浸满中耳腔(此时积液达 100%)。

在不同声压下,中耳积液对中耳结构的振动情况均有很大影响,特别是积液量的多少直接影响到鼓膜凸和镫骨振幅,即传入内耳的能量。在 50 dB 或 70 dB 声压下,25% 的积液量可使高频率下的听力效果削弱 6～10 dB,对低频率的削弱较小;而 50%、75%、100% 的积液量可以使 200～8 000 Hz 频率范围内的听力效果受到最大达 14 dB 的削弱。在 90 dB 声压下,随着积液量的增多,听力损失量也随之增大(25% 积液量时对听力的削弱最大达 6 dB,50% 积液量时有 2～9 dB 的削弱,75% 积液量时有 5～10 dB 的削弱,100% 积液量时有 7～14 dB 的削弱)。

此外,在鼓膜未接收到声波前,就已在积液的重力作用下产生初始变形,使鼓膜弹性模量变大,进而减小鼓膜的振幅,同时鼓膜振动也带动积液振动,即要克服由积液重力所做的功,消耗了部分声能,使传入内耳的声能减小,进一步破坏了中耳结构的声音传导功能。因此,清除中耳腔内的积液,对治疗由中耳积液引起的传导性耳聋效果明显。

15.4 基于生物力学原理的听力重建

15.4.1 概述

随着对于中耳机理的不断深入,学者们开始着重于中耳假体的研究,为临床医学的应用提供理论依据。Ferris 和 Prendergast 为了解释听骨链的力学作用和用假体重建后的生物力学行为,建立包括外耳道与中耳的三维模型,模拟部分移植与全部移植假体的动力学行为[21]。2003 年 Kelly 和 Prendergast 等[17]在大量不同形状、不同材料的假体出现的背景下,利用有限元模型比较了两个公司(Kurz、Xomed)4 种假体用于听骨重建后的听力效果。结合这些假体的特点和计算结果,证明了有限元用于模拟听骨重建手术效果模拟是可行的。2005 年,Rilo 等[19]通过有限元的方法对一种钛质全听骨链假体(total ossicular replacement prosthesis，TORP)鼓室重建的效果进行了包括模态分析和频率响应分析的有限元模拟分析,提出要想进一步提高重建后的听力效果就需要改进假体和鼓膜的连接以及假体和前庭窗的连接。

Gardner 和 Coffey 等[22,23]研究了置换不同材料 TORP 对术后听力的恢复。Kelly 和 Meister 等[24]研究了人工听骨不同质量对声传导的影响。Marchese 等[25]研究了镫骨足板造孔对人耳听力改善的影响。Fisch 等[26]对不同形状人工听骨 TORP 术后人耳听力恢复效果进行了研究。Morris 等[27]研究了人工听骨不同长度对声传导的影响。Vincent 和 Beutner 等[28,29]利用新技术使人工听骨 TORP 连接更牢靠、稳定。Rilo[19]等基于有限元模型对钛质全听骨链假体(TORP)进行模态分析和频率响应分析,比较了 4 种假体用于听骨重建后的听力效果。Hüttenbrink 等[31]对置换 TORP 术后人耳听力改善进行了实验研究。Zhang 等[32]建立了一个综合外耳道、中耳、螺旋内耳,同时考虑了声音、固体、流体的相互作用,以及中耳中一些软组织的黏弹性模型,为助听器的植入和手术的过程提供了一些依据。

近些年来,国内也有许多学者对人工听骨进行了临床研究和有限元研究。姚文娟等人利用有限元方法研究了人工听骨的传声特性[33],同时研究了不同材料的镫骨赝复体对镫骨置换术后听力效果的影响[34],发现采用钛合金镫骨赝复体术后听力恢复最好。在研究镫骨赝复体与砧骨长突连接方式对声音传导的同时,得出镫骨赝复体与砧骨长突连接处环直径的大小对患者术后的听力恢复有影响,且直径越小患者听力恢复效果越佳[35]。之后通过数值模拟又分析多种人工听骨与鼓膜的接入方式对声音传导的影响[36],以及各种部分置换及完全置换人工听骨与内耳接入的部位及方式。分析以往中耳临床中置换人工听骨后再次发生鼓膜穿孔和听力损失的生物力学机理,得到人工听骨与鼓膜的最佳连接部位和方式[37,38],定量地研究置换全听骨赝复物 TORP 接入镫骨足板不同位置和接前庭窗术后对听力恢复的影响,为手术置换 TORP 提供理论依据,同时分析正常及手术置换镫骨后的中耳,得到临床上可能的各种人工听骨材料在各个频率段对听力恢复的效果。刘迎曦[39]等也建立了人耳部听骨链重建数值模型,研究了听骨链置换、锤骨保留与否及鼓膜重建对传声机制的影响。为临床听骨链置换物设计、材料选择及医师手术过程提供参考。

此外,郑雅丽、陈阳和黄志勇等[40-42]对人工听骨常见的几种材料(氧化铝生物陶瓷、EH 型复合材料、羟基磷灰石陶瓷、聚四氟乙烯、钛、多孔聚乙烯)的制备和临床使用效果做出了一定的阐述。张官萍等[43]比较了生物陶瓷及钛金属的人工听骨赝复物在听力重建鼓室成形术后的并发症发生率、术后听力改善状况;随着耳显微外科的迅速发展及鼓室成形术的推广,对听骨链重建材料的研究也逐步深入。高红等[44]将同种异体软骨听骨赝复物与羟基磷灰石听骨赝复物修复听骨链损伤进行了一定的比较。迟放鲁等[45]则探讨了常见先天性听小骨畸形的临床类型与听骨链重建的方法。其研究的结果为人工假体的应用提供了理论的依据。

人工中耳是通过手术植入、促使听骨链或其附属物振动的装置,或能将振动直接传递至内耳的振动元件,不影响鼓膜及外耳道的声音传导[46]。根据工作原理可将人工中耳分为压电式和电磁式两种。Chen 等[47]为了研究植入中耳的电磁振动传感器,使其达到尺寸小且效率高的优点,利用有限元模型寻找最佳的激励,最终把其运用到助听器中。饶柱石、刘后广等[48]通过对中耳的 CT 扫描,研究了悬浮式中耳植入式助听装置中悬浮振子对中耳声传播特性的影响。他们利用逆向成型技术生成中耳的几何模型,建立了包含悬浮振子的中耳有限元模型,通过对比计算的鼓膜和镫骨底板位移与实验测得数据验证了模型的正确性。利用该模型对振子绑定最优位置、振子质量对中耳系统的影响、振子所需的激振力及激振位移进行了分析研究,结果显示:振子的绑定会显著恶化患者高频段的剩余听力,而且这种恶化会随着振子质量的增加而加剧,故设计振子时应尽量使振子的质量最小;振子在砧骨长突上的绑定位置离砧镫关节越近,高频段激振效果越好。之后其针对传统压电式人工中耳输出增益较小、工作频带窄的问题,提出利用压电叠堆型压电振子激振砧骨体来补偿听力,结果显示,该砧骨激励式压电振子在低功耗、低电压下,便能对听力损伤进行有效补偿。此外,该压电振子听力补偿时还具有高频性能优异的特点,一方面在同等驱动电压下,高频补偿能力更强,能激起高达 130 dB 鼓膜声激励对应的运动幅度;另一方面,对高频段听力补偿时,具有较高的清晰度[49]。Bornitz 等[50]使用有限元方法研究了两种助听设备在听骨链的不同接入位置对听力的影响。Gan 等[51]研究了鼓膜穿孔大小及位置对人耳听力传导功能的影响,以及植入式中耳助听设备对人耳听力的提高作用。

15.4.2 人工听骨 PORP 数值模型的建立

这里所采用模型,PORP 尺寸数据来源于复旦大学附属中山医院提供的美国 Medtronic Xomed 公司部分人工听骨 PORP 产品说明书。PORP 型号:REF 1156376,尺寸:$SID=1.17$ mm,$HD=4.0$ mm,$L=4.75$ mm。

采用有限元软件进行网格划分,网格划分为 1 479 个节点,950 个八节点六面体(Hex8)单元和 100 个六节点五面体(Wedge6)单元,单元属性定义为 Solid。PORP 顶盘接鼓膜,柄端接镫骨头[52]。

15.4.3 人工听骨 TORP 数值模型的建立

人工听骨 TORP 为美国 Medtronic Xomed 公司全人工听骨置换 TORP 产品,人工听骨 TORP(363)尺寸:总长为 20.7 mm,小柱直径为 0.9 mm,顶盘圆形底面直径为 3.2 mm,小柱下端为平面。TORP 顶盘接鼓膜,柄端接镫骨底板或前庭窗,在 TORP 与鼓膜之间设置 0.5 mm 厚软骨片。

TORP 材料属性[31]如表 15-1 所示。

表 15-1 TORP 与软骨片材料属性[52]

Table 15-1 Material properties of TORP and cartilage plate

	弹性模量/GPa	密度/(kg/m³)	泊松比
羟基磷灰石 TORP	155	3 153	0.3
软骨片	0.000 6	1 200	0.3

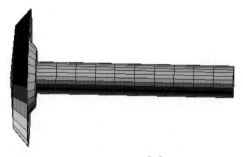

图 15 - 12　TORP 有限元模型[52]

Figure 15 - 12　The finite element model of TORP

有限元软件对 TORP 建立模型及划分网格，网格划分为 539 个节点，100 个八节点六面体（Hex8）单元和 325 个六节点五面体（Wedge6）单元，单元属性定义为 Solid，有限元模型的网格划分如图 15 - 12 所示。

15.4.4　人工听骨 PORP 上细菌生物膜的生物数值模型的建立

PORP 形状尺寸参照美国 Medtronic Xomed 公司部分人工听骨 PORP 产品说明书：总长为 4.75 mm，小柱直径为 1.17 mm，顶盘圆形底面直径为 4 mm。原生物膜厚度 $T=0.2$ mm，面积 $S=5.78$ mm^2。

PORP 顶盘接鼓膜，柄端接镫骨底板，在 PORP 与鼓膜之间设置软骨片，PORP 材料属性设定弹性模量为 155 GPa，密度为 3 153 kg/m^3，泊松比为 0.3；软骨片弹性模量为 6 MPa，密度为 1 200 kg/m^3，泊松比为 0.3。生物膜弹性模量 $E=40$ Pa，密度 $\rho=29.7$ kg/m^3。原生物膜厚度 $T=0.2$ mm，面积 $S=5.78$ mm^2。

利用有限元软件对 PORP 建立模型及划分网格[53]，网格划分为 1 479 个节点，950 个八节点六面体单元和 100 个 6 节点五面体单元，单元属性定义为 Solid。细菌生物膜，定义其为二维膜结构，划分为 112 个 4 节点四边形单元，如图 15 - 13 所示。

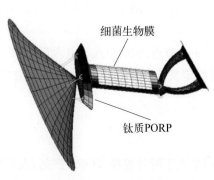

图 15 - 13　植入 PORP 后的中耳模型（包括细菌生物膜）[53]

Figure 15 - 13　The finite element model of normal human ear

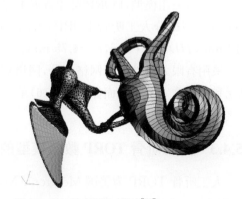

图 15 - 14　中耳有限元模型[34]

Figure 15 - 14　The finite element model of middle ear

15.4.5　研究结果

不同材料镫骨赝复体[34]，模型中赋予鼓膜、锤骨、砧骨、镫骨、肌腱和韧带等以不同的材料特性。其中鼓膜的杨氏模量从边缘到中心依次增大，范围在（20~40）N/mm^2。泊松比均取为 0.3，数值模型如图 15 - 14 所示。

理想的听骨赝复物应具备以下几个特点：良好的生物相容性，易于得到，使用方便和优异持久的传声性能。临床重建听骨链的常用材料主要分为三大类：异质材料、自体和同种异体的软骨、听骨、皮质骨和牙齿等。不锈钢、钛合金和生物陶瓷是临床常用的异质材料。在不同的声压(50 dB、70 dB 和 90 dB)条件下，钛合金材料的镫骨赝复体振幅和正常人体的镫骨底板振幅最为接近，生物陶瓷次之，而不锈钢材料的镫骨赝复体最差。因此钛合金是一种理想的制作镫骨赝复体的材料。

人工听骨 TORP 与鼓膜不同的接入方式：

对于钛质听骨链假体置换接入位置在镫骨足板垂直连接于鼓膜侧部时，在低频率下(< 700 Hz)镫骨振动幅度均有为 3～5 dB 的上升，500 Hz 时最大，为 5.5 dB；在 0.7～1.0 kHz 之间的频率范围内，几无差异；在 1 kHz 以上的频率范围时：镫骨足板振动幅度比正常情况有 3～5 dB 的下降。

钛质听骨链假体置换接入位置在正常耳鼓膜与锤骨柄连接部位时，在低频率下(<700 Hz)镫骨振动幅度均有 5～7 dB 的上升，500 Hz 时最大，为 7.3 dB；在 0.7～1.0 kHz 的频率范围内，几无差异；在 1 kHz 以上的频率范围时，接入位置 2 时镫骨足板振动幅度与正常耳比较有 3～5 dB 的上升。

钛质听骨链假体置换接入位置在正常耳鼓膜与锤骨柄连接 2 部位时，在低频率下(< 700 Hz)镫骨振动幅度均有 5～7 dB 的上升，400 Hz 时最大，为 20.8 dB；在 0.7～1.0 kHz 的频率范围内，几无差异；而接入位置 3 时，在 0.3～8.0 kHz 的频率范围内，镫骨足板振动幅度与正常耳的足板振动幅度基本保持一致，变化在 1 dB 内。

钛听骨的 3 种接入方式中，接在鼓膜凸的位置其动力响应最好，镫骨振幅高于其他连接方式。即人工听骨接在鼓膜凸的位置比较吻合人耳的生理功能，其重建听力效果更好。此外，对于锤骨的保留部分模拟结果表明，无论保留锤骨哪一部分均使得镫骨足板振幅和振动速度在低频率下升高，高频率下降低。因此，如果锤骨完整，尽量保存锤骨；如果锤骨损坏，即可切除锤骨接入鼓膜中心，使患者获得好的听力恢复效果。

人工听骨 TORP 与镫骨底板的接触方式[37]，研究通过 TORP 柄端接镫骨底板不同位置或接前庭窗膜来反映其对听力恢复的影响，可知 TORP 柄端接镫骨底板正中央时镫骨底板的振幅曲线与正常人耳的听力曲线吻合，TORP 柄端接镫骨底板正中央对人耳听力恢复最好，接镫骨底板前端时基本吻合正常听力曲线，接镫骨底板后端偏离正常听力曲线较大；TORP 柄端接前庭窗时振幅曲线偏离正常听力曲线较大。

TORP 接镫骨底板对术后患者听力恢复效果比接前庭窗好。因为镫骨底板既能传递振幅又能扩大与前庭窗膜的接触面，即镫骨底板具有传递声能和保护前庭窗膜双重作用。因此，建议在手术置换 TORP 时最好保留镫骨底板，避免直接接前庭窗膜。此外，全听骨赝复物 TORP 接镫骨底板正中央患者术后听力恢复最好。

置换部分听骨赝复物 PORP[38]，边界条件：① 外耳道口施加 80 dB SPL(0.2 Pa)和 90 dB SPL(0.632 Pa)面压力，模拟纯音声压刺激(102～104 Hz)；② 软组织(鼓膜张肌、锤骨上悬韧带、锤骨前韧带、锤骨侧韧带、砧骨上悬韧带、砧骨后韧带、镫骨肌)与颞骨相连处视为固定约束；③ 鼓膜环韧带外边缘视为固定约束；④ 镫骨底板环韧带外边缘视为固定约束；⑤ 前庭窗、圆窗外边缘视为固定约束；⑥ 外耳道壁及内耳骨迷路壁设为相对刚性壁；⑦ 鼓膜、镫骨

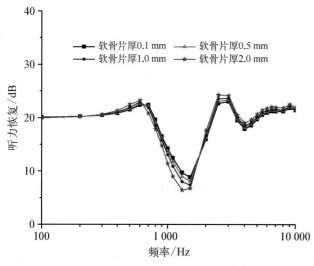

图 15 - 15 置换不同厚度软骨片后人耳听力恢复[37]

Figure 15 - 15 Auditory recovery of human ear after the replacement of cartilage slices with different thickness

底板及环韧带为流-固耦合界面。

在听骨部分置换术中,在 0.1～10 kHz 频率下保留部分锤骨柄置换人工听骨比不保留锤骨柄术后听力恢复更好,听力恢复值在 11.56～28.91 dB 之间;保留部分锤骨柄时鼓膜处的最大应力值比不保留锤骨柄时更小。

此外在临床置换人工听骨手术过程中,为了很好地修复已损鼓膜,经常会在鼓膜和人工听骨之间放置削薄的软骨片,通过增加与鼓膜之间的接触面积而防止鼓膜压迫破坏。通过对比发现,如图 15 - 15 所示放置厚 2.0 mm 的软骨片在 0.1～0.6 kHz 和 2～10 kHz 频率上听力恢复较好;放置厚 0.1 mm 软骨片在 0.6～2 kHz 频率上听力恢复较好。

在听骨部分置换术中,保留部分锤骨柄比不保留锤骨柄听力恢复效果更好;鼓膜与人工听骨的接触面上垫置的软骨片厚度在 0.1～2.0 mm 对人耳听力恢复效果较好。

不同材料部分听骨赝复物 PORP[39],边界条件:① 外耳道口施加 80 dB(0.2 Pa)和 90 dB(0.632 Pa)面压力,模拟纯音声压刺激(100～10 000 Hz);② 软组织(鼓膜张肌、锤骨上悬韧带、锤骨前韧带、锤骨侧韧带、砧骨上悬韧带、砧骨后韧带、镫骨肌)与颞骨相连处视为固定约束;③ 鼓膜环韧带外边缘视为固定约束;④ 镫骨底板环韧带外边缘视为固定约束;⑤ 前庭窗、圆窗外边缘视为固定约束;⑥ 外耳道壁及内耳骨迷路壁设为相对刚性壁;⑦ 鼓膜、镫骨底板及环韧带为流-固耦合界面。

7 种常见不同材料 PORP 的材料属性[22,45]如表 15 - 2 所示。

表 15 - 2　7 种常见人工听骨 PORP 的材料属性[22,45]

Table 15 - 2 Material properties of PORP of 7 common artificial ossicular

PORP 材料名	弹性模量/GPa	密度/(kg/m³)	泊松比
钛	116	4 500	0.33
不锈钢	200	8 000	0.3
聚四氟乙烯	0.5	2 200	0.3
多孔聚乙烯	0.7	970	0.3
氧化铝生物陶瓷	375	3 890	0.22
EH 型复合材料	17	1 980	0.3
羟基磷灰石陶瓷	155	3 153	0.3
软骨片	0.000 6	1 200	0.3

在外耳道口施加 80 dB(0.2 Pa)声压对置换 7 种不同材料 PORP 后的全耳模型在 100～10 000 Hz 进行听力系统仿真模拟,得出镫骨足板振幅与速度的频率响应曲线。置换 7 种不同材料 PORP 后镫骨足板振幅与速度的频率响应曲线在幅值和趋势方面均接近正常人耳的听力曲线,都对置换 PORP 患者术后的听力恢复效果较好,且在短期内对听力恢复很显著。

通过置换 7 种不同材料 PORP 后与一定程度病变数据计算比较,得到置换不同材料 PORP 术后相对病变时的听力恢复也不同,在低频段时,羟基磷灰石陶瓷、不锈钢、氧化铝生物陶瓷、EH 型复合材料听力恢复得最多,达到 120.34～23.26 dB,且在 500 Hz 附近达到最大值约 23.26 dB;然而在低频段时,聚四氟乙烯、多孔聚乙烯对听力恢复得较少,为 19.06～19.42 dB。在高频段时,多孔聚乙烯对人耳听力提高最多,达到 12.04～25.00 dB,且在 3 000 Hz 附近达到最大值约 25 dB;而氧化铝生物陶瓷、不锈钢在高频段对听力恢复较少,为 17.10～21.36 dB。通过有限元分析只能分析出术后短期内的听力恢复情况,且这几种不同材料人工听骨 PORP 短期对人耳听力恢复均较好,羟基磷灰石陶瓷、不锈钢、氧化铝生物陶瓷人工听骨对低频传音效果较好;多孔聚乙烯、聚四氟乙烯人工听骨对高频传音效果较好。如果考虑长期听力效果,钛、聚四氟乙烯、羟基磷灰石陶瓷等材料生物相容性最好,对长期听力效果会更好。

几种常见不同材料的部分听骨赝复物 PORP 术后对人耳短期内听力恢复效果均较好,其中羟基磷灰石陶瓷、不锈钢、氧化铝生物陶瓷对低频传音效果较好;多孔聚乙烯、聚四氟乙烯对高频传音效果较好。如果考虑长期听力效果,钛、聚四氟乙烯、羟基磷灰石陶瓷等材料生物相容性较好,对长期听力恢复会更好。

细菌生物膜对人工假体 PORP 的影响[53]探讨生物膜不同成长时期对部分钛质听骨赝复物结构动力行为的影响。可知生物膜的存在会使患者听力在低频段有 0～1.6 dB 的损伤;生物膜沿部分听骨赝复物径向生长会使患者听力在中高频阶段有 0～12 dB 的损伤,尤其是在 8 kHz 时,听力损伤高达 11.2 dB。

细菌生物膜会对 PORP 植入手术后的患者听力产生影响,在低频段听力有所下降,而在高频段听力有一定的上升。细菌生物膜在假体上纵向生长对听力有影响,而且以降低听力为主。因此,细菌生物膜在人工钛质听骨上的生长会影响人工假体对听力恢复正常的功效。

15.5 中耳结构临床手术的数值模拟

临床上部分耳部疾病最终需要临床医生对其进行相应的手术治疗才能恢复,如中断听骨链修补、鼓膜置管及听骨链置换等。通过所建数值模型的结构修改或改变材料属性来对临床上耳部疾病治疗过程进行数值模拟。使医生和患者能在术前预知手术后的结果,并对手术方案的优化提供依据。为制订最佳手术方案,使患者最大限度恢复听力提供了量化的参考依据。

15.5.1 鼓膜置管对听力水平的影响

外耳道末端有鼓膜封闭,鼓膜把外耳道与中耳分开。中耳腔内有 3 块相连的小听骨,一端与鼓膜相连,另一端与内耳相连,负责把鼓膜感到的声音传导到内耳。要使鼓膜、听骨链正常感受和传递声波,鼓膜内外的气压必须相平衡,否则,鼓膜就常发生内陷,影响声音传递。咽鼓管是连接中耳和鼻咽腔的一条管道,使空气进入中耳,达到鼓膜内外气压平衡。由于某些病因使咽鼓管黏膜充血肿胀,致使外界空气不能进入中耳,中耳形成负压,鼓膜内陷。如负压继续增加,中耳黏膜毛细血管通透性增加,鼓室内可出现液体,即形成分泌性中耳炎。由于鼓膜内陷、鼓室积液影响鼓膜及听骨链振动,患者听力下降。Armstrong 首次应用将鼓膜切开加鼓膜置管治疗分泌性中耳炎,尽管有一些并发症,但迄今为止仍是国内外治疗分泌性中耳炎的常用方法。为了更好地研究鼓膜置管对传声的影响,需要提供更多参数。然而,中耳腔是一个相对封闭狭小空间,对其进行活体无侵害测量存在诸多困难。Lesser 等[54]建立了人耳鼓膜二维有限元模型研究鼓膜置管传声机制。Prendergast 等[55]利用三维有限元模型研究了鼓膜置管对鼓膜振动及应力的影响,其研究将外耳道简化为直管,而且没有考虑中耳腔的影响。在 2008 年,Vard 等[56]建立的有限元模型包括了外耳道的真实三维特性,并研究了鼓膜置管的尺寸特征对传声的影响,但中耳腔结构并没有在此模型中体现。本节将鼓膜置管加入到数值模型中,并考虑了中耳腔的影响,使计算分析更接近真实状态。利用此模型进行人耳声固耦合计算来分析不同材料的鼓膜置管对耳部结构振动幅值的影响。

通气管几何尺寸为: $L=2 \text{ mm}, ID=1.25 \text{ mm}, OD=3.2 \text{ mm}$,厚度为 0.2 mm。几何尺寸参考了 Kurz 公司产品。研究不同材料置管对声音在中耳传递的影响,材料分别为聚乙烯、不锈钢和钛钢,材料属性如表 15-3 所示。

表 15-3 置管材料属性
Table 15-3 Material properties of the tube

置管材料	弹性模量/GPa	密度/(kg/m³)
聚乙烯	0.7	970
不锈钢	200	8 000
钛 钢	116	4 500

人耳结构无病变时,中耳腔的存在使鼓膜和镫骨底板的振动幅度减少。本节讨论在鼓膜穿孔置管情况下,中耳腔的有无对传声的影响。为更真实模拟鼓膜置管在真实生理状态下的位移振动,根据志愿者CT数据,将中耳腔CT数据补充到有限元模型中,并在鼓膜添加鼓膜置管模型。利用本节数值模型分析不同材料的鼓膜置管对中耳声音传递的影响。

中耳腔的存在使鼓膜和镫骨底板的位移振幅在 3 800 Hz 以下时明显降低,频率大于 3 800 Hz 时,位移幅值有小幅升高,共振频率由 3 400 Hz 降为 3 200 Hz。由分析可知,中耳腔的存在对含有鼓膜置管的耳部结构的振动有比较明显的影响,因此此模型的数值模拟结果能更真实地反映鼓膜置管状态下听力系统的声学力学特性。

鼓膜置管手术通过在鼓膜上穿孔,放置不同材料的通气管,以此来维持外耳道和中耳腔内的压力平衡。本节讨论鼓膜在单纯穿孔及不同材料鼓膜置管情况下鼓膜和镫骨底板位移振幅变化情况。鼓膜在不同置管材料情况下振动幅值不同。当频率小于 4 000 Hz 时,振幅差异比较明显。当频率小于 360 Hz 和在 1 200～4 000 Hz 时,较轻材料聚乙烯置管状况下,鼓膜振动幅值大于较重的钛和不锈钢管;频率在 360～14 000 Hz 时,较重材料置管的鼓膜振幅高于较轻材料。当频率小于 900 Hz 时,不锈钢置管的鼓膜振幅略低于钛管;当频率介于 900～4 000 Hz 时,钛管的鼓膜振幅低于不锈钢管。不同置管材料对镫骨底板位移振幅影响不同。当频率小于 700 Hz 和 1 600～4 000 Hz 时,聚乙烯管使镫骨振幅高于较重材料;频率介于 700～1 200 Hz 时,较重材料置管的镫骨底板振幅略处于高位。在 600～1 100 Hz 时,不锈钢材料置管导致镫骨底板振幅高于钛管;频率介于 1 100～4 000 Hz 时,钛置管使镫骨底板振幅略处于高位。

综上所述,中耳腔对于鼓膜和镫骨底板位移有较明显的影响,使模拟计算更接近于真实状态。从不同材料镫骨底板位移曲线可以看出,置管为聚乙烯时,在 200～600 Hz 和 2 000～4 000 Hz 频率段内有较高的位移,有利于声音的传递,但是这种材料与中耳环境的相容性不好,而且暴露于外部环境中易老化。不锈钢和钛钢是后期发展起来的新材料,其生物相容性比较好,得到了越来越广泛的应用,但其费用较高。具体置管种类的选择,应根据患者的病情和经济情况来决定。

15.5.2　听骨链重建

中耳腔内结构复杂,是听力损伤的主要病变区域。通过修改模型来模拟听骨链损伤修补或置换等情况下对中耳传声系统的影响。为术前对术后效果进行预测提供了依据。

1) 骨水泥修复听骨链

当砧骨长脚受损时,听骨链的传声结构中断,造成患者听力下降。这种损伤,因为损伤部位比较小,一般无须另找替代物,直接用医用骨水泥将损伤缺失部位连接。骨水泥化学名称为聚乙烯吡咯烷酮,是性能优异、用途广泛的水溶性高分子化合物,连接后的骨水泥的物理特性和原骨组织物理特性有所不同。研究这种物理特性不同对声音传递的影响,假定修补前后砧骨长脚几何形状不变。骨水泥弹性模量为 3.7×10^9 Pa,密度为 2 000 kg/m³。

砧骨长脚修补前后,鼓膜和镫骨底板位移振幅经比较可以看出,骨水泥连接听骨链后,当频率小于 1 200 Hz 时,鼓膜位移振幅降低,频率在 1 200～3 400 Hz 频率段内,鼓膜位移幅值小幅升高,大于 3 400 Hz 时,位移幅值变化不大。骨水泥连接对镫骨底板位移振幅影响分两个频率段:1 200 Hz 以下频率段,振动位移下降;1 200 Hz 以上频率段,位移振幅升高。

完全听骨链置换,当砧骨和镫骨均受损,但镫骨底板完整时,在临床上用中耳赝复物来恢复听骨链的传导功能。传统方法有使用自体骨,但随着生物医学工程的发展,各种生物材料的赝复物进入市场。目前普遍认为各方面功能都很好的材料为钛钢,弹性模量为 1.15×10^{11} Pa,密度为 4 540 kg/m³。赝复物一端和鼓膜连接,一端与镫骨底板连接。赝复物有限元模型,在中耳腔内相对位置如图 15 - 16 所示。其盘状结构椭圆长轴为 3.6 mm,短轴为 2.6 mm,厚度为 0.2 mm,结构宽度为 0.3 mm;杆状结构直径为 0.2 mm,长度为 5.2 mm;杆头直径为 0.4 mm,长度为 0.35 mm。赝复物几何尺寸参考了 Kurz 公司产品的结构尺寸。

听骨链经赝复物置换前后,镫骨底板位移振幅比较可得,频率大于 500 Hz 时,镫骨底板位移振幅升高;频率介于 500～1 400 Hz 时,赝复物使镫骨底板位移振幅降低;频率大于 1 400 Hz 时,位移振幅升高;且共振频率由 3 400 Hz 降为 3 200 Hz。由于缺少了砧镫关节的

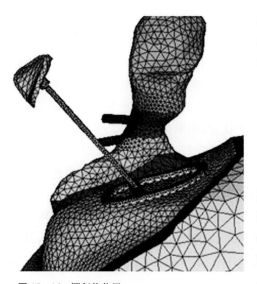

图 15-16 赝复物位置

Figure 15-16 The position of the prosthesis

缓冲作用,声音经鼓膜振动直接传递至镫骨底板,这种缓冲作用在高频部分作用比较明显,没有缓冲作用的赝复物使镫骨底板位移幅值升高。由于耳科手术本身具有一定的损伤性,高频位移的升高反而可能有利于听力的恢复。

2) 锤骨保留对完全听骨链置换传声的影响

锤骨的有无对镫骨底板位移振幅影响经比较在 2 000~3 000 Hz 振幅有少许降低;在其他频率段,无锤骨使镫骨底板位移振幅有所提高;共振频率由 3 400 Hz 增至 3 600 Hz。如锤骨完好而不保留时,需要将锤骨柄和鼓膜分离增加手术难度,是否保留锤骨,应由临床医生根据患者的实际情况决定,计算结果仅作为参考依据。

中耳腔绝非免疫学的豁免部位,故选择听骨链重建材料必须首先考虑材料的生物相容性。听骨链重建术后影响听力结果的因素很多,除手术方式、手术熟练程度外,与材料性质也有着显著关系。目前临床上用得比较多的不锈钢和钛钢材料的赝复物对传声的影响。不锈钢弹性模量为 2×10^{11} Pa,密度为 8 000 kg/m³。钛钢弹性模量为 1.15×10^{11} Pa,密度为 4 540 kg/m³。不同材料对镫骨底板位移的影响分为两个频率段:1 200 Hz 以下时,不锈钢赝复物镫骨底板位移曲线相差不大;频率大于 1 200 Hz 时,不锈钢赝复物镫骨底板位移小于钛钢。从临床效果来看,钛钢略好于不锈钢,但不锈钢价格相对便宜。

3) 鼓膜重建对完全听骨链置换传声的影响

在听骨链修复或置换手术过程中,有的患者鼓膜受损严重,也需要同时进行修复重建。

鼓膜重建对镫骨底板位移振幅的影响主要在 4 000 Hz 以上,重建后鼓膜使镫骨底板位移振幅明显降低,当频率大于 4 000 Hz 时,镫骨底板位移振幅变化不大。鼓膜重建和听骨链置换同时进行,除了增加手术难度外,重建后的无锥形鼓膜对听力恢复效果也有一定的影响。

4) 镫骨底板置换对完全听骨链置换传声的影响

临床上镫骨损伤时,一般镫骨底板保留完整,如果镫骨底板出现病变,造成前庭窗没法封闭而使内耳液体外漏,导致内耳听觉能力受损。讨论在镫骨底板损伤的情况下,通过修补前庭窗来替代镫骨底板的作用。主要讨论前庭窗修补材料的材料属性和厚度对听力恢复的影响。如仅镫骨受损,用圆柱状小骨将砧骨长脚和修复的镫骨底板连接。如整个听骨链受损或鼓膜也受损,则听骨链、镫骨底板及鼓膜均需重建。

镫骨底板受损时,镫骨、整个听骨链和听骨链鼓膜分别同时重建的情况下,镫骨底板位移振幅的变化比较:镫骨底板替代物弹性模量为 1×10^8 Pa,密度为 2 000 kg/m³,厚度为 0.2 mm。用自体小骨连接砧骨和修补后的镫骨底板时,底板位移在整个频率段内明显降低;

当用赝复物连接鼓膜和修补后的镫骨底板时,底板位移 2 200 Hz 以下时幅值降低,在 2 200 Hz 以上时幅值升高;如赝复物连接重建后的鼓膜和修补后的镫骨底板时,底板位移在 2 400 Hz 以下幅值降低,在 2 400 Hz 以上时幅值升高。计算结果显示,听骨链完全置换的效果要好于镫骨自体小骨置换,而且自体小骨的相容性并不理想,容易带有病灶,使病情出现反复,因此置换物材料更倾向于相容性好的生物材料。

在重建听骨链和镫骨底板的情况下,镫骨底板材料属性和厚度对声音传递的影响。镫骨底板弹性模量越大,在相同声音激励下,镫骨底板的位移振幅越小。镫骨底板厚度越大,相同声音激励下,其振幅位移越小。计算结果为镫骨底板修复材料的厚度和硬度的选择提供参考。

在研究病变耳数值模拟的基础之上,通过在正常数值模型上添加或去除部分结构,首先对不同材料的鼓膜置管对鼓膜和镫骨底板位移的影响作了论述,其次对各种损伤部位的听骨链赝复物置换及镫骨底板置换后听力恢复的程度做了评估。总的来说,本书主要是通过在计算机上来模拟部分手术治疗后,听力恢复的情况,尽管患者听力恢复受多种因素影响,但计算结果不失其参考价值,以期为术前手术策略选择提供可靠依据。

15.6 良性阵发性位置性眩晕自动诊断方法

良性阵发性位置性眩晕(benign positional paroxysmal vertigo,BPPV)是头部运动到某一特定的位置时诱发的短暂眩晕,是一种具有自限性的周围性前庭疾病[57]。BPPV 发病率较高,占眩晕患者的 20%～25%。近来国内的有关研究越来越多,近 10 年来关于 BPPV 的研究论文在 550 篇左右,其中中文论著有 200 篇,可见临床医师对此病的关注度越来越高[58]。BPPV 可发生于任一侧的任一半规管,亦可同时发生于双侧、两个以上的半规管,诊断的关键是根据变位试验所诱发的具有典型特征的眼震来进行判断。

现阶段,针对临床上由病理原因产生的旋转眼震只能依靠具有临床经验的医师来做判断。但是,在临床中,常常会遇到一些眩晕的患者的旋转眼震信号在水平和垂直方向并无明显特征,此时,就需要医师依靠临床经验来进行裸眼观察做出诊断,因而增加了误诊率。因此,将信息学和医学学科交叉,利用信号处理技术对眼震及其特征进行客观定量的分析,不仅可以减少临床诊断中存在的主观性,而且为构造基于眼震信号特征的前庭系统模型提供平台。

15.6.1 眼震信号新特征

眼球好比一个镶在一臼窝中的圆球,并且可以在一定限度内自由地向各个方向转动。目前对眼球运动的研究都是将眼球假设为一个固定中心的球体,那么眼球运动就可以用通过此球心的 3 个坐标轴的变化量来描述。以人躺卧为基准,眼球转动在三维空间中的运动姿态主要分为以下 4 种:人体眼球的水平运动(X 轴)、垂直运动(Y 轴)、人体在躺卧时随呼吸的上下运动(Z 轴),及眼球沿 Z 轴的旋转运动。其中对于眼球旋转运动的研究主要是依靠虹膜提取技术,利用虹膜纹理特征匹配来计算眼球转动的角度大小,但是虹膜纹理特征对于亚洲人来说不易提取,而且这种方法难度大,容易受到眼睑、睫毛遮挡影响,对硬件要求高,需要高分辨率虹膜采集设备。实际上,因为眼球是陷在一个由软性脂肪组织形成的窝中,所以,眼球在此窝中不仅能转动,还可以略有移位,即这个固定中心并不绝对固定,在眼球的运动过程中,中心及各坐标轴都略有移位。在研究工作中这个固定中心一般是瞳孔中心。通过大量实验观察发现,良性阵发性位置性眩晕等病理性旋转眼震在产生旋转运动的同时,也伴随着瞳孔中心的转动,且两者具有相同的旋转方向。虽然两者的转动大小和周期略有不同,但是临床上对旋转眼震是定性诊断,只需要得到其方向并不需要确定其角度大小等定量信息,因此可以将瞳孔中心的转动方向代替眼球的转动方向。为此,基于瞳孔运动提出眼震扭转角这一新的特征参数来评价眼震旋转性,可以作为一种客观诊断辅助指标。

对于病理性旋转眼震其主要眼震特征是水平方向和垂直方向均有眼震出现从而引起扭转,整体呈现逆时针或者顺时针的眼震方向,将水平和垂直眼震极化,通过计算瞳孔扭转角度(见图 15 - 21)来评估旋转眼震,即在一系列眼震视频图像中,计算连续 2 帧图像的瞳孔旋转变化,具体算法步骤如下:

(1) 对 2 幅二值化后的瞳孔图像进行瞳孔中心重定位,即求出两幅图像的瞳孔中心坐标的相对位移。设两幅图像的瞳孔中心坐标分别表示为 (x_1, y_1) 和 (x_2, y_2),则重定位式:

$$d_x = x_2 - x_1 \tag{15-1}$$

$$d_y = y_2 - y_1 \tag{15-2}$$

(2) 根据重定位坐标可得出其角度,即瞳孔扭转角度。虚线与横坐标轴间的夹角即为瞳孔扭转角度。

$$\tan \partial = \frac{d_y}{d_x} \tag{15-3}$$

然后根据反正切公式,可得出 ∂ 的值:

$$\partial = \arctan(\tan \partial) \tag{15-4}$$

利用上述方法将水平方向和垂直方向的眼震信号转换成关于扭转角的信号。通过分析发现其扭转角与眼震信号一样,也呈现出规律的快慢相特征,所以眼震信号的特征参数分析方法也同样适用于扭转角信号,其扭转角方向也是由快相方向决定的。规定扭转角快相向左为逆时针,快相向右为顺时针。

15.6.2 良性阵发性位置性眩晕自动诊断方法

临床上 P - BPPV、A - BPPV 以及混合型 BPPV 在各自变位试验中均能诱发出带有旋转成分的复杂眼震,现有视频眼震视图技术只能对水平和垂直方向的眼震信号进行直接分析,并提供一些传统的特征参数,如眼震持续时间、慢相角速度、标注快慢相,并不能反映眼震的旋转性。所以临床上对由 P‐BPPV、A‐BPPV 以及混合 BPPV 产生旋转眼震的旋转方向判断主要依靠医师的临床经验进行目测判断,这就增加了诊断的主观性。为此刘芳[59]提出一种良性阵发性位置性眩晕自动诊断方法。具体方法如下:

(1) 对患者分别进行良性阵发性位置性眩晕变位试验(Dix‐Hallpike 和滚转试验)[60]诱发眼震并利用红外视频眼震电图仪录制眼震视频。

(2) 利用眼震视频图像处理方法与瞳孔定位跟踪算法得到眼震视频的水平和垂直方向的眼震信号。

(3) 分别对不同变位诱发试验获得的眼震信号进行处理得到其眼震特征参数,包括眼震方向、眼震平均慢相角速度及眼震扭转角。

(4) 根据获取的眼震特征参数对 BPPV 进行诊断。诊断准则如下:

P‐BPPV:Dix‐Hallpike 试验诱发旋转眼震,其特征参数扭转角在悬头位方向为逆时针,坐起后反向,并且测试耳为患耳。

A‐BPPV:Dix‐Hallpike 试验诱发旋转眼震,其特征参数扭转角在悬头位方向为顺时针,坐起后反向,并且测试耳的对侧耳为患耳。

H‐BPPV 管结石症[H‐BPPV(Geo)]:滚转试验诱发水平眼震,其特征参数眼震方向具有向地性,即患者左转头时诱发方向向左的眼震,右转头时诱发方向向右的眼震,平均慢相角速度大的一侧为患耳。

H‐BPPV 嵴顶结石症[H‐BPPV(Apo)]:滚转试验诱发水平眼震,其特征参数眼震方向具有背地性,即患者左转头时诱发方向向右的眼震,右转头时诱发方向向左的眼震,平均慢相角速度小的一侧为患耳。

混合型 BPPV:在 Dix‐Hallpike 试验和滚转试验中均出现上述特征的眼震。

15.6.3　实验及结果分析

以 2011—2013 年间,在大连医科大学附属第二医院的耳鼻咽喉科临床诊断为 BPPV 的 50 例患者作为研究对象,患者基本情况为:男 16 例(32%),女 34 例(68%);年龄 40～75 岁,平均年龄 61 岁;病程持续时间 1 天～2 年,平均 40 天。通过在 MATLAB 7.0 平台下应用良性阵发性位置性眩晕自动诊断方法对该 50 例 BPPV 患者进行诊断分析,实验证明该方法对提高诱发眼震的检出率及诊断的准确性具有良好的价值,具体诊断结果分析如下。

P‐BPPV、A‐BPPV 以及混合型 BPPV 的眼震特点是在水平和垂直方向均有眼震合力而产生旋转眼震,对于 VNG 描记的水平和垂直方向眼震并不明显的情况,其旋转方向也并不能在 VNG 中显示出来,只能靠医师观察其眼震视频而做出判断。利用良性阵发性位置性眩晕自动诊断方法则可以得到扭转角并判断其方向。如图 15‐17 和图 15‐18 所示,是对后半规管‐BPPV、上半规管‐BPPV 在 Dix‐Hallpike 试验产生的眼震进行扭转角提取并判断其 BPPV 类型。

从图 15‐17(a)可以看出,扭转角眼震在前 200 帧 15 个有效眼震中,13 个快相方向为左,如图红色线标注,2 个快相方向为右,由眼震方向匹配判定其眼震方向为左,则扭转角在

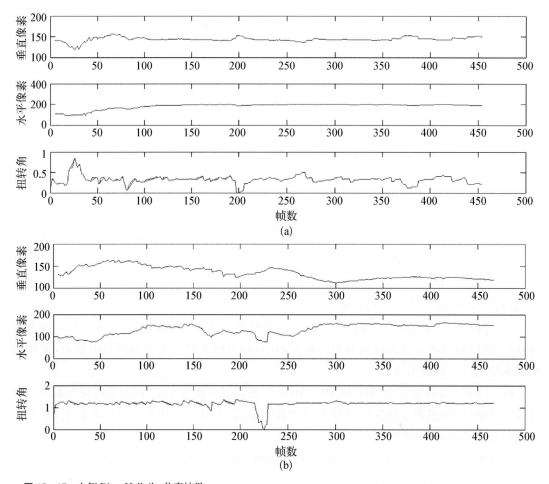

图 15 - 17 右侧 Dix - Hallpike 仿真结果

(a) 右侧 Dix - Hallpike 悬头位仿真结果;(b) 右侧 Dix - Hallpike 坐位仿真结果[59]

Figure 15 - 17 The simulation result during the right Dix - Hallpike test

右侧悬头位上呈现逆时针方向;由图 15 - 17(b)可以看出,扭转角眼震在前 200 帧 17 个有效眼震中,11 个是右相眼震,如图红色线标注,6 个是左相眼震,由眼震方向匹配判定其眼震方向为右,则扭转角在右侧坐位上呈现顺时针方向;由良性阵发性位置性眩晕自动诊断方法判断准则可以判断该患者是右侧 P - BPPV。

由图 15 - 18(a)可以看出,扭转角眼震在前 200 帧 8 个有效眼震中,5 个快相方向为左,如图红色线标注,3 个快相方向为右,由眼震方向匹配判定其眼震方向为左,则扭转角在左侧悬头位上呈现逆时针方向;由图 15 - 18(b)可以看出,扭转角眼震在前 200 帧 6 个有效眼震中,4 个是右相眼震,如图红色线标注,2 个是左相眼震,由眼震方向匹配判定其眼震方向为右,则扭转角在右侧坐位上呈现顺时针方向;由良性阵发性位置性眩晕自动诊断方法判断准则可以判断该患者是右侧 A - BPPV。

H - BPPV 在滚转试验中左右两侧分别转头时都能诱发出水平方向的眼震,但对于两侧眼震强度差异小的情况,临床上依靠 VNG 得到的最大慢相角速度很容易产生误差。而利用良性阵发性位置性眩晕自动诊断方法则可以得到有效眼震的平均慢相角速度,从而减少单

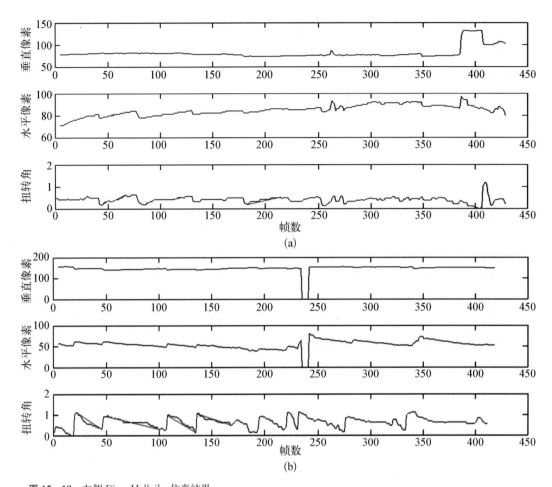

图 15 - 18 左侧 Dix - Hallpike 仿真结果
(a) 左侧 Dix - Hallpike 悬头位仿真结果;(b) 左侧 Dix - Hallpike 坐位仿真结果[59]
Figure 15 - 18 The simulation result during the left Dix - Hallpike test

个眼震引起的误差。

　　通过良性阵发性位置性眩晕自动诊断方法对临床上 50 例 BPPV 患者重新诊断。研究中确诊为 P - BPPV 者占 64%,H - BPPV 者占 28%,A - BPPV 者占 4%,混合型 BPPV 者占 4%。对于 H - BPPV 者,76.9% 诊断为 H - BPPV(Geo),23.1% 为 H - BPPV(Apo)。对于患侧耳来说,右侧是患耳的患者有 27 例,左侧是患耳有 22 例,两侧均是患侧只有一例。

　　良性阵发性位置性眩晕自动诊断与临床医师通过 VNG 视频的诊断结果对比如表 15 - 4 所示。通过自动诊断分析结果发现 3 例患者被医生误诊为右侧 P - BPPV、左侧 P - BPPV 和 H - BPPV 管结石症,而在良性阵发性位置性眩晕自动诊断方法的辅助诊断下,重新确诊为左侧 A - BPPV、右侧 A - BPPV 和左侧 H - BPPV 嵴顶结石症。此外,还检测出裸眼漏诊的两例混合型 BPPV,左侧 P - BPPV 伴同侧 H - BPPV、左右两侧 P - BPPV。

表 15 - 4 诊断结果对比

Table 15 - 4 Comparison of diagnosis

	P - BPPV		A - BPPV		H - BPPV(Geo)		H - BPPV(Apo)	
变位试验	右	左	右	左	右	左	右	左
VNG 计算机辅助	18*	16*	0	0	8*	4	1	1
自动诊断	17	15	1	1	7	4	1	2

* 代表在 VNG 下该诊断中检测有误。

　　对两个半规管同时受累的 BPPV 患者,通过良性阵发性位置性眩晕自动诊断方法能明显提高检出率和诊断正确率。A - BPPV 经常伴随 P - BPPV 同时受累,在本研究中,利用扭转角这一新特征明确诊断出两例在裸眼下不能确诊的此类混合 BPPV。从检测结果看良性阵发性位置性眩晕自动诊断方法的眼震病例的检出率明显多于依靠 VNG 的临床诊断。使用眼震扭转角这个新特征结合慢相角平均值对 BPPV 患者进行诊断,尤其对上半规管和后半规管受累、多管受累患者的定位诊断,不仅可以提高变位试验诱发眼震的检出率,而且还能提高受累半规管的准确判别。从而提供了一种客观的诊断指标来帮助医师正确判别 BPPV 类型并采用相应复位手法来进行治疗,在临床上获得了满意的临床疗效。

　　在研究复杂生物系统的工程中,活体测量中耳的传递功能存在诸多困难,但有限元方法则是一种强有力的工具。复杂生物系统的几何形态、超微结构特征及材料属性都可以利用有限元方法进行全面的研究。通过数值模型的建立包括外耳道、鼓膜、听小骨、肌肉韧带、中耳腔及内耳骨迷路,利用数值模型研究了外耳道、中耳腔和内耳对中耳声音传递的影响。利用数值模型预测了临床各种治疗对声音传递的影响、对内耳内淋巴流动的影响。可以给临床医生提供有意义的数据参考。

(姚文娟　关庆捷　刘文龙　别旭)

参 考 文 献

[1] 田勇泉,孙爱华.耳鼻咽喉-头颈外科学[M].北京:人民卫生出版社,2004.

[2] 李生.人中耳结构与损伤的数值模拟基础研究[D].大连:大连理工大学,2009:1 - 125.

[3] Gan R Z, Feng B, Sun Q. Three-dimensional finite element modeling of human ear for sound transmission[J]. Annals of Biomedical Engineering, 2004, 32(6):847 - 859.

[4] 刘迎曦,李生,孙秀珍.人耳传声数值模型[J].力学学报,2008,40(1):107 - 113.

[5] 刘迎曦,李生,孙秀珍.人耳鼓膜病变数值分析[J].医用生物力学,2008,23(4):275 - 278.

[6] Liu Y, Li S, Sun X. Numerical analysis of ossicular chain lesion of human ear[J]. Acta Mechanica Sinica, 2009, 25(2):241 - 247.

[7] 黄新生,姚文娟,李晓青,等.中耳积液对声音传导的影响[J].中国临床医学,2010,17(4):470 - 473.

[8] Zhang X, Gan R Z. Experimental measurement and modeling analysis on mechanical properties of incudostapedial joint[J]. Biomechanics & Modeling in Mechanobiology, 2011, 10(5):713 - 726.

[9] Vard J P, Kelly D J, Blayney A W, et al. The influence of ventilation tube design on the magnitude of stress imposed at the implant/tympanic membrane interface[J]. Medical Engineering & Physics, 2008, 30(2):154 - 163.

[10] 李生,刘迎曦,孙秀珍.人耳鼓膜置管数值分析[J].力学与实践,2009,31(2):60 - 64.

[11] Gan R Z, Sun Q, Feng B, et al. Acoustic-structural coupled finite element analysis for sound transmission in human

ear-pressure distributions[J]. Medical Engineering & Physics, 2006, 28(5): 395－404.

[12] 孙秀珍,李生,刘迎曦.人耳鼓膜穿孔对中耳传声影响的数值模拟[J].计算力学学报,2010,27(6):1102－1106.

[13] 姚文娟,李武,付黎杰,等.中耳结构数值模拟及传导振动分析[J].系统仿真学报,2009,21(3):651－654.

[14] 姚文娟,李晓青,李武,等.中耳病变及人工镫骨形体研究[J].医用生物力学,2009,24(2):118－122.

[15] Homøe P, Bjarnsholt T, Wessman M, et al. Morphological evidence of biofilm formation in Greenlanders with chronic suppurative otitis media[J]. Archives of Oto-Rhino-Laryngology, 2009, 266(10): 1533－1538.

[16] Post J C, Hiller N L, Nistico L, et al. The role of biofilms in otolaryngologic infections[J]. Curr Opin Otolaryngol Head Neck Surg, 2007, 17: 347－351.

[17] Kelly D J, Prendergast P J, Blayney A W. The effect of prosthesis design on vibration of the reconstructed ossicular chain: a comparative finite element analysis of four prostheses[J]. Ontology & Neurotology, 2003, 24(1): 11－19.

[18] 甘超孙,姚文娟,郭翠萍,等.细菌生物膜厚度和面积对人耳听力的影响[J].中国生物医学工程学报,2015,34(4): 421－428.

[19] Rilo N F, Paulino M D F, Leal R A C P. Mechanical behaviour of a human middle ear with a Ttitanium total prosthesis reconstruction ［C］. Ⅱ International Conference on Computational Bioengineering, Lisbon, Portugal, 2005.

[20] Nguyen C T, Woonggyu J, Jeehyun K, et al. Noninvasive in vivo optical detection of biofilm in the human middle ear[J]. Proceedings of the National Academy of Sciences of the United States of America, 2012, 109(24): 9529－9534.

[21] Ferris P, Prendergast P J. Middle-ear dynamics before and after ossicular replacement[J]. Journal of Biomechanics, 2000, 33(5): 581－590.

[22] Gardner E K, Jackson C G, Kaylie D M. Results with titanium ossicular reconstruction prostheses ［J］. Laryngoscope, 2004, 114(1): 65－70.

[23] Coffey C S, Lee F, Lambert P R. Titanium versus nontitanium prostheses in ossiculo-plasty[J]. Laryngoscope, 2008, 118(9): 1650－1658.

[24] Meister H, Walger M, Mickenhagen A, et al. Standardized measurements of the sound transmission of middle ear implants using a mechanical middle ear model[J]. European archives of oto-rhino-laryngology, 1999, 256(3): 122－127.

[25] Marchese M R, Cianfrone F, Passali G C, et al. Hearing results after stapedotomy: role of the prosthesis diameter ［J］. Audiol Neurootol, 2007, 12(4): 221－225.

[26] Fisch U, May J T, Naumann I C. A new L-shaped titanium prosthesis for total reconstruction of the ossicular chain ［J］. Ontology & Neurotology, 2004, 25(6): 891－902.

[27] Morris D P, Bance M, Vanwijhe R G, et al. Optimum tension for partial ossicular replacement prosthesis reconstruction in the human middle ear[J]. Laryngoscope, 2004, 114(2): 305－308.

[28] Vincent R, Sperling N J, Osborne J. Ossiculoplasty with intact stapes and absent malleus: the silastic banding technique[J]. Ontology & Neurotology, 2005, 26(5): 846－852.

[29] Beutner D, Luers J C, Huttenbrink K B. Cartilage "shoe": a new technique for stabilisation of titanium total ossicular replacement prosthesis at centre of stapes footplate[J]. The Journal of Laryngology & Otology, 2008, 122: 682－686.

[30] Yang L, Dai P, Zhang T, et al. Finite element analysis of the middle ear reconstructed with total ossicular replacement prosthesis[J]. Chinese Journal of Ophthalmology & Otorhinolaryngology, 2010, 10(3): 148－149.

[31] Hüttenbrink K B, Beutner D, Zahnert T. Clinical results with an active middle ear implant in the oval window[J]. Advances in oto-rhino-laryngology, 2010, 69(69): 27－31.

[32] Zhang X, Gan R Z. A comprehensive model of human ear for analysis of implantable hearing devices[J]. IEEE transactions on bio-medical engineering, 2011, 58(10): 3024－3027.

[33] 黄新生,姚文娟,刘骏帧,等.人工听骨传声特性的有限元分析[J].中国临床医学,2008,15(2):236－238.

[34] 黄新生,姚文娟,付黎杰,等.不同材料镫骨赝复体术后听力效果的有限元分析[J].复旦学报(医学版),2008,35(6): 815－815.

[35] Yao W, Huang X, Fu L. Transmitting vibration of artificial ossicle[J]. International Journal of Nonlinear Sciences and Numerical Simulation, 2008, 9(2): 131－139.

[36] 姚文娟,黄新生,李武,等.人工听骨不同接入方式对耳结构动力响应的影响[J].医用生物力学,2010,25(3): 175－181.

[37] Yao W J, Li B, Huang X S, et al. Restoring hearing using total ossicular replacement prostheses — analysis of 3D finite element model[J]. Acta Oto-Laryngologica, 2012, 132(2)：152 – 159.

[38] 姚文娟,李兵,胡宝琳,等. 置换部分听骨赝复物后对人耳听力恢复的影响[J]. 医用生物力学, 2012, 27(1)：58 – 64.

[39] 李生,刘迎曦,孙秀珍.人中耳听骨链置换数值模型[J].大连理工大学学报,2012,52(01)：6 – 10.

[40] 郑雅丽,龚树生,于子龙,等.比较不同材料人工听骨听力重建术[J].中国耳鼻咽喉头颈外科,2010,17(6)：291 – 293.

[41] 陈阳,韩宇,卢连军,等.60 例不同材料听骨链重建术的对比分析[J].中华耳科学杂志,2010,8(3)：240 – 243.

[42] 黄志勇,周凤华,谢南屏,等.多孔聚乙烯和生物陶瓷人工听骨在鼓室硬化手术中应用的疗效分析[J].南方医科大学学报,2010,30(9)：2181 – 2184.

[43] 张官萍,巫爱霞,李永奇,等.生物陶瓷及钛金属人工听骨在鼓室成形术中的短期临床疗效分析[J].中华耳科学杂志,2007,5(2)：136 – 140.

[44] 高红,姜学钧,杨会军.同种异体软骨听骨赝复物与羟基磷灰石听骨赝复物修复听骨链损伤的比较[J].中国组织工程研究与临床康复,2010,14(25)：4594 – 4598.

[45] 迟放鲁,王正敏,梁琴.先天性无综合征听骨畸形与听骨链重建[J].中华耳鼻咽喉科杂志,2003,38(5)：329 – 331.

[46] Magnan J, Manrique M, Dillier N, et al. International consensus on middle ear implants[J]. Acta oto-laryngologica, 2005, 125(9)：920 – 921.

[47] Chen P R, Lee C F. Designing the actuator of hearing aid using spiral coils and finite element analysis[J]. Tzu Chi Medical Journal, 2008, 20(2)：125 – 129.

[48] 刘后广,塔娜,饶柱石.悬浮振子对中耳声传播特性影响的数值研究[J].力学学报,2010,42(1)：109 – 114.

[49] 刘后广,田佳彬,饶柱石,等.砧骨激励式压电振子听力补偿性能实验[J].噪声与振动控制,2014,34(1)：191 – 195.

[50] Bornitz M, Hardtke H J, Zahnert T. Evaluation of implantable actuators by means of a middle ear simulation model [J]. Hearing Research, 2010, 263(1 – 2)：145 – 151.

[51] Gan R Z, Dai C, Wang X, et al. A totally implantable hearing system-design and function characterization in 3D computational model and temporal bones[J]. Hearing Research, 2010,263(1)：138 – 144.

[52] 李兵.基于整个听力系统的人工听骨数值模拟及动力分析[D].上海：上海大学,2012.

[53] 林飘,姚文娟,黄新生,等.细菌生物膜对置换钛质听骨赝复物听力恢复的影响[J].医用生物力学,2015,30(3)：238 – 242.

[54] Lesser T H, Williams K R. The tympanic membrane in cross section：a finite element analysis[J].J Laryngol Otol,1988,102(3)：209 – 214.

[55] Prendergast P J, Ferris P, Rice H J, et al. Vibro-acoustic modeling of the outer and middle ear using the finite element method[J]. Audiology & Neuro-Otology,1999,4(3)：185 – 191.

[56] Vard J P, Kelly D J, Blayney A W, et al.The influence of ventilation tube design on the magnitude of stress imposed at the implant/tympanic membrane interface[J]. Medical Engineering & Physics,2008,30(2)：154 – 163.

[57] Susan J. Herdman 前庭康复[M].王尔贵,吴子明,主译.北京：人民军医出版社,2004.

[58] 刘博.良性阵发性位置性眩晕的规范性诊治与思考[J].听力学及言语疾病杂志,2013,21(2)：99 – 101.

[59] 刘芳.眼震信号特征提取及其在前庭系统中的应用[D].大连：大连理工大学,2014.

[60] 王娜,陈太生,林鹏,等.良性阵发性位置性眩晕的眼震图研究[J].临床耳鼻咽喉头颈外科杂志,2009,23(13)：597 – 600.

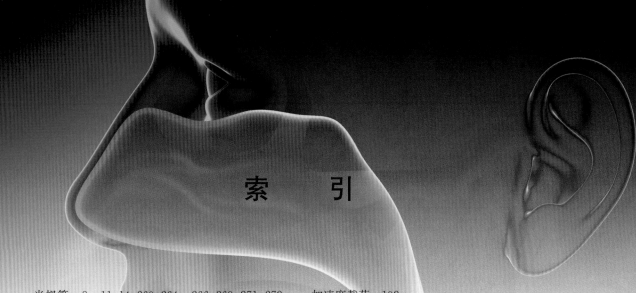

索　引